恶性肿瘤药物治疗
毒副反应及处理

主　编　胡艳萍

副主编　杨　彬　胡　胜　杨　玲　伍　刚　谢丛华

编　委　（按姓氏汉语拼音排列）

陈　元　付　强　戈　伟　韩　蓝　胡　杨

刘　珊　刘　羽　龙　成　骆志国　马　虹

聂艳丽　冉凤鸣　饶智国　任　辉　孙银银

陶卫平　王志军　魏友英　杨　柳　易铁男

张　靖　钟　易

人民卫生出版社

图书在版编目（CIP）数据

恶性肿瘤药物治疗毒副反应及处理 / 胡艳萍主编 . —北京：人民卫生出版社，2016

　　ISBN 978-7-117-22394-2

　　Ⅰ.①恶… 　Ⅱ.①胡… 　Ⅲ.①肿瘤－药物治疗－药物副作用－防治 　Ⅳ.①R730.53

中国版本图书馆 CIP 数据核字（2016）第 074386 号

| 人卫智网 | www.ipmph.com | 医学教育、学术、考试、健康，购书智慧智能综合服务平台 |
| 人卫官网 | www.pmph.com | 人卫官方资讯发布平台 |

恶性肿瘤药物治疗毒副反应及处理

主　　编：胡艳萍
出版发行：人民卫生出版社（中继线 010-59780011）
地　　址：北京市朝阳区潘家园南里 19 号
邮　　编：100021
E - mail：pmph @ pmph.com
购书热线：010-59787592　010-59787584　010-65264830
印　　刷：北京铭成印刷有限公司
经　　销：新华书店
开　　本：850×1168　1/32　印张：21.5　插页：2
字　　数：522 千字
版　　次：2016 年 6 月第 1 版　2016 年 6 月第 1 版第 1 次印刷
标准书号：ISBN 978-7-117-22394-2/R·22395
定　　价：126.00 元

打击盗版举报电话：010-59787491　E-mail：WQ @ pmph.com
（凡属印装质量问题请与本社市场营销中心联系退换）

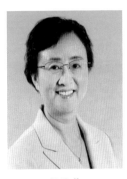

胡艳萍

湖北省肿瘤医院肺癌内科首席专家、主任医师、肿瘤内科副主任、胸部肿瘤内科二病区主任。中国抗癌协会肺癌专业委员会委员、湖北省抗癌协会肿瘤内科治疗专业委员会副主任委员、湖北省抗癌协会肺癌专业委员会常务委员、国际肺癌研究协会会员、湖北省医师协会理事。从事肿瘤工作 30 余年,临床经验丰富,熟悉恶性肿瘤的诊断和治疗,尤其擅长肺癌、乳腺癌、恶性淋巴瘤、胃肠道肿瘤和多发性骨髓瘤等恶性肿瘤的内科治疗。发表学术论文 30 多篇,论文在全国和省内多次获奖,参与编著学术著作五部,先后主持和参加 20 多项科研课题和临床多中心试验,其中主持的两项课题通过鉴定,达国际先进水平和国内领先水平。

近年来,随着各种抗肿瘤新药的上市,外科手术技术的提高及器械的改进,以及精准放疗技术的应用,恶性肿瘤患者的 5 年生存率有了明显提高,我国的恶性肿瘤患者 5 年生存率已达 30.9%,越来越多的恶性肿瘤患者可长期生存。

药物治疗是抗肿瘤治疗的一个重要手段,近年来,涌现了一批不同于传统细胞毒药物的新型药物,如小分子靶向药物和免疫检查点抑制剂。如何处理这些传统的或新出现的药物种类所伴随的毒副反应,是临床医生面临的难题。如大多数细胞毒药物会引起骨髓抑制、恶心呕吐和肝肾毒性等,有些药物会引起心脏毒性、肺毒性、过敏和神经毒性等。随着患者的生存期延长,除了药物的近期毒副反应外,药物的远期毒性亦成为需要高度重视的问题。如对乳腺癌患者而言,化疗可影响生育功能,导致提前绝经,进而增加骨质疏松症的发生风险;儿童及青少年恶性肿瘤患者虽然通过高强度的化疗有取得治愈的可能,但可能会出现严重的远期不良反应,如心功能不全、生育问题和第二原发恶性肿瘤等。许多靶向药物看似安全,不良反应轻,但亦可导致严重的毒副反应。譬如,利妥昔单抗所致超敏反应,吉非替尼所致肝脏毒性,厄洛替尼所致皮疹毒性,表皮生长因子受体酪氨酸激酶抑制剂(EGFR-TKIs)所致间质性肺炎,克唑替尼所致眼毒性等。针对免疫检测点的单抗如 Ipilimumab 和 Nivolumab,在肺鳞癌、腺癌中均取得了较好的疗效,但这些药物亦具有较严重的毒性,尤其是免疫介导的毒副反应。前列腺癌患者接受内分泌治疗可出现性欲下降、勃起障碍,以及类似女性绝经的症状如潮热、盗汗、烦躁和乳房发育等；抗雄激素治疗也增加了贫血、骨质疏松和代谢综合征的发生风险。总之，恶性肿瘤患者生存时间的延长将突显生存质量的重要性，而生存质量的高低直接与抗肿瘤治疗的近、远期毒副反应息息相关，如何预防及降低药物的毒性是当前恶性肿瘤治疗最需考虑的因素之一。

临床医生平素工作繁忙，少有时间系统查阅抗肿瘤药物毒副反应及治疗方法，特别是少见的毒性。为了方便广大医生快速查阅抗肿瘤药物的毒性及处理方法，胡艳萍教授作为主编，组织了许多知名教授及一线青年骨干医生，他们参考国内外最新研究文献，紧密结合各自多年的临床经验，花费了大量时间撰写本书。其特色有：①抗肿瘤药物涵盖范围广，包括细胞毒药物、肿瘤辅助药物、内分泌药物、靶向药物及生物免疫治疗药物等，并且重点介绍了靶向药物的应用；②不良反应谱广，包括常见的和罕见的毒性；③内容充实，主要从发生机制、临床表现及治疗方法三方面全面、重点阐述每种毒副反应。胡教授学风严谨、务实，相信本书能让临床医生全面知晓抗肿瘤药物毒副反应的有关知识，切实解决应用抗肿瘤药物时所面临的疑惑，以及面对毒副反应时解"燃眉之急"。

本书的出版，填补了国内这方面专著的空白，有助于提升我国临床医生抗肿瘤药物应用水平以及毒副反应处理能力，是一部具有较高学术价值的专科著作。

2016 年 6 月

前　言

　　恶性肿瘤是严重影响人类健康的疾病之一。尽管恶性肿瘤的死亡率高,治疗不尽如人意,但肿瘤学家们一直在不懈努力,寻找治疗的方法,已经取得了明显的进展,生存率不断提高。近年来,肿瘤的药物治疗进展迅速,在肿瘤综合治疗中占有越来越重要的地位。随着抗肿瘤药物和肿瘤辅助药物在临床上的广泛应用,药物的毒副反应不容忽视。如何预防和处理这些药物的毒副反应,对提高患者的治疗依从性和疗效,改善患者的生活质量尤为重要,这是临床医师必须掌握的技能和重视的问题。

　　恶性肿瘤的治疗药物种类繁多,新的药物层出不穷,让人目不暇接,药物产生的毒副反应更是复杂多样,但迄今仍缺乏全面系统介绍恶性肿瘤治疗药物毒副反应方面的著作。为此我们组织了一批长期从事临床工作、有丰富临床经验的专家和年轻有为的业务骨干,查阅了国内外大量文献,结合临床实践观察和经验,编写了此书。本书将肿瘤治疗药物分为化疗药物、肿瘤辅助药物、内分泌药物、靶向药物和生物免疫药物五大类,对每类药物所致的毒副反应从发病机制、临床表现及处理措施三方面详细论述,内容丰富,涵盖面广,便于临床医师在最短时间内全面系统地查阅,快速了解药物毒副反应的相关知识,及时处理肿瘤治疗过程中出现的药物毒副反应,将治疗风险降到最低。本书同时也介绍了一些新药(尤其是靶向药物)的适应证及毒副反应发生率,为临床医师合理选择药物提供参考。希望本书的出版能够为临床一线的肿瘤医师提供有价值的参考。

　　在本书的编写过程中,各位专家同仁在繁忙的临床工作之余,牺牲宝贵的休息时间,付出了辛勤劳动,在此表示衷心的感谢!特别感谢中国著名肿瘤学家吴一龙教授在百忙之中为本书写序!由于时间仓促,水平有限,书中难免存在欠缺和不足,欢迎同行们批评指正,以便今后不断修订、补充和完善。

胡艳萍

2016 年 6 月

目 录

第三章　靶向药物的毒副反应及处理　305

第六章 生物免疫治疗的毒副反应及处理   621

第一章

总　论

第1节 | 恶性肿瘤药物治疗的发展历程与进展

恶性肿瘤是严重威胁人类健康的疾病之一,据2014年全球最新统计,全世界有1490万新发癌症病例和820万癌症死亡病例,癌症成为继心血管疾病之后全球第二大死亡原因。世界范围内因癌症死亡人数的比例从1990年的12%增加到2013年的15%。肺癌、胃癌和肝癌仍然是两性三大主导癌症死亡原因。肺癌死亡人数增加了56%,胃癌增加了10%,肝癌增加了60%。《2014年中国肿瘤登记年报》公布,我国2010年全国估计新发恶性肿瘤病例309万,死亡病例196万;肺癌、乳腺癌、结直肠癌和女性甲状腺癌呈上升趋势,肺癌、肝癌、胃癌、食管癌、结直肠癌、女性乳腺癌和胰腺癌是主要的肿瘤死因;我国常见的恶性肿瘤是肺癌、女性乳腺癌、胃癌、肝癌、食管癌、结直肠癌和宫颈癌。年报中称人的一生中患恶性肿瘤的概率是22%,城市肿瘤发病率高于农村,但死亡率低于农村。

尽管恶性肿瘤发病率和死亡率逐渐增高,但随着科学的发展和进步,肿瘤治疗的手段和方法也越来越多,肿瘤患者的生存时间也有所改善。我国晚期肿瘤患者较多,内科治疗在恶性肿瘤治疗中占有很重要的地位,内科药物治疗也经历着翻天覆地的变化,从早年的单一化学药物治疗发展到现在包括靶向治疗、生物免疫治疗、内分泌治疗和肿瘤辅助用药等多种治疗手段,肿瘤药物治疗在恶性肿瘤治疗中扮演着越来越不可缺少的角色。

一、恶性肿瘤药物治疗的发展历程

(一)近代化疗的开端

1943年Gilman及同事使用氮芥成功治疗恶性淋巴瘤,当时由于氮芥涉及第二次世界大战时期的秘密化学武器(芥子气)项目而未能公开,直到1946年研究结果才得以正式发表,文章发表后在美国引起很大轰动,氮芥是最早用于临床并取得突出疗效的抗肿瘤药物。1947年美国儿童医生、"现代化疗之父"Farber报道通过使用抗代谢药甲氨蝶呤可以暂时缓解儿童急性白血病。1949年美国食品药品管理局(FDA)正式批准氮芥用于癌症治疗。由于氮芥和甲氨蝶呤成功治疗肿瘤的效果,20世纪40年代被认为是近代肿瘤化学药物治疗的开端。

(二)嘌呤类、氟尿嘧啶和环磷酰胺

20世纪50年代,具有代表性的药物有嘌呤类、氟尿嘧啶和环磷酰胺。美国科学家伊莱昂(Gertrude Elion)和希钦斯(George Hitchings)研发出的抑制腺嘌呤代谢类药物6-硫代鸟嘌呤和6-巯基嘌呤。6-巯基嘌呤一直广泛应用于急性淋巴瘤和白血病等血液系统肿瘤,巯基嘌呤类其他相关药物目前不仅用于治疗癌症,也广泛用于治疗病毒感染、器官移植等。为了表彰两位科学家的特殊贡献,1988年伊莱昂和希钦斯被授予诺贝尔生理学或医学奖。5-氟尿嘧啶是20世纪50年代由Heidelberger和同事研发出的一种重要化疗药物,直到今天仍然是治疗结直肠癌的主要化疗药物。环磷酰胺是20世纪50年代由Arnold等合成的另一种重要的化疗药物,半个多世纪过去了,环磷酰胺在肿瘤化疗中的地位仍很重要。

(三)植物药、甲基苄肼、联合化疗模式成熟

20世纪60年代,肿瘤化疗的主要进展有两方面:

突破性进展是研发出植物碱类药物和甲基苄肼（丙卡巴肼）；其次是化疗药物联合治疗模式日益成熟。当时单个化学药物治疗肿瘤效果仍不理想，如单药治疗儿童急性淋巴瘤的完全缓解率约 25%，仅维持几个月。60 年代初期有学者开始尝试联合使用 6-巯基嘌呤和甲氨蝶呤治疗急性淋巴瘤，疗效不尽如人意。之后的研究者将联合方案的药物数量增加，并加入植物碱类或甲基苄肼，疗效得到明显提高。VAMP（长春新碱、甲氨蝶呤、6-巯基嘌呤、泼尼松）方案将儿童急性淋巴瘤治疗有效率提高到 60% 以上，并且维持数年，有些患者达到 10 年以上。MOMP（氮芥、长春新碱、甲氨蝶呤、泼尼松）和 MOPP（氮芥、长春新碱、甲基苄肼、泼尼松）方案的问世使晚期霍奇金淋巴瘤的治疗取得显著效果，60% 的晚期霍奇金淋巴瘤患者达到完全缓解，并长期不复发。从此人们开始认可儿童急性淋巴瘤和晚期霍奇金淋巴瘤是可以通过药物治疗达到治愈的疾病。

这一时期还发生了一个重要事件，以 Arnoldus Goudsmit 为首的临床医师成立了美国临床肿瘤学学会（Americal Society of Clinical Oncology，ASCO），不同于基础研究，ASCO 以肿瘤内科临床研究为主，ASCO 的成立促进了肿瘤内科学这个新领域的形成。目前 ASCO 是全球最具影响力的肿瘤学会之一，每年一次的年会吸引了全球 2 万以上的学者参加，成为肿瘤学界的盛世之一。

（四）顺铂、多柔比星、他莫昔芬、辅助化疗发展以及肿瘤内科学成立

进入 20 世纪 70 年代，随着顺铂和多柔比星（阿霉素）等化疗药物的问世，使肿瘤化疗的疗效显著提高，有更多的肿瘤通过药物治疗达到治愈，如绒毛膜癌、睾丸癌等。Einhorn 等应用顺铂、长春碱（长春花碱）和博来霉素联合治疗晚期睾丸癌，治愈率由 10% 提高到 60%。

1971 年 Cole 等报道了他莫昔芬治疗晚期乳腺癌临床试验的初步结果，46 例患者中 10 例（22%）有效。

这是第一个抗雌激素药物他莫昔芬的临床试验,奠定了他莫昔芬在乳腺癌内分泌治疗的地位,成为乳腺癌内分泌治疗的里程碑。40多年过去了,他莫昔芬仍是雌激素受体阳性乳腺癌患者内分泌治疗的主要药物。

20世纪70年代另一个重要进展是辅助化疗的发展。辅助化疗最早从乳腺癌开始,初期受到大多数外科医生的抵触,最后在Fisher及他的小组大力支持下开始了乳腺癌术后辅助化疗的临床试验,结果显示乳腺癌术后辅助化疗明显降低死亡率,之后结直肠癌的术后辅助治疗也得到同样显著效果。为了表彰Fisher在乳腺癌治疗,尤其是乳腺癌辅助治疗方面的贡献,1985年Fisher被授予仅次于诺贝尔奖的美国阿尔伯特-拉克斯医学奖。

肿瘤药物治疗经过30多年的风风雨雨,逐渐成熟和完善。1971年ASCO正式向美国内科医师委员会提出成立肿瘤内科专科的建议,1972年获得批准,并同时成立肿瘤内科专科委员会,委员会确定了肿瘤内科的临床职责范围并确立了肿瘤内科医师培训细则。从此肿瘤药物治疗和肿瘤内科学学科进入快速发展阶段,药物治疗成为肿瘤治疗中非常重要的一种治疗手段,肿瘤内科学在肿瘤综合治疗中的地位日益提升。

(五)紫杉类、吉西他滨、第三代芳香化酶抑制剂和肿瘤辅助用药

进入20世纪80和90年代,有更多的化疗药进入临床,其中最重要的进展是紫杉类药物,1981年紫杉醇进入临床试验,1992年美国FDA批准其上市并用于复发耐药的晚期卵巢癌治疗,之后适应证逐渐扩大,含紫杉醇化疗方案成为绝大多数实体瘤化疗的主要方案,使许多肿瘤化疗的疗效得到提高。90年代后期多西他赛(多西紫杉醇)的上市,进一步巩固了紫杉类药物在肿瘤化疗中的地位。多西他赛是对紫杉醇的结构进行改造,然后经人工结构修饰后获得的一种新型抗肿瘤药物,与紫杉醇作用靶点类似,但抗肿瘤活性高于紫杉醇,并与

紫杉醇无交叉耐药,一般被称为第二代紫杉醇。

吉西他滨是 90 年代上市的另一种具有代表性的药物,1996 年美国 FDA 批准上市,是治疗晚期胰腺癌的标准用药和晚期非小细胞肺癌的一线用药。吉西他滨目前在 NCCN 指南中还被推荐用于乳腺癌、卵巢癌、宫颈癌、食管癌、淋巴瘤、胆囊胆管癌和恶性间皮瘤等许多肿瘤的治疗。

90 年代在乳腺癌内分泌治疗中,第三代芳香化酶抑制剂(如来曲唑、阿拉曲唑)的问世使乳腺癌内分泌治疗进入一个新时代。由于第三代芳香化酶抑制剂具有较低的毒副反应和良好的效果,对他莫昔芬在乳腺癌内分泌治疗的金标准地位是极大的挑战,改变了乳腺癌内分泌治疗的策略。

90 年代在肿瘤辅助用药方面也取得很大进展,1990 年第一代 5-HT$_3$ 受体拮抗剂昂丹司琼(枢复宁)的问世,开启了化疗所致恶心呕吐(CINV)治疗的新篇章,明显降低了化疗患者的恶心呕吐,极大提高了患者化疗依从性。造血生长因子(粒细胞集落刺激因子和红细胞集落刺激因子)在 90 年代上市,使化疗所致骨髓抑制得到很好控制,保证了化疗的顺利进行。

(六)靶向药物

进入 21 世纪,最突出的发展是各类靶向治疗药物层出不穷,分子靶向治疗是肿瘤药物治疗新的里程碑,具有划时代意义。不同于传统的化疗药物的"敌我不分",靶向药物针对的是癌细胞相关的受体、基因或关键酶,是在分子水平发挥作用的一种新型药物,开启了肿瘤药物治疗的新纪元。目前正式批准上市和进入临床试验的分子靶向药物有近百种,几乎涉及所有实体瘤,尤其是肺癌、恶性黑色素瘤、肾癌、肝癌以及胃肠间质瘤等一些化疗药物疗效不佳的肿瘤,靶向药物的问世给这些晚期肿瘤患者带来了新的希望。近年免疫检查点抑制剂的研发成功,使免疫治疗再次成为人们的关注焦点。

二、恶性肿瘤药物治疗的进展

随着分子生物学的发展,人们对肿瘤发生发展的本质了解越来越深,此外,分子药物学研究和大规模快速筛选、组合化学和基因工程等先进技术的发明和应用,均加快了药物开发进程,尤其是多种肿瘤靶向药物的成功上市,使抗肿瘤药物的研究与开发进入了一个崭新的时代。近10年来,全球抗肿瘤药物研发数量呈逐年上升趋势,研发量占全球所有药物研发总量的23%~29%,也就是说,全球每3个新研发药物中大约有一个是抗肿瘤药物。

(一)细胞毒药物进展

目前传统的细胞毒化疗药物在抗肿瘤药物治疗中仍扮演着重要角色,细胞毒药物的主要缺陷是选择性差,毒副反应大,易产生耐药性。因此,细胞毒药物的发展战略是:①针对实体瘤,改进筛选方法,提高筛选效率;②重视从天然产物(植物、海洋生物等)中寻找新的化学结构;③针对关键靶点如拓扑异构酶、微管系统、胸腺嘧啶脱氧核苷酸合成酶、DNA 聚合酶等,提高选择性;④克服耐药性。近10年来,细胞毒抗肿瘤药物的研究和开发虽然相对迟缓,但也取得一定的进展。

1. **铂类药物的研发** 铂类金属药物是当前细胞毒抗肿瘤药物最为活跃的研发领域之一,从第一代铂类药顺铂上市,到第二代卡铂,以及奥沙利铂、奈达铂和洛铂等铂类药物的相继推出,铂类药物在临床上均显示出良好的抗肿瘤效应。

大量研究表明,铂类药物通过跨膜转运、水合解离、靶向迁移和作用于 DNA 四个步骤完成对肿瘤细胞的杀灭。随着对铂类抗肿瘤机制的深入了解,研究者们试图通过对铂中心结构的改变等方式来降低毒性、克服耐药性和扩展适应证,目前研究了一系列铂类药物,如米铂、沙铂、吡铂、NDDP 和 Triplatintetranitrate(BBR 3464)等,具有代表性的有以下几种。

米铂(Miriplatin)：由日本研发的米铂于 2009 年 10月 16 日获得日本厚生劳动省批准，用于晚期肝细胞癌的治疗。2010 年 1 月 20 日，米铂注射液及其专用混悬液同时上市销售，商品名为 Miripla。本品是溶于专用碘化罂粟子油脂肪酸乙酯、肝动脉内给药的抗癌药物，与碘化罂粟子油脂肪酸乙酯的亲和性高，并且经肝动脉内给药后滞留于肿瘤部位，混悬液中的铂成分可长时间缓慢释放进入血液或组织中，提高了抗癌效果。Aramaki 等比较 69 例肝细胞癌患者经导管肝动脉栓塞化疗，其中 27 例灌注米铂，42 例采用表柔比星，结果显示米铂组有效率达到 81.5%，表柔比星 85.7%，无疾病进展生存(PFS)米铂组 7.5 个月，表柔比星为 5.1 个月。

沙铂(Satraplatin，JM216)：又名乙酸铂或赛特铂，化学名为顺式 - 二氯 - 反式 - 乙酸(氨环己胺)合铂。由美国施贵宝公司、英国 Johson Matthey 公司和美国癌症研究所共同开发，是第一种进入临床验证的口服铂类药物，疗效与顺铂相似，并且无交叉耐药性。目前沙铂联合多西他赛治疗前列腺癌、联合紫杉醇治疗非小细胞肺癌、联合卡培他滨治疗晚期实体瘤等的各期临床试验仍在进行中，有的已进入Ⅲ期临床试验，疗效有待进一步验证。

吡铂(Picoplatin)：是一种能够克服铂类耐药的铂类似物，是为了对抗谷胱甘肽介导的耐药而设计研发的。吡铂在实体瘤尤其是非小细胞肺癌和小细胞肺癌的Ⅰ~Ⅲ期临床试验中的抗肿瘤疗效并不理想。目前吡铂联合氟尿嘧啶和甲酰四氢叶酸治疗结肠癌，联合多西他赛治疗前列腺癌和晚期非小细胞肺癌的临床试验仍在进行中。

2. **拓扑异构酶抑制剂** 拓扑异构酶(Topoisomerase，Topo)是一种广泛存在于真核细胞和原核细胞中的重要生物酶，分为拓扑异构酶Ⅰ(TopoⅠ)和拓扑异构酶Ⅱ(TopoⅡ)两类。拓扑异构酶能催化 DNA 拓扑异构体相互变换和调节 DNA 三维结构，研究发现许多抗肿瘤药物的作用机制与 DNA 拓扑异构酶密切相关,因此它作为抗肿瘤药物的重要靶点引起了研究者的广泛关注。近年来针对拓扑异构酶抑制剂的研发数量甚至超过了小分子靶向药物,目前研究大部分集中在一些生物碱类有机化合物的开发,绝大多数处于临床前期阶段,进入临床的不多。

拓扑异构酶Ⅰ抑制剂主要分喜树碱类(Camptothecins,CPT)、吲哚咔唑类(Indolocarbazoles)和茚并异喹酮类(Indenoisoquinolones)三类。其中喜树碱类如羟喜树碱(HCPT)、拓扑替康(Topotecan)和伊立替康(Irinotecan,CPT-11)已广泛用于临床。目前有几十种喜树碱衍生物处于临床试验阶段,寻找水溶性更好、细胞毒性更强的喜树碱衍生物的研究也在持续进行。

贝洛替康(Belotecan)是新型的喜树碱相似物,由韩国研发。Ⅱ期临床试验显示其治疗 SCLC 有较好的活性。Lim 等发表的一项贝洛替康与顺铂方案联合一线治疗广泛期 SCLC 患者的Ⅱ期研究,入组 42 例患者,有效率为 73.8%,PFS 为 6.9 个月,中位总生存(OS)为 11.2 个月。3 级以上毒性包括中性粒细胞减少(90.2%)、血小板减少(63.4%)和贫血(34.1%)。16例(39.0%)患者出现中性粒细胞缺乏性发热。4 例患者因难治性肺炎导致感染性休克死亡。虽然贝洛替康联合顺铂化疗治疗广泛期 SCLC 有效,但是骨髓抑制很严重,应引起高度重视。目前正在进行贝洛替康联合顺铂与 EP 方案比较的Ⅲ期临床研究(COMBAT 研究)。吲哚咔唑类曾被认为是最具优势的喜树碱替代物,在日本有两种药物即 Edotecarin 和 BMS250749 进入临床,但临床研究未达到预期疗效。茚并异喹酮类与喜树碱类相比具有化学稳定性、高抗耐药性和高抗增殖性的优点,到目前为止,发现约 500 种衍生物具有 Topo I 抑制活性,进入临床研究的主要有两种药物即 NSC725777 和 724998。

拓扑异构酶Ⅱ抑制剂临床常用的有多柔比星

(Doxorubicin)、依托泊苷(Etoposide,VP-16)、米托蒽醌(Mitoxantrone)和阿柔比星(Aclarubuxin,阿克拉霉素)等。关于新的拓扑异构酶Ⅱ抑制剂研发基本上均处于临床前期试验。

沙尔威辛(Salvicine,SAL)是中国科学院上海药物研究所从药用植物红根草中提取分离的,并经化学修饰优化而得到的一种全新拓扑异构酶Ⅱ抑制剂,前期研究显示其对肺癌、胃癌有一定的抗肿瘤效果。该项目2010年被授予中国国家自然科学二等奖,并在2010年进入Ⅱ期临床试验阶段,结果尚未见报告。

尽管以拓扑异构酶Ⅰ和Ⅱ为靶点的抗肿瘤药物已成功应用于临床,但研究发现对一种拓扑异构酶的选择性抑制会引起另一种拓扑异构酶的过度表达,从而导致细胞耐药性增加。因此寻找能同时抑制拓扑异构酶Ⅰ和Ⅱ的双抑制剂成为关注的热点,目前这类药尚在临床前试验阶段。

3. 以脂质体和纳米粒为载体药物的研发 脂质体(liposome)是Bangham于1965年发现的一种由磷脂构成的一种类脂小球体,是磷脂分散在水中时形成的脂质双分子层。脂质体最初主要用于生物膜的研究,自20世纪70年代作为药物载体以来,经过几十年的发展,已广泛应用于细胞生物学、基因工程和临床医学等各个领域。脂质体作为抗肿瘤药物载体的研究,因其制作简单、对机体无毒、降低药物毒副反应、保护药物在体内的稳定性及实现肿瘤靶向提高疗效等优点而备受关注。近年来,许多学者在脂质体的抗肿瘤药物制剂方面进行了广泛的研究,并取得了很大的进展。目前成功上市并应用于临床的有脂质体多柔比星、脂质体柔红霉素和脂质体紫杉醇等。

脂质体顺铂(Lipoplatin)目前已进入Ⅱ期临床试验阶段,Farhat等报道了35例HER-2阴性的晚期乳腺癌患者应用Lipoplatin联合长春瑞滨治疗,CR 9.4%,PR 43.8%,SD 37.5%,有效率达到53.2%,疾病控制率

90.7%,没有 3/4 级毒性。Mylonakis 等将 88 例晚期 NSCLC(ⅢB/Ⅳ)患者随机分为 Lipoplatin 联合吉西他滨组和顺铂联合吉西他滨组(GP),结果显示脂质体顺铂组的有效率是 31.7%,GP 组 25.6%,疾病控制率 70.7% 与 56.4%,另外脂质体顺铂组的毒副反应明显低于 GP 组。

聚乳酸-羟基乙酸共聚物[Poly(lactic-co-glycolicacid),PLGA]是一类可生物降解的高分子聚合物,具有良好的生物相容性,被广泛应用于微球、微囊和纳米粒等的制备上。用 PLGA 包裹的药物一般都在纳米级,体积小,易通过毛细管渗透,可躲避细胞内化,增强核内体逃逸功能。此外,也可通过修饰纳米粒表面使药物靶向递送到肿瘤细胞或者其他组织中。目前临床上第一种上市的这类新药是 Abraxane(紫杉醇白蛋白结合颗粒注射悬液,也称白蛋白结合型紫杉醇),被美国 FDA 批准用于乳腺癌、NSCLC 和胰腺癌的治疗,临床取得较好疗效。Abraxane 用于其他肿瘤如食管癌、胃癌和黑色素瘤等的临床研究也有报道。另外奥沙利铂聚合体(Prolindac)也是一种纳米聚合体,目前已进入Ⅱ期临床试验阶段。

4. **其他** 胸腺嘧啶合成酶(Thymidylate synthase,TS)特异性抑制剂的研发是比较受关注的领域,其中最具代表性的是已上市的雷替曲塞(Raltitrexed,Tomudex)。雷替曲塞属于一种喹唑啉叶酸盐类似物,在结直肠癌治疗中,疗效与氟尿嘧啶相似,但毒副反应低。

组蛋白去乙酰化酶(histone deacetylase,HDAC)是一类蛋白酶,对染色体的结构修饰和基因表达调控发挥着重要的作用。西达本胺(Chidamide,Epidaza,爱普沙)是全球首个获准上市的亚型选择性组蛋白去乙酰化酶口服抑制剂,也是中国首个授权美国等发达国家专利使用的原创新药,首个适应证为复发和难治性外周 T 细胞淋巴瘤(PTCL)。西达本胺为口服药物,给药方便,依从性好。

(二)靶向药物进展

细胞毒药物由于选择性差而逐渐受到冷落,而靶向药物的研发成为全球抗肿瘤药物的发展趋势。靶向药物针对的是癌细胞相关的受体、基因或关键酶,是在分子水平发挥作用的一种新型药物。研究热点以激酶抑制剂为最多,其次是单克隆抗体,其他还有血管生成抑制剂等。小分子酪氨酸激酶抑制剂是近 10 年来靶向药物研发的重点,所占比重接近 60%,以口服给药为主。下面简单介绍靶向药物的主要进展。

1. 小分子酪氨酸激酶抑制剂 这类靶向药物主要通过多种途径与 ATP 竞争性结合胞外的配体结合点,阻断酪氨酸激酶的自身磷酸化,抑制表皮生长因子受体(EGFR)激活,阻止下游信号通路传导,从而抑制肿瘤生长。

小分子酪氨酸激酶抑制剂是目前上市最多的靶向药物之一,主要有 EGFR 酪氨酸激酶抑制剂(吉非替尼、厄洛替尼、埃克替尼和阿法替尼等)、ALK 抑制剂(克唑替尼和色瑞替尼)、Bcr-Abl 抑制剂(伊马替尼、尼洛替尼、达沙替尼和博舒替尼)、BRAF 抑制剂(维罗非尼、达拉菲尼和曲美替尼)、多靶点酪氨酸激酶抑制剂(也称多激酶抑制剂,有舒尼替尼、索拉非尼、帕唑帕尼、凡德他尼、瑞戈非尼和阿西替尼等)。

EGFR 酪氨酸激酶抑制剂(EGFR-TKIs):目前上市的是第一代和第二代,第一代 EGFR-TKIs 吉非替尼、厄洛替尼和埃克替尼是可逆性抑制剂,已广泛用于 *EGFR* 敏感突变的晚期非小细胞肺癌,第二代 EGFR-TKIs 阿法替尼属于不可逆性抑制剂,我国尚未批准上市。第一代和第二代 EGFR-TKIs 抑制剂虽然取得较好疗效,但耐药成为难题。EGFR-TKIs 耐药的发生约 50% 与 T790M 突变有关,而第三代针对 EGFR-TKIs 耐药突变(T790M 突变)的研发取得成功,AZD9291、Rociletinib(CO-1686)和HM61713 三种药物初期临床试验取得令人满意的效果。

进一步研究发现,AZD9291 和 Rociletinib(CO-1686)不仅作用于 T790M 突变,对 *EGFR* 敏感突变如外显子 19 缺失和 L858R 也有作用。目前 AZD9291 和 Rociletinib 已进入Ⅲ期临床研究,HM61713 预计 2016 年进入Ⅲ期临床研究,最终结果令人期待。

ALK 抑制剂:克唑替尼(Crizotinib)2011 年上市,对 ALK 阳性的晚期非小细胞肺癌有效率达到 60% 以上,并且对 c-MET 和 ROS1 靶点也有效。但克唑替尼治疗后多数患者在 12~16 个月出现耐药,分析耐药机制与 L1196M 突变、*ALK* 基因扩增以及 EGFR、KRAS 信号通路激活等因素有关。随后研发了一系列针对克唑替尼耐药的第二代 ALK 抑制剂,如色瑞替尼(Ceritinib)、Alectinib 和 AP26113。其中色瑞替尼 2014年上市,Alectinib 已进入Ⅲ期临床试验。前期研究发现 AP26113 对 ALK 的抑制活性是克唑替尼的 10 倍左右,可抑制 9 种已鉴定的克唑替尼耐药性突变,对CH5424802 耐药性变异(I1171N 和 V1180L)、ROS1 或变异型 ROS1(L2026M)的体外抑制活性与克唑替尼相当。

Bcr-Abl 抑制剂:伊马替尼(Imatinib,商品名格列卫)是首个上市的 Bcr-Abl 抑制剂,成功用于治疗慢性粒细胞白血病(CML)和胃肠道间质瘤。伊马替尼耐药与很多突变有关,为了克服伊马替尼耐药,研发了第二代抑制剂达沙替尼(Dasatinib)、尼洛替尼(Nilotinib)和博舒替尼(Bosutinib),这一代抑制剂能克服大部分突变产生的耐药性,但不能有效克服 T315I 突变。约 10%~20% 伊马替尼治疗失败的患者与 T351I 突变有关,目前针对 T315I 突变的新一代 Bcr-Abl 抑制剂Danusertib(PHA-739358)和 AP24534 等正在积极的研发中,目前已进入Ⅱ期临床,我们拭目以待。

BRAF 抑制剂:上市的有维罗非尼(Vemurafenib)、达拉菲尼(Dabrafenib)和曲美替尼(Trametinib),这类药物仅获批用于 *BRAF* V600E 突变的不可切除或转移性黑色素瘤,这一代 BRAF 抑制剂存在许多问题,如毒副反应大、迅速耐药以及适应证有限等。对其他具有 *BRAF* V600E 突变的肿瘤,包括结直肠癌和非小细胞肺癌,目前尚无任何 BRAF 抑制剂获批。这一代 BRAF 抑制剂对 *BRAF* V600E 突变的结直肠癌患者几乎无效,其中可能的原因之一是 BRAF 抑制剂会引起 EGFR 信号通路的反馈激活。在肺癌中,50% 的 *BRAF* 突变为 G469A 和 D594G,而 BRAF 抑制剂对这两种突变无效,因此开发第二代 BRAF 抑制剂势在必行,在突破第一代 BRAF 抑制剂局限性的同时,能够与其他抗肿瘤药物联合使用,从而配合多种调节机制抑制肿瘤的发生和发展,这将是未来面临的机遇和挑战。

多靶点酪氨酸激酶抑制剂(多激酶抑制剂):作用机制包括抑制肿瘤血管生成和对肿瘤细胞多个酪氨酸激酶受体异常水平进行调控。常用药物有舒尼替尼(Sunitinib)、索拉非尼(Sorafinib)、帕唑帕尼(Pazopanib)、凡德他尼(Vandetanib)、瑞戈非尼(Regorafenib)和阿西替尼(Axitinib)等。这类药物的主要机制是抗血管生成,因此也有学者将其归为小分子抗血管生成靶向药物。由于实体瘤的信号传导是一个复杂、多因素的蛋白网络系统,因此多靶点阻断信号传导是药物开发的发展方向。目前有许多针对多靶点的药物研发取得进展,Linifanib(ABT-869)针对的靶点是 VEGFR 和 PDGFR。Cainap 等报道一项比较 Linifanib 与索拉非尼治疗晚期肝癌的Ⅲ期临床试验,1035 例入组,两组生存期相似,Linifanib 组有效率和 TTP 优于索拉非尼组,但 Linifanib 毒副反应明显高于索拉非尼组。关于 Linifanib 联合紫杉醇/卡铂治疗晚期非鳞非小细胞肺癌和联合改良 FOLFOX6 治疗晚期结直肠癌的Ⅱ期临床试验正在进行。

Foretinib(XL880,GSK1363089)是一个 c-Met 和 VEGFR-2 双重酪氨酸激酶抑制剂,目前乳腺癌、肾癌、胃癌和头颈部癌的Ⅱ期临床试验正在进行,肺癌和肝癌进入Ⅰ期临床试验。Amuvatinib（MP-470）是针对c-Met、c-Ret、c-Ret和c-Kit等多靶点抑制剂，目前治疗肺癌的临床试验处于Ⅱ期，实体瘤处于Ⅰ期。

BTK抑制剂：是近年来非常热门的一种新的小分子酪氨酸激酶抑制剂。人的布鲁顿酪氨酸激酶（Bruton tyrosine kinase，BTK）是 B 细胞受体（B-cell receptor，BCR）信号通路中的重要信号分子，对 B 细胞的增殖、分化和凋亡有重要影响。BTK抑制剂主要分可逆性和不可逆性抑制剂两大类，其中依鲁替尼（Ibrutinib，Imbruvica，PCI-32765）已批准上市，用于治疗套细胞淋巴瘤（mantle-cell lymphoma，MCL）和慢性淋巴细胞白血病（cronic lymphoma leukemia，CLL），单药临床治疗效果令人振奋。目前，依鲁替尼与其他激酶抑制剂、化疗药物或单克隆抗体药物联合治疗不同类型淋巴瘤的临床研究正在进行中。其他一系列BTK抑制剂，如CC-292、ONO-4059也在前期临床评估中。

c-Met抑制剂：c-Met是肝细胞生长因子（hepatocyte growth factor，HGF）受体，具有酪氨酸激酶活性，在很多肿瘤中过度表达，并在控制多信号转导途径（包括肿瘤生长和转移）中发挥重要作用，c-Met是目前唯一已知的HGF受体。以HGF/c-Met为靶点药物的研发也是近年的一个热点。c-Met小分子抑制剂研发已取得一些进展，这类药物分为非选择性抑制剂和选择性抑制剂。非选择性抑制剂一般为多靶点酪氨酸激酶抑制剂，如克唑替尼可抑制ALK、c-Met、ROS1等，卡博替尼可抑制c-Met和VEGFR-2。选择性抑制剂仅针对c-Met，目前正在研发的有Tivantinib、BMS-777607和SGX523等，其中Tivantinib的两项Ⅲ期临床试验结果于2015年发布，一项是欧美国家多中心、随机、双盲、安慰剂对照试验，入组晚期非鳞非小细胞肺癌1048例，分为厄洛替尼+Tivantinib（E+T组）和厄洛替尼+安慰剂（E+P组），结果显示两组OS无差别（8.5个月与7.8个月），但c-Met高表达亚组发现OS改善，E+T

组 PFS 较对照组延长（3.6 个月与 1.9 个月，HR 0.74，
P<0.001），常见的毒副反应为皮疹、腹泻、乏力和中性
粒细胞减少。另一项是日本报道的随机、双盲、安慰剂
对照的Ⅲ期试验，460 例 *EGFR* 野生型晚期非鳞非小
细胞肺癌，分为厄洛替尼 +Tivantinib（E+T 组）和厄洛
替尼 + 安慰剂（E+P 组），可评价 307 例，两组 OS 也没
有差别（12.7 个月与 11.1 个月），E+T 组 PFS 延长（2.9
个月与 2.0 个月，HR 0.719，*P*=0.019），3~4 级毒副反应
主要是骨髓抑制。

2. 单克隆抗体 单克隆抗体药物具有灵敏度高、
特异性强、高效低毒等特点，直接通过靶向效应、阻断
效应和信号传导效应，以及间接通过激活宿主防御机
制发挥抗肿瘤作用。单克隆抗体药物是抗肿瘤靶向药
物研发重点之一，自 1979 年第一种治疗癌症的抗体药
物利妥昔单抗被美国 FDA 批准上市以来，已有 17 种
抗体药物被批准用于癌症治疗。单克隆抗体一般分为
非结合型单抗和结合型单抗。2013 年的统计显示，目
前正在研发的单抗药物大约有 350 种，其中大部分处
在临床前期评估阶段，进入临床试验的约 30 种。

目前临床常用的单抗类药物主要是非结合型单
抗，如抗 HER-2 单抗曲妥珠单抗（Trastuzumab）和帕妥
珠单抗（Pertuzumab），抗表皮生长因子受体（EGFR）单
抗西妥昔单抗（Cetuximab）、帕尼单抗（Panitumumab）和
尼妥珠单抗，抗 CD20 单抗利妥昔单抗（Rituximab），抗
CD52 单抗阿仑单抗（Alemtuzumab），抗血管内皮生长
因子受体（VEGFR）单抗贝伐单抗（Bevacizumab）等。

雷莫芦单抗（Ramucirumab）是一种抗 VEGFR-2 单
抗，于 2014 年美国 FDA 批准上市，用于晚期胃癌和胃
食管接合部腺癌，2015 年批准第三个适应证，与多西
他赛联合用于晚期非小细胞肺癌二线治疗。目前雷莫
芦单抗与 FOLFIRI 联合二线治疗晚期结直肠癌的一项
Ⅲ期临床试验取得阳性结果，与对照组相比，OS 延长
（13.3 个月与 11.7 个月，HR 0.84，*P*=0.029）。而雷莫芦

单抗与多西他赛联合一线治疗 HER-2 阴性晚期乳腺癌的一项Ⅲ期临床试验没有达到设计终点，OS 没有延长（9.5 个月与 8.2 个月，HR 0.88，$P=0.077$）。2015 年 5 月第二代抗 CD20 单抗 Obinutuzumab 获 FDA 批准上市，与苯丁酸氮芥联合治疗慢性淋巴细胞白血病。2013 年进入Ⅲ期临床的完全人源化单抗 Rilotumumad 因严重毒副反应宣布终止。

结合型单抗也称抗体偶联物（ADC）或偶联抗体，由单抗与"弹头"药物两部分组成，用作"弹头"的物质有放射性核素、化疗药物和生物毒素。抗体偶联物是目前抗肿瘤抗体药物研发的新热点。2000 年第 1 种单抗与细胞毒药物结合的 ADC 吉姆单抗 / 奥唑米星（Gemtuzumab Ozogamicin）被美国 FDA 批准上市，主要用于复发性急性粒细胞白血病的治疗。后来由于疗效有限和毒副作用较高，辉瑞公司在 2010 年主动将其撤市。2013 年 2 月，美国 FDA 批准罗氏开发的 T-DM1（Trastuzumab emtansine）上市，该药物是由抗 HER-2 抗体曲妥珠单抗和细胞毒性化合物 DM1 经化学偶联而成的新一代抗体药。一项Ⅲ期临床试验（EMILIA）显示 T-DM1 组与对照组相比 OS 延长（7.1 个月与 4.6 个月，HR 0.796，$P=0.0121$）；另外 Yardley 等分析真实世界中 TDM1 的安全性，结果与既往Ⅱ/Ⅲ期临床试验报道的安全性一致，没有发现新的毒副反应。目前所有制药巨头基本都有偶联抗体在研项目，至少有 30 种偶联抗体药物处于临床研究阶段。

尽管单抗类药物针对的是特异性的靶点，但由于对靶点功能和靶点分布位置等研究不详细，以及药物本身与非靶点的交叉作用认识不全面等，增加了单抗药物临床应用的不确定性，有些单抗药物由于严重毒副反应而撤市或停止。不过相信随着分子生物学及基因组学的深入研究，通过明确关键信号基因的功能，寻找出特异性的靶点精准治疗必定是今后肿瘤治疗的发展趋势与潮流。

（三）生物免疫治疗进展

生物免疫治疗是继手术治疗、放射治疗和化疗之后的第四种肿瘤治疗模式。生物免疫治疗主要分为细胞因子、肿瘤疫苗、过继免疫细胞治疗和免疫检查点抑制剂四类。

肿瘤免疫治疗的发展可以说是跌宕起伏，20 世纪 80~90 年代免疫治疗曾风行一时，当时的热点是细胞因子，但由于肿瘤与机体免疫功能关系太过复杂，再加上当时分子生物学和免疫学研究相对滞后，免疫疗法的临床效果并不理想，此后免疫治疗几乎被遗忘。30 年后的今天，经过科学家漫长而不懈地探索，肿瘤生物免疫治疗终于强势回归公众视野，其中最重大的突破是免疫检查点抑制剂的成功上市。由于 2013 年多项临床试验的结果大放异彩，免疫检查点抑制剂治疗在 2013 年《科学》杂志公布的年度十大最重要科学突破中独占鳌头。

目前用于临床的免疫检查点抑制剂主要针对的靶点是细胞毒 T 淋巴细胞抗原 4（cytotoxic T-lymphocyte antigen 4，CTLA-4）和 T 细胞程序性死亡 - 配体 1（programmed death ligand 1，PD-1/PD-L1）。

2010 年发表在《新英格兰医学杂志》上的一项临床试验结果表明，接受 CTLA-4 抗体（Ipilimumab）治疗的黑色素瘤患者平均存活 10 个月，寿命比没有接受这一治疗的患者延长了 4 个月，这是第一个可以延长晚期黑色素瘤患者生存期的疗法，医学界为之震惊。2011 年，Ipilimumab 作为首个免疫靶向药物被 FDA 批准用于晚期黑色素瘤的治疗。之后扩大适应证的临床试验逐渐铺开，肺癌方面进行了一项 Ipilimumab 联合卡铂 + 紫杉醇（CP）治疗Ⅲb 期 /Ⅳ期 NSCLC 或广泛期 SCLC 患者的随机、双盲Ⅱ期临床试验，结果显示 CP 方案序贯 Ipilimumab 可延长 NSCLC 患者的无进展生存（5.1 个月与 4.2 个月）以及免疫相关无进展生存（5.7 个月与 4.6 个月），OS 也有延长趋势；由于Ⅱ期临床试验的成功,目前 Ipilimumab 联合化疗治疗晚期非小细胞肺癌和小细胞肺癌的两个Ⅲ期试验正在进行中。前列腺癌的一项Ⅲ期临床试验未达到试验终点,与对照组相比 Ipilimumab 没有延长生存期,而且 3/4 级毒副反应更高。另外 Ipilimumab 术后辅助治疗有高危因素的Ⅲ期黑色素瘤的一项Ⅲ期临床试验发现 Ipilimumab 能改善术后无复发生存。

针对 PD-1/PD-L1 的抑制剂是免疫检查点抑制剂的研发重点,目前有两个药物 Pembrolizumab 和 Nivolumab 被批准上市。2014 年 9 月 4 日 FDA 通过快速通道批准了 PD-1/PD-L1 抑制剂 Pembrolizumab(Keytruda)上市,用于治疗已经接受过 Ipilimumab 治疗但仍有进展,或对 Ipilimumab 和 BRAF 抑制剂双重耐药的 *BRAF* V600E 基因突变的晚期黑色素瘤患者,成为第一个获批应用于临床的 PD-1/PD-L1 抑制剂。2015 年 10 月第二个适应证被批准,用于治疗肿瘤表达 PD-L1 的含铂化疗失败或者术后疾病进展的转移性非小细胞肺癌患者。Pembrolizumab 在头颈部肿瘤和晚期胃癌中的Ⅲ期研究正在进行。

2014 年 12 月,FDA 批准了另一个 PD-1 抑制剂 Nivolumab(Opdivo)用于不能手术切除或对其他药物无应答的晚期黑色素瘤患者,2015 年 3 月,Nivolumab 第二个适应证获批,用于治疗疾病进展的或者既往接受过铂类药物化疗的晚期转移性鳞状细胞肺癌,FDA 的这项批准是基于一项比较 Nivolumab 与多西他赛疗效的开放、多中心、多国家参与的随机试验(CheckMate-017 试验)结果。该研究发现与多西他赛组相比,Nivolumab 组的总生存(OS)改善更加显著,且有统计学差异(9.2 个月与 6 个月,HR 0.59,P=0.00025)。随着另一项 Nivolumab 治疗非鳞非小细胞肺癌的Ⅲ期临床试验(CheckMate-057)阳性结果的发布,2015 年 10 月 9 日 FDA 将 Nivolumab 的肺鳞癌适应证扩展到所有转移性非小细胞肺癌患者。

一项转移性肾细胞癌患者的Ⅲ期临床试验比较 Nivolumab 与依维莫司，研究达到了主要终点，Nivolumab 治疗组的 OS 与依维莫司组相比有显著的增加（25.0 个月与 19.6 个月，HR 0.73，$P=0.002$），而且 Nivolumab 组的 3/4 级毒性低于依维莫司组（19% vs 37%）。另外 Nivolumab 在肝癌、淋巴瘤等的相关研究也在进行中。

其他 PD-1/PD-L 抑制剂如 MPDL3280A、MEDI4736 和 Pidilizumab 等也正在临床试验中，将两种免疫检查点抑制剂联合用于治疗肿瘤的联合免疫疗法也受到关注，初步研究显示能增加疗效。

虽然免疫检查点抑制剂被誉为肿瘤免疫治疗的一个重要里程碑，但面临的问题还很多，如这类药物的确切靶点到底是什么，已有分析发现 PD-1/PD-L1 的表达与 PD-1 抑制剂的疗效关系似乎并不密切。免疫检查点抑制剂可能引起的自身免疫系统相关的严重毒副反应也是我们临床上不容忽视的问题。众所周知，肿瘤细胞具有边复制边进行"免疫编辑"的能力，以便进化出一种不被机体免疫系统识别的抗原，或者建立一种免疫抑制的肿瘤微环境，这些特性与免疫治疗疗效的关系如何等，都是需要我们解答和应对的难题。尽管如此，利用免疫系统攻击肿瘤的治疗策略毫无疑问是未来肿瘤治疗的一个重要发展方向，我们目前需要做的是合理运用各种肿瘤生物免疫疗法，预防及监测生物免疫治疗的毒副反应，使肿瘤生物免疫治疗发挥最大的抗肿瘤效应。

（四）肿瘤辅助治疗药物进展

近 10 多年，肿瘤辅助治疗药物也受到关注，尤其是针对化疗最常见的毒副反应如恶心、呕吐和骨髓抑制药物的研发成功，以及其他针对化疗所致毒副反应辅助药物的上市为患者的化疗起到了"保驾护航"的作用。

1990 年，第一代 5-HT$_3$ 受体拮抗剂昂丹司琼（枢复宁)的问世,开启了化疗所致恶心、呕吐(CINV)治疗的新篇章,此后相继研发了托烷司琼、格拉司琼、阿扎司琼等。帕洛诺司琼作为第二代 5-HT$_3$ 受体拮抗剂,与 5-HT$_3$ 受体的结合力及半衰期均显著优于第一代,2003 年 7 月经 FDA 批准上市,用于防治中、重度 CINV。大型Ⅲ期临床研究结果表明,帕洛诺司琼不仅对急性 CINV 疗效确切,还可有效防治迟发性 CINV。此外,2003 年 FDA 批准首个 NK-1 受体拮抗剂阿瑞匹坦用于预防高致吐性抗肿瘤化疗药物所致的急性和迟发性 CINV,为 CINV 的治疗提供了更有效、经济、多元化和安全的选择,使得呕吐得到了更好的控制。随后有多种 NK-1 受体拮抗剂相继上市,如福沙匹坦(静脉制剂)、罗拉吡坦。NEPA(Netupitant/palonosetron)是第一个复合型止吐药物,包含一种新的高选择性 NK-1 受体拮抗剂类药物(奈妥吡坦)和一种 5-HT$_3$ 受体拮抗剂类药物(帕洛诺司琼)。2014 年三项Ⅲ期临床试验共约 2500 例接受各种中、高度催吐风险治疗患者,给予 NEPA 联合地塞米松方案治疗,结果显示急性呕吐及延迟性呕吐 CR 率均显著优于帕洛诺司琼联合地塞米松;另外两项共 1000 多例患者 4400 多个化疗周期的试验也证实该药在多个化疗周期中的持久疗效。基于上述临床试验,NEPA 获得了美国 FDA 批准用于预防急性和延迟性高度致吐铂类化疗药和中度致吐化疗药引起的 CINV。

在治疗骨髓抑制药物的研发方面,造血因子的成功上市,为临床医师解决了后顾之忧,保证了化疗的顺利进行。90 年代针对粒细胞下降的粒细胞集落刺激因子(G-CSF)和针对红细胞减少的促红细胞生成素(EPO)上市,2000 年以后,针对血小板降低的促血小板生成素(TPO)也获准上市,自此困扰临床医师的化疗所致骨髓抑制终于得到圆满解决。2002 年 4 月 FDA 批准首个长效 G-CSF——聚乙二醇化非格司亭(Neulasta)在美国首次上市,主要适应证是用于防止化疗所致发热性中性粒细胞减少(febrile neutropenia,FN),Ⅲ期临床试验表明 Neulasta 能有效减少 FN 的发生率,降低住院治疗率和抗生素使用率。

在肿瘤骨转移方面,自1986年首次应用氯屈磷酸盐治疗恶性肿瘤骨转移以来,双膦酸盐类(Biphosphonates,BPs)因其安全、有效、依从性好以及其潜在的抗肿瘤作用而被临床广泛应用。经过近30年的发展,目前已发展至第三代唑来膦酸等,这一代 BPs 抑制骨溶解重吸收更强,能更有效减少骨转移相关事件(Skeletal related events,SREs)的发生。除了双膦酸盐类药物外,科学家们研发了一种单克隆抗体类药物地诺单抗,是一种特异性靶向核因子 κB 受体活化因子配体(RANKL)的单克隆抗体,能抑制破骨细胞活化和发展,减少骨吸收,美国FDA 于 2010 年 11 月 18 日批准地诺单抗(Denosumab,狄诺塞麦,商品名:Xgeva)用于预防肿瘤骨转移患者SREs。多项研究表明,地诺单抗延迟 SREs 作用优于唑来膦酸。

细胞保护剂是用来预防或减少肿瘤放化疗所致的毒副作用的一类药物。细胞保护剂的开发历史只有短短的 20 多年,其间有右丙亚胺(Dexrazoxane)、美司钠(Mesna)和氨磷汀(Amifostine)等药物成功上市。右丙亚胺(Dexrazoxane,DZR)由美国 Chiron 公司开发,1992年首先在意大利上市,1995 年 7 月获 FDA 批准,后陆续在欧洲、亚洲、非洲等多国上市。临床用于预防蒽环类药物诱发的心脏毒性,减少多柔比星引起的心脏毒性的发生率和严重程度,适用于接受多柔比星治疗累积量达 300mg/m² 且需继续用药的患者。对刚开始使用多柔比星者不推荐用此药,临床试验显示效果良好。2010 年 4 月 21 日 FDA 批准美司钠用于降低由异环磷酰胺所致出血性膀胱炎的发生率。氨磷汀于 1995 年首先在德国上市,被批准用于晚期卵巢癌患者顺铂和环磷酰胺化疗所致中性粒细胞减少相关性感染。同年FDA 批准其用于减轻非小细胞肺癌患者顺铂化疗所致累积性肾毒性。1996年欧洲扩大其适应证,用于减轻晚期非胚芽细胞实体瘤患者使用顺铂或含顺铂方案联合化疗所致累积性肾毒性。1999年FDA又批准其用于头颈部肿瘤化疗,保护唾液腺和防止口干。Gumey等报道在顺铂化疗中应用氨磷汀可减轻顺铂所致耳毒性。

近年来细胞保护剂类没有新的药物上市,这一领域的药物研发受到冷落,需要更多的研究者来关注。

第2节 恶性肿瘤药物治疗毒副反应的管理

随着肿瘤药物治疗在恶性肿瘤治疗中的地位日益提高,伴随而来的药物毒副反应也越来越受到重视,临床肿瘤医师只有全面掌握治疗恶性肿瘤各类药物(包括抗肿瘤药物和辅助治疗药物)的毒副反应及相关知识,才能做到提前预防,及时处理,并且能帮助合理选择药物,降低毒副反应,保证治疗的顺利进行,提高治疗疗效。

一、认识恶性肿瘤药物治疗毒副反应及处理的重要性

随着对肿瘤发生、发展机制的深入了解,化疗、内分泌和靶向药物等在肿瘤的治疗中发挥着重要作用,特别是新一代的靶向药物,使肿瘤药物在肿瘤治疗中的地位日显突出。然而,长期以来,各种抗肿瘤药物的毒副反应一定程度上限制了其在临床上的应用。如何让药物发挥最佳疗效,尽量减少毒副反应,增加治疗耐受性,是困扰临床肿瘤学家的一个难题。

化疗药物主要通过抑制细胞内合成酶、干扰DNA/RNA合成或破坏其结构、抑制细胞分裂等途径发挥抗癌作用,但对正常细胞与癌细胞并无选择性,从而对人体组织造成较大的损害。内分泌治疗药物通过抑制激

素合成或阻断激素与其受体结合,达到去势或阻断某类激素的功能,发挥抗癌作用,这势必会引起激素功能的紊乱,导致一系列激素相关的症候群。靶向药物虽然有明确的靶点,对正常组织、细胞的影响较小,但亦具有较为特殊、甚至严重的靶内或靶外毒副反应,如厄洛替尼的皮肤毒性,吉非替尼的肝脏毒性,抗 PD-1 单抗的自身免疫性反应并发症等。根据毒副反应出现的时间可分为近期和远期毒副反应。近期如过敏反应、呕吐、乏力、骨髓抑制、脱发和肝肾毒性等,远期如致畸、生育障碍及继发性恶性肿瘤等。

鉴于抗肿瘤药物有明显的毒副作用,对其应用需谨慎、合理,并遵循以下基本原则:

(1)权衡利弊,最大获益。用药前应充分掌握患者病情,进行严格的风险评估,权衡患者对抗肿瘤药物治疗的接受能力,对可能出现的毒副反应的耐受力和经济承受力,尽量规避风险,客观评估疗效。

(2)目的明确,治疗有序。抗肿瘤药物治疗是肿瘤整体治疗的一个重要环节,应针对肿瘤患者临床分期和身体耐受情况,进行有序治疗,并明确每个阶段的治疗目标。

(3)医患沟通,知情同意。用药前务必与患者及其家属充分沟通,说明治疗目的、疗效、给药方法以及可能引起的毒副反应等,医患双方达成共识,并签署知情同意书。

(4)治疗适度,规范合理。抗肿瘤药物治疗应行之有据,规范合理,依据业内公认的临床诊疗指南、规范或专家共识实施治疗,确保药物适量,疗程足够,不宜随意更改,避免治疗过度或治疗不足。

(5)注重个体化治疗。应根据患者年龄、性别、种族以及肿瘤的病理类型、分期、耐受性、分子生物学特征、既往治疗情况、个人意愿、经济承受能力等因素综合制订个体化的抗肿瘤药物治疗方案,并随患者病情变化及时调整。

（6）谨慎处理毒副反应。充分认识并及时发现可能出现的毒副反应，施治前应有相应的救治预案，毒副反应一旦发生，应及时处理。

（7）积极鼓励参加临床试验。药物临床试验是在已有常规治疗的基础上探索、拓展患者治疗获益的新途径，以求进一步改善患者的生活质量和预后，应鼓励符合条件的患者积极参加。

癌症患者治疗过程中要承受药物所造成的毒性，再加上医疗费用高，常常迫使他们放弃治疗，或对治疗失去信心。作为医务工作者，要尽可能地知晓并掌握各类抗肿瘤药物的毒副反应特点，特别是少见的或严重的并发症，积极、合理、规范地进行干预和对症处理，减少治疗相关性风险，尽量减少患者对药物治疗的恐惧，使得抗癌药物治疗顺利进行，力争取得药物预期的疗效，切实让患者从抗肿瘤药物治疗中获益。

二、恶性肿瘤药物治疗毒副反应的影响因素

不同个体对同一药物的毒副反应不可能完全一致，同一个体在不同时期或状态下对同一药物的毒副反应亦可能有较大的差异，这主要与药物本身、机体因素以及给药方法等因素有关。熟悉这些因素对毒副反应的影响，有助于更合理、更科学地应用抗癌药物。

（一）药物因素

主要是指药物的理化性质、药理作用、药动学、药代学等对药物毒副反应的影响。

1. **药理作用与毒副反应** 药物的作用往往具有两面性，它通过特定的机制作用于肿瘤可以达到防治疾病的目的，而作用于正常组织时便出现毒副反应，如化疗药物一般均有恶心、呕吐、纳差、脱发、骨髓抑制等共同毒性，这与药物抑制快速增殖的正常上皮细胞有关。但是，不同个体对这些毒副反应的表现差异较大。药物作用的强弱是其原因之一，而它又与血药浓度、受体与配体结合的亲和力等有关。免疫检查点抑制剂通过

阻断细胞毒性 T 淋巴细胞相关抗原 4 或 PD-1 通路,解除 T 细胞免疫的抑制状态,活化 T 细胞,在发挥抗癌作用的同时,也导致免疫相关的毒副反应。

2. 化学成分和结构与毒副反应 药物有效成分是引起毒副反应的主要原因,如西妥昔单抗因其结构中的鼠源性部分易引起过敏反应。药物化学结构轻微改变,毒副反应会发生明显变化。同类抗肿瘤药物经过结构改造后,往往能达到降低毒性的目的。如吡柔比星是多柔比星的繁衍物,化学结构和立体结构的改变使其抗肿瘤活性有所提高,优于或相当于多柔比星,而心脏毒性、肠胃道反应和脱发等副作用降低。蛋白质类的抗癌药物如门冬酰胺酶、博来霉素等因异源蛋白而导致急性过敏反应,治疗前应用抗过敏处理可减少其发生率。

3. 药代学与毒副反应 药物的药代学与毒副反应的发生也有一定关系,如顺铂易积聚于肾脏外髓的近端小管上皮细胞,引起急性肾衰竭。吡柔比星主要分布在人体脾、肺及肾组织内,心脏内浓度较低,因此,其心脏毒性比多柔比星低。有些药物的毒副反应与代谢产物有关,而代谢产物本身的抗肿瘤作用不明显,故加速这类药物的代谢可减少不良反应。如蒽环类药物中表柔比星是多柔比星的立体异构体,不再受到甲基和羟基立体结构的阻碍,易经葡糖醛酸化酶作用而加速体内代谢和清除,因此心脏和骨髓毒性较同剂量的多柔比星低。拓扑异构酶抑制药伊立替康的中间代谢产物(SN-38)可引起小肠黏膜上皮细胞坏死、凋亡,导致小肠吸收水、电解质障碍及小肠液过度分泌,从而出现腹泻。静脉注射环磷酰胺后,50%~70% 药物在 48 小时内经肾脏排泄,其代谢物丙烯醛可引起黏膜细胞坏死、出血及溃疡,导致出血性膀胱炎。针对药物的代谢特点,根据患者的具体情况合理选择药物,能最大限度避免或减少毒副反应。

4. 药物相互作用与毒副反应 临床常选择作用机

2

制不同的药物联合治疗,以提高疗效。但随之而来的问题是毒性增加,尤其是与具有相同毒性的药物联合应用时。如曲妥珠单抗有明显的心脏毒性,单用此药发生心功能不全者占20%,与蒽环类和环磷酰胺联合应用时心脏毒性明显增强。因此临床上我们要尽量避免毒性相加的药物联合应用。

一些非抗肿瘤药物也会增加化疗药物的毒副反应,如氨基糖苷类抗生素可加重顺铂的肾毒性,头孢菌素类、水杨酸制剂和磺胺类可减慢肾脏对甲氨蝶呤的排泄而增加肾毒性,因此这类药物也要避免联合使用。

另外,合理安排给药顺序也可避免因药物相互作用而降低不良反应。譬如,顺铂和异环磷酰胺合用时,先应用顺铂,则可加重异环磷酰胺的骨髓抑制、神经毒性和肾毒性,因此,两药联合应用时,需先用异环磷酰胺。

5. 药物制剂与毒副反应 有些药物的毒副反应与剂型有关,如紫杉醇的过敏反应与溶媒剂蓖麻油有关,将蓖麻油去掉改为卵磷脂等作为载体制成的脂质体紫杉醇,可以有效避免过敏反应的发生。

另外改进药物剂型也是降低药物毒性的有效方法。目前研究较多的是用新型载体对药物进行修饰和改装以降低毒性。脂质体、脂质微粒载体已广泛用于抗癌药物载体。将对心脏和肾脏重要器官有毒性的药物包封于脂质体中,使其避开在这些器官中被巨噬细胞吞噬,而使药物在心脏和肾脏中累积量比游离药物明显降低。已进入临床应用的脂质体药物有脂质体多柔比星、脂质体紫杉醇、脂质体顺铂等。采用纳米技术将紫杉醇用白蛋白包裹不仅可降低紫杉醇的毒性,而且可提高疗效。

(二) 机体因素

主要指患者性别、年龄和遗传状态,以及患者身体状况、合并症等对药物毒副反应的影响。

1. 性别、年龄和遗传状态 性别因素对药物的代谢和效应均有一定的影响。女性围生期和月经期等特殊时期对药物的反应有其特殊性。如孕妇应用抗肿瘤代谢药、激素时,易出现致畸等严重的毒副反应。在消化道毒副反应中,女性的构成比略高于男性,在骨髓抑制毒副反应中,男性略高于女性。

儿童新陈代谢旺盛,对化疗有良好的耐受性,预后一般也较好。但药物心脏及生殖毒性应引起足够的重视,因为儿童患者常可长期生存,减少药物对心脏、生殖毒性将大有裨益。随着年龄的增加,药物毒副反应发生率也逐渐增加。老年人肝肾功能衰退,组织器官功能减退,靶器官对药物的敏感性提高。另外,老年人伴发疾病多,代谢减慢,药物剂量个体差异大,药效阈值变窄,易发生药物蓄积,从而更易出现毒副反应。50岁以上的患者应用博来霉素时,更易发生肺纤维化。

药物在体内的代谢受代谢酶的影响。不同的个体由于基因多态性的存在,药物代谢酶具有遗传多态性,导致药物在体内的代谢产生差异。例如双氢嘧啶脱氢酶是胸腺嘧啶、尿嘧啶及氟尿嘧啶等的分解代谢起始代谢酶及限速酶,双氢嘧啶脱氢酶缺失的肿瘤患者在接受以 5-FU 为基础的化疗时,易发生腹泻、口腔炎、黏膜炎、骨髓抑制和神经毒性等。硫嘌呤甲基转移酶主要催化芳香环及杂环内巯基化合物的 S- 甲基化反应,6- 巯基嘌呤的口服生物利用度及血液学毒性具有明显的个体差异,主要是与硫嘌呤甲基转移酶基因的遗传多态性有关。少数乳腺癌患者使用 CMF 方案化疗后更易产生骨髓毒性,与亚甲基四氢叶酸还原酶基因中667 位 C-T 的点突变相关。

2. 患者的自身情况 患者的饮食习惯,如长期饮酒可能引起肝功能损害,影响肝脏对药物的代谢;长期的低蛋白饮食或营养不良,使肝细胞微粒体酶活性下降,药物代谢速度减慢,易引起毒副反应。在病理状态下,如肝肾功能不全时,药物排泄减慢,半衰期延长,更易引起药物毒副反应。我国是乙型肝炎感染的高流行区,化疗或免疫单抗治疗期间,患者免疫严重下降,易导致乙肝激活,肝炎暴发。有过敏史的患者在抗肿瘤药物治疗过程中过敏反应发生率会增加。

在制订化疗方案过程中,医生一定要详细了解患者的生活习惯、有无药物过敏史及既往病史等。

(三)给药方法

不同的给药途径及时间,药物所致的毒副反应亦存在差异。

1. 给药途径 抗肿瘤药物常采用静脉滴注的给药方式,静脉给药会发生静脉炎。蒽环类药物静脉推注的心脏毒性大于持续静脉滴注,而后者骨髓抑制作用更严重。神经毒性是硼替佐米的主要毒副反应之一,常常导致治疗中断。硼替佐米由静脉注射剂型改为皮下注射剂型后可降低神经毒性,增加治疗耐受性。

Simamora 等和国内陈立红等的研究均证明短时间内快速输注刺激性药物可以降低外周静脉炎的发生率。因此,关于输液速度与静脉炎发生的关系尚待进一步的研究。

2. 给药间隔与时间 根据机体自身生物节律,选择适当的时间给药,这样可达到提高疗效和减小毒性的效果。人类胃肠道 DNA 合成在早晨 7 时以后,而5-FU 主要损伤骨髓和胃肠道,因此,此类抗癌药采用夜间持续静脉给药可减轻胃肠道毒性。

3. 给药剂量与持续时间 化疗剂量、强度是发生药物毒副反应的危险因素。抗肿瘤药物的毒性大多为剂量限制性毒性。酪氨酸激酶抑制剂引起的皮肤反应与剂量显著相关。抗代谢类与抗生素类抗肿瘤药物毒副反应以口腔黏膜炎多见,毒性常与剂量有关并呈累积性。蒽环类药物的慢性心脏毒性、博来霉素肺纤维化毒性与药物累积总量有关。

总之,抗肿瘤药物在临床应用中出现的毒副反应与很多因素相关。用药前对患者的综合情况进行全面评估,严格掌握相关药物的剂量、疗程、禁忌证,必要时进行血药浓度监测,有利于减少毒副反应的发生或降低其严重程度,提高药物的耐受性和依从性,增加药物治疗效果。

三、恶性肿瘤药物治疗毒副反应评估标准

目前主要有两个评估肿瘤治疗药物毒副反应的标准:WHO 常见毒性分级标准和美国国立癌症研究所不良事件通用术语标准(National Cancer Institute-Common Terminology Criteria for Adverse Events,NCI-CTCAE)。

在世界卫生组织(WHO)的号召下,欧美肿瘤专家于 1977 年和 1979 年分别在意大利都灵和比利时布鲁塞尔举行了有关癌症治疗结果报告标准的会议,将肿瘤治疗毒副反应分为急性(包括亚急性)和慢性(或远期)毒性。WHO 分类共包括 12 种毒副反应,虽然过于简单,但也有其优势。例如,可方便比较不同治疗方案间的毒性,可按照一致的标准对治疗方案进行修改。该分类方法避免使用有关重要临床意义的词语,如威胁生命的毒性。一般将毒性分为 0~4 级(共 5 级),对于治疗导致死亡的情况单独报告。因未包括所有的毒性,所以,研究者需要增加新的毒性描述。也由于其分类简单,不宜用于临床研究,此后也未见更新的版本。

1984 年,美国国立癌症研究所制订了最初的不良事件通用术语标准(NCI-CTCAE V1.0),共包含 49 项毒副反应条目,对 13 种器官共 18 种毒副反应进行了评价,但仅限于化疗药物所致的急性毒副反应。1988 年,NCI 与欧洲癌症研究与治疗组织、美国食品药品管理局及其他众多小组成立了 NCI-CTC 修订委员会,对 CTCAE 标准进行修订和更新,制订了 CTC V2.0。该标准在 CTCAE V1.0 的基础上,将涉及的器官增至 22 种,并包含 300 项毒副反应条目,从化疗、放疗和外科治疗这三个方面较为全面地对肿瘤治疗毒副反应进行了评价,同时对毒副反应的严重度和分级指标也进行了规范和统一。CTCAE V2.0 的不足之处在于未对迟

发性毒副反应进行描述,同时对于外科和儿科毒副反应的描述过于局限,因此在系统性和覆盖面上仍有待进一步完善。2003 年美国 NCI 对 CTCAE V2.0 进行了修订,发布了 CTCAE V3.0,共包含 1059 项毒副反应条目。此版本增加了毒副反应的简称,并对每一种毒副反应的严重度 1~5 级进行了特定的临床描述,新增了"死亡"这一级别。CTCAE V3.0 按器官系统进行分类,在原先的基础上增加了"心律不齐""心血管系统"和"生长发育"等类别,并有完整的迟发性毒副反应评价标准,且在外科和儿科毒副反应评价标准方面有了全面的发展。2008 年 7 月至 2009 年 5 月,美国国立卫生研究院和 NCI 对 CTCAE V3.0 进行了修订,发布了 CTCAE V4.0。2010 年 6 月美国 NCI 又发布了 CTCAE V4.03 最新版本,直接删除了 CTCAE V3.0 中的简称项目,还对 CTCAE V3.0 中的某些类别进行了删除或合并。CTCAE V3.0 中的"生长和发育"类别被 CTCAE V4.0 中的"骨骼肌和结缔组织疾病"所取代。CTCAE V3.0 中的疼痛和出血类别在 CTCAE V4.0 被分至更多的系统器官分类中,如"胃肠疾病"和"肾和尿路疾病"等。此外,CTCAE V4.0 删除了 CTCAE V3.0 的"中性粒细胞感染分类"。

CTCAE 将毒副反应分为 5 级。1 级:无症状或症状轻;2 级:中度;3 级:重度;4 级:危及生命;5 级:死亡。在制订该标准的过程中,专家们更关注于 2 级和 3 级毒副反应的临界值。低反应(1 级和 2 级)被认为是可耐受且易控制的,因此,必须明确地将轻度反应和严重反应(3 级和 4 级)进行区分。若出现严重毒副反应,视情况停止相关治疗或更改方案。最新版 CTCAE 毒性分类系统全面,对每类毒性均给出了详细的定义,有助于对肿瘤治疗中的毒副反应进行标准化的报道和监测,已被广泛用于各种类型临床研究中。

除了 WHO 和 NCI 两套毒副反应评估标准,国内外肿瘤学术组织也分别制订了肿瘤和化疗相关的症状或毒副反应指南和共识。国外以美国 NCCN 指南最为全面,已发布的内容包括肿瘤和化疗所致贫血、感染的预防和治疗、止吐、忧伤、乏力、疼痛、造血因子应用、肿瘤相关静脉血栓性疾病和姑息治疗等;中国也发布了"蒽环类药物心脏毒性防治指南""肿瘤药物相关性肝损伤防治专家共识""肿瘤相关贫血中国共识""肿瘤相关静脉血栓栓塞症的预防和治疗专家指南"和"恶性肿瘤骨转移及骨相关疾病临床诊疗专家共识"等。这些指南和共识的发布,使临床肿瘤医师对相关毒副反应有更加全面的认识,能最大限度地减轻肿瘤治疗过程中药物对患者的损害,保证治疗的顺利进行,提高治疗效果,改善生活质量。

四、抗肿瘤新药临床研究毒副反应评估现状及问题

志愿报告药物毒副反应历来被认为是收集药物潜在风险信息的最好方法,它可以早期发现药物相关的安全性问题,便于卫生行政部门制订相应的政策,尽可能减少药物对患者的伤害。然而,肿瘤学领域中,志愿报告的质量备受争议。目前治疗肿瘤的新药层出不穷,尤其是靶向药物,临床上对这类新药的毒副反应了解有限,因此需要特别关注这些新药的安全监测。传统的药物志愿报告方法是否能应用于肿瘤新药的评估仍有待进一步论证。

Seruga 及其同事比较了 12 种抗癌药物最新公布的毒副反应和各自首次批准时的毒副反应,旨在评估上市后临床相关的药物毒副反应。作者在药物最新公布的毒副反应中发现了 76 种严重的毒副反应,其中 50% 具有潜在致命性,然而分别有 49%、58% 的毒副反应在初始的药物毒副反应中未被描述。自药物首次获批至药物毒副反应更新的中位 4.3 年之后,42% 的靶向抗癌药物受到了 1 次或以上的警告。虽然这种情况部分由于药物毒副反应更新延期,特别是对于那些快速通道

审批的药物。研究结果表明,药物获批后需要准确报告其毒副反应的发生,以减少肿瘤相关的安全性问题。专家指出,肿瘤药物的毒副反应一般被低估,至少一定程度上延长了药物毒副反应发现的时间。药物毒副反应被低估的原因有:①对于抗癌药物的毒副反应及出现时间不清楚。其中的一个主要问题是毒副反应报告表不完善。②更多新的肿瘤治疗方法的需求增加。临床专家往往更关注新药治疗有无获益,从而提高可接受的毒副反应阈值。譬如,FDA 应用快速通道审批抗癌药物(同常规方法相比,中位节省时间为 3.9 年,范围 0.8~12.6 年),这也掩盖了许多未知的毒副反应。③上市前后的患者人群并不一致。首次接受新药研究的患者往往既往已接受过多线治疗,目前已无标准治疗(Ⅰ期研究中平均接受 5 线治疗)。早期的临床研究是这部分患者的最后一次希望,或一种获益的手段。未满足的医疗需求或缺乏其他治疗手段有时是患者选择参加临床研究的主要原因。当药物获批进入更多的研究中,如果改善了预后,顺利用于一线治疗,这时,面临的患者往往身体状况相对良好,具有更长的预期生存期。因此,接受一线新药治疗的患者主要关注的一个问题便是远期毒性,而参加早期临床的相对终末期患者则一般无须担心该毒性。

总之,需要进一步完善抗癌药物的毒副反应报告方法,需要重视新药上市后有关安全性的Ⅳ期临床研究以及真实世界研究,准确评价新药的毒副反应,使临床医师掌握更准确的有关信息,合理选择药物。

(胡艳萍 张 靖 杨 彬)

参 考 文 献

[1] Gilman A,Philips FS.The biological actions and therapeutic

applications of the chloroethylamines and sulfides[J]. Science,1946,103:409-415.

[2] Gilman A.Symposium on advances in pharmacology resulting from war research:therapeutic applications of chemical warfare agents[J].Fed Proc,1946,5:284-292.

[3] Goodman LS,Winrobe MM,Dameshek W,et al.Nitrogen mustard therapy:use of methyl-bis(β-chloroethyl)amine hydrochloride and tris(β-chloroethyl)amine hydro-chloride for Hodgkins disease,lymphosarcoma,leukemia,and certain allied and miscallaneous disorders[J].JAMA,1946,132: 126-132.

[4] Farber S,Diamond LK,Mercer RD,et al.Temporary remissions in acute leukemia in children produced by folic acid antagonist,4-aminopteroyl-glutamic acid(aminopterin) [J].N Engl J Med,1948,238:787-793.

[5] Hitchings GH,Elion GB.The chemistry and biochemistry of purine analogs[J].Ann NY Acad Sci,1954,60:195-199.

[6] Elion GB,Singer S,Hitchings GH.Antagonists of nucleic acid derivatives.Ⅷ.Synergism in combinations of biochemically related antimetabolites[J].J Biol Chem,1954,208:477-488.

[7] Heidelberger C,Chaudhuri NK,Danneberg P,et al.Fluorinated pyrimidines.A new class of tumor inhibitory compounds[J].Nature,1957,179(4561):663-666.

[8] Johnson IS,Armstrong JG,Gorman M,et al.The vinca alkaloids:a new class of oncolytic agents[J].Cancer Res, 1963,23:1390-1427.

[9] Brunner KW,Young CS.A methyl hydrazine derivative in Hodgkin's disease and other malignant lymphomas[J].Ann Intern Med,1967,66:144-146.

[10] Frei E Ⅲ,Freireich EJ,Gehan E,et al.Studies of sequential and combination antimeta-bolite therapy in acute leukemia: 6-mercaptopurine and methotrexate:from the acute leukemia group[J].Blood,1961,18:431-454.

[11] Frei E Ⅲ, Karon M, Levin RH, et al. The effectiveness of combinations of antileukemic agents in inducing and maintaining remission in children with acute leukemia[J]. Blood, 1965, 26:642-656.

[12] Freireich EJ, Karon M, Frei E Ⅲ. Quadruple combination therapy (VAMP) for acute lymphocytic leukemia of childhood[J]. Proc Am Assoc Cancer Res, 1964, 5:20-22.

[13] Moxley JH 3rd, DeVita VT, Brace K, et al. Intensive combination chemotherapy and X-irradiation in Hodgkin's disease[J]. Cancer Res, 1967, 27:1258-1263.

[14] DeVita VT Jr, Serpick AA, Carbone PP. Combination chemotherapy in the treatment of advanced Hodgkin's disease[J]. Ann Intern Med, 1970, 73(6):881-895.

[15] Cole MP, Jonest CT, Todd IDH. A new antiestrogenic agent in late breast Cancer[J]. Br J Cancer, 1971, 25:270-275.

[16] Einhorn LH, Donohue J. Cis-diamminedichloroplatinum, vinblastine, and bleomycin combination chemotherapy in disseminated testicular cancer[J]. Ann Intern Med, 1977, 87(3):293-298.

[17] Fisher B, Carbone P, Economou SG, et al. Lphenylalanine mustard (L-PAM) in the management of primary breast cancer[J]. N Engl J Med, 1975, 292:110-122.

[18] Bonadonna G, Brusamolino E, Valegussa P, et al. Combination chemotherapy as an adjunct treatment in operable breast cancer[J]. N Engl J Med, 1976, 294:405-410.

[19] Mukaiyama T, Shiina I, Iwadare H, et al. Asymmetric total synthesis of taxol[J]. Chem Eur J, 1999, 5(2):121-161.

[20] King RS. Gemcitabine. New frist-line therapy for pancreatic cancer[J]. Cancer Pract, 1996, 4(6):353-354.

[21] Gwyther SJ, Aapro SR, Hatty SR, et al. Results of an independent oncology review board of pivotal clinical trials of gemcitabine in non-small cell lung cancer[J]. Anticancer

Drugs,1999,10(8):693-698.

[22] 江泽飞.乳腺癌内分泌治疗基本原则和新策略[J].中华医学杂志,2012,92(20):1372-1373.

[23] Mukherjee AK,Basu S,Sarkar N,et al.Advance in cancer therapy with plant based natural products[J].Curr Med Chem,2001,8(12):1467-1486.

[24] Trudeau ME.Docetaxel:A review of its pharmacology and clinical activity[J].Can J Oncol,1996,6(1):443-457.

[25] 吴慧,高柳滨.全球抗肿瘤药物研发报告(2015)[J].药学进展,2015,39(3):227-234.

[26] Georgoulias,Crown JP.Increasing options in cancer therapy: current status and future prospects[J].Anticancer Drugs, 1999,10(Suppl 1):S1.

[27] Aramaki T,Moriguchi M,Bekku E,et al.Comparison of epirubicin hydrochloride and miriplatin hydrate as anticancer agents for transcatheter arterial chemoembolization of hepatocellular carcinoma[J].Hepatol Res,2013,43(5): 475-480.

[28] Doshi G,Sonpavde G,Sternberg CN.Clinical and pharmacokinetic evaluation of satraplatin[J].Expert Opin Drug Metab Toxicol,2012,8(1):103-111.

[29] Hamilton G.Picoplatin pharmacokinetics and chemotherapy of non-small cell lung cancer[J].Expert Opin Drug Metab Toxicol,2013,9(10):1381-1390.

[30] Lim S,Cho BC,Jung JY,et al.Phase II study of comtobel inj. (belotecan)in combination with cisplatin in patients with previously untreated,extensive stage small cell lung cancer [J].Lung Cancer,2013,80(3):313-318.

[31] Saif MW,Diasio RB.Edotecarin:a novel topoisomerase I inhibitor[J].Clin Colorectal Cancer,2005,5(1):27-36.

[32] Yamada Y,Tamura T,Yamamoto N,et al.Phase I and pharmacokinetic study of edotecarin,a novel topoisomerase I inhibitor,administered once every 3 weeks in patients with

2

solid tumors[J].Cancer Chemother Pharmacol,2006,58 (2):173-182.

[33] Saulnier MG,Balasubramanian BN,Long BH,et al.Discovery of a fluoroindolo carbazole clinical candidate with broad spectrum antitumor activity in preclinical tumor models superior to the marketed oncology drug,CPT-11[J]. J Med Chem,2005,48(7):2258-2261.

[34] Antony S,Agama KK,Miao ZH,et al.Novel indenoisoquinolines NSC 725776 and NSC 724998 produce persistent topoisomerase I cleavage complexes and overcome multidrug resistan[J].Cancer Res,2007,67(21):10397-10405.

[35] 罗志国,周生余,张频,等.沙尔威辛治疗恶性肿瘤 I 期临床耐受性试验[J].中国新药杂志,2007,16(1):76-79.

[36] Gokhale PC,Pei J,Zhang C,et al.Improved safety,pharmaeokinetics and therapeutic efficacy profiles of a novel liposomal formulation of mitox-antrene[J].Anticancer Res,2001,21(5):3313-3321.

[37] Farhat FS,Temraz S,Kattan J,et al.A phase II study of lipoplatin(liposomal cisplatin)vinorelbine combination in HER-2/neu-negative metastatic breast cancer[J].Clin Breast Cancer,2011,11(6):384-389.

[38] Mylonakis N,Athanasiou A,Ziras N,et al.Phase II study of liposomal cisplatin(Lipoplatin)plus gemcitabine versus cisplatin plus gemcitabine as first line treatment in inoperable(stageIIIB/IV)non-small cell lung cancer[J]. Lung Cancer,2010,68(2):240-247.

[39] Soppimath KS,Aminabhavi TM,Kulkarni AR,et al.Biodegradable polymeric nanoparticles as drug delivery devices[J].J Control Release,2001,70(1-2):1-20.

[40] Panyam J,Zhou WZ,Prabha S,et al.Rapid endo-lysosomal escape of poly(DL-lactide-co-gly colide)nanoparticles: implications for drug and gene delivery[J].Fzseb J,2002, 16(10):1217-1226.

[41] Nobs L,Buchegger F,Gurny R,et al.Poly(lactic acid) nanoparticles labeled with biologically active Neutravidin for active targeting[J].Eur J Pharm Biopharm,2004,58(3): 483-490.

[42] Boeck S,Haas M,Kruger S,et al.Long-term progression-free survival in a metastatic pancreatic cancer patient treated with first-line nab-paclitaxel and gemcitabine[J].In Vivo, 2014,28(6):1189-1192.

[43] Rugo HS,Barry WT,Moreno-Aspitia A,et al.Randomized Phase Ⅲ Trial of Paclitaxel Once Per Week Compared With Nanoparticle Albumin-Bound Nab-Paclitaxel Once Per Week or Ixabepilone With Bevacizumab As First-Line Chemotherapy for Locally Recurrent or Metastatic Breast Cancer:CALGB 40502/NCCTG N063H(Alliance)[J]. J Clin Oncol,2015,33(21):2361-2369.

[44] Simon GR.nab-Paclitaxel for the treatment of advanced squamous non-small-cell lung cancer:a comprehensive update[J].Clin Lung Cancer,2014,15(6):391-397.

[45] Koizumi W,Morita S,Sakata Y.A randomized Phase Ⅲ trial of weekly or 3-weekly doses of nab-paclitaxel versus weekly doses of Cremophor-based paclitaxel in patients with previously treated advanced gastric cancer(ABSOLUTE Trial) [J].Asian Pac J Cancer Prev,2015,16(12):4993-4996.

[46] Yuan Y,Zhang Y,Shi L.Clinical Research on Albumin-Bound Paclitaxel-Based Chemotherapy for Advanced Esophageal Cancer[J].Jpn J Clin Oncol,2015,45(3):303-306.

[47] Spitler LE,Boasberg P,O'Day S,et al.Phase Ⅱ study of nab-paclitaxel and bevacizumab as first-line therapy for patients with unresectable stage Ⅲ and Ⅳ melanoma[J]. Am J Clin Oncol,2015,38(1):61-67.

[48] Monneret C.Platinum anticancer drugs.From serendipity to rational design[J].Ann Pharm Fr,2011,69(6):286-295.

[49] Barni S,Ghidini A,Coinu A,et al.A systematic review

of raltitrexed-based first-line chemotherapy in advanced colorectal cancer[J].Anticancer Drugs,2014,25:1122-1128.

[50] Shi Y,Dong M,Hong X,et al.Results from a multicenter, open-label,pivotal phase Ⅱ study of chidamide in relapsed or refractory peripheral T-cell lymphoma[J].Ann Oncol, 2015,26(8):1766-1771.

[51] Jänne PA,Yang JC,Kim DW,et al.AZD9291 in EGFR inhibitor-resistant non-small-cell lung cancer[J].N Engl J Med,2015,372(18):1689-1699.

[52] Peters S,Zimmermann S,Adjei AA.Oral epidermal growth factor receptor tyrosine kinase inhibitors for the treatment of non-small cell lung cancer:comparative pharmacokinetics and drug-drug interactions[J].Cancer Treat Rev,2014,40 (8):917-926.

[53] Viala M,Brosseau S,Planchard D,et al.Second generation ALK inhibitors in non small cell lung cancer:systemic review[J].Bull Cancer,2015,102(4):381-389.

[54] Pall G.The next-generation ALK inhibitors[J].Curr Opin Oncol,2015,27(2):118-124.

[55] Schöffski P,Besse B,Gauler T,et al.Efficacy and safety of biweekly administrations of the Aurora kinase inhibitor danusertib hydrochloride in independent cohorts of patients with advanced or metastatic breast,ovarian,colorectal, pancreatic,small-cell and non-small-cell lung cancer:a multi-tumour,multi-institutional phase Ⅱ study[J].Ann Oncol,2015,26(3):598-607.

[56] Jain P,Kantarjian H,Jabbour E,et al.Ponatinib as first-line treatment for patients with chronic myeloid leukaemia in chronic phase:a phase Ⅱ study[J].Lancet Haematol,2015, 2(9):e376-e383.

[57] Davies H,Bignell GR,Cox C,et al.Mutations of the BRAF gene in human cancer[J].Nature,2002,417(6892):949-954.

[58] Aversa C,Leone F,Zucchini G,et al.Linifanib:current

status and future potential in cancer therapy[J].Expert Rev Anticancer Ther,2015,15(6):677-687.

[59] Cainap C,Qin S,Huang WT,et al.Linifanib versus Sorafenib in patients with advanced hepatocellular carcinoma:results of a randomized phase Ⅲ trial[J].J Clin Oncol,2015,33 (2):172-179.

[60] Ramalingam SS,Shtivelband M,Soo RA,et al.Randomized phase Ⅱ study of carboplatin and paclitaxel with either linifanib or placebo for advanced nonsquamous non-small-cell lung cancer[J].J Clin Oncol,2015,33(5):433-441.

[61] O'Neil BH,Cainap C,Van Cutsem E,et al.Randomized phase II open-label study of mFOLFOX6 in combination with linifanib or bevacizumab for metastatic colorectal cancer[J].Clin Colorectal Cancer,2014,13(3):156-163.

[62] Logan TF.c-MET inhibitor with activity in papillary renal cell cancer[J].Curr Oncol Rep,2013,15(2):83-90.

[63] Shah MA,Wainberg ZA,Catenacci DV,et al.Phase Ⅱ study evaluating 2 dosing schedules of oral foretinib (GSK1363089),cMET/VEGFR2 inhibitor,in patients with metastatic gastric cancer[J].PLoS One,2013,8(3): e54014.

[64] Seiwert T,Sarantopoulos J,Kallender H,et al.Phase Ⅱ trial of single-agent foretinib(GSK1363089)in patients with recurrent or metastatic squamous cell carcinoma of the head and neck[J].Invest New Drugs,2013,31(2):417-424.

[65] Mita M,Gordon M,Rosen L,et al.Phase 1B study of amuvatinib in combination with five standard cancer therapies in adults with advanced solid tumors[J].Cancer Chemother Pharmacol,2014,74(1):195-204.

[66] Padda S,Nea JW,Wakelee HA.MET inhibitors in combination with other therapies in non-small cell lung cancer[J].Transl Lung Cancer Res,2012,1(4):238-253.

[67] Wang ML,Rule S,Martin P,et al.Targeting BTK with

ibrutinib in relapsed or refract tory mantle-cell lymphoma [J].N Engl J Med,2013,369(6):507-516.

[68] Herman SE,Gordon AL,Hertlein E,et al.Bruton tyrosine kinase represents a promising therapeutic target for treatment of chronic lymphocytic leukemia and is effectively targeted by PCI-32765[J].Blood,2011,117(23):6287-6296.

[69] Scagliotti G,von Pawel J,Novello S,et al.Phase Ⅲ multinational,randomized,double-blind,placebo-controlled study of tivantinib(ARQ 197)plus erlotinib versus erlotinib alone in previously treated patients with locally advanced or metastatic nonsquamous non small cell lung cancer[J].J Clin Oncol,2015,2033(24):2667-2674

[70] Yoshioka H,Azuma K,Yamamoto N,et al.A randomized, double-blind,placebo controlled,phase Ⅲ trial of erlotinib with or without a c-Met inhibitor tivantinib(ARQ 197) in Asian patients with previously treated stage ⅢB/ Ⅳnonsquamous nonsmall-cell lung cancer harboring wild-type epidermal growth factor receptor(ATTENTION study) [J].Ann Oncol,2015,26(10):2066-2072

[71] Vacchelli E,Aranda F,Eggermont A,et al.Trial watch: Tumor-targeting monoclonal antibodies in cancer therapy [J].Oncoimmunology,2014,3(1):e27048.

[72] Javle M,Smyth EC,Chau I.Ramucirumab:successfully targeting angiogenesis in gastric cancer[J].Clin Cancer Res,2014,20(23):5875-5881.

[73] Hofheinz RD,Lorenzen S.Ramucirumab as second-line treatment for patients with metastatic esophagogastric adenocarcinoma[J].Rev Anticancer Ther,2015,15(6): 607-614.

[74] Garon EB,Ciuleanu TE,Arrieta O,et al.Ramucirumab plus docetaxel versus placebo plus docetaxel for second-line treatment of stage Ⅳ non-small-cell lung cancer after disease progression on platinum-based therapy(REVEL):

a multicentre,double-blind,randomised phase 3 trial[J]. Lancet,2014,384(9944):665-673.

[75] Tabernero J,Yoshino T,Cohn AL,et al.Ramucirumab versus placebo in combination with second-line FOLFIRI in patients with metastatic colorectal carcinoma that progressed during or after first-line therapy with bevacizumab, oxaliplatin,and a fluoropyrimidine(RAISE):a randomised, double-blind,multicentre,phase 3 study[J].Lancet Oncol, 2015,16(5):499-508.

[76] Mackey JR,Ramos-Vazquez M,Lipatov O,et al.Primary results of ROSE/TRIO-12,a randomized placebo-controlled phase Ⅲ trial evaluating the addition of ramucirumab to first-line docetaxel chemotherapy in metastatic breast cancer [J].J Clin Oncol,2015,33(2):141-148.

[77] Lee HZ,Miller BW,Kwitkowski VE,et al.U.S.Food and drug administration approval:obinutuzumab in combination with chlorambucil for the treatment of previously untreated chronic lymphocytic leukemia[J].Clin Cancer Res,2014, 20(15):3902-3397.

[78] Welslau M,Diéras V,Sohn JH,et al.Patient-reported outcomes from EMILIA,a randomized phase 3 study of trastuzumab emtansine(T-DM1)versus capecitabine and lapatinib in human epidermal growth factor receptor 2-positive locally advanced or metastatic breast cancer[J]. Cancer,2014,120(5):642-651.

[79] Yardley DA,Krop IE,LoRusso PM,et al.Trastuzumab emtansine(T-DM1)in patients with HER2-positive metastatic breast cancer previously treated with chemotherapy and 2 or more HER2-targeted agents:results from the T-PAS expanded access study[J].Cancer J,2015,21(5):357-364.

[80] Sievers EL,Senter PD.Antibody-drug conjugates in cancer therapy[J].Annu Rev Med,2013,64:15-29.

[81] Hodi FS,O'Day SJ,McDermott DF,et al.Improved survival

with ipilimumab in patients with metastatic melanoma[J].N Engl J Med,2010,363(8):711-723.

[82] Reck M,Bondarenko I,Luft A,et al.Ipilimumab in combination with paclitaxel and carbo-platin as first-line therapy in extensive-disease-small-cell lung cancer:results from a randomized,double-blind,multicenter phase 2 trial [J].Ann Oncol,2013,24(1):75-83.

[83] Eggermont AM,Chiarion-Sileni V,Grob JJ.Adjuvant ipilimumab versus placebo after complete resection of high-risk stage III melanoma(EORTC 18071):a randomised,double-blind,phase 3 trial[J].Lancet Oncol,2015,16:522-530.

[84] Brahmer J,Reckamp KL,Baas P,et al.Nivolumab versus docetaxel in advanced squamous cell non-small-cell lung cancer[J].N Engl J Med,2015,373(2):123-135.

[85] Borghaei H,Paz-Ares L,Hoen L,et al.Nivolumab versus docetaxel in advanced nonsquamous non small cell lung cancer[J].N Engl J Med,2015,373(17):1627-1639.

[86] Motzer RJ,Escudier B,McDermott DF,et al.Nivolumab versus everolimus in advanced renal-cell carcinoma[J].N Engl J Med,2015,373(19):1803-1813.

[87] Vedi A,Ziegler DS.Antibody therapy for pediatric leukemia [J].Frontiersin Oncology,2014,4:213-222.

[88] Hesketh PJ,Rossi G,Rizzi G,et al.Efficacy and safety of NEPA,an oral combinationof netupitant and palonosetron, for prevention of chemotherapy-induced nausea and vomiting following highly emetogenic chemotherapy:a randomized doseranging pivotal study[J].Ann Oncol,2014,25:1340-1346.

[89] Aapro M,Rugo H,Rossi G,et al.A randomized phase III study evaluating the efficacy and safety of NEPA,a fixed-dose combination of netupitant and palonosetron,for prevention of chemotherapy-induced nausea and vomiting following moderately emetogenic chemotherapy[J].Ann

Oncol,2014,25:1328-1333.

[90] Gralla RJ,Bosnjak SM,Hontsa A,et al.A phase III study evaluating the safety and efficacy of NEPA,a fixed-dose combination of netupitant and palonosetron,for prevention of chemotherapy-induced nausea and vomiting over repeated cycles of chemo-therapy[J].Ann Oncol,2014,25:1333-1339.

[91] Jordan K,Jahn F,Aapro M.Recent developments in the prevention of chemotherapy induced nausea and vomiting (CINV):a comprehensive review[J].Ann Oncol,2015,26 (6):1081-1090.

[92] Kosaka Y,Rai Y,Masuda N,et al.Phase III placebo-controlled,double-blind,randomized trial of pegfilgrastim to reduce the risk of febrile neutropenia in breast cancer patients receiving docetaxel/cyclophosphamide chemotherapy [J].Support Care Cancer,2015,23(4):1137-1143.

[93] Henry D,Vadhan-Raj S,Hirsh V,et al.Delaying skeletal-related events in a randomized phase 3 study of denosumab versus zoledronic acid in patients with advanced cancer:an analysis of data from patients with solid tumors[J].Support Care Cancer,2014,22(3):679-687.

[94] von Moos R,Body JJ,Egerdie B,et al.Pain and health-related quality of life in patients with advanced solid tumours and bone metastases:integrated results from three randomized, double-blind studies of denosumab and zoledronic acid[J]. Support Care Cancer,2013,21(12):3497-3507.

[95] Swain SM,Whaley FS,Gerber MC,et al.Cardioprotection with dexrazoxane for doxo-rubicin containing therapy in advanced breast cancer[J].J Clin Oncol,1997,15(4): 1318-1332.

[96] Wang P,Zhang S,Zhang XB,et al.Protective effect of dexrazoxane on cardiotoxicity in breast cancer patients who received anthracycline-containing chemotherapy[J].

Zhonghua Zhong Liu Za Zhi.2013,35（2）:135-139.

[97] 马培奇.细胞保护剂氨磷汀及其临床应用与展望[J].中国肿瘤,2001,10（8）:471-472.

[98] Gurney JG,Bass JK,Onar-Thomas A,et al.Evaluation of amifostine for protection against cisplatin-induced serious hearing loss in children treated for average-risk or high-risk medulloblastoma[J].Neuro Oncol,2014,16（6）:848-855.

[99] Duval M,Daniel SJ.Meta-analysis of the efficacy of amifostine in the prevention of cisplatin ototoxicity[J].J Otolaryngol Head Neck Surg,2012,41（5）:309-315.

[100] 席云生.抗肿瘤药物研究进展[J].中国卫生产业,2012,9（15）:174.

[101] 颜敏,兰奋,叶国庆.《药品不良反应报告和监测管理办法》修订要点和释义[J].药学与临床研究,2014,22（4）:377-380.

[102] 皋文君,刘砚燕,袁长蓉.国际肿瘤化疗药物不良反应评价系统—通用不良反应术语标准4.0版[J].肿瘤.2012,32（02）:142-144

[103] Seruga B,Sterling L,Wang L,et al.Reporting of serious adverse drug reactions of targeted anticancer agents in pivotal phaseⅢclinical trials[J].J Clin Oncol,2011,29（2）:174-185

[104] Ladewsky LA,Belknap SM,Nebeker JR,et al. Dissemination of information of potentially fatal adverse drug reactions for cancer drugs from 2000 to 2002:first results from ther esearch on adverse drug events and report project[J].J Clin Oncol,2003,21（20）:3859-3866.

[105] Atkinson TM,Li Y,Coffey CW,et al.Reliability of adverse symptom event reporting by clinicians[J].Qual Life Res,2012,21（7）:1159-1164

[106] Edwards BJ,Usmani S,Raisch DW,et al.Acute kidney injury and bisphosphonate use in cancer:a report from the research on adverse drug events and reports（RADAR）

project[J].J Oncol Pract,2013,9(2):101-106.

[107] Belknap SM,Georgopoulos CH,West DP,et al.Quality of methods for assessing and reporting serious adverse events in clinical trials of cancer drugs[J].Clin Pharmacol Ther, 2010,88(2):231-236.

[108] Dorr DA,Burdon R,West DP,et al.Quality of reporting of serious adverse drug events to an institutional review board:a case study with the novel cancer agent,imatinib mesylate[J].Clin Cancer Res,2009,15(11):3850-3885.

[109] Johnson JR,Ning YM,Farrell A,et al.Accelerated approval of oncology products:the food and drug administration experience[J].J Natl Cancer Inst,2011,103(8):636-644.

第二章

化疗药物的毒副反应及处理

第3节 化疗药物的分类

目前恶性肿瘤的内科治疗仍以化疗为主,临床上常用的化疗药物有几十种,按照不同的机制有多种分类方法,常见的分类有三种。

一是传统分类:根据药物的来源和化学结构,分为烷化剂、抗代谢药、抗生素、植物药、激素与杂类六大类。

二是根据药物对细胞增殖动力学的影响不同分为细胞周期特异性药物和细胞周期非特异性药物。

三是根据分子水平的作用分为直接破坏 DNA 的药物、间接破坏 DNA 的药物、有丝分裂抑制剂、蛋白质合成的抑制剂四类。

以上分类对临床合理用药有很大的指导意义,目前临床上使用最多的还是传统分类方法。现将各种分类详述如下。

一、传统分类

根据药物的来源和化学结构,可分为烷化剂、抗代谢药、抗生素、植物药、激素与杂类六大类。

(一) 烷化剂

烷化剂属于细胞周期非特异性药物,对 G_0 期有杀伤作用,对 G_1、S 期更有效。烷化剂与非烷化剂之间的交叉耐药较少。

1. 氮芥类 有氮芥(Mechlorethamine)、苯丁酸氮

芥(Chlorambucil)、环磷酰胺(Cyclophosphamide,CTX)、异环磷酰胺(Ifosfamide,IFO)等。G_1期及 M 期细胞对氮芥类药物最敏感,大剂量时对各周期的细胞和非增殖细胞均有杀伤作用。主要用于恶性淋巴瘤,很少用于其他肿瘤。毒副反应包括消化道反应、骨髓抑制、脱发等。IFO 还可以引起出血性膀胱炎,患者出现血尿,临床上在使用此药时应鼓励患者多饮水,达到水化利尿,减少出血性膀胱炎的发生,同时应用尿路保护剂美司钠。

2. **亚硝脲类** 最早的结构是 N-甲基亚硝脲(N-methyl nitrite,MNU),以后合成加入氯乙集团的系列化合物,其中临床应用较多的有尼莫司汀(Nimmostine,ACNU)、卡莫司汀(Carmustine,BCNU)、洛莫司汀(洛莫司汀,CCNU)、司莫司汀(Semustine,司莫司汀/甲基CCNU)等。其中 ACNU、BCNU、CCNU、甲基 CCNU 能通过血脑屏障,临床用于脑瘤及颅内转移瘤的治疗。主要毒副反应是消化道反应及迟发性的骨髓抑制。

3. **乙烯亚胺类** 在研究氮芥作用的过程中,发现氮芥是以乙烯亚胺形式发挥烷化作用的,因此合成了2,4,6-三乙烯亚胺三嗪化合物(TEM),并证明其在临床中具有抗肿瘤效应,但目前在临床应用的只有塞替派。该药用于治疗卵巢癌、乳腺癌、膀胱癌。毒副反应主要为骨髓抑制。

4. **甲烷磺酸酯类** 目前临床常用的只有白消安(马利兰)。临床上主要用于慢性粒细胞白血病,主要毒副反应是消化道反应及骨髓抑制。

(二)抗代谢类药物

药物化学结构与机体内某些代谢物相似,但不具备它们的功能,通过阻碍脱氧嘌呤核苷或脱氧嘧啶核苷的合成、互换、还原,干扰 DNA 合成,抑制细胞生长,最终导致死亡。

1. **胸苷酸合成酶抑制剂** 常见有氟尿嘧啶(Fluorouracil,5-FU)、呋喃氟尿嘧啶(Ftotafur,FT-207)、

二喃氟啶(双呋啶 FD-1)、优氟泰(Fluorinethai,UFT,又称复方喃嘧啶、优福定,复方替加氟胶囊,为 FT-207与尿嘧啶的复合物)、氟尿嘧啶脱氧核苷(Floxuridine,5-DFUR)、替吉奥(S1)、替加氟(Fluoride added)、卡培他滨(Capetabin)。

雷替曲塞(Raltitrexed)是新一代水溶性胸苷酸合酶抑制剂,对结直肠癌细胞系的抑制作用强于 5-氟尿嘧啶(5-FU)。适应证为:在患者无法接受联合化疗时,可单药用于治疗不适合 5-FU/亚叶酸钙的晚期结直肠癌患者。推荐给药剂量为每次 $3mg/m^2$,每 3 周重复给药 1 次。毒副反应有骨髓抑制、胃肠道反应,个别患者因腹泻和长时间的呕吐引起血容量下降,可导致肾功能不全和急性肾衰竭,也有因肺出血引起死亡的报道。

2. **二氢叶酸还原酶抑制剂**　有甲氨蝶呤(MTX)、氨蝶呤(白血宁)等。它们具有对二氢叶酸还原酶抑制作用,应用甲酰四氢叶酸(CF)解救 MTX 的毒性后,较大地增加 MTX 的剂量。对治疗成骨肉瘤和头颈肿瘤以及某些免疫性疾病有效。

培美曲塞(Pemetrexed)是新一代抗叶酸代谢药物,可通过干扰细胞复制过程中叶酸依赖性代谢过程而发挥作用。毒副反应为轻度骨髓抑制和消化道反应,乏力较常见,以及肝功能一过性升高、皮疹等。

3. **DNA 多聚酶抑制剂**　主要有阿糖胞苷(Ara-c)和环胞苷(Cyclocytidine)。环胞苷在体内转化为阿糖胞苷,它们在体内变成阿糖胞苷三磷酸(Ara-CTP)后发挥作用,此反应由脱氧胞苷激酶催化。在白血病细胞及淋巴细胞中此激酶的含量较高,故对白血病有选择作用。临床主要用于各类急性白血病,对急性粒细胞性白血病效果较佳,对脑膜白血病亦有良好疗效。眼科用于治疗单纯疱疹病毒性角膜炎也有较好效果。一般剂量可以引起骨髓抑制、恶心、呕吐等毒副反应,但程度较轻,高剂量时可有严重的骨髓抑制如白细胞、血小板降低和贫血,明显的恶心、呕吐,严重的腹泻。

双氟脱氧胞苷（吉西他滨，Gemcitabine）是一个新的胞嘧啶核苷衍生物。作用机制和阿糖胞苷相似，作用于 G_1/S 期，同时能抑制核苷酸还原酶和脱氧胞嘧啶脱氨酶，有自我增效的作用。对多种实体肿瘤有效，剂量限制性毒性是骨髓抑制，对中性粒细胞和血小板的抑制较常见，轻到中度的消化系统毒副反应如便秘、腹泻、口腔炎，其他毒性有发热、皮疹等。

4. 核苷酸还原酶抑制剂 主要有羟基脲（HU）、肌苷二醛（Inosine dialdehyde）、腺苷二醛（Adenosinediialdehgde）、胍唑（Guanazole）。临床用于治疗慢性粒细胞白血病、恶性黑色素瘤、乳腺癌、头颈部癌、肠癌，对银屑病也有效。毒副反应主要为骨髓抑制。

5. 嘌呤核苷酸合成抑制剂 6-巯嘌呤（6-MP）为嘌呤类衍生物，属于细胞周期特异性药物，化学结构与次黄嘌呤相似，因而能竞争性地抑制次黄嘌呤的转变过程。6-MP 进入体内后，在细胞内必须由磷酸核糖转移酶转为 6-巯基嘌呤核糖核苷酸后，方具有活性。临床用于治疗白血病，也可作为免疫抑制剂，用于肾病综合征、器官移植、红斑狼疮。主要毒副反应除骨髓抑制和消化道反应外还可以引起高尿酸血症，用药后要充分水化及碱化尿液，减少高尿酸血症的发生。

（三）抗肿瘤抗生素

抗肿瘤抗生素是由微生物产生的具有抗肿瘤活性的化学物质，是在抗感染抗生素研究基础上发展起来的，在寻找抗结核药发现了放线菌素 D（ACD）。ACD 是第五个发现的有效抗肿瘤药物，也是第一个发现的抗肿瘤抗生素。作用机制采用不同机制影响 DNA、RNA 及蛋白质的生物合成，使细胞发生变异，影响细胞分裂，导致细胞死亡。

1. 蒽环类 包括多柔比星（Adriamycin，ADM）、柔红霉素（Daunorubicin，DNR）、表多柔比星（Epirubicin，EPI 或 E-ADM）、米托蒽醌（Mitoxantrone，MTT）、吡喃多柔比星（Pirarubicin，THP），氨柔比星（Amrubicin）。该

3

类药物对近70%的实体瘤有效,如乳腺癌、恶性淋巴瘤、肺癌、急性白血病等。

心脏毒性为该类药物的慢性剂量累积限制性毒性,主要表现为致命性充血性心力衰竭、心电图改变、各种心律失常等。骨髓抑制为急性剂量累积限制性毒性,表现为中性粒细胞、白细胞、血小板减少、贫血,有时有出血倾向。其他毒性反应包括食欲缺乏、恶心、呕吐、腹泻等胃肠道反应,还有脱发、色素沉着、疲倦、头晕、血尿、皮疹、静脉炎等,罕见肾功能损害。故临床上应用时注意做好心脏的监护,预防心力衰竭的发生。此药外渗可引起组织溃疡坏死。

表多柔比星作为多柔比星的异构体,其药物本身的心脏、骨髓毒性以及胃肠道等毒副反应均较多柔比星低。吡喃多柔比星是多柔比星的吡喃基取代衍生物,其心脏毒性是多柔比星的1/7。此外,脱发、胃肠道反应等亦较多柔比星轻,且其毒副反应低于同类的其他药物,因此,吡喃多柔比星在临床化疗中得到了更为广泛的应用。柔红霉素本身较多柔比星的疗效低,相应毒性也低。米托蒽醌研究证明其抗癌活性优于多柔比星,而心脏毒性较小,对白血病、乳腺癌、霍奇金病和原发性肝癌有较好的疗效。

氨柔比星是第三代合成蒽环类拟似物,与多柔比星的作用机制略有不同,主要通过抑制 Topo Ⅱ 的活性,最终导致 DNA 的断裂而抑制肿瘤细胞增殖。已于 2002 年在日本获得批准上市,用于 NSCLC 及 SCLC 的治疗。2008 年,美国 FDA 授予其 SCLC 的孤儿药资格。

2. **放线菌素类**　放线菌素 D(Actinomycin D,ACD),主要作用于 RNA,高浓度时则同时影响 RNA 与 DNA 合成。临床上可用于治疗 Wilms 瘤、绒毛膜上皮癌、恶性葡萄胎、软组织肉瘤,与放射治疗合用,可提高肿瘤对放射治疗的敏感性。静脉注射时可引起静脉炎,漏出血管外可能导致组织坏死。

3. **博来霉素类**　博来霉素(Bleomycin,BLM)、平

阳霉素(Pingyangmycin,PYM)。博来霉素属于广谱抗肿瘤药。对鳞癌,包括头颈部、皮肤、食管、肺、宫颈、阴茎和甲状腺等癌肿以及恶性淋巴瘤等有效。对脑瘤、恶性黑色素瘤和纤维肉瘤等也具有一定疗效。剂量限制性毒性为肺纤维化,临床上表现为呼吸困难、咳嗽、啰音、间质水肿等。用药期间应注意检查肺部,如肺部有啰音应停药。对于老年患者、肺部经过放射治疗者及肺功能不良者慎用。

4. 丝裂霉素类抗肿瘤抗生素 丝裂霉素C(Mitomycin,MMC),作用机制是与DNA形成双链间或链内交叉联结,从而抑制DNA合成。另外,MMC导致的氧自由基增加也可能与抗肿瘤活性有关。毒副反应有骨髓抑制,主要表现为血小板下降,用药时加强对血象的监测。药物外渗可引起组织溃疡坏死,用药注意事项同多柔比星。

5. 光辉霉素类抗肿瘤抗生素 光辉霉素(Mithramycin,MTH)、橄榄霉素(Olivomycin)作用机制是与DNA结合,抑制DNA依赖性RNA聚合酶,从而抑制RNA的合成。尚能阻断药理剂量维生素D的升血钙作用,并能抑制甲状腺对破骨细胞的作用。主要用于治疗睾丸胚胎癌。

6. 其他抗肿瘤抗生素 链脲霉素(Streptozocin,STT)作用机制是抑制DNA合成,并能抑制嘧啶核苷代谢和糖原异生的某些关键酶。临床主要用于恶性淋巴瘤、急慢性淋巴细胞白血病和肾母细胞瘤等。主要毒副反应为骨髓抑制,临床应用时注意定期对血象的监测。

(四)抗肿瘤植物药

抗肿瘤植物药属于细胞周期特异性药物,主要作用机制有以下四个方面:①作用于细胞中微管蛋白的聚合使细胞有丝分裂停止于中期;②直接抑制DNA生物合成和蛋白质合成;③作用于DNA拓扑异构酶,干扰DNA合成,抑制肿瘤细胞的增殖和分裂;④促进微管聚合并抑制其解聚,干扰细胞分裂和增殖。按照作用机制的不同可以分为以下四类。

1. **作用于微管蛋白**　长春碱(Vinblastine,VLB)、长春新碱(Vincristine,VCR)、长春花碱酰胺(又名长春地辛,Vindesine,VDS)、去甲长春花碱(又名长春瑞滨,Vinorelbine,NVB)。这类药物抗瘤谱广,主要用于各种实体瘤的治疗。

长春新碱:神经系统毒性较大,骨髓抑制和消化道反应轻。对光敏感,应避光保存,静脉注射时应避免日光直接照射。

长春地辛:与长春碱和长春新碱无交叉耐药性。骨髓抑制介于长春碱与长春新碱之间,可引起白细胞减少,对血小板影响不明显。神经毒性较轻,主要表现为感觉异常、深腱反射消失或降低、肌肉疼痛和肌无力,与剂量有关,停药后可逐渐恢复。

长春瑞滨:作用近似长春新碱。骨髓抑制较明显,主要是白细胞减少。神经毒性较长春新碱轻,主要表现为腱反射减低、便秘、指(趾)麻木等。对静脉有刺激性,应避免漏到血管外,注药完毕后应再用100~250ml生理盐水冲洗静脉。

2. **抑制DNA和蛋白质合成**　三尖杉酯碱(Harringtonine)和靛玉红(Ndirubin)。用于治疗血液病,如急、慢性粒细胞白血病。毒副反应有轻微的消化道反应如恶心、呕吐;血液毒性表现为全血细胞下降。

3. **用于拓扑异构酶**　包括喜树碱和鬼臼毒类。喜树碱主要抑制拓扑异构酶 I,包括喜树碱(Camptothecin,CPT)、羟喜树碱(Hydroxycamptothecine,HCPT)、伊立替康(Irinotecan,CPT-11),拓扑替康(Topotecan Hydrochloride,TPT),鬼臼毒类主要抑制拓扑异构酶 II,包括依托泊苷(VP-16)、替尼泊苷(威猛Teniposide,VM-26)。

喜树碱临床用于膀胱癌、大肠癌、原发性肝癌等。毒副反应主要为消化道反应,表现恶心、呕吐、骨髓抑制、腹泻等。

羟喜树碱(HCPT)：喜树碱的羟基衍生物，抗瘤谱较广，与常用抗肿瘤药物无交叉耐药性。主要用于肝癌、大肠癌、肺癌和白血病。毒副反应主要是胃肠道反应和骨髓抑制，白细胞下降。少数患者有脱发、心电图改变及泌尿道刺激症状，但远较喜树碱为轻。

伊立替康：为半合成喜树碱的衍生物，常用于大肠癌和小细胞肺癌的治疗。毒副反应主要有胃肠道反应和骨髓抑制，迟发性腹泻是剂量限制性毒性反应，一旦发生，应立即开始行对症治疗。

拓扑替康：水溶性半合成喜树碱衍生物。临床用于初始化疗或序贯化疗失败的转移性卵巢癌患者，一线化疗失败的小细胞肺癌患者。该药可透过血脑屏障，在脑脊液中有蓄积。毒副反应包括骨髓抑制，该药是剂量限制性毒性反应，胃肠道反应如恶心、呕吐，脱发，神经系统毒性反应如头痛等。

依托泊苷为细胞周期特异性抗肿瘤药物。毒副反应主要有骨髓抑制、胃肠道反应，有时可出现皮疹、红斑、瘙痒等过敏症，脱发较明显，有时发展至全秃，但具可逆性，神经毒性少见。偶见发热、心电图异常、低血压、静脉炎等。

替尼泊苷可阻止 S 后期或 G 期细胞，但机制不清楚。可能是通过鬼臼噻吩苷与拓扑异构酶 -Ⅱ 结合，主要用于恶性淋巴瘤、中枢神经系统肿瘤和膀胱癌。主要毒副反应有骨髓抑制、消化道反应、脱发、低血压及过敏反应。

4. 作用于微管　包括紫杉醇(Paclitaxel，PTX)和多西他赛(Docetaxel)。

紫杉醇：对 G_2 和 M 期敏感，有放射增敏作用。用于卵巢癌、乳腺癌、非小细胞肺癌、头颈部癌、食管癌、胃癌等。毒副反应最严重的为过敏反应，使用前应预防给予地塞米松防止过敏，在治疗过程中应观察是否有过敏发生，剂量限制性毒性是骨髓抑制，神经毒性较常见,心血管毒性少见。

多西他赛:临床前研究表明本品与 CTX、VP-16、5-FU 联用有协同作用,但与 DDP、ADM 联合未显示协同作用。用于晚期乳腺癌、卵巢癌、非小细胞肺癌,对头颈部癌、胃癌、小细胞肺癌、胰腺癌、黑色素瘤、软组织肉瘤也有一定的疗效。毒副反应:剂量限制性毒性是骨髓抑制,主要为中性粒细胞减少;过敏反应;体液潴留和水肿;皮肤反应等。为预防液体潴留综合征和过敏反应推荐在用药前一天开始口服地塞米松,每次 8mg,一日 2 次,连用 3 天或 5 天。

(五)激素类

目前临床上常用的药物有雌激素受体拮抗剂、芳香化酶抑制剂、孕激素类、雄激素受体拮抗剂和促黄体生成激素释放激素(LH–RH)类似物。详见第四章内分泌药物毒副反应及处理。

1. **雌激素受体拮抗剂** 他莫昔芬(Tamoxifen)、托瑞米芬(Toremifene)、雷洛昔芬、氟维司群等。

2. **芳香化酶抑制剂** 非甾体类有氨鲁米特、来曲唑、阿拉曲唑;甾体类有福美坦、依西美坦。

3. **促黄体生成激素释放激素(LH–RH)拮抗剂** 戈舍瑞林、亮丙瑞林、GnRH 类似物(曲普瑞林)。

4. **孕激素** 主要有甲羟孕酮和甲地孕酮。

5. **雄激素受体拮抗剂** 非甾体类包括氟他胺和比卡鲁胺(Bicalutamide)。

6. **其他激素类药物** 包括雄激素(丙酸睾酮)、雌激素(己烯雌酚、溴酸己烷雌酚)促生长激素类似物(奥曲肽)、皮质激素(泼尼松、泼尼松龙、甲基泼尼松龙、地塞米松、氢化可的松)等。

(六)杂类

各种药物作用机制各不相同。

1. **铂类**(顺铂、卡铂、奥沙利铂、奈达铂、洛铂) 属于细胞周期非特异性药物。

顺铂(Cisplatin,DDP):是顺二氯二氨合铂(Ⅱ)的简称,是第一个上市的铂类抗肿瘤药物。顺铂是应用最广泛的抗癌药物之一,可用于睾丸癌、卵巢癌、膀胱癌、头部和颈部肿瘤、小细胞和非小细胞肺癌等。尽管顺铂临床上有很好的疗效,但它缺乏对肿瘤组织的选择性,导致一些严重的副作用,如肾功能损害、神经毒性、耳毒性(平衡/听力损失)。此外,长期或大剂量顺铂治疗可能引起严重的贫血。为了解决这些问题,新的顺铂类似物,第二代和第三代铂类药物在过去30多年被开发出来。

卡铂:是第二个进入临床的铂类络合物。卡铂结构上以 CBDCA 取代顺铂分子上的两个氯离子,增加了化合物的水溶性。卡铂与顺铂作用机制相同,因此可替代顺铂用于某些肿瘤的治疗;与非铂类抗肿瘤药物无交叉耐药性,可与多种抗肿瘤药物联合使用。卡铂可用于非小细胞肺癌、小细胞肺癌、卵巢癌(上皮)、胚细胞瘤、膀胱癌、头颈部肿瘤等。临床推荐剂量为 $300\sim400mg/m^2$。毒副反应较顺铂轻,与顺铂相比,肾、耳、神经毒性明显降低,剂量限制性毒性为骨髓抑制,毒性反应呈剂量依赖性。

奥沙利铂(Oxaliplatin,L-OHP):是一种稳定的、水溶性铂类烷化剂,是第一个对结肠癌有效及在体内外均有广谱抗肿瘤活性的铂类抗肿瘤药物。与顺铂和卡铂无交叉耐药。最常见的毒副反应为:胃肠道反应(腹泻、恶心、呕吐以及黏膜炎)、血液系统(中性粒细胞减少、血小板减少)以及神经系统反应(急性、剂量累积性、外周感觉神经病变)。

奈达铂(Nedaplatin,NDP):奈达铂获准的适应证有头颈部癌、小细胞肺癌、非小细胞肺癌、食管癌、膀胱癌、睾丸癌、卵巢癌、子宫颈癌等。由于其肾、消化道系统毒性均明显低于顺铂,不需要水化利尿,故对于老年人及合并肾功能不全的肿瘤患者可被认为是一种安全、有效的药物。主要毒副反应为骨髓抑制,表现为白细胞、血小板、血红蛋白减少;其他较常见的毒副反应包括恶心、呕吐、食欲缺乏等消化道症状以及肝肾功能异常、耳神经毒性、脱发等。其他毒副反应虽发生率较低，但应引起关注，如过敏性休克，发生率为 0.1%~5%，出现潮红、呼吸困难、畏寒、血压下降等，应细心观察，发现异常应立即停药并做适当的处理。

洛铂（Lobaplatin）：又名络铂或乐铂，其作用机制除影响 DNA 的合成、复制以外，还可以影响原肿瘤基因 *c-mye* 基因的表达。该药的抗肿瘤效果与顺铂和卡铂相当，且与顺铂无交叉耐药。临床上主要用于治疗慢性粒细胞性白血病、不能手术的转移性乳腺癌、转移性小细胞肺癌。骨髓抑制是其剂量限制性毒性，主要表现为血小板减少。它的最大耐受剂量为 $60mg/m^2$，每 3~4 周一次。也可见剂量依赖性的恶心、呕吐、厌食、嗜睡等毒副反应发生。

2. **丙卡巴肼**（Procarbazine Hydrochloride，又称甲基苄肼）　属细胞周期非特异性药物，有类似烷化剂的作用。临床用于治疗恶性淋巴瘤、多发性骨髓瘤、黑色素瘤、肺癌等。常见毒副反应胃肠道反应：恶心、呕吐多见，偶见口腔炎、口干、吞咽困难、腹泻及便秘；骨髓抑制：白细胞、血小板减少，有出血倾向，亦可致贫血；较常见头痛、乏力、嗜睡，偶有眩晕、抑郁、失眠、幻觉、共济失调、复视及眼球震颤；还可见肌肉痛和关节痛等；罕见昏迷及惊厥；偶见过敏性皮炎、疱疹、痒疹、色素沉着及脱发等。

3. **门冬酰胺酶**（Asparaginase）　可将血清中的门冬酰胺分解，使肿瘤细胞因缺乏门冬酰胺而抑制蛋白质合成、干扰 DNA、RNA 合成，抑制肿瘤的生长与增殖，作用于 G_1 期，为细胞周期特异性药物。适用于治疗急性淋巴细胞性白血病（简称急淋）、急性粒细胞性白血病、急性单核细胞性白血病、慢性淋巴细胞性白血病、恶性淋巴瘤、黑色素瘤等。毒副反应成人较儿童多见。较常见的有过敏反应、肝损害、胰腺炎、食欲减退等。过敏反应的主要表现为突然发生的呼吸困难、关节肿痛、皮疹、皮肤瘙痒、面部水肿。严重者可发生呼吸窘迫、休克甚至致死。过敏反应一般多次反复注射者易发生，但曾有皮内敏感试验（简称皮试）阴性的患者发生。另在某些过敏体质者，即使注射做皮试剂量的门冬酰胺酶时，偶然也会产生过敏反应。肝脏损害通常在开始治疗的 2 周内发生，患者如感觉剧烈的上腹痛并伴有恶心、呕吐，应疑有急性胰腺炎，其中暴发型胰腺炎很危重，甚至可能致命。其他尚有食欲减退、恶心、呕吐、腹泻等。少见的有血糖过高、高尿酸血症、高热、精神及神经毒性等。罕见的有低纤维蛋白原血症、凝血因子 V、Ⅷ等减少、颅内出血或血栓形成、下肢静脉血栓及骨髓抑制等。凝血因子减少与本品抑制蛋白质合成有关。还有罕见的血氨过高、脱发等。

4. **达卡巴嗪**（Dacarbazine，又名氨烯咪胺、氮烯唑胺）　可抑制嘌呤核苷酸合成，在体内经酶催化释放出甲基正离子发挥烷化剂作用，干扰 DNA、RNA 和蛋白质的合成，属于细胞周期非特异性药物，主要作用于 G_1 期。本品用于治疗恶性黑色素瘤、也用于软组织肉瘤、恶性淋巴瘤等。毒副反应主要有消化道反应，如食欲不振、恶心呕吐、腹泻等，2~8 小时后可减轻或消失；骨髓抑制：可致白细胞和血小板下降、贫血，以大剂量时更为明显。一般在用药 2~3 周出现血象下降，第 4~5 周可恢复正常；少数患者可出现"流感"样症状，如全身不适、发热、肌肉疼痛，可发生于给药后 7 日，持续 1~3 周。也可有面部麻木、脱发；局部反应：注射部位可有血管刺激反应；偶见肝肾功能损害。

二、根据细胞增殖动力学分类

肿瘤不断增大是肿瘤细胞分裂增殖的结果，肿瘤细胞一次分裂结束后到下一次分裂结束的时间称细胞周期（Tc）。肿瘤细胞的细胞周期在本质上与正常细胞相同，细胞周期可分为合成前期（G_1 期）、DNA 合成期（S 期）、合成后期（G_2 期）以及有丝分裂期（M 期）。在这一系列分裂增殖过程中,需要蛋白质为原料。要合成蛋白质,需要先合成 DNA,然后以 DNA 为模板转录合成 RNA,再翻译合成蛋白质。

按化疗药物对各期肿瘤细胞的敏感性不同可将其分为两大类,即细胞周期非特异性药物(CCNSA)和细胞周期特异性药物(CCSA)。

CCNSA 能杀死各时相的肿瘤细胞,包括 G_0 期细胞,这类药物包括烷化剂、抗癌抗生素和激素类,其作用特点是呈剂量依赖性,即其杀伤肿瘤的疗效和剂量呈正比,大剂量间歇给药是发挥疗效的最佳选择。常用的细胞周期非特异性药物见表 2-1。

表 2-1   常用的细胞周期非特异性药物

抗肿瘤抗生素	烷化剂
放线菌素 D	白消安
多柔比星	苯丁酸氮芥
表柔比星	环磷酰胺
脂质体多柔比星	异环磷酰胺
柔红霉素	氮芥
亚硝脲类	美法仑
司莫司汀	杂类
卡莫司汀	达卡巴嗪
洛莫司汀	顺铂
	卡铂
	草酸铂

CCSA 主要杀伤增殖期的细胞,G_0 期细胞对其不敏感。在增殖期细胞中,S 期和 M 期对其最敏感。这类药物包括抗代谢物和植物类,其作用特点是呈给药时间依赖性,小剂量持续给药为最好的给药方式。常用的细胞周期特异性药物见表 2-2。

表 2-2　常用的细胞周期特异性药物

M 期特异性药物	G₁ 期特异性药物

M 期特异性药物	G_1 期特异性药物
长春新碱	门冬酰胺酶
长春碱	肾上腺皮质激素
长春地辛	G_2 期特异性药物
长春瑞滨	博来霉素
秋水仙碱衍生物	平阳霉素
三甲基秋水仙碱	培洛霉素
喜树碱类	S 期特异性药物
羟喜树碱	双氧胞苷
伊立替康	阿糖胞苷
托泊替康	氟尿嘧啶
紫杉醇	替加氟
多西他赛	巯嘌呤
鬼臼毒素	甲氨蝶呤
依托泊苷	雷替曲塞
替尼泊苷	培美曲塞
羟基脲	卡培他滨
	6- 硫代鸟嘌呤

三、根据分子作用水平分类

按照分子水平的作用机制方面可将化疗药物分为四类。

（一）直接破坏 DNA 的药物

（1）铂类配合物：如顺铂、卡铂等。此类药物利用铂部分与 DNA 同一条链的碱基或两条链的碱基形成交叉联结。

（2）烷化剂：如环磷酰胺、白消安等。这类药物可引起 DNA 分子内鸟嘌呤碱基 N7 或腺嘌呤 N3 分子的交联。其反应过程为：烷化剂中一个基团形成亚胺离子，进而形成正碳离子，并与 DNA 中 GN7 反应；同时烷化剂分子中另一个基团也以同样的方式作用于 DNA 分子中另一个 GN7，引起 DNA 双链间或在同一条链的

G·G间发生交联反应,亦即这类药物利用烷基中的碳与DNA的亲核碱基之间形成单功能或双功能共价键,双功能烷化剂可引起链内或链间的交叉联结。

(3)DNA嵌合类抗癌药:如放线菌素D、柔红霉素、多柔比星等。此类药物能插入DNA的双螺旋链,改变DNA的模板性质,抑制DNA聚合酶从而抑制DNA、RNA的合成。

(二)间接破坏DNA药物

(1)影响核酸合成的药物:如氟尿嘧啶、甲氨蝶呤;6-巯基嘌呤等。氟尿嘧啶在体内先转变为5-氟-2-脱氧尿嘧啶核苷酸,后者抑制胸腺嘧啶合成酶,阻断脱氧尿嘧啶核苷酸转变为脱氧胸腺嘧啶核苷酸,从而抑制DNA的生物合成。甲氨蝶呤可抑制二氢叶酸还原酶,阻断二氢叶酸还原成四氢叶酸,后者传递一碳基因,为合成嘧啶核苷酸和嘌呤苷酸所必需,所以甲氨蝶呤可抑制嘌呤和嘧啶的合成,导致DNA的合成明显受到抑制,此外,甲氨蝶呤对胸腺核苷酸合成酶也有抑制作用。6-巯基嘌呤进入体内,在细胞内必须由磷酸核糖转移酶转为6-巯基嘌呤核糖核苷酸后,方具有活性,抑制次黄嘌呤核嘌呤核苷酸转为腺嘌呤核苷酸及鸟嘌呤核苷酸,因而抑制DNA的形成。

(2)博来霉素、丝裂霉素等通过产生自由基引起碱基损伤和DNA链断裂。

(3)鬼白乙叉苷等可抑制DNA拓扑异构酶,使DNA与酶蛋白结合形成的易解离复合物趋于稳定和僵化,从而使DNA链断裂。

(三)有丝分裂抑制剂

纺缍丝由若干微管集聚而成,纺缍丝连着染色体,由于纺缍丝微管蛋白的收缩,使染色体向两极移动。植物类药物如长春新碱、秋水仙碱等可与微管蛋白结合,阻止微小管的装配。也有人认为,长春新碱主要影响tRNA,从而选择性抑制微管蛋白的合成,其结果导致纺缍丝形成障碍,染色体不能向两极移动,而停留在中期赤道板上，终因细胞核结构异常而导致细胞死亡。秋水仙碱的 C 环可与纺锤丝微管蛋白结合，阻止其聚合反应，阻止纺锤丝形成，使其不能发生主动收缩运动，从而使染色体不能向两极运动而致细胞死亡。

（四）蛋白质合成的抑制剂

某些肿瘤细胞缺乏门冬酰胺聚合酶，不能自身合成门冬酰胺，其合成蛋白质所需的门冬酰胺要从细胞外摄取，使肿瘤细胞缺乏合成蛋白质所需的 L- 门冬酰胺，就可导致其蛋白质合成发生障碍。

嘌呤霉素可在核糖体水平干扰遗传信息的翻译，影响蛋白质的合成。嘌呤霉素含有一个连接于氨基酸的氨基核苷，这一结构与连有末端氨基酸的转移 RNA（tRNA）（苯丙氨酰 -tRNA）非常相似，因而可被转移 RNA 误作为正常氨基酸摄取而成了核糖体 -mRNA-tRNA 复合物，从而抑制正常蛋白质的合成。

（杨 彬 杨 玲）

参 考 文 献

［1］周纪昌 . 肿瘤内科治疗［M］. 北京：科学技术出版社，2010：1-105.

［2］于世英，胡国清 . 肿瘤临床诊疗指南［M］. 北京：科学出版社，2013：58-63.

［3］Schrijvers D，Vermorken JB.Phase I studies with bendamustine：an update［J］.Semin Oncol，2002，29（4 Suppl 13）：15-18.

［4］Kahl BS，Bartlett NL，Leonard JP，et al.Bendamustine is effective therapy in patients with rituximab refractory，indolent B-cell non-Hodgkin lymphoma：results from a multicenter study［J］.Cancer，2010，116（1）：106-114.

［5］Wang JP,Lin KH,Liu CY,et al.Teroxirone inhibited growth of human non-small cell lung cancer cells by activating p53 ［J］.Toxicol Appl Pharmacol,2013,273(1):110-120.

［6］Li B,Li H,Bai Y.Negative feedback-defective PRPS1 mutants drive thiopurine resist ance in relapsed childhood ALL［J］. Nat Med,2015,21(6):563-571.

［7］钱生勇,冯平,徐艳艳.某院24例紫杉醇脂质体不良反应分析［J］.中南药学,2012,10(10):796-797.

［8］Koudelka S,Turanek J.Liposomal paclitaxel formulation［J］.J Control Release,2012,163(3):322-334.

［9］Gentil E,Cilurzo F,Di Marzio L,et al.Lipoomal chemothera-peutics［J］.Future Oncol,2013,9(12):1849-1859.

［10］张丹华,周恩相.紫杉醇注射液、紫杉醇脂质体以及多西他赛治疗乳腺癌的疗效及安全性［J］.中国癌症杂志,2013,23(12):1014-1016.

［11］Wakeling AE,Bowler J.ICI 182,780,a new antioestrogen with clinical potential［J］.Steroid Biochem Mol Biol,1992,6(43):173-177.

［12］Klotz L,Boccon-Gibod L,Shore ND,et al.The efficacy and safety of degarelix month,comparative,randomized,open-label,parallel-group phaseⅢ study in patients with prostate cancer［J］.BJU Int,2008,102(11):1531.

第4节 化疗药物的毒副反应及处理

一、消化系统毒性

化疗是目前恶性肿瘤的主要治疗手段之一。化疗药物在有效抑制肿瘤生长的同时,常常带来一系列严重的毒副反应,其中胃肠道毒副反应最为常见。常见的胃肠道毒副反应包括黏膜炎、恶心、呕吐、腹胀、腹泻、便秘、呃逆等,对患者的情感、社会和体力功能都产生明显的负面影响,并导致沉重的经济负担。如化疗所致呕吐可导致脱水、代谢紊乱、营养不良等，不仅影响患者的生活质量，还会造成患者的治疗恐惧，影响治疗依从性，严重者甚至不得不中断或终止治疗，影响化疗疗效甚至患者的预后。因此，在临床工作中，正确预防、及时处理相应胃肠道毒副反应，不仅能缓解患者痛苦，使治疗顺利进行，并能极大地缓解经济负担。然而，实际临床工作中，一些常见的消化道毒副反应往往未被大家重视，且未得到及时有效的处理，因此了解常见化疗所致胃肠道反应及处理在临床上具有非常重要的意义。

（一）黏膜炎

正常情况下，口腔的细胞每 7~10 天更新一次。由于化疗药物缺乏选择性，干扰正常的细胞周期，降低口腔黏膜细胞的再生能力，易对增殖活跃的口腔黏膜细胞造成损伤，容易引起口腔炎、舌炎、食管炎和口腔溃疡，产生口腔黏膜炎。口腔黏膜炎会导致口腔黏膜的萎缩和破坏，通常伴有严重疼痛，并导致营养摄入障碍，严重影响患者的生活质量。严重的黏膜炎会迫使化疗减量，进而影响患者的预后。另一方面，控制黏膜炎的症状、营养支持、治疗继发感染等花费，加重了患者及社会的经济负担。

【发生机制】

黏膜炎（mucositis）的发生机制目前仍未完全阐明，随着研究的不断深入，人们对其发病机制的理解也不断加深。旧观念认为，黏膜炎是由于化疗药物对黏膜上皮组织的直接损伤及骨髓抑制继发细菌和真菌入侵引起的间接损伤的共同结果。直至 1998 年 Sonis 提出了口腔黏膜炎病理机制的 4 阶段模型，并且通过进一步研究，将该模型完善为 5 阶段，也就是目前大家公认的 Sonis 的 5 阶段病理模型，即启动、信号传导、信号放大、溃疡和愈合。第一阶段为初始阶段，主要产生活化氧（ROS），并进行氧化应激。活化氧诱导转录因子激活细胞因子相关基因，从而致使组织损伤。在此阶段,细胞凋亡或坏死,并释放有毒物质伤害黏膜上皮细胞和内皮细胞。第二阶段,是黏膜主要损伤反应阶段。此阶段中,在结缔组织、内皮产生有害物质并渗透到黏膜下层,可直接导致细胞死亡。有害物质包括促炎细胞因子、内皮生长因子、环氧酶和神经酰胺通路酶。纤维结缔组织的损伤激活了金属蛋白酶,导致基底上皮细胞的凋亡。第三阶段,由于肿瘤治疗,细胞凋亡、坏死,上皮更新和细胞再生能力下降,口腔黏膜萎缩,溃疡形成。第四阶段,大概发生在抗肿瘤治疗开始后的1周,表现为上皮断裂和纤维蛋白性渗出,进而形成假膜和溃疡。溃疡累及上皮全层,包含大量巨噬细胞、中性粒细胞和肥大细胞。此阶段一般是临床症状最明显的时期,因为此时正是中性粒细胞减少最严重或继发细菌感染的高危时期。Anirudhan等研究发现,所有口腔黏膜炎均可见于化疗继发的中性粒细胞减少,且16%的疱疹病毒阳性。第五阶段,是愈合(瘢痕形成)阶段,一般发生在第12~16天。这取决于上皮的增生能力、造血的恢复、口腔菌群的恢复和炎性因子或机械刺激的消失。细胞外基质传递信号给上皮细胞,促进细胞增殖、迁移和分化,使损伤修复、愈合。虽然黏膜可以修复,但是组织学观察和超微结构显示黏膜结构的改变在治疗过程中将长期存在,且修复后的黏膜抵抗创伤和外伤的能力降低。

【临床表现】

化疗所致的口腔黏膜炎是以红斑、水肿、溃疡和疼痛为特征的口腔黏膜的炎症反应。重者可有巨大痛性溃疡,严重影响患者的生活质量,影响口腔的基本功能,如发音、吞咽和进食,进而导致食管炎、脱水、营养不良、住院和治疗延误。这些临床表现在治疗开始后短期内即可出现,有18%~40%的患者在第一周期化疗后即出现口腔黏膜炎。若无骨髓抑制,在化疗开始后的1周时黏膜炎的临床症状最重,并持续至化疗结束后2~3周。口腔黏膜炎常发生在口腔中的特定区域,如颊黏膜、舌中部及侧面、口底及软腭。黏膜炎常并发感染，主要是单纯疱疹病毒感染和白色念珠菌感染，特别是在长时间中性粒细胞减少患者中感染风险更高。发生口腔黏膜炎的频率和严重程度基本上取决于化疗的形式、持续时间和剂量。

WHO口腔黏膜炎分级：0级：口腔黏膜无异常；1级：黏膜充血、水肿，轻度疼痛；2级：黏膜充血、水肿，点状溃疡，但不影响进食；3级：黏膜充血、水肿，片状溃疡，上覆白膜，疼痛加剧并影响进食；4级：黏膜大面积溃疡，剧痛，张口困难，不能进食，需肠外营养或肠内营养支持。

美国国立癌症研究所常见毒性反应标准（National Cancer Institute-Common Terminology Criteria For Adverse Events，NCI-CTCAE）4.03版分级：1级：无症状或症状轻，无需治疗；2级：中度疼痛，不影响经口进食，需要调整饮食；3级：重度疼痛，影响经口进食；4级：危及生命，需要紧急治疗；5级：死亡。

引起黏膜炎的化疗药物主要见于作用于细胞周期S期的药物，包括甲氨蝶呤、5-氟尿嘧啶、阿糖胞苷、卡培他滨和替吉奥等。研究表明，单纯化疗中约20%~40%的患者会发生口腔黏膜炎，5-氟尿嘧啶、卡培他滨和替吉奥导致黏膜炎的发生率约20%~50%，甲氨蝶呤所致黏膜炎的发生率甚至可高达60%，而造血干细胞移植预处理高剂量化疗患者的口腔黏膜炎发病率则高达80%，3~4级口腔黏膜炎的发病率可达75%。几乎所有头颈部放疗（H&NRT）同步化疗患者都会出现黏膜炎，3~4级口腔黏膜炎的发病率接近85%，并且口腔黏膜炎常常与不良预后相关。

【处理措施】

2004年，癌症支持治疗多国协会/国际口腔肿瘤学会（Multinational Association of Supportive Care In Cancer/International Society of Oral Oncology，MASCC/ISOO）发布了第一个《口腔和胃肠道黏膜炎临床实践

4

指南》(以下简称为"指南"),它是黏膜炎领域中最权威的临床实践指南。欧洲肿瘤学会(European Society for Medical Oncology,ESMO)和美国国立综合癌症网络(National Comprehensive Cancer Network,NCCN) 的黏膜炎指南均以 MASCC/ISOO 指南为基础而建立。2014 年,MASCC/ISOO 对指南进行了再次更新。所有年龄组患者和所有方式的癌症治疗,指南都建议加强口腔护理预防口腔黏膜炎。指南推荐或建议化疗患者用口腔冷冻疗法(20~30 分钟)、低剂量激光疗法(low-level laser therapy,LLLT)、重组人角质细胞生长因子 -1(KGF-1/palifermin)、苄达明漱口水、口服锌补充剂预防口腔黏膜炎。指南不推荐或不建议用于防治口腔黏膜炎的方法有:集落刺激因子、硫糖铝、抗生素(PTA)、谷胱甘肽、米索前列醇和己酮可可碱。对于口腔黏膜炎引起的口腔疼痛,指南推荐或建议用吗啡、芬太尼透皮贴剂、2% 的吗啡漱口水或 0.5% 的多塞平漱口水控制已形成的口腔黏膜炎的疼痛。

治疗以对症治疗为主,如加强口腔护理、治疗龋齿和其他牙疾病;对患者进行健康教育;使用软毛牙刷,注意口腔卫生,保持清洁和湿润,用温盐水、3% 过氧化氢溶液等含漱(每天 4~6 次);避免辛辣、烟酒刺激;保持良好的营养状态等。疼痛则可用局麻药 2% 利多卡因液 15ml 含漱;合并念珠菌感染时用制霉菌素悬液含漱,口服 30 万单位,每天 3~4 次,或氟康唑 100mg,每日 1 次,重症可加量;口腔炎严重时则应停用化疗。对于接受造血干细胞移植(hematopoietic stem cell transplantation,HSCT)患者的口腔黏膜炎,首选患者自控镇痛(patient-controlled analgesia,PCA),即一种经医护人员根据患者疼痛程度和身体情况,预先设置镇痛药物的剂量,再交由患者"自我管理"的一种疼痛处理技术。即患者佩带输液控制装置,当意识到疼痛时,通过控制器将一次镇痛药物注入体内,从而达到止痛目的。也可使用帕里夫明(Kepivance,Palifermin),一种重组人体角质化细胞生长因子,通过保护口腔和喉部表皮细胞免遭化疗和放疗的损害而减少溃疡的发生,并可刺激新的表皮细胞在溃疡创面的生长和发育。FDA批准其用于化疗所致口腔黏膜炎及血液恶性肿瘤患者(需HSCT)骨髓毒性化疗后的严重黏膜炎性疾病,推荐量60μg/(kg·d),在治疗前3天和移植后3天使用。

(二) 恶心呕吐

化疗所致恶心呕吐(chemotherapy induced nausea and vomiting,CINV)为化疗药物导致的最常见毒副反应,在没有相关干预的情况下其发生率达80%。尽管恶心呕吐很少引起治疗相关死亡事件,但可对患者的情感、社会和体力功能产生明显的负面影响,降低患者的生活质量和治疗依从性,并可能造成代谢紊乱、营养失调、体重减轻,增加患者对治疗的恐惧感,严重时不得不终止抗肿瘤治疗。因此,积极合理地预防和处理CINV,将为治疗的顺利进行提供保障。目前,国际上针对CINV防治的指南主要有2011年美国临床肿瘤学会(ASCO)《肿瘤患者止吐药应用指南》、2013年《多国癌症支持治疗学会(MASCC)/欧洲肿瘤学会(ESMO)止吐指南》和2014年《美国国立综合癌症网络(NCCN)止吐临床实践指南》。2014年3月,中国抗癌协会癌症康复与姑息治疗专业委员会及中国临床肿瘤学会抗肿瘤药物安全管理专家委员会发布了《肿瘤治疗相关呕吐防治指南(2014版)》,有力地促进了我国肿瘤患者治疗过程中呕吐的防治规范化。

【发生机制】

一般认为抗肿瘤药物致呕吐的中枢机制涉及神经性反射呕吐中枢和化学感受器触发区(chemotheraptor trigger zone,CTZ)。化疗药物刺激胃和近段小肠黏膜,致黏膜上的嗜铬细胞释放5-羟色胺(5-HT)等神经递质,5-HT与5-HT$_3$受体结合产生的神经冲动由肠壁上的迷走神经和内脏神经传入纤维传入呕吐中枢而致呕吐;化疗药物及其代谢产物也可直接刺激 CTZ 启动呕吐反射;此外,感觉、精神直接刺激大脑皮质通路或通过前庭系统的传入信号导致呕吐。在呕吐形成过程中,神经递质及受体发挥着重要作用,常见涉及的神经递质包括 5-HT、P 物质、大麻素、多巴胺、乙酰胆碱和组胺等。不同的神经递质在不同的呕吐类型中的作用和重要性存在差别。近年来认为 5-HT 在化疗所致恶心和呕吐(CINV)、特别是急性呕吐中发挥重要作用,NK-1 受体不但与 5-HT$_3$ 受体参与急性呕吐,而且与延迟性呕吐有关。研究表明,化疗后 8~12 小时 5-HT$_3$ 介导顺铂的呕吐,之后由 P 物质与 NK-1 受体结合产生呕吐。化疗导致的细胞损伤以及炎症因子的释放,在延迟性 CINV 中也起到重要的作用,故临床上常利用糖皮质激素的强大抗炎效应来防治延迟性CINV。

恶心的机制可能与呕吐不完全一样,可能有不同的神经通路,但确切的机制仍不清楚。临床上对于化疗所致恶心和呕吐常通常同时进行防治。

【临床表现】

抗肿瘤药物致呕吐的临床特征根据呕吐发生快慢、持续时间、严重程度及诱因等可分为急性、延迟性、预期性、爆发性及难治性 5 种类型。

急性恶心呕吐:一般发生在给药数分钟至数小时,并在给药后 5~6 小时达高峰,程度常常最重,但多在 24 小时内缓解。

延迟性恶心呕吐:多在化疗 24 小时之后发生,常见于顺铂、卡铂、环磷酰胺和多柔比星化疗时,严重程度多较急性恶心呕吐较轻,但往往持续数天,可引起水、电解质失衡、营养不良及生活质量下降。大剂量顺铂引起的延迟性呕吐最明显,它常发生在用药后 24~72 小时内,甚至 4~5 天以上。急性呕吐控制不好,易发生延迟性呕吐。

预期性恶心呕吐:是指患者既往化疗时经历了难

以控制的 CINV 之后,在下一次化疗开始之前即发生的 CINV,是一种条件反射,主要由于精神、心理因素等引起,有时就连看到或听到该化疗药物名称,或嗅到该药气味时都会发生。往往伴随焦虑、抑郁,与以往 CINV 控制不良有关,发生率为 18%~57%,恶心比呕吐常见。由于年轻患者往往比老年患者接受更强烈的化疗,并且控制呕吐的能力较差,容易发生预期性 CINV。

爆发性呕吐:是指即使进行了预防处理但仍出现的呕吐,并需要进行解救性治疗。

难治性呕吐:是指以往的化疗周期中使用预防性和(或)解救性止吐治疗失败,而在接下来的化疗周期中仍然出现呕吐。

抗肿瘤药物致呕吐的快慢、持续时间和强度与药物本身致吐的强度、使用的药物剂量、用药时间的长短及致吐作用机制有关,同时亦与患者的性别、年龄、肝肾功能、饮酒史、体力状况、精神状态、晕动症、基础疾病和既往化疗呕吐控制情况有关。研究发现化疗类型、年龄较轻以及女性是发生 CINV 的独立风险因素。

目前根据抗肿瘤药物引起呕吐程度不同可分为如下四类。①高度催吐危险(highly emetogenic chemotherapy,HEC),呕吐发生率达 90%~100%,如静脉使用顺铂、多柔比星 + 环磷酰胺(AC)方案、多柔比星 >60mg/m^2、大剂量环磷酰胺(≥1500mg/m^2),口服六甲蜜胺等。②中度催吐危险(moderately emetogenic chemotherapy,MEC),呕吐发生率为 30%~90%,如静脉使用卡铂、奥沙利铂、环磷酰胺 <1500mg/m^2、多柔比星 <60mg/m^2,口服环磷酰胺、替莫唑胺等。③低度催吐危险(lowly emetogenic chemotherapy,LEC),呕吐发生率为 10%~30%,如静脉使用多西他赛、吉西他滨、脂质体多柔比星、依托泊苷、紫杉醇、拓扑替康,口服卡培他滨、替吉奥、依托泊苷等。④轻微催吐危险(minimaly emetogenic chemotherapy,MEC),呕吐发生

率 <10%，如静脉使用博来霉素、长春瑞滨，口服羟基脲、美法仑等。

表 2-3 不同催吐风险的化疗药物

级别	细胞毒类药物		
	静脉给药		口服给药
高度催吐风险（呕吐发生率 >90%）	顺铂 AC 方案（多柔比星或表多柔比星 + 环磷酰胺） 环磷酰胺 ≥1500mg/m² 卡莫司汀 >250mg/m²	多柔比星 >60mg/m² 表多柔比星 >90mg/m² 异环磷酰胺 ≥2g/m² 氮芥 氮烯咪胺（达卡巴嗪）	丙卡巴肼六 甲蜜胺
中度催吐风险（呕吐发生率 30%~90%）	IL-2（1200~1500）万 IU/m² 阿米福汀 >300mg/m² 苯达莫司汀 卡铂 卡莫司汀 ≤250mg/m² 环磷酰胺 ≤1500mg/m² 阿糖胞苷 >200mg/m² 奥沙利铂 甲氨蝶呤 ≥250mg/m²	多柔比星 ≤60mg/m² 表多柔比星 ≤90mg/m² 伊达比星 异环磷酰胺 <2g/m² α 干扰素 >1000 万 IU/m² 伊立替康 美法仑 更生霉素 柔红霉素	环磷酰胺 替莫唑胺
低度催吐风险（呕吐发生率 10%~30%）	阿米福汀 ≤300mg/m² IL-2 ≤1200 万 IU/m² 卡巴他赛 阿糖胞苷（低剂量）100~200mg/m² 多西他赛 多柔比星（脂质体） 依托泊苷 5- 氟尿嘧啶 氟尿苷 吉西他滨 IFN-α >500 万 IU/m²，<1000 万 IU/m² 门冬酰胺酶	依沙比酮 甲氨蝶呤 >50mg/m²，<250mg/m² 丝裂霉素 米托蒽醌 紫杉醇 白蛋白紫杉醇 培美曲塞 喷司他丁 普拉曲沙 塞替派 拓扑替康 地西他滨 右雷佐生	卡培他滨 替加氟 氟达拉滨 沙利度胺 依托泊苷 来那度胺 苯丁酸氮芥 羟基脲 美法仑 硫鸟嘌呤 甲氨蝶呤

级别	细胞毒类药物	
	静脉给药	口服给药
轻微催吐风险（呕吐发生率<10%）	博来霉素（平阳霉素）克拉屈滨（2-氯脱氧腺苷）阿糖胞苷 <100mg/m² 长春瑞滨	氟达拉滨 α干扰素≤500万 IU/m²

【处理措施】

1. **治疗原则**　CINV 的主要治疗原则有:①预防为主:化疗前充分评估呕吐发生风险,制订个体化的防治方案;②止吐药的选择:主要应基于抗肿瘤治疗药物的催吐风险、既往使用止吐药的经历以及患者本身因素;③对于多药方案,应基于催吐风险最高的药物来选择止吐药,联合应用效果更好;④注意避免止吐药物的毒副反应;⑤指导患者良好的生活方式,例如适当多饮水、少食多餐、易消化饮食、避免刺激性食物、保持大便通畅等;⑥注意可能导致或者加重肿瘤患者恶心呕吐的其他影响因素,如肠梗阻、脑转移、电解质紊乱、使用阿片类药物、精神心理因素(如焦虑、抑郁)等。

2. **常用止吐药**　目前临床常用的止吐药物包括包括 5-HT₃ 受体拮抗剂、多巴胺受体阻滞剂、NK-1 受体拮抗剂、5-HT₃ 受体与 NK-1 受体联合拮抗剂、吩噻嗪类、糖皮质激素、精神类药等。

(1) 5-HT₃ 受体拮抗剂(5-HT₃RA):1987 年高选择性 5-HT₃ 受体拮抗剂的问世揭开了止吐治疗崭新的一页,经过近 30 年的发展,目前主要有第一代短效 5-HT₃ 受体拮抗剂和第二代长效 5-HT₃ 受体拮抗剂。前者主要包括昂丹司琼(Ondansetron)、格拉司琼(Granisetron)、托烷司琼(Tropisetron)、阿扎司琼(Azasetron)、雷莫司琼(Ramosetron),后者主要指帕罗洛司琼(Palonosetron)。

5-羟色胺(5-hydroxytryptamine,5-HT)是介导化疗呕吐的神经递质,通过与传入神经(主要是迷走神经和大的内脏神经)上的 5-HT$_3$ 受体结合,产生冲动并传递到呕吐中枢、CTZ 或两者兼有,导致呕吐发生。5-HT$_3$ 受体拮抗剂可通过作用于迷走神经的 5-HT$_3$ 受体,抑制迷走神经传入纤维的兴奋;通过作用于中枢神经系统(AP)和孤束核(NTS)的 5-HT$_3$ 受体,抑制两者的兴奋,阻断向呕吐中枢的传入冲动,抑制呕吐。

昂丹司琼:为首个上市的高选择性 5-HT$_3$ 受体拮抗剂。可阻止肠道中的嗜铬细胞因细胞毒性药而释放的 5-HT$_3$,且能防止因直接刺激迷走神经后传递信息至化学感受器触发带产生的 5-HT$_3$,从而阻止化疗或放疗后所引起小肠嗜铬细胞释放 5-HT$_3$,缓解恶心和呕吐症状,疗效优于甲氧氯普胺。此外,尚具胃动力作用,可加速胃排空,对止吐有利,但无镇静作用。半衰期约为3 小时,口服后血药浓度达峰时间为 1~5 小时。主要在肝脏代谢,44%~60% 代谢产物经肾脏排泄。在预防中高催吐化疗药物所致呕吐中,昂丹司琼推荐剂量为第 1天口服 16~24mg 或静脉用 8~16mg,第 2~3 天 8mg bid 或 16mg qd 口服或 8~16mg 静脉用。解救性治疗推荐剂量为 16mg 口服或静脉注射,每天 1 次。昂丹司琼静脉用量不应超过 16mg。

格拉司琼:具高选择性和高效性,作用持续时间长,对中枢和外周的 5-HT$_3$ 受体有较强的拮抗作用,对其他 5-HT$_1$、5-HT$_2$、多巴胺 D$_2$ 或肾上腺素 α 受体等仅具轻微或几无亲和性,与 5-HT$_3$ 受体的亲和力比其他受体高 1.3 万倍,药效比昂丹司琼强 5~11 倍。格拉司琼主要经肝脏代谢,与代谢的同功酶系 CYPlA2、CYP2D6 和 CYP3A4 抑制剂的相互作用不大。临床表明化疗前30 分钟应用格拉司琼是预防及减轻胃肠道反应的最佳时间。

多拉司琼:其活性代谢产物在肝脏中经 CYP2D6

和 CYP3A 进一步代谢,而后随尿液和粪便排出,半衰期约为 8 小时。在预防中高催吐化疗药物所致呕吐中,多拉司琼推荐剂量为 100mg,每天 1 次口服。

托烷司琼:清除半衰期为 7~8 小时,70% 以代谢物形式从尿中排泄。有未控制高血压的患者应用托烷司琼应谨慎,应避免应用 10mg 以上的剂量以免引起血压进一步升高的危险。推荐剂量:只在第 1 天静脉用或口服 5mg。

阿扎司琼:清除呈双相性降低,半衰期约为 4.3 小时,约 64.3% 原形药于 24 小时内由尿液排出。成人常用量为 10mg 静脉注射,每天 1 次。老年及肾功不全者,应慎用或减量。因缺乏儿童用药安全性研究,故儿童禁用。

帕洛诺司琼:治疗恶心呕吐的新药,是第二代高选择性 5-HT$_3$ 受体拮抗剂,受体亲和力更高。由于半衰期长,其与 5-HT$_3$ 受体结合时间更长。研究发现,帕洛诺司琼在不增加毒副反应的同时,能够显著提高对中国成人急性、延迟性和全程恶心呕吐控制率。用法:成人于化疗前约 30 分钟静脉注射 0.25mg,第 1 天应用。

5-HT$_3$ 受体拮抗剂常见的毒副反应有头痛、偏头痛、烦躁、焦虑、失眠、抑郁、心悸、便秘、腹泻、口干、口渴、皮疹、头部和上腹部发热等反应;偶见发热、畏寒、疲乏、双足痉挛、暂时性 AST、ALT 增高、过敏及锥体外系反应;罕见支气管痉挛、心动过速、低血钾症、心电图改变、QT 间期改变、癫痫大发作。国内有昂丹司琼引起精神障碍的报道。

(2)多巴胺受体阻滞剂:代表药物为甲氧氯普胺(Metoclopramide,胃复安,灭吐灵)。甲氧氯普胺通过抑制催吐化学感受区(CTZ)的多巴胺受体而提高 CTZ 的阈值,促进胃肠蠕动,发挥中枢和外周抗呕吐作用。

甲氧氯普胺起效时间口服 0.5~1 小时,静脉注射 1~3 分钟,作用持续时间 1~2 小时,半衰期 4~6 小时,经肾脏排泄。在预防低度催吐化疗药物所致呕吐和解救性治疗中,甲氧氯普胺的推荐剂量是每天 10~40mg 口服或静脉用,或必要时每 4~6 小时 1 次,连用 3~4 天。对接受低度催吐风险化疗方案的患者,可在化疗第 1 天单独使用该类药物。

甲氧氯普胺常见的毒副反应是锥体外系反应,大剂量时发生率高达 50%,表现为肌震颤、发音困难、共济失调等。亦有引起眼危象、舌肌痉挛及严重的精神症状的报道。

(3) NK-1 受体拮抗剂:作为新一代止吐药,因临床止吐效果好、毒副反应轻而得到广泛关注。阿瑞匹坦是第一个经 FDA 批准的 NK-1 受体拮抗剂,阿瑞匹坦胶囊(意美)于 2014 年经中国国家食品药品监督管理总局批准在中国上市。福沙匹坦二甲葡胺是阿瑞匹坦口服制剂的前体药物,注射后在体内迅速转化成阿瑞匹坦。

罗拉吡坦是一种新型高选择性口服 NK_1RA 抑制剂,其血浆半衰期长达 180 小时。该药已经完成了 3 项Ⅲ期临床试验,涉及约 2500 例患者,罗拉吡坦方案总体呕吐控制率高于格拉司琼方案组,尤其在延迟性呕吐完全控制率(CR)上有显著优势,目前正在接受 FDA 审核。

阿瑞匹坦的临床毒副反应多为轻到中度,常见的包括呃逆(4.6%)、困倦(2.9%)、转氨酶升高(2.8%)、便秘(2.2%)、头痛(2.2%)、厌食(2.0%),以及恶心、腹泻和脱发等。福沙吡坦毒副反应为输注部位疼痛(7.6%)、输注部位硬结(1.5%)和头痛(3%)。由于福沙吡坦二甲葡胺注射后在体内转化成阿瑞吡坦,因此口服制剂出现的毒副反应在注射剂中也会发生。

(4) 5-HT$_3$ 受体与 NK-1 受体联合拮抗剂复合制剂:NEPA(Netupitant/Palonosetron)是第一个复合型止吐药物,包含一种新的高选择性 NK_1RA 类药物(奈妥吡坦)和一种 5-HT$_3$RA 类药物(帕洛诺司琼)。帕洛诺司琼最初于 2008 年被美国批准使用,在化疗急性期(第一个

24 小时内)防止恶心呕吐。另一种新药奈妥吡坦可在化疗急性和延迟期(化疗开始后 25~120 小时内)预防恶心呕吐。

关键性的 3 项共约 2500 例接受各种 HEC 和 MEC 治疗患者的试验结果表明,无论是基于顺铂的 HEC 或 AC 化疗,在延迟期(25~120 小时)及随后的 5 天内(0~120 小时)所有关键疗效终点上,与帕洛诺司联合 DEX 相比,NEPA 联合 DEX 方案均显示出明显的优势,其中 2 项试验急性呕吐 CR 率分别为:98.5% vs 89.7(P=0.007)、88.4% vs 85.0%(P=0.047);延迟性呕吐 CR 率分别为:90.4% vs 80.1%(P=0.018)、76.9% vs 69.5%(P=0.001)。

基于此,NEPA 获得了美国 FDA 批准,并被欧洲批准用于预防急性和延迟性高度致吐铂类化疗药和中度致吐化疗药引起的恶心呕吐。临床推荐给药方案为:化疗前给予单次口服剂量 NEPA,联用口服 DEX(AC/MEC d1,HEC d1~4)。

NEPA 最常见的治疗相关不良事件为头痛、乏力、疲劳和消化不良。值得庆幸的是,心脏不良事件和心电图(ECG)/QTc 方面的数据未显示出心脏副作用。

由于奈妥吡坦是细胞色素 P450 3A4(CYP3A4)的中度抑制剂,当 NEPA 与口服 DEX 联合时 DEX 应减量。在 NEPA 试验中 DEX 的剂量是 12mg d1(AC);12mg d1,8mg d2~4(HEC),与阿瑞匹坦的推荐剂量相同。NEPA 的持久疗效减少了 DEX 的使用剂量和频率,在 AC 和 MEC 中 DEX 只需 1 天。NEPA 复方制剂简化了现有的预防止吐实践指南,若注册试验结果能在实际临床中重复成功,则有望成为止吐药的一大进展。

(5)糖皮质激素:地塞米松是长效糖皮质激素,生物半衰期 190 分钟,组织半衰期 3 日,65% 的药物在 24 小时内由肾脏排出。临床研究证明,地塞米松是预防急性呕吐的有效药物,更是预防延迟性呕吐的基本用药。

研究发现,糖皮质激素能增加 CINV 的预防有效率,可通过抗炎及抗毒素的作用,减轻外周神经的损害,保持正常的胃肠动力,减轻延迟性呕吐。也有研究者认为地塞米松通过抑制外周和中枢 5-HT 的产生和释放,改变血脑屏障对 5-HT 的通透性,降低 5-HT 作用于肠道化学感受器的浓度,发挥止吐作用。

地塞米松具有轻至中度的止吐作用,是 CINV 防治的常规联合用药。

HEC 所致:①急性呕吐:地塞米松剂量为 12mg,口服或静脉,每天 1 次,当与 NK-1 受体拮抗剂联用时则减量至 6mg 口服或静脉给药,每天 1 次;②延迟性呕吐:8mg 口服或静脉给药,每天 1 次,连用 3~4 天;当与阿瑞匹坦或福沙匹坦联用时则减量至 3.75mg 口服或静脉给药,每天 1 次。

MEC 所致:①地塞米松 12mg 口服或静脉给药,每天 1 次;②延迟性呕吐:8mg 口服或静脉给药,每天 1 次;或 4mg 每天 2 次,连用 2~3 天。

LEC 所致急性呕吐:地塞米松 4~8mg,口服或静脉给药,每天 1 次。

地塞米松长期使用可导致严重的毒副反应,如失眠、高血糖、消化不良、焦虑、食欲增加、体重增加、痤疮、骨质疏松等。有研究者通过地塞米松症状调查表来评定患者在进行中度致吐性化疗后一周中地塞米松的副作用。60 例接受口服地塞米松预防 CINV 并完成止吐性化疗的患者接受了问卷调查,调查结果显示,45% 的人有中、重度失眠,27% 有腹胀、消化不良,27% 引起精神亢奋,19% 食欲增加,16% 体重增加,15% 在其后的化疗中出现痤疮。

因此,要尽量减少或者避免长期使用糖皮质激素作为止吐药物。对于用地塞米松有严重毒副反应风险的患者,长期用药应慎重考虑。

(6) H_2 受体拮抗剂(H_2RA)和质子泵抑制剂:除常规止吐药外,NCCN 止吐指南(2015 年第 1 版)建议考

虑加用 H_2 受体阻滞剂或质子泵抑制剂以预防消化不良,减轻恶心。

1) H_2 受体拮抗剂(H_2RA):目前常用的西咪替丁、雷尼替丁、法莫替丁等。H_2 受体拮抗剂能选择性地阻断壁细胞膜上的 H_2 受体,使胃酸分泌减少。不仅抑制基础胃酸的分泌,而且能部分地阻断组胺、五肽胃泌素、拟胆碱药和刺激迷走神经等所致的胃酸分泌。

H_2 受体拮抗剂是相当安全的药物,严重毒副反应发生率很低。年龄大、合并肝肾功能不全的患者易产生毒副反应,常见为腹泻、头痛、嗜睡、疲劳、肌痛、便秘等,少见有过敏反应、心律失常、男性乳头肥大、骨髓抑制等。

2) 质子泵抑制剂(Proton-pump inhibitor,PPIs):临床常用的 PPIs 包括奥美拉唑、兰索拉唑、泮托拉唑、埃索美拉唑等。PPIs 具有抑制胃酸及细胞保护作用,能有效防治化疗引起的胃肠道黏膜损伤,还具有抗炎、抗氧化等细胞保护作用,可使胃肠道黏膜免受各种致病因素的危害,其中包括化疗药物损害。

常见毒副反应主要有胃肠道反应(如腹痛、腹泻、便秘、恶心、呕吐、口干等)、肝肾功能损害、血液系统损害(白细胞减少等),一般症状较轻,均可耐受。少见过敏反应、视觉损害、神经系统损害(头晕、耳鸣、失眠等)、横纹肌溶解等,临床需加强监测。

(7) 精神类及吩噻嗪类药物:苯海拉明为抗组胺药,通过中枢抑制发挥较强的镇吐作用,兼有镇静作用。在预防低度催吐化疗药物所致呕吐和解救性治疗中,推荐剂量:每次 25~50mg,口服或静脉给药,每 4~6 小时重复。

劳拉西泮是中效的苯二氮䓬类镇静催眠药,用于预防低中高度催吐化疗药物所致呕吐及解救性治疗,推荐剂量 0.5~2mg,口服 / 静脉 / 舌下含服,每 4~6 小时重复给药。

阿普唑仑亦为苯二氮䓬类镇静催眠药,用于治疗预期性呕吐,临床推荐剂量为每次 0.5~2mg,口服,每天 3 次。

上述两类药物均可引起中枢神经系统反应,如困倦、无力、共济失调以及反常兴奋等。

氟哌啶醇为丁酰苯类抗精神药,阻断脑内多巴胺受体发挥作用,主要为抗精神病抗焦虑作用,也有较强的镇吐作用,用于化疗所致恶心呕吐的解救性治疗,口服 1~2mg,每 4~6 小时 1 次,主要毒副反应为锥体外系反应。

奥氮平是一种非典型抗精神病药,因其作用于多个不同的受体,包括多巴胺能受体(D_1、D_2、D_3、D_4)、5-羟色胺受体(5-HT$_2$A、5-HT$_2$C、5-HT$_3$、5-HT6)、肾上腺素能受体(α_1)、组胺受体(H_1)和胆碱能受体(M_1、M_2、M_3、M_4),止吐作用值得关注。

一项针对接受 HEC 或 MEC 患者的Ⅲ期临床试验显示,奥氮平 /5-HT$_3$RA/DEX 方案在延迟性呕吐 CR 和总体呕吐 CR 上较 5-HT$_3$RA/DEX 方案更有优势。然而,试验所用的 5-HT$_3$RA 类药物为阿扎司琼,据报道其止吐效果劣于昂丹司琼。另一项Ⅲ期临床试验比较了奥氮平方案与阿瑞吡坦方案。试验中,共有 241 例接受基于顺铂或 AC 化疗的患者,分别接受了奥氮平 / 阿瑞吡坦 + 帕诺斯琼和 DEX 的方案。对于呕吐 CR,奥氮平方案(急性期 97%,延迟 / 总体 77%)优于阿瑞吡坦(急性期 87%,延迟 / 总体 73%)。遗憾的是,这是一项非盲研究,有可能干扰主观研究终点的判定,如恶心。

另外有一项关于爆发性 CINV 共 276 例患者的Ⅲ期试验中,患者在预防止吐(福沙吡坦 / 帕诺斯琼 /DEX d1,DEX d2~4)失败后随机给予奥氮平 10mg,口服,每天 3 次,连续 3 天或 MCP 10mg,口服,每天 3 次,连续 3 天的治疗。患者均接受基于顺铂或 AC 的化疗。奥氮平组在 0~72 小时内无呕吐和恶心的概率为 70% 和 68%,而 MCP 组为 31% 和 23%。这些数据支持奥氮平能有效地缓解爆发性 CINV。

奥氮平常见副作用大多较轻且能耐受,包括嗜睡、直立性低血压、便秘、头晕、乏力、消化不良及最常见的烦躁不安。Ⅲ期临床试验中未见 3 级或 4 毒副反应的报道。

尽管 NCCN 发布的指南推荐在 HEC/MEC 中使用奥氮平 / 帕洛诺司琼 /DEX 交替使用作为预防 CINV 的方案,但是 MASCC/ESMO 和 ASCO 指南并不推荐此方案。用于 CINV 的奥氮平是"无标签"的(非适应证用药)。奥氮平目前仅作为"抗精神病"药物,并具有一系列潜在的副作用,因此临床应用需慎重。

(8)其他止吐药

1)加巴喷丁:尽管初步研究表明在 5-HT$_3$RA/DEX 方案基础上加用加巴喷丁止吐效果更好,但近期一项Ⅲ期研究却并未重复此结果。该研究入组 437 例接受 HEC 化疗的患者,5-HT$_3$RA/DEX 基础上分别加用加巴喷丁或安慰剂(d1~5),发现其并未明显改下延迟性恶心呕吐(CR 47% vs 41%,P=0.23)。提示在 5-HT$_3$RA/DEX 基础上加用加巴喷丁无止吐获益。

2)硝苯地平:是 L 型钙通道拮抗剂,目前作为一种广谱止吐剂,尚处于早期临床前研究。

3. **止吐方案的选择**　临床上 CINV 的治疗以联合方案为主,基于大量及大规模临床试验,已探索出不同致吐级别药物的相应最佳止吐治疗联合方案。

(1)静脉用高催吐风险化疗(highly emetogenic chemotherapy,HEC):预防急性呕吐的药物推荐方案为 5-HT$_3$RA+ 地塞米松(DXM)+NK-1RA ± 劳拉西泮 ± 组胺 H$_2$ 受体拮抗剂或质子泵抑制剂;预防延迟性呕吐的药物推荐方案为 DXM+NK-1RA ± 劳拉西泮 ± 组胺 H$_2$ 受体拮抗剂或质子泵抑制剂。

一项研究入组 222 例既往未经历化疗、接受含铂 HEC 方案化疗的成年患者,所有患者第 1 天化疗前 1 小时接受静脉帕洛诺司琼 0.25mg、地塞米松 20mg 和口服阿瑞匹坦 125mg,第 2~3 天每天口服阿瑞匹坦

80mg 和地塞米松 4mg，主要研究终点为整个化疗期间（0~120 小时）的完全缓解率（CR：无呕吐或不需解救性药物治疗），次要终点为完全控制率（CR 和低于中度呕吐）和急性期（0~24 小时）、延迟期（24~120 小时）和总体无呕吐率、无恶心率。结果发现，整个研究期间 70.3% 的患者达到 CR，完全控制率、无呕吐率、无恶心率分别为 70.3%、92.8% 和 59.9%。最常见毒副反应为便秘（39%）和头痛（5%）。研究表明帕洛诺司琼联合阿瑞匹坦和地塞米松能有效预防含铂高致吐化疗方案所致恶心呕吐。

另一项随机双盲研究评估既往未行治疗、接受顺铂为基础化疗的癌症患者中，接受相同的止吐剂预防急性呕吐后，在预防迟发性呕吐时胃复安与地塞米松（M+D）方案与阿瑞匹坦与地塞米松（A+D）的疗效差异。化疗前全部患者静脉注射帕洛诺司琼 0.25mg 和地塞米松 12mg，并口服阿瑞匹坦 125mg。第 2~4 天患者随机接受口服地塞米松 8mg+ 阿瑞匹坦（80mg，每日 1 次，第 2~3 天），或胃复安（20mg，每日 4 次）+ 地塞米松（8mg，每日 2 次）。主要终点为化疗后第 2~5 天的 CR（无呕吐、无补救治疗）率。研究纳入 303 例患者，284 例可评价，其中 147 例接受 A+D 方案，137 例接受 M+D 方案。结果显示，两组第 1 天的结果相似，在第 2~5 天，CR 无显著差异（80.3% vs 82.5%，$P<0.38$）。全部次要终点（包括总体控制、无恶心、无呕吐等）结果相似（$P<0.24$）。两组毒副反应亦无显著差异。两种方案预防顺铂导致的迟发性呕吐疗效相当，毒性相似。

（2）静脉用中度催吐风险化疗（moderately emetogenic chemotherapy，MEC）：预防急性呕吐的药物推荐方案为 5-HT$_3$RA+DXM ± NK-1RA ± 劳拉西泮 ±H$_2$ 受体拮抗剂或质子泵抑制剂，预防延迟性呕吐的药物推荐方案为 5-HT$_3$RA+DXM ± NK-1RA ± 劳拉西泮 ±H$_2$ 受体拮抗剂或质子泵抑制剂。

一项回顾性荟萃研究分析了 3463 例患者使用两

代 5-HT$_3$RA 的疗效与安全性。与第一代 5-H$_{T3}$RA 治疗组相比，帕洛诺司琼（0.25mg，静脉给药）治疗组呕吐累积发生率显著降低：第 1 天 RR=1.11，95% CI：1.05~1.17；第 2~5 天 RR=1.26，95% CI：1.16~1.36；5 天总体 RR=1.23，95% CI：1.13~1.34。两组安全性无差异。提示帕洛诺司琼可有效预防 MEC 或 HEC 方案所致恶心呕吐。

一项多中心、随机、双盲、分层的Ⅲ期临床试验中，共入组 570 例接受 MEC 的患者，随机分为单剂量帕洛诺司琼 0.25mg 组、帕洛诺司琼 0.75mg 组、昂丹司琼 32mg 组，化疗前 30 分钟给药。主要终点为化疗后 24 小时（急性期）无呕吐或无解救治疗（CR）的患者比例，次要终点为延迟性 CINV 的疗效（化疗后≤5 天）及总体耐受情况。可评价 563 例患者中，帕洛诺司琼 0.25mg 组的 CR 率显著高于昂丹司琼组（$P<0.01$）：CR 率急性期（0~24 小时）81.0% 与 68.6%，延迟期（24~120 小时）74.1% 与 55.1%，整个化疗期间（0~120 小时）69.3% 与 50.3%。帕洛诺司琼 0.75mg 组与帕洛诺司琼 0.25mg 组相比，3 个时期的 CR 率虽有数值获益但差异无统计学意义，两个剂量组均耐受良好。研究表明单剂量帕洛诺司琼 0.25mg 在急性和延迟性呕吐的预防方面显著优于昂丹司琼 32mg。

（3）静脉用低度催吐风险化疗（lowly emetogenic chemotherapy，LEC）：预防急性呕吐的药物推荐方案为单用 DXM、单用甲氧氯普胺或丙氯拉嗪 ± 劳拉西泮 ± H$_2$ 受体拮抗剂或质子泵抑制剂。

（4）静脉多日化疗（multiple-day chemotherapy，MDC）：对于多日化疗，常规推荐 5-HT$_3$RA+ 地塞米松为标准预防治疗。一项国内的Ⅲ期临床研究数据支持帕洛诺司琼预防多日化疗方案的 CINV（顺铂 3 日化疗方案，帕洛诺司琼 0.25mg，第 1、3 天用药；顺铂 5 日化疗方案，帕洛诺司琼 0.25mg，第 1、3、5 天用药）。对于 HEC 或延迟性恶心呕吐风险高的多日化疗方案，可以考虑加入阿瑞匹坦。

一项研究入组 78 例接受多日 HEC/MEC 风险化疗的患者，均在化疗期间给予格拉司琼、地塞米松和阿瑞匹坦，化疗接受后阿瑞匹坦和地塞米松仍持续给药 2 天，研究终点为整个化疗周期（化疗第 1 天至化疗结束后 5 天）的持续缓解率 CR（无呕吐或未解救治疗）。38 例接受 HEC 化疗，40 例接受 MEC 化疗，平均化疗时间 3.5 天。CR 率分别为 57.9% vs 72.5%。阿瑞匹坦使用 5~7 天的耐受性与 3 日用药相似。提示多日化疗使用阿瑞匹坦（>3 天用药）疗效满意且耐受良好。

美国一项随机双盲、安慰剂对照、交叉Ⅲ期临床研究，比较阿瑞匹坦 + 标准呕吐预防方案（5-HT$_3$RA + 地塞米松）与安慰剂 + 标准呕吐预防方案对 CINV（第 1~5 天）的预防作用。该研究纳入计划接受 2 个周期相同化疗方案（含顺铂 5 日用药联合化疗方案）的生殖细胞瘤患者，将其分为未曾接受化疗组和曾接受化疗组。两个治疗组均在第 1~5 天使用 5-HT$_3$ 拮抗剂，并于第 1~2 天使用地塞米松 20mg。在第 1 个周期化疗时，患者随机接受阿瑞匹坦（第 3 天 125mg，第 4~7 天为 80mg）或安慰剂，在第 2 个疗程两组交叉用药，所用药物对调。在第 6~7 天使用设盲的地塞米松 8mg bid 或 4mg bid，第 8 天使用安慰剂或阿瑞匹坦 4mg bid。

共有 70 例患者入选该研究，其中 68 例为可评价患者，58 例患者未曾接受化疗。60 例患者曾应用过博来霉素、依托泊苷或顺铂。研究结果发现，在第 1 个疗程中，有 35 例患者使用阿瑞匹坦治疗，33 例使用安慰剂。有 47% 的患者在接受阿瑞匹坦 + 标准止吐方案后达到 CR，而在接受安慰剂 + 标准止吐方案的患者中 CR 率为 19%（$P<0.0001$）。有 32 例（47.1%）患者在安慰剂 + 标准止吐方案治疗过程中发生至少 1 次呕吐事件，而在接受阿瑞匹坦 + 标准止吐方案治疗过程中仅 11 例（16.2%）患者发生至少 1 次呕吐事件。该研究证实，阿瑞匹坦 +5-HT$_3$ 受体拮抗剂 + 地塞米松能显著改

善多日化疗的呕吐完全缓解率。

（5）预期性恶心呕吐（anticipatory nausea and vomiting）：对于预期出现的恶心呕吐反应积极进行预防，其效果较治疗效果更好，可在给化疗前2~3小时服用地西泮或劳拉西泮，同时采用行为疗法（如放松和音乐疗法等），也可给予针灸或穴位按压。

一项研究入组180例接受顺铂化疗（$100mg/m^2$，24小时持续静滴）的患者，均接受胃复安＋地塞米松＋氯马斯汀（抗组胺药），随机分为联用劳拉西泮组和对照组，结果发现，加入劳拉西泮可显著降低顺铂所致预期性恶心呕吐的发生率（$P<0.05$）以及急性恶心呕吐的发生率（$P<0.05$），延迟性恶心呕吐亦减少，但仅在第3天有统计学意义（$P<0.05$）。

（6）爆发性呕吐（breakthrough nausea and vomiting）：预防比治疗更重要，一旦出现，常需解救治疗，可添加一种其他种类的止吐药，如精神类或吩噻嗪类药物，常用奥氮平、劳拉西泮等。一般经静脉注射、肌内注射，适当补液，及时纠正电解质紊乱。

一项随机双盲Ⅲ期临床试验对比奥氮平和胃复安在既往未经历化疗、接受HEC化疗（顺铂$\geqslant 70mg/m^2$或多柔比星$\geqslant 50mg/m^2$和环磷酰胺$\geqslant 600mg/m^2$）所致爆发性呕吐的治疗效果。研究入组276例患者，尽管化疗前预防性静脉使用了地塞米松12mg、帕洛诺司琼0.25mg和福沙匹坦150mg、化疗后第2~4天每天口服地塞米松8mg，仍有112例患者出现爆发性恶心呕吐，其中108例患者可供评估，将其随机分为奥氮平组（10mg，口服，每天1次，连用3天）和胃复安组（10mg，口服，每天3次，连用3天），监测各服药72小时后的恶心呕吐情况。结果发现，72小时内，奥氮平组56例患者中39例（70%）未再出现恶心，而胃复安组52例患者中仅16例未再出现恶心（31%），$P<0.01$。提示在HEC所致爆发性恶心呕吐中，奥氮平效果优于胃复安。

（7）难治性恶心呕吐（refractory nausea and vomiting）：

治疗包括奥氮平、大麻隆、加巴喷丁等。

一项回顾性研究分析了 33 例经过指南推荐的预防和爆发呕吐处理(多巴胺受体拮抗剂和苯二氮䓬类)后仍出现难治性恶心呕吐的患者接受至少一次奥氮平 5~10mg 治疗的疗效。结果发现加入奥氮平提高止吐成功率 70%,且不同级别致吐化疗方案无差异($P=0.79$)、不同预防用药(5-HT$_3$RA+DEM+ 阿瑞匹坦 vs 单纯 5-HT$_3$RA)无差异($P=0.77$)、年龄组(>50 岁 vs ≤50 岁)无差异($P>0.99$),女性获益倾向更大($P=0.08$)。提示无论化疗药物止吐级别、预防用药如何、年龄或性别差异,奥氮平均可获益。

综上,在处理 CINV 时,要掌握基本原则,强调根据药物的催吐风险选择药物。当常三联或两联止吐方案效果不佳时,要注意重新评估呕吐风险、疾病状态及并发症,及时调整止吐方案,重视精神类药物或 H$_2$ 受体拮抗剂或质子泵抑制剂的联合应用。给予良好的对症支持、护理宣教以及足够的营养支持,保证足够的液体供应,维持水、电解质平衡,纠正酸碱失衡和及时处理相关毒副反应和并发症,以期最大程度地降低患者恶心呕吐的发生率,改善生活治疗,保障化疗顺利进行。

(三)便秘

便秘(constipition)是化疗最常见的并发症之一,使用抗肿瘤治疗药物后可出现粪便极度硬结、干燥,排便非常少,导致直肠充盈与排空交替减少。除了与液体摄入不足和镇痛药物治疗等因素有关外,主要原因是大肠动力减低。患者出现便秘,临床上可表现为腹部或肠道不适或疼痛、恶心呕吐加重、厌食、肛裂、痔疮及肠破裂等,如果未得到及时处理,也可能导致肠梗阻、中毒性巨结肠、致命感染等严重后果。因此积极防治化疗所致便秘有重要临床意义。

【发生机制】

引起便秘常见的药物是长春碱类药物,这些药物具有神经毒性,可以降低肠管神经活性,影响胃肠道平滑肌功能,导致蠕动减少或麻痹性肠梗阻从而出现便秘,发生率可高达 20%~35%,尤其在大剂量或长期治疗后,便秘常发生于抗肿瘤治疗后 2~3 天。此外,使用沙利度胺的患者便秘发生率高于 55%,使用硼替佐米发生便秘的发生率在 40% 左右。其他引起便秘的因素包括:①止吐药物,尤其是 5-HT$_3$ 受体拮抗剂,便秘发生率为 1%~5%,大剂量胃复安有时也可引起一定程度的便秘;②癌的病理生理学因素,如肿瘤位于肠道内,或肠道外压迫,高钙血症;③其他减弱胃肠道蠕动的药物如阿片类药物、麻醉药、非类固醇类抗炎药(NSAID)、抗惊厥药、抗抑郁药、镇静药、肌肉松弛剂等;④饮食因素,如脱水、含纤维素性粗糙食物摄入量不足等;⑤患者因素,如焦虑、压抑、长期卧床、活动过少等。

【临床表现】

排便次数减少,无规律,粪质干硬,常伴有排便困难、腹胀、腹部不适或疼痛。

患者一旦发生便秘,需要充分评估大便排泄情况包括排泄物形态、次数、排便量及便意等情况,注意流质饮食及纤维素的摄入情况,评估肠动力情况,注意是否存在腹痛或痉挛等,关注合并用药情况,必要时行影像学检查鉴别机械性阻塞和肠梗阻。

【处理措施】

1. **预防**　抗肿瘤治疗前要充分评估易引起便秘的药物及各种因素,以预防为主。

(1)饮食调节:饮食应清淡易消化,尽量不要挑食,种类丰富,同时增加食物中的膳食纤维及饮水量,多进食麦麸、玉米、蔬菜、水果和全谷物等高纤维食物,有利于维持正常胃肠运动功能和胃结肠反射。蜂蜜、核桃等润肠食物可以适当进食。

(2)适当活动:鼓励患者规律下床运动和锻炼,有助于胃肠动力的恢复。根据身体情况,选择适当的身体锻炼,如散步、打太极拳等。也可在三餐后半小时内进行腹部按摩,每次 10 分钟,顺时针环形按摩。

（3）排便训练：尽量养成按时排便的习惯，一般选在进餐之后，即使无便意也定时去厕所尝试排便。排便时，不要看报纸或做其他事情，要集中精力，养成良好排便习惯。

（4）调节心理：保持良好的情绪，焦虑烦躁时要尽快进行干预和调节。

2. 便秘的处理 首先明确导致便秘的因素，根据患者一般状况选用，如年老体弱者宜选用相对温和的通便药，避免过度刺激肠道导致腹泻。

（1）非药物治疗：主要包括饮食调节和生活方式的改变。养成定时排便习惯、多吃蔬菜、水果，此外还包括肠道益生菌的应用、针灸按摩治疗等。

（2）药物治疗

1）泻药，主要分为：①容积性泻药：在肠道难以吸收，大量口服形成高渗压而阻止肠内水分的吸收，使肠道内容积增加，扩张肠道，刺激肠壁，促进肠道蠕动，如硫酸镁、乳果糖、食物纤维素等。②渗透性泻药：通过渗透作用，使肠管内液体增多，促进胃肠运动增强，主要包括盐类、高渗性糖醇类。③刺激性泻药：刺激肠黏膜上皮细胞，促进肠液分泌及胃肠蠕动，缩短胃排空的时间，如蓖麻油、番泻叶、芦荟、便乃通茶等。④润滑性泻药：矿物油脂类在体内不发生生化反应，主要为软化粪便，润滑肠腔，如液体石蜡、甘油。一般建议口服为主，口服符合人体的生理特点，过多的运用栓剂和灌肠剂可导致肠炎。但不完全性肠梗阻及粪便嵌顿所致的便秘，病情危重可先采取灌肠液清肠，待急症解除后再予口服泻剂治疗。

2）其他，如西沙比利、针灸、苁蓉通便口服液、补中益气汤加味等。

（四）腹泻

腹泻（diarrhea）指的是排出不成形便或水样便。化疗相关性腹泻（chemotherapy induced diarrhea，CID）是肿瘤患者化疗引起的一种常见毒副反应。抗肿瘤药物作用于增殖迅速的肠黏膜上皮细胞,导致腹泻,可以导致脱水、直立性低血压、威胁生命的低血钾、代谢性酸中毒、高钙血症、营养不良、心血管或肾脏功能的损害、免疫功能受损、肛周皮肤破溃或感染、口服药物吸收差、疼痛、焦虑以及乏力等,甚至导致患者死亡。临床报道的 3~4 级腹泻的发生率约 5%~47%。化疗所致腹泻多见于应用氟尿嘧啶类药物和伊立替康,也是氟尿嘧啶类药物的剂量限制性毒性,其他药物如紫杉醇、达卡巴嗪也属于高风险的致泻抗肿瘤治疗药,而顺铂、奥沙利铂、多西他赛、培美曲塞等药物也可能导致患者出现腹泻。

【发生机制】

导致腹泻的病因,如细菌过度生长、消化不良、肠道感染、黏膜损伤、碳水化合物吸收不良、脂肪吸收不良等。

【临床表现】

根据 NCI-CTCAE 4.03 腹泻分为以下 5 级:1 级:与基线相比,大便次数增加每天 <4 次;造瘘口排出物轻度增加;2 级:与基线相比,大便次数增加每天 4~6 次;造瘘口排出物中度增加;3 级:与基线相比,大便次数增加每天≥7 次;大便失禁;需要住院治疗;或与基线相比,造瘘口排出物重度增多,影响个人日常生活;4 级:危及生命,需要紧急治疗;5 级:死亡。

临床常见药物所致腹泻总结如下:

1. **氟尿嘧啶所致腹泻**　5- 氟尿嘧啶(5-FU)引起的腹泻是由于 5-FU 引起肠道腺窝上皮停止分裂,引起不成熟的腺窝上皮细胞比例升高,成熟的绒毛状上皮细胞比例相对减少,大量肠液的生成超过肠道的吸收能力,从而导致腹泻。

氟尿嘧啶所致毒性反应主要取决于方案和剂量。与静脉输注氟尿嘧啶相比,静推的骨髓抑制和口腔炎更多见,也更易导致腹泻,尤其是 3~4 级腹泻。氟尿嘧啶的前体药物如卡培他滨、S-1 以及口服的替加氟,均可产生类似效应。亚叶酸钙的加入增加了氟尿嘧啶类的腹泻风险。临床预测氟尿嘧啶类所致腹泻风险的因素有女性、高龄、体重指数、白种人群和糖尿病。

研究表明,部分基因异常,如二氢嘧啶脱氢酶缺乏(DPYR 突变所致)导致氟尿嘧啶清除减慢,延长了化疗药物暴露时间,从而导致药物毒性增加。

2. 伊立替康所致腹泻 腹泻为伊立替康的主要剂量限制性毒性。急性腹泻是由乙酰胆碱酯酶受抑制,导致给药后数分钟至 24 小时后胆碱能传递所致,使用阿托品易控制。目前公认的伊立替康所致延迟性腹泻的机制认为,伊立替康的活性代谢产物——SN-38 的毒性是其原药的 100~1000 倍,动物模型表明 SN-38 在肝脏被葡萄糖醛酸转移酶合成毒性更低的 SN-38G,经由胆汁排入肠腔。然而在粪便中,SN-38G 又经 β-葡萄糖醛酸酶或肠道细菌作用转化为 SN-38,导致肠道黏膜受损。然而人体中机制是否类似尚不清楚。

伊立替所致腹泻主要分类:①急性腹泻。预先使用阿托品 0.25mg 预防乙酰胆碱综合征;②延迟性腹泻。24 小时之后出现,发生率高,症状明显,甚至威胁生命。发生时间:单药 3 周方案出现第一次稀便的中位时间为伊立替康后第 5 日;联合周疗方案出现第一次稀便的中位时间为伊立替康后第 11 日。

【处理措施】

1. 充分补液 严重腹泻患者每天可丢失 4~6L 液体,极易导致脱水甚至低血容量性休克。若低血容量不明显,应先滴注 500ml 平衡晶体液(心脏病患者 250ml;若血钾浓度高于 5.5mmol/L 或可能存在急性少尿性肾损伤则首选 0.9% 生理盐水)或胶体液(如羟乙基淀粉或凝胶),然后评估血容量是否增加。低渗液体则不适于液体复苏。一旦血钾明确、尿量好转,初始使用过 0.9% 的生理盐水的患者应换至平衡液,如乳酸林格氏液等。在低血压、心动过速、合并潜在败血症的患者,血乳酸浓度高,初始补液速度为 20ml/kg。

2. 药物治疗

（1）洛哌丁胺（易蒙停）：为合成的阿片受体激动剂，可通过激动肠壁的 μ- 阿片受体，阻止乙酰胆碱和前列腺素的释放，减少平滑肌收缩，增加肛门括约肌的张力，减少肠蠕动，延长肠内容物的滞留时间，抑制大便失禁和便急。用法：首剂 4mg，之后每 2 小时服用 2mg，或每次稀便后服 2mg，最大剂量 16mg/d，腹泻停止 12 小时后才能停服洛哌丁胺。因洛哌丁胺可导致麻痹性肠梗阻，因此禁止连续使用超过 48 小时，用药前需排除感染性腹泻。

（2）奥曲肽：为生长抑素类似物，能减少激素分泌，如血管活性肠肽，抑制肠道运动和胰腺分泌，促进吸收。具体止泻生理机制不明，可能与肠系膜血流量减少有关。Ⅰ期研究表明，奥曲肽≥500μg 可使 75% 患者的腹泻完全缓解。指南推荐对于严重脱水患者，奥曲肽剂量为 500μg，每天 2 次。若腹泻患者已使用洛哌丁胺无效，可换用奥曲肽治疗。

（3）其他止泻药物：可待因、布地奈德、阿托品、抗生素、胆汁酸螯合剂等。

（五）呃逆

呃逆（hiccup）是由于膈肌、膈神经、迷走神经或中枢神经等受到刺激后引起一侧或双侧膈肌的阵发性痉挛，伴有吸气时声门突然关闭，发出短促响亮的特别声音。有研究报道化疗所致呃逆的发生率超过 30%。若呃逆超过 48 小时或频繁发作者，则称为顽固性呃逆（intractable hiccup，IH）。呃逆可严重影响患者的休息及治疗依从性，对于伴有心肺疾患的患者呼吸功能也会有很大影响，呃逆超过 24 小时即需评估是否存在器质性异常。

【发生机制】

呃逆的发生机制不明，临床上引起呃逆的原因有很多，暂时性呃逆可能由胃胀、温度的突然变化、摄入酒精、过量吸烟、精神因素等导致。而顽固性或难治性呃逆的病因有手术麻醉;中枢神经系统损伤、横膈或迷走神经损伤刺激;代谢紊乱(尿毒症、糖尿病、低钾/镁/钠血症);药物所致(兴奋剂、磺胺类、地塞米松、地西泮)等。低血钠致呃的机制不明,但顽固性呃逆的发生与血钠降低有着密切的关系;低血钙、低血镁时神经纤维和骨骼肌的应激性增高,即阈值降低,临床上可出现一系列神经肌肉应激性增高的表现,加上一些患者进食少和长时间卧床,胃排空减弱和胃液潴留,迷走神经受到刺激,从而导致 IH 的发生。

对于肿瘤内科而言,化疗药是最常见呃逆病因,如甲氨蝶呤、奥沙利铂、环磷酰胺、氟尿嘧啶、顺铂等。此外,临床常用的止吐药中,糖皮质激素尤其是地塞米松往往可能是导致呃逆的罪魁祸首。研究表明使用泼尼松替代地塞米松则可降低呃逆发生率,且呃逆的发生存在男女差异。临床中观察到使用 NK-1 受体拮抗剂阿瑞匹坦的化疗患者呃逆发生率较高,机制不详。

【处理措施】

1. 非药物治疗

(1)中断或加快呼吸:如突然惊吓、憋气、Valsalva 动作(即深吸气后紧闭声门,再用力做呼气动作,呼气时对抗紧闭的会厌,通过增加胸内压来影响血液循环和自主神经功能状态)、压迫甲状腺软骨、过度换气、用纸袋套鼻呼吸、用鼻烟或胡椒诱导打喷嚏、持续气道正压通气、吸入 5% 的 CO_2 等。

(2)刺激悬雍垂或鼻咽部:如强行牵引舌头、漱口、喝菠萝汁、柠檬与苦味酒的混合饮料、吸饮冰水、捂紧耳朵喝水、蜂蜜与醋同饮、干吞白砂糖、用勺子托起悬雍垂等。

(3)反刺激迷走神经:如压迫眼球、颈动脉窦压迫疗法、直肠按摩、刺激鼓膜等。

(4)缓解腹胀:如洗胃、催吐、鼻饲等。

2. 药物治疗 种类繁多,按照神经作用的不同机制,可分为以下类型。

(1)中枢神经系统抑制剂:溴酸盐、乙醚、氯胺酮、吗啡、水合氯醛、海洛因、硫酸镁、尼可刹米等。

(2)多巴胺相关药物:金刚烷胺、苯丙胺、氯丙嗪、胃复安、氟哌利多、可卡因、麻黄碱等。

(3)膜稳定剂:如卡马西平(Na^+通道)、硝苯地平(Ca^{2+}通道)。

(4)神经传导抑制剂:如巴氯芬、丙戊酸、巴比妥。

(5)肌松剂:邻甲苯海明、麦芬生等。

(6)抗胆碱药:如阿托品、东莨菪碱、奎尼丁。

(7)膈神经阻断:利多卡因、普鲁卡因、丁卡因等。

(8)松弛血管平滑肌:硝酸甘油等。

以下介绍临床常用的几种治疗呃逆的药物。

(1)巴氯芬(Baclofen):商品名脊舒,为神经性传导抑制剂γ氨基丁酸(GABA)的衍生物,主要作用于脊髓运动神经元的GABA受体,其抗呃逆的作用机制未明,可能是通过对神经传导抑制作用,从而缓解平滑肌、膈肌痉挛;或者通过中枢镇静作用达到抑制呃逆中枢而制止呃逆发作。用法:每次10mg,每日2次,口服;最大剂量为15mg,每日3次。

(2)氯丙嗪(Chlorpromazine):多巴胺受体拮抗剂,25~50mg,每天3次口服,曾被FDA批准用于治疗难治性呃逆的药物。氯丙嗪抗呃逆的作用可能与其阻断上行网状激活系统,抑制膈神经的兴奋性有关。

(3)胃复安(Metoclopramide,甲氧氯普胺):胃复安是一种多巴胺受体拮抗剂,可能因其多巴胺拮抗作用,部分作用于胃肠道平滑肌。同时认为该药在大脑中亦能产生多巴胺组织作用,产生类似于氯丙嗪止吐作用的锥体外系反应。临床推荐剂量:每次10mg,每6小时重复,连服10天;或每次5~10mg,静推或肌注,每8小时重复,连用24~48小时后再改为口服(剂量同前)。

此外,研究表明电解质紊乱,特别是伴有低血钠、低血钙、低血镁、低血钾等可导致呃逆,经补充电解质后呃逆得到终止或明显缓解。

(任　辉　胡艳萍　王志军)

参 考 文 献

[1] Andreyev J,Ross P,Donnellan C,et al.Guidance on the management of diarrhoea during cancer[J].Lancet Oncol, 2014,15(10):e447-e460.

[2] Saltz LB,Douillard JY,Pirotta N,et al.Irinotecan plus fluorouracil/leucovorin for metastatic colorectal cancer:a new survival standard[J].Oncologist,2001,6:81-91.

[3] O'Shaughnessy J,Miles D,Vukelja S,et al.Superior survival with capecitabine plus docetaxel combination therapy in anthracyclinepretreated patients with advanced breast cancer: phase III trial results[J].J Clin Oncol,2002,20:2812-2823.

[4] Chau I,Norman AR,Cunningham D,et al.A randomized comparison between 6 months of bolus fluorouracil/leucovorin and 12 weeks of protracted venous infusion fluorouracil as adjuvant treatment in colorectal cancer[J].Ann Oncol,2005, 16:549-557.

[5] Falcone A,Ricci S,Brunetti I,et al.Phase III trial of infusional fluorouracil,leucovorin,oxaliplatin,and irinotecan (FOLFOXIRI)compared with infusion fluorouracil, leucovorin,and irinotecan(FOLFIRI)as first-line treatment for metastatic colorectal cancer:the Gruppo Oncologico Nord Ovest[J].J Clin Oncol,2007,25:1670-1676.

[6] Fuchs CS,Marshall J,Mitchell E,et al.Randomized, controlled trial of irinotecan plus infusional,bolus,or oral fluoropyrimidines in first-line treatment of metastatic colorectal cancer:results from the BICC-C study[J].J Clin Oncol,2007,25:4779-4786.

[7] Van Cutsem E,Kohne CH,Lang I,et al.Cetuximab plus irinotecan,fluorouracil,and leucovorin as first-line treatment for metastatic colorectal cancer:updated analysis of overall survival according to tumor KRAS and BRAF mutation status [J].J Clin Oncol,2011,29:2011-2019.

[8] Tveit KM,Guren T,Glimelius B,et al.Phase III trial of cetuximab with continuous or intermittent fluorouracil, leucovorin,and oxaliplatin(Nordic FLOX)versus FLOX alone in first-line treatment of metastatic colorectal cancer:the NORDIC-VII study[J].J Clin Oncol,2012,30:1755-1762.

[9] SERVICES USDOHAH(2010)Common Terminology Criteria for Adverse Events(CTCAE)Version 4.03.http: //evs.nci.nih.gov/ftp1/CTCAE/CTCAE_4.03_2010-06-14_ QuickReference_8.5x11.pdf.2013-07-05.

[10] Malet-Martino M,Martino R.Clinical studies of three oral prodrugs of 5-fluorouracil(capecitabine,UFT,S-1):a review [J].Oncologist,2002,7:288-323.

[11] Zalcberg J,Kerr D,Seymour L,et al.Haematological and non-haematological toxicity after 5-fluorouracil and leucovorin in patients with advanced colorectal cancer is significantly associated with gender,increasingage and cycle number[J]. Eur J Cancer,1998,34:1871-1875.

[12] McCollum AD,Catalano PJ,Haller DG,et al.Outcomes and toxicity in African american and caucasian patients in a randomized adjuvant chemotherapy trial for colon cancer[J]. J Natl Cancer Inst,2002,94:1160-1167.

[13] Meyerhardt JA,Tepper JE,Niedzwiecki D,et al.Impact of body mass index on outcomes and treatment-related toxicity in patients with stage II and III rectal cancer:findings from Intergroup Trial 0114[J].J Clin Oncol,2004,22:648-657.

[14] Diasio RB,Beavers TL,Carpenter JT.Familial deficiency of dihydropyrimidine dehydrogenase.Biochemical basis for familial pyrimidinemia and severe 5-fluorouracil-induced

toxicity[J].J Clin Invest,1988,81:47-51.

[15] Stringer AM,Gibson RJ,Logan RM,et al.Faecal microflora and beta-glucuronidase expression are altered in an irinotecan-induced diarrhea model in rats[J].Cancer Biol, 2008,7:1919-1925.

[16] Saliba F,Hagipantelli R,Misset JL,et al.Pathophysiology and therapy of irinotecan induced delayed onset diarrhea in patients with advanced colorectal cancer:a prospective assessment[J].J Clin Oncol,1998,16:2745-2751.

[17] Gibson RJ,Keefe DM,Lalla RV,et al.Systematic review of agents for the management of gastrointestinal mucositis in cancer patients[J].Support Care Cancer,2013,21:313-326.

[18] Rivers E,Nguyen B,Havstad S,et al.Early goal-directed therapy in the treatment of severe sepsis and septic shock[J]. N Engl J Med,2001,345:1368-1377.

[19] Abigerges D,Armand JP,Chabot GG,et al.Irinotecan (CPT-11)high-dose escalation using intensive high-dose loperamide to control diarrhea[J].J Natl Cancer Inst,1994, 86:446-449.

[20] Goumas P,Naxakis S,Christopoulou A,et al.Octreotide acetate in the treatment of fluorouracil-induced diarrhea[J]. Oncologist,1998,3:50-53.

[21] Cascinu S,Fedeli A,Fedeli SL,et al.Octreotide versus loperamide in the treatment of fluorouracil-induced diarrhea: a randomized trial[J].J Clin Oncol,1993,11:148-151.

[22] Cooper AM,Braatvedt GD,Qamar MI,et al.Fasting and postprandial splanchnic blood flow is reduced by a somatostatin analogue(octreotide)in man[J].Clin Sci (Lond),1991,81:169-175.

[23] Wadler S,Haynes H,Wiernik PH.Phase I trial of the somatostatin analog octreotide acetate in the treatment of fluoropyrimidine-induced diarrhea[J].J Clin Oncol,1995,

13:222-226.

[24] Benson AB,Ajani JA,Catalano RB,et al.Recommended guidelines for the treatment of cancer treatment-induced diarrhea[J].J Clin Oncol,2004,22:2918-2926.

[25] Karthaus M,Ballo H,Abenhardt W,et al.Prospective, double-blind,placebo-controlled,multicenter,randomized phase Ⅲ study with orally administered budesonide for prevention of irinotecan(CPT-11)-induced diarrhea in patients with advanced colorectal cancer[J].Oncology, 2005,68:326-332.

[26] Hyatt JL,Tsurkan L,Morton CL,et al.Inhibition of acetylcholinesterase by the anticancer prodrug CPT-11[J]. Chem Biol Interact,2005,157-158:247-252.

[27] Gafter-Gvili A,Fraser A,Paul M,et al.Meta-analysis: antibiotic prophylaxis reduces mortality in neutropenic patients[J].Ann Intern Med,2005,142:979-995.

[28] Lopez-Galindo MP,Bagan JV,Jimenez-Soriano Y,et al.Clinical evaluation of dental and periodontal status in a group of oncological patients before chemotherapy[J].Med Oral Patol Oral Cir Bucal,2006,11:E17-E21.

[29] López BC,Esteve CG,Pérez MG.Dental treatment considerations in the chemotherapy patient[J].J Clin Exp Dent,1989,3: e31-e42.

[30] McGuire DB,Altomonte V,Peterson DE,et al.Patterns of mucositis and pain in patients receiving preparative chemotherapy and bone marrow transplantation[J].Oncol Nurs Forum,1993,20(10):1493-1502.

[31] Duncan GG,Epstein JB,Tu D,et al.Quality of life, mucositis,and xerostomia from radiotherapy for head and neck cancers:a report from the NCIC CTG HN2 randomized trial of an antimicrobial lozenge to prevent mucositis[J]. Head Neck,2005,27(5):421-428.

[32] Elting LS,Cooksley C,Chambers M,et al.The burdens

of cancer therapy.Clinical and economic outcomes of chemotherapy-induced mucositis[J].Cancer,2003,98: 1531-1539.

[33] Elting LS,Cooksley CD,Chambers MS,et al.Risk, outcomes,and costs of radiation-induced oral mucositis among patients with head-and-neck malignancies[J].Radiat Oncol Biol Phys,2007,68:1110-1120.

[34] Jones JA,Avritscher EB,Cooksley CD,et al.Epidemiology of treatment-associated mucosal injury after treatment with newer regimens for lymphoma,breast,lung,or colorectal cancer[J].Support Care Cancer,2006,14:505-515.

[35] Vera-Llonch M,Oster G,Hagiwara M,et al.Oral mucositis in patients undergoing radiation treatment for head and neck carcinoma[J].Cancer,2006,106:329-336.

[36] Peterson DE,Bensadoun RJ,Roila F.Management of oral and gastrointestinal mucositis:ESMO Clinical Practice Guidelines[J].Ann Oncol,2011,22(6):78-84.

[37] Lalla RV,Bowen J,Barasch A,et al.MASCC/ISOO clinical practice guidelines for the management of mucositis secondary to cancer therapy[J].Cancer,2014,120(10): 1453-1461.

[38] Mosel DD,Bauer RL,Lynch DP,et al.Oral complications in the treatment of cancer patients[J].Oral Dis,2011,17:550-559.

[39] SERVICES USDOHAH(2010)Common Terminology Criteria for Adverse Events(CTCAE)Version 4.03.http: //evs.nci.nih.gov/ftp1/CTCAE/CTCAE_4.03_2010-0614_ QuickReference_8.5x11.pdf.2013-07-05.

[40] Sonis ST,Elting LS,Keefe D,et al.Perspectives on cancer therapy-induced mucosal injury[J].Cancer,2004,100: 1995-2025.

[41] Caribé-Gomes F,Chimenos-Küstner E,López-López J, et al.Dental management of the complications of radio and

chemotherapy in oral cancer[J].Med Oral,2003,8(3): 178-187.

[42] Rubenstein EB,Peterson DE,Schubert M,et al.Clinical practice guidelines for the prevention and treatment of cancer therapy-induced oral and gastrointestinal mucositis [J].Cancer,2004,100:2026-2046.

[43] Sonis ST,Elting LS,Keefe D,et al.Perspectives on cancer therapy-induced mucosal injury:pathogenesis, measurement,epidemiology,and consequences for patients [J].Cancer,2004,100(9):1995-2025.

[44] Bensinger W,Schubert M,Ang KK,et al.prevention and management of mucositis in cancer care[J].J Natl Compr Canc Netw,2008,6(1):S1-S21.

[45] Lalla RV,Bowen J,Barasch A,et al.MASCC/ISOO clinical practice guidelines for the management of mucositis secondary to cancer therapy[J].Cancer,2014,120(10): 1453-1461.

[46] 于世英.肿瘤治疗相关呕吐防治指南(2014 版)[J].临床肿瘤学杂志,2014,19(3):3.

[47] MASCC/ESMO.Antiemetic Guidelines 2013[EB/OL]. http://www.mascc.org/assets/Guidelines-Tools/mascc_ antiemetic_english_2014.pdf.[2014-02-25].

[48] NCCN.The NCCN Antiemesis Clinical Practice Guidelines in Oncology.(version2.2014).http://www.nccn.org/ professionals/physician_gls/f_guidelines.asp.

[49] Gralla R,Lichinitser M,Van Der Vegt S,et al.Palonosetron improves prevention of chemotherapy-induced nausea and vomiting following moderately emetogenic chemo therapy:results of a double-blind randomized phase III trial comparing single doses of palonosetron with ondansetron[J]. Ann Oncol,2003,14(10):1570-1577.

[50] Mirabile A,Celio L,Magni M,et al.Evaluation of an everyotherday palonos etron schedule to control emesis in

multiple-day high-dose chemotherapy[J].Future Oncol, 2014,10(16):2569-2578.

[51] Longo F,Mansueto G,Lapadula V,et al.Palonosetron plus 3-day aprepitant and dexame thasone to prevent nausea and vomiting in patients receiving highly emeto genic chemotherapy[J].Support Care Cancer,2011,19(8):1159-1164.

[52] Herrstedt J,Muss HB,Warr DG,et al.Efficacy and tolerability of aprepitant for the prevention of chemotherapy-induced nausea and emesis over multiple cycles of moderately emetogenic chemotherapy[J].Cancer,2005, 104(7):1548-1555.

[53] Jordan K,Kinitz I,Voigt W,et al.Safety and efficacy of a triple antiemetic combination with the NK-1 antagonist aprepitant in highly and moderately emetogenic multiple day chemotherapy[J].Eur J Cancer,2009,45(7):1184-1187.

[54] Albany C,Brames MJ,Fausel C,et al.Randomized,double-blind,placebo-controlled,phase III cross-over study evaluating the oral neurokinin-1 antagonist aprepitant in combination with a 5HT3 receptor antagonist and dexamethasone in patients with germ cell tumors receiving 5-day cisplatin combination chemotherapy regimens:a hoosier oncology group study[J].J Clin Oncol,2012,30(32):3998-4003.

[55] Andrews PL.Netupitant and palonosetron(NEPA):a winning team in the race for the optimal treatment of chemotherapy-induced nausea and vomiting? [J].Ann Oncol,2014,25(7):1258-1259.

[56] Jordan K,Jahn F,Aapro M.Recent developments in the prevention of chemotherapy-induced nausea and vomiting(CINV):a comprehensive review[J].Ann Oncol,2015,26(6):1081-1090.

[57] Hesketh PJ,Rossi G,Rizzi G,et al.Efficacy and safety of

NEPA,an oral combinationof netupitant and palonosetron, for prevention of chemotherapy-induced nausea and vomiting following highly emetogenic chemotherapy:a randomized doseranging pivotal study[J].Ann Oncol,2014,25:1340-1346.

[58] Aapro M,Rugo H,Rossi G,et al.A randomized phase Ⅲ study evaluating the efficacy and safety of NEPA,a fixed-dose combination of netupitant and palonosetron,for prevention of chemotherapy-induced nausea and vomiting following moderately emetogenic chemotherapy[J].Ann Oncol,2014,25:1328-1333.

[59] Gralla RJ,Bosnjak SM,Hontsa A,et al.A phase Ⅲ study evaluating the safety and efficacy of NEPA,a fixed-dose combination of netupitant and palonosetron,for prevention of chemotherapy-induced nausea and vomiting over repeated cycles of chemotherapy[J].Ann Oncol,2014,25:1333-1339.

[60] Aapro M,Karthaus M,Schwartzberg L,et al.Multiple cycle CINV control and safety of NEPA,a capsule containing netupitant and palonosetron administered once per cycle of moderately emetogenic chemotherapy (MEC)[J].Support Care Cancer,2014,22 (suppl 11):S21-S238.

[61] Aapro M,Hesketh P,Jordan K,et al.Safety of NEPA,an oral fixed-dosecombination of netupitant and palonosetrong: pooled data from the phase 2/3 clinical program[J].Support Care Cancer,2014,22 (suppl 1):S1-S238.

[62] Schnadig ID,Modiano MR,Poma A,et al.Phase 3 trial results for rolapitant,a novel NK-1 receptor antagonist, in the prevention of chemotherapy-induced nausea and vomiting (CINV)in subjects receiving moderately emetogenic chemotherapy (MEC)[J].J Clin Oncol,2014, 32 (5):9633.

[63] Rapoport BL,Poma A,Hedley ML,et al.Phase 3 trial results for rolapitant,a novel NK-1 receptor antagonist, in the prevention of chemotherapy-induced nausea and

vomiting(CINV)in subjects receiving highly emetogenic chemotherapy(HEC)[J].J Clin Oncol,2014,32:5.

[64] Poma A,Christensen JC,Pentikis HP,et al.Rolapitant and its major metabolite do not affect the pharmacokinetics of midazolam,a sensitive cytochrome P450 3A4 substrate[J]. Support Care Cancer,2013,21:S154.

[65] 伦新强,苏兆颖.245例H2受体拮抗剂的不良反应分析 [J].中国药房,2000,11(3):129.

[66] 胡逸微.质子泵抑制剂不良反应综述[J].北方药学, 2011,8(10):14-15.

[67] Brafford MV,Glode A.Olanzapine:an antiemetic option for chemotherapy-induced nausea and vomiting[J].J Adv Pract Oncol,2014,5:24-29.

[68] Tan L,Liu J,Liu X,et al.Clinical research of olanzapine for prevention of chemo-therapy-induced nausea and vomiting [J].J Exp Clin Cancer Res,2009,28:131.

[69] Lee HY,Kim HK,Lee KH,et al.A randomized double-blind,double-dummy,multi center trial of azasetron versus ondansetron to evaluate efficacy and safety in the prevention of delayed nausea and vomiting induced by chemotherapy [J].Cancer Res Treat,2014,46:19-26.

[70] Navari RM,Gray SE,Kerr AC.Olanzapine versus aprepitant for the prevention of chemotherapy-induced nausea and vomiting:a randomized phase Ⅲ trial[J].J Support Oncol, 2011,9:188-195.

[71] Navari RM,Nagy CK,Gray SE.The use of olanzapine versus metoclopramide for the treatment of breakthrough chemotherapy-induced nausea and vomiting in patients receiving highly emetogenic chemotherapy[J].Support Care Cancer,2013,21:1655-1663.

[72] Passik SD,Lundberg J,Kirsh KL,et al.A pilot exploration of the antiemetic activity of olanzapine for the relief of nausea in patients with advanced cancer and pain[J].J Pain

Symptom Manage.2002,23:526-532.

[73] Roila F,Ruggeri B,Ballatori E,et al.Aprepitant versus metoclopramide,both combined with dexamethasone, for the prevention of cisplatin-induced delayed emesis:a randomized,double-blind study[J].Ann Oncol,2015,26 (6):1248-1253.

[74] Jin Y,Sun W,Gu D,et al.Comparative efficacy and safety of palonosetron with the first 5-HT3 receptor antagonists for the chemotherapy-induced nausea and vomiting:a meta-analysis [J].Eur J Cancer Care(Engl),2013,22(1):41-50.

[75] 吴昌平,王湛,王杰军,等.单剂量和多次重复剂量盐酸帕洛诺司琼注射液预防化疗所致恶心、呕吐的临床观察[J].临床肿瘤学杂志,2012,17(9):790-794.

[76] Malik IA,Khan WA,Qazilbash M,et al.Clinical efficacy of lorazepam in prophylaxis of anticipatory,acute,and delayed nausea and vomiting induced by high doses of cisplatin.A prospective randomized trial[J].Am J Clin Oncol,1995,18 (2):170-175.

[77] Navari RM,Nagy CK,Gray SE.The use of olanzapine versus metoclopramide for the treatment of breakthrough chemotherapy-induced nausea and vomiting in patients receiving highly emetogenic chemotherapy[J].Support Care Cancer,2013,21(6):1655-1663.

[78] Vig S,Seibert L,Green MR.Olanzapine is effective for refractory chemotherapy induced nausea and vomiting irrespective of chemotherapy emetogenicity[J].J Cancer Res Clin Oncol,2014,140(1):77-82.

[79] Agnew LR,Aviado DM,Brody JI,et al.Dorland's illustrated medical dictionary.24th ed.Philadelphia:WB Saunders, 1965:679.

[80] Takiguchi Y,Watanabe R,Nagao K,et al.Hiccups as an adverse reaction to cancer chemotherapy[J].J Natl Cancer Inst,2002,94(10):772.

4

[81] Marai I, Levi Y.The diverse etiology of hiccups[J].Harefuah, 2003, 142(1):10-13, 79.

[82] Lewis JH.Hiccups:causes and cures[J].J Clin Gastroenterol, 1985, 7(6):539-552.

[83] Matthews P.Guinness book of world records for 1994[J]. New York Guinness Publishing, 1994:69.

[84] Kolodzik PW, Eilers MA.Hiccups(singultus):review and approach to management[J].Ann Emerg Med, 1991, 20: 565-573.

[85] Nathan M, Leshner R, Keller A.Intractable hiccups[J]. Laryngoscope, 1980, 90:1612-1618.

[86] Gilbar P, McPherson I.Severe hiccups during chemotherapy: corticosteroids the likely culprit[J].J Oncol Pharm Pract, 2009, 15(4):233-236.

[87] Lee GW, Oh SY, Kang MH.Treatment of dexamethasone-induced hiccup in chemo therapy patients by methylprednisolone rotation[J].Oncologist, 2013, 18(11):1229-1234.

[88] Ross J, Eledrisi M, Casner P.Persistent hiccups induced by dexamethasone[J].West J Med, 1999, 170:51-52.

[89] Fisher CM.Protracted hiccup-a male malady[J].Trans Am Neurol Assoc, 1967, 92:231-233.

[90] Friedman NL.Hiccups:a treatment review[J]. Pharmacotherapy, 1996, 16(6):986-995.

[91] Gigot AF, Fynn PD.Treatment of hiccups[J].JAMA, 1952, 150:760-762.

[92] Hulbert NG.Hiccoughing(hiccup or singultus)[J]. Practitioner, 1951, 167:28-29.

[93] Kolodzik PW, Eilers MA.Hiccups(singultus):review and approach to management[J].Ann Emerg Med, 1991, 20: 565-573.

[94] Noble EC.Hiccup[J].Can Med Assoc J, 1934, 31(1):38-41.

[95] Bailey H.Persistent hiccup[J].Practitioner, 1943, 150:173-177.

［96］Baraka A.Inhibition of hiscup by pulmonary inflation［J］.
    Anesthesiology,1970,32:271-273.

［97］Laycock JD.Persistent hiccup［J］.Br Med J,1948,1:378.

［98］Herman JH,Nolan DS.A bitter cure［J］.N Engl J Med,
    1981,305:1654.

［99］Lamphier TA.Methods of management of persistent hiccup
    （singultus）［J］.MD State Med J,1977,26（11）:80-81.

［100］Salem MR,Baraka A,Rattenborg CC,et al.Treatment of
    hiccups by pharyngeal stimulation in anesthetized and
    conscious subjects［J］.JAMA,1967,202（1）:126-130.

［101］Engleman ED,Lankton J,Lankton B.Granulated sugar as
    treatment of hiccups in conscious patients［J］.N Engl J
    Med,1971,285:1489.

［102］Vantrappen G,Decramer M,Harlet R.High-frequency
    diaphragmatic flutter:symptoms and treatment by
    carbamazepine［J］.Lancet,1992,339:265-267.

［103］Lipps DC,Jahbari B,Mitchell MH,et al.Nifedipine for
    intractable hiccups［J］.Neurology,1990,40:531-532.

［104］Ramirez FC,Graham DY.Treatment of intractable hiccup
    with baclofen:results of a double-blind randomized,
    controlled,cross-over study［J］.Am J Gastroenterol,1992,
    87:1789-1791.

［105］Goyal A,Mehmood S,Mishra S.Persistent hiccups in
    cancer patient:a presentation of syndrome of inappropriate
    antidiuretic hormone induced hyponatremia［J］.Indian J
    Palliat Care,2013,19（2）:110-112.

［106］Ramirez FC,Graham DY.Treatment of intractable hiccup
    with baclofen:results of a double-blind randomized,
    controlled,cross-over study［J］.Am J Gastroenterol,1992,
    87:1789-1791.

［107］Thompson AN,Ehret Leal J,Brzezinski WA.Olanzapine
    and baclofen for the treatment of intractable hiccups［J］.
    Pharmacotherapy,2014,34（1）:e4-e8.

[108] Uña E,Alonso P.High dose of prokinetics for refractory hiccups after chemotherapy or the return to a simple drug [J].BMJ Case Rep,2013,pii:bcr2013201028.

[109] American Society of Hospital Pharmacists.AHFS drug information[M].Published by authority of the Board of Directors of the American Society of Hospital Pharmacists, 1990,40:531-532.

[110] Goyal A,Mehmood S,Mishra S.Persistent hiccups in cancer patient:a presentation of syndrome of inappropriate antidiuretic hormone induced hyponatremia[J].Indian J Palliat Care,2013,19(2):110-112.

二、骨髓毒性

骨髓抑制是化疗最为主要的毒副作用。骨髓抑制不仅延缓化疗的正常进行,影响疗效,而且可能诱发严重并发症危及患者生命。极个别恶性肿瘤患者在化疗过程中或许并不会死于疾病自身,但却可能因为骨髓抑制导致的严重并发症而危及生命。因此,及时发现化疗后骨髓抑制并给予对症处理是肿瘤化疗中必须面对的重要环节。在常用化疗药物中,烷化剂(氮芥类、亚硝脲类等)和抗肿瘤植物类(多西他赛、长春花生物碱类)的骨髓抑制作用较强。在常用的铂类药物中,卡铂的肾脏毒性虽小于顺铂,但其骨髓抑制的作用却强于后者。而其他类型的化疗药物均具有不同程度的骨髓抑制。

【发生机制】

化疗药物(抗肿瘤药物)可作用于癌细胞增殖周期的不同环节,抑制 DNA 分裂增殖能力,从而起到对肿瘤的治疗作用。人体骨髓增殖旺盛,分化程度低,对化疗相对敏感,由于化疗药物缺乏选择性,在杀死大量肿瘤细胞的同时亦可杀死不少正常骨髓细胞,尤其是对粒细胞系影响最大,从而出现骨髓抑制。绝大多数抗癌药物,均有不同程度的骨髓抑制,常为剂量限制毒性。肿瘤患者在化疗中随着化疗药物在体内累积量的增加，其骨髓抑制也逐渐加重。多数抗癌药物的骨髓抑制，出现于用药后1~3周，持续2~4周恢复。亚硝脲类的骨髓抑制出现较迟，最低值见于第3~4周，恢复期亦长约6~8周。多数药物以抑制白细胞为主，伴血小板相应下降。联合化疗除注意骨髓储备功能外，应避免骨髓毒性叠加的药物并用，或适当减少并用时的剂量。

化疗后各种骨髓造血细胞的受影响程度取决于其自身半衰期的长短。由于粒细胞半衰期最短，平均生存期约6~8小时，因此骨髓抑制常最先表现为白细胞下降。其次血小板平均生存期约为5~7天，其下降出现通常要晚于粒细胞，且下降程度较轻（少数主要引起血小板下降的化疗药物除外，如吉西他滨、卡铂等化疗药物）。由于红细胞半衰期长，平均生存期为120天，一般情况下不会立即从外周血红细胞计数中反映出来；间歇给予化疗情况下，红系由于具有较长的休息期，有足够的休息期，因此受化疗影响较小，下降通常不明显；但随着化疗药物的持续作用及化疗周期的增加，红细胞也会出现不同程度的下降。

化疗药物引起的骨髓抑制程度同样与患者个体骨髓造血细胞的储备情况密切相关。用药前有肝功能不良、脾脏功能亢进、接受过核素治疗、既往有放化疗病史的患者，以及骨髓储备能力较差的老年患者（年龄大于65岁）往往更容易出现骨髓抑制。

【临床表现】

多数化疗药物所致的骨髓抑制，通常见于化疗后1~2周，约持续2~3周逐渐恢复，并以白细胞下降为主，可伴有血小板下降。同时根据不同种类造血细胞缺乏的情况，患者会出现感染、粒细胞缺乏性发热、出血和贫血等相应的临床症状。

1. **白细胞减少**　白细胞减少症患者自觉症状不多，常以疲乏、头晕为最常见，此外还有食欲缺乏、四肢酸软和心悸等症状。严重的白细胞下降常伴随粒细胞缺乏,中性粒细胞缺乏易造成人体免疫力低下,抗感染能力下降,严重者出现感染伴发热,以呼吸道及泌尿系统感染最为常见。

2. **血小板下降**　严重的血小板下降会导致出血,根据出血位置的不同可分为:①皮肤出血:出血点、紫癜、瘀斑;②牙龈出血:反复牙龈出血或出血后止血困难;口腔黏膜血疱;③鼻衄;④消化道出血:可表现为呕血、便血、黑便等;⑤泌尿道出血:可表现为镜下血尿或肉眼血尿;⑥月经过多;⑦中枢神经系统出血:较少发生,但却是血小板减少等出血性疾病患者的常见死亡原因;⑧视网膜出血;⑨关节出血、肌肉及深部组织血肿:单纯血小板减少引发关节、肌肉出血少见。

3. **贫血**　根据血液携氧能力下降的程度,血容量下降的程度,发生贫血的速度和血液、循环、呼吸等系统的代偿和耐受能力而不同,通常有以下表现。

(1) **皮肤黏膜**:苍白是贫血时皮肤、黏膜的主要表现。贫血时机体通过神经体液调节进行有效血容量重新分配,相对次要脏器如皮肤、黏膜则供血减少;另外,由于单位容积血液内红细胞和血红蛋白含量减少,也会引起皮肤、黏膜颜色变淡。粗糙、缺少光泽甚至形成溃疡是贫血时皮肤、黏膜的另一类表现。

(2) **神经系统**:头昏、耳鸣、头痛、失眠、多梦、记忆减退和注意力不集中等,是贫血缺氧导致神经组织损害所致常见的症状。小儿贫血时可哭闹不安、躁动甚至影响智力发育。

(3) **呼吸循环系统**:贫血时红细胞内合成较多的2,3-二磷酸甘油酸(2,3-DPG),以降低血红蛋白对氧的亲和力,使氧解离曲线右移,组织获得更多的氧。气急或呼吸困难,大都是由于呼吸中枢低氧或高碳酸血症所致。轻度贫血无明显表现,仅活动后引起呼吸加快加深并有心悸、心率加快。贫血愈重,活动量愈大,症状愈明显。重度贫血时,即使平静状态也可能有气短甚至端坐呼吸。长期贫血,心脏超负荷工作且供氧不足,会导致贫血性心脏病,此时不仅有心率变化,还可有心律失常和心功能不全。

(4)消化系统:贫血时消化腺分泌减少甚至腺体萎缩,进而导致消化功能减低和消化不良,出现腹部胀满、食欲缺乏、大便规律和性状的改变等。

(5)泌尿生殖内分泌系统:长期贫血影响睾酮的分泌,减弱男性特征;对女性,因影响女性激素的分泌而导致月经异常,如闭经或月经过多。在男女两性中性欲减退均多见。长期贫血会影响各内分泌腺体的功能和红细胞生成素的分泌。

【处理措施】

化疗过程中通过检测白细胞、血小板和红细胞的数量来判断是否发生了骨髓抑制。骨髓抑制的分级主要根据 NCI-CTCAE 3.0 常用药物毒性标准(表 2-4)。

对于骨髓抑制的治疗主要包括以下几个方面:

1. **中性粒细胞减少** 化疗引起的白细胞减少主要以粒细胞减少为主。大部分细胞毒药物出现中性粒细胞减少的时间为化疗后 3~7 天,一般在第 7 天降至最低,于 14~21 天逐渐恢复。重组人粒细胞集落刺激因子(G-CSF)可以刺激造血组细胞增生、分化,还可以增加外周血和骨髓中性粒细胞计数,促使中性粒细胞释放入血液循环。临床上应用 G-CSF 可以缩短化疗相关的中性粒细胞缺乏持续时间,减少感染发生机会。

重组人粒细胞集落刺激因子(G-CSF)的使用原则

(1)对于 3 和 4 级粒细胞减少,必须使用。对于 1 级粒细胞减少,原则上不用;对于 2 级粒细胞减少,根据患者处于化疗周期中的时间,既往化疗骨髓抑制程度决定是否使用;当患者具有发生感染并症危险因素或具有明显预后不良因素时,可考虑使用 G-CSF。危险因素包括:预计中性粒细胞减少时间大于 10 天,中性粒细胞绝对值小于 0.1×10^9/L,患者年龄大于 65

表 2-4　化疗所致骨髓抑制分级

毒副反应	0 级	1 级	2 级	3 级	4 级
骨髓细胞构成*	各年龄段骨髓细胞所占分数正常	轻度细胞减少或相应年龄段细胞减少≤25%	中度细胞减少，或相应年龄段细胞减少 25%~50%，或骨髓正常细胞比例恢复时间为 2~4 周	重度细胞减少，或相应年龄段细胞减少 50%~75%，或骨髓正常细胞比例恢复时间为 4~6 周	骨髓萎缩或骨髓正常细胞比例恢复时间 >6 周
	正常值范围：青少年（≤18 岁）骨髓细胞平均占骨髓成分的 90%；成人（19~59 岁）平均占 60%~70%；老年人（≥60）平均占 50% 细胞				
CD4 计数	WNL	<LLN~500/mm³	200~500/mm³	50~300/mm³	<50/mm³
结合珠蛋白	正常	降低	—	缺乏	—
血红蛋白（Hb）	WNL	<LLN~10.0g/dl <LLN~100g/L <LLN~6.2mmol/L	8.0~10.0g/dl 80~100g/L 4.9~6.2mmol/L	6.5~8.0g/dl 65~80g/L 4.0~4.9mmol/L	<6.5g/dl <65g/L <4.0mmol/L
对于白血病或骨髓	WNL	较疗前减少	较疗前减少	较疗前减少	较疗前减少

续表

毒副反应	0级	1级	2级	3级	4级
骨髓细胞构成*	各年龄段骨髓细胞所分数正常	轻度细胞减少或相应年龄段细胞减少≤25%	中度细胞减少,或相应年龄段细胞减少25%~50%,或骨髓正常细胞比例恢复时间为2~4周	重度细胞减少,或相应年龄段细胞减少50%~75%,或骨髓正常细胞比例恢复时间为4~6周	骨髓萎缩或骨髓正常细胞比例恢复时间>6周
	正常值范围:青少年(≤18岁)骨髓细胞平均占骨髓成分的90%;成人(19~59岁)平均占60%~70%;老年人(≥60)平均占50%细胞				
浸润/骨髓萎缩,若用此标准评定		10%~25%	25%~50%	50%~75%	≥75%
溶血(如免疫性溶血,药物相关性溶血,其他)**	无	只有实验室溶血的证据(如直接抗红蛋白试验检验红细胞碎片)(DAT, Coombs)	有红细胞破损的证据,血红蛋白减少≥2g,不需要输血	需要输血和(或)治疗(如使用类固醇激素)	溶血导致严重后果(如肾功能减退,低血压,支气管痉挛,急症脾切除)
白细胞(总数)	WNL	<LLN~3.0×10^9/L	(2.0~3.0)×10^9/L	(1.0~2.0)×10^9/L	<1.0×10^9/L

续表

毒副反应	0级	1级	2级	3级	4级
骨髓细胞构成*	各年龄段骨髓细胞所分数正常	轻度细胞减少或相应年龄段细胞减少≤25%	中度细胞减少,或相应年龄段细胞减少25%~50%,或骨髓正常细胞比例恢复时间为2~4周	重度细胞减少,或相应年龄段细胞减少50%~75%,或骨髓正常细胞比例恢复时间为4~6周	骨髓萎缩或骨髓正常细胞比例恢复时间>6周
	正常值范围:青少年(≤18岁)骨髓细胞平均占骨髓成分的90%;成人(19~59岁)平均占60%~70%;老年人(≥60)平均占50%细胞				
在骨髓移植研究中,若按此标准评级	WNL	<LLN~3.0×10⁹/L <LLN~3000/mm³	(2.0~3.0)×10⁹/L 2000~3000/mm³	(1.0~2.0)×10⁹/L 1000~2000/mm³	<1000/mm³
淋巴细胞减少症	WNL	<LLN~1.0×10⁹/L <LLN~1000/mm³	(0.5~1.0)×10⁹/L 500~1000/mm³	<0.5×10⁹/L <500/mm³	—
中性粒细胞/粒细胞(ANC/AGC)	WNL	(1.5~2.0)×10⁹/L 1500~2000/mm³	(1.0~1.5)×10⁹/L 1000~1500/mm³	(0.5~1.0)×10⁹/L 500~1000/mm³	<0.5×10⁹/L <500/mm³

续表

毒副反应	0级	1级	2级	3级	4级
骨髓细胞构成*	各年龄段骨髓细胞所分数正常	轻度细胞减少或相应年龄段细胞减少≤25%	中度细胞减少，或相应年龄段细胞减少25%~50%，或骨髓正常细胞比例恢复时间为2~4周	重度细胞减少，或相应年龄段细胞减少50%~75%，或骨髓正常细胞比例恢复时间为4~6周	骨髓萎缩或骨髓正常细胞比例恢复时间>6周
	正常值范围：青少年（≤18岁）骨髓细胞平均占骨髓成分的90%；成人（19~59岁）平均占60%~70%；老年人（≥60）平均占50%细胞				
在骨髓移植研究中，若按该标准评级	WNL	$(1.0 \sim 2.0) \times 10^9/L$ $1000 \sim 2000/mm^3$	$(0.5 \sim 1.0) \times 10^9/L$ $500 \sim 1000/mm^3$	$(0.1 \sim 0.5) \times 10^9/L$ $100 \sim 5000/mm^3$	$<2.1 \times 10^9/L$ $<100/mm^3$
血小板	WNL	$<LLN-75.0 \times 10^9/L$ $<LLN-75000/mm^3$	$(50.0 \sim 75.0) \times 10^9/L$ $50000 \sim 75000/mm^3$	$(10.0 \sim 50.0) \times 10^9/L$ $10000 \sim 50000/mm^3$	$<10.0 \times 10^9/L$ $<10000/mm^3$

注：* 骨髓细胞分级仅用于评价治疗相关的改变，不用于评价疾病所致骨髓改变。WNL：在正常值范围内；LLN：正常值下限；** 应考虑到结合珠蛋白和血红蛋白

岁,合并肺炎,原发肿瘤未控,多脏器功能衰竭(败血症),深部真菌感染和发热需住院。

(2)治疗剂量一般为 $5\mu g/(kg\cdot d)$,用药间隔 24 小时后给予化疗;对于此前有过Ⅳ度骨髓抑制的患者,或为了保障短疗程高密度化疗如期进行,通常自化疗结束后 24 小时开始可预防性使用。当白细胞总数两次超过 $10\times10^9/L$ 可考虑停药。

2. 发热伴粒细胞缺乏 10%~50% 的实体肿瘤患者和超过 80% 的血液系统恶性肿瘤患者在进行化疗后会发生与中性粒细胞缺乏有关的发热。造血系统恶性肿瘤患者中性粒细胞缺乏伴感染相关死亡率高达 11%。

发热伴中性粒细胞缺乏的诊断需满足如下条件:①外周血中性粒细胞绝对计数(ANC)$<0.5\times10^9/L$,或预计 48 小时后 ANC$<0.5\times10^9/L$;严重中性粒细胞缺乏指 ANC$<0.1\times10^9/L$;②发热指单次口腔温度测定$\geq$ 38.3℃,或$\geq$38.0℃,持续超过 1 小时。

粒细胞缺乏伴发热患者的感染症状常不典型,常见的感染部位有上呼吸道、肺部、消化道、皮肤软组织和血液。感染的发生、严重程度及临床过程与中性粒细胞缺乏的程度和持续时间相关。

我国目前中性粒细胞缺乏患者常见的细菌病原体分布:常见的革兰阴性菌有大肠埃希菌、肺炎克雷伯菌、铜绿假单胞菌、鲍曼不动杆菌和嗜麦芽窄食单胞菌;常见的革兰阳性菌有凝固酶阴性葡萄球菌、金黄色葡萄球菌(包括 MRSA)、肠球菌(包括 VRE)和链球菌属。除大肠埃希菌和肺炎克雷伯菌外,非发酵菌在革兰阴性菌中占据很大比例,凝固酶阴性葡萄球菌在革兰阳性菌中排首位。绝大多数在中性粒细胞缺乏期间出现发热的患者,感染部位不明显或难以发现,常常也无病原学阳性的培养结果。尽管如此,指南还是推荐对发热伴中性粒细胞缺乏的患者在出现临床表现后尽早应用经验性抗菌药物治疗,因为这些患者的感染有可能迅速进展。

　　大多数患者经过经验性广谱抗菌药物治疗均可平稳度过中性粒细胞缺乏期,但也有少数患者会发生严重的并发症甚至危及生命。而对于全身状况良好,粒细胞缺乏时间短暂的患者,临床工作中也可能存在过度治疗的情况。因此,参照美国传染病协会(Infectious Diseases Society of America,IDSA)《发热伴中性粒细胞缺乏患者治疗指南(2010 版)》,将高危和低危患者定义为:

　　高危患者:符合以下任一项标准均被认为是高危患者,该类患者应首选住院接受经验性静脉抗菌药物治疗。

　　(1)严重中性粒细胞缺乏(ANC<0.1 × 10^9/L)或预计中性粒细胞缺乏持续 >7 天。

　　(2)有以下任一种临床合并症(包括但并不限于):①血流动力学不稳定;②口腔或胃肠道黏膜炎,吞咽困难;③胃肠道症状,包括腹痛、恶心、呕吐或腹泻;④新发的神经系统改变或精神症状;⑤血管内导管感染,尤其是导管隧道感染;⑥新发的肺部浸润或低氧血症,或有潜在的慢性肺部疾病。

　　(3)肝功能不全(定义为转氨酶水平 >5 倍正常上限)或肾功能不全(定义为肌酐清除率 <30ml/min)。

　　低危患者:指中性粒细胞缺乏预计在 7 天内消失,无活动性合并症,同时肝肾功能正常或损害较轻并且稳定。

　　高危患者需要住院治疗,静脉应用可覆盖铜绿假单胞菌和其他严重革兰阴性菌的广谱抗菌药物。推荐单一使用抗假单胞菌 β 内酰胺类药物,包括哌拉西林 - 他唑巴坦、头孢哌酮 - 舒巴坦、碳青霉烯类(亚胺培南 - 西司他汀或美罗培南或帕尼培南 - 倍他米隆)、头孢吡肟或头孢他啶。当有并发症(例如低血压或肺炎)、疑有或确诊为耐药菌感染时,可加用其他抗菌药物。此外,包括头孢吡肟、碳青霉烯类和哌拉西林 - 他唑巴坦等单药治疗可以覆盖草绿色链球菌，可用于治疗有口腔黏膜炎的发热伴中性粒细胞缺乏的患者。然而，在一些特定情形下，在发热伴中性粒细胞缺乏患者的初始经验性用药中需要加入抗革兰阳性菌活性的药物，例如：①血流动力学不稳定或有其他严重血流感染证据；② X 线影像学确诊的肺炎；③在最终鉴定结果及药敏试验结果报告前，血培养为革兰阳性菌；④临床疑有严重导管相关感染，如经导管输液时出现发冷或寒战以及导管穿刺部位周围蜂窝织炎，导管血培养阳性结果出现时间早于同时抽取的外周血标本；⑤任一部位的皮肤或软组织感染；⑥耐甲氧西林金黄色葡萄球菌、耐万古霉素肠球菌或耐青霉素肺炎链球菌定植；⑦已预防应用氟喹诺酮类药物且经验性应用头孢他啶治疗时出现严重黏膜炎。出现上述情况可考虑在经验用药中加用万古霉素或替考拉宁或利奈唑胺。

对于低危患者，初始治疗可以接受口服或静脉注射经验性抗菌药物治疗。推荐联合口服环丙沙星和阿莫西林 - 克拉维酸，也可以单用左氧氟沙星。但若患者不能耐受口服抗菌药物治疗或不能保证病情变化及时到达医院，应住院治疗。反复发热或出现新的感染征象必须再次住院，按标准的静脉广谱抗菌药物经验性用药常规进行治疗。应用广谱抗菌药物治疗 4~7 天后仍有持续或反复发热的高危患者和预计中性粒细胞缺乏持续 >10 天的患者建议加用经验性抗真菌治疗。适当的抗菌药物应持续用于至少整个中性粒细胞缺乏期间（直至 ANC≥0.5 × 10^9/L），如临床需要，用药时间可适当地延长。对于有临床或微生物学感染证据的患者，疗程取决于特定的微生物和感染部位；如存在深部组织感染、心内膜炎、化脓性血栓性静脉炎或接受适当抗菌药物治疗拔除导管后仍有持续性菌血症 >72 小时的患者，抗菌药物治疗疗程需要 >4 周或至病灶愈合、症状消失；对于由金黄色葡萄球菌、铜绿假单胞菌或分枝杆菌所引起的导管相关性菌血症，在拔除导管的同时全身应用抗菌药物治疗至少需要 14 天;对耐甲氧西林金黄色葡萄球菌(methicillin resistant staphy-lococcus aureus,MRSA)感染患者,使用糖肽类药物、达托霉素等治疗至少 14 天,合并迁徙性病灶者还要适当延长;对耐甲氧西林凝固酶阴性的葡萄球菌或肠球菌引起的血流感染,体温正常后需持续抗菌药物治疗 5~7 天。对无法解释的发热患者,建议初始治疗持续至血细胞有明显的恢复迹象;一般在 ANC≥0.5 × 10^9/L 时停药。如果适当的疗程已经结束,已证实感染的所有症状和体征消失,仍然存在中性粒细胞缺乏的患者,可以考虑执行预防性用药方案直至血细胞恢复。

对预计出现严重的中性粒细胞缺乏(ANC≤0.1 × 10^9/L)或持续时间较长(超过 7 天)的高危患者,考虑喹诺酮类药物预防性用药。推荐从中性粒细胞缺乏开始应用至 ANC>0.5 × 10^9/L 或出现明显的血细胞恢复的证据。需要注意的是长期预防性用药将可能导致细菌耐药性增加。通常不推荐在喹诺酮预防性用药的同时合并使用抗革兰阳性菌药物。对于预计中性粒细胞缺乏 ≤7 天的低危患者,不推荐预防性应用抗菌药物。

3. **血小板减少**　肿瘤化疗所致血小板减少症(CIT)是临床常见的化疗药物剂量限制性毒性,有可能导致降低化疗药物剂量或延迟化疗时间,甚至终止化疗,由此影响临床疗效和患者生存。当血小板 <50 × 10^9/L 时,可引起皮肤或黏膜出血,同时患者不能承受手术治疗和侵袭性操作检查;血小板 <20 × 10^9/L,有自发性出血的高危险性;血小板 <10 × 10^9/L,则有自发性出血的极高危险性。

CIT 的诊断标准:①外周血血小板 <100 × 10^9/L;②有确切的应用某种能引起血小板减少的化疗药物,且停药后血小板减少症状逐渐减轻或血小板恢复正常;③排除了其他可导致血小板减少症的原因,如再生障碍性贫血、急性白血病、放射病、免疫性血小板减少

性紫癜和脾功能亢进等;④排除使用了同样能够引起血小板减少的非化疗药物,如磺胺类药物等;⑤患者伴或不伴出血倾向,如皮肤上有瘀点、紫癜或原因不明的鼻出血等表现,甚至出现更加严重的内脏出血迹象;⑥重新使用该化疗药后血小板减少症再次出现。

大部分细胞毒药物出现血小板减少的时间为化疗后 7~14 天,通常在第 14 天降至最低;对于血小板减少,首先护理至关重要。应向患者交代病情及防护措施:①减少活动,必要时绝对卧床;②注意通便和镇咳;③减少黏膜损伤的机会:进软食,禁止刷牙,用口腔护理代替;④注意鼻出血、黏膜出血及皮下出血情况,及时监测血象并迅速处理;⑤颅内出血的观察:当血小板计数低于 $20 \times 10^9/L$ 需警惕颅内出血情况,此时需注意患者神志、感觉、呼吸、瞳孔的改变。

CIT 的治疗:包括输注血小板,给予促血小板生长因子。促血小板生长因子有重组人白细胞介素 -11(IL-11),重组人血小板生成素(TPO)、TPO 受体激动剂罗米司汀和艾曲波帕。目前,只有重组人血小板生成素和人白介素 -11 被国家食品药品监督管理总局批准用于治疗肿瘤相关的血小板减少症。

(1)血小板输注:当患者出现Ⅳ度血小板减少或有出血倾向时,应输注血小板。外源性输注血小板能迅速提升外周血中血小板数量,从而防止在血小板最低阶段出血的发生。通常情况下,1 个单位单采血小板可提高血小板计数$(10~20) \times 10^9/L$。但是外源性血小板的寿命通常仅能维持 48~72 小时,血小板输注是对严重血小板减少症患者最快最有效的治疗方法之一,然而血小板输注会带来感染艾滋病及丙型肝炎等获得性传染病毒疾病的问题,还有一些血小板输注相关的并发症,患者可能产生血小板抗体而造成无效输注或者输注后免疫反应。

(2)重组人促血小板生成素(TPO)的应用:TPO 为特异性的巨核细胞生长因子,作用于血小板生成阶段的多个环节,能减少单采血小板的输入量和缩短血小板降低持续的时间。当出现Ⅲ度以上血小板减少时,可使用TPO,具体用法为 $300u/(kg \cdot d)$($15\,000u/d$)皮下注射,当血小板计数绝对值上升超过 $50 \times 10^9/L$ 或血小板计数达到 $100 \times 10^9/L$ 方可停用。通常需要连续使用 5 天以后才逐渐起效。TPO使用过程中应定期检查血常规,一般应隔日 1 次,密切注意外周血小板变化,血小板达到所需指标时,应及时停药。在用药前、用药中及用药后的随访中,应监测包括血小板和外周血涂片在内的血常规。血小板生长因子停药指征:血小板 $\geq$ $100 \times 10^9/L$ 或至血小板较用药前升高 $50 \times 10^9/L$。

(3) 白介素 -11(IL-11)的使用:IL-11 是由骨髓基质细胞产生的多效性细胞因子。体外可刺激巨核细胞增生,诱导巨核前体细胞成熟;推荐使用剂量为 25~50μg/(kg·d)(3mg/d)皮下注射,至少连用 7~10 天,至化疗抑制作用消失或达到共识停药标准。在下一个周期化疗开始前 2 天及化疗中不得用药。IL-11 用药注意事项:①肾功能受损患者须减量使用。IL-11 主要通过肾脏排泄。严重肾功能受损、肌酐清除率 <30ml/min 者需减少剂量至 25μg/kg。②老年患者,尤其有心脏病史者慎用。IL-11 会增加中老年患者心房颤动的发生率,且呈年龄依赖性,40 岁以上的患者有可能发生心房扑动,65 岁以上患者心房颤动发病率有所提高。③美国肿瘤护理学会指南重点提示,对于既往有体液潴留、充血性心功能衰竭、房性心律失常或冠状动脉疾病史的患者,尤其是老年患者,应慎重使用 IL-11。④蒽环类药物可以引起脱发、骨髓抑制和心脏毒性等毒副反应,在给予蒽环类药物后的前几年中,有超过 50% 的患者发生左心室组织和功能亚临床心脏超声变化,而且随着治疗时间的延长损伤愈明显。因此,对于蒽环类药物引起的骨髓抑制,应慎用 IL-11。血小板生长因子停药指征:血小板 $\geq 100 \times 10^9/L$ 或至血小板较用药前升高 $50 \times 10^9/L$。

CIT 的预防:二级预防用药是指对于出血风险高的患者,为预防下一个化疗周期再发生严重的血小板减少,可预防性应用血小板生长因子,以保证化疗的顺利进行。二级预防用药以预防化疗后血小板减少或保证化疗能够按照预定计划进行为目的的。

CIT 出血的高风险因素:①既往有出血史;②化疗前血小板 $<75 \times 10^9/L$;③接受含铂类、吉西他滨、阿糖胞苷、蒽环类等药物的化疗;④肿瘤细胞骨髓浸润所造成的血小板减少;⑤体能评分 ≥ 2 分;⑥既往接受过放疗,特别是长骨、扁骨(如骨盆、胸骨等)接受过放疗。

CIT 的二级预防:①患者有出血高风险因素:化疗结束后 6~24 小时内开始使用 TPO 和(或)IL-11;②患者无出血高风险因素:血小板 $<75 \times 10^9/L$ 时开始使用 TPO 和(或)IL-11。CIT 二级预防的注意事项:①对于上一个周期血小板最低值 $<50 \times 10^9/L$、已知血小板最低值出现时间者,可在血小板最低值出现的前 10~14 天注射 TPO,300u/kg,每日或隔日 1 次,连续 7~10 天。② TPO 最佳用药时机需要进一步探讨和尝试。对于采用 GC 或 GP 方案上一个周期血小板最低值 $<50 \times 10^9/L$ 者,可以在本周化疗第 2、4、6、9 天使用 TPO。

4. 贫血　化疗对红细胞的影响相对较小,但当患者血红蛋白出现不同程度减低时亦应给予相应处理。化疗药物能促进红系细胞凋亡,同时还能造成肾脏损害,损伤肾小管细胞导致内源性促红细胞生成素(EPO)减少而引起贫血。

(1)输入压积红细胞:输入压积红细胞可以迅速提高贫血患者的携氧能力,当血红蛋白低于 60g/L 时,或者患者有明显乏力、气短、心动过速等贫血症状时,可给予输血。通常情况下,每单位压积红细胞可增加 10g/L 的血红蛋白。输注全血或红细胞是治疗肿瘤相关性贫血的主要方式,其主要优点是可以迅速升高血红蛋白水平,可用于 EPO 治疗无效的患者。然而,输血治疗肿瘤相关性贫血的缺点也比较多。首先,反复多次输血时更易引起过敏性反应、急性溶血反应、同种异体免疫反应和输血后心源性肺水肿。其次，20世纪80年代输血性病毒感染引起关注，虽然筛选和相关技术已取得重大进展，输血安全与过去相比已得到明显改善，但输血仍然存在病毒感染的风险，输血后肝炎是输血后常见传染病之一，发生率居输血相关疾病之首。我国属肝炎高发区，输血后肝炎是临床输血治疗面临的严峻问题。流行病学资料显示，义务献血者人群乙肝检出率在10%左右，抗-HCV检出率在2%左右。最后，尽管输血后血红蛋白水平迅速升高，但恶性肿瘤的持续存在或具有细胞毒的化疗药物引起患者的红细胞生成缓慢，血红蛋白很快降至输血前水平，因此治疗过程中血红蛋白的波动较大，维持时间短。

（2）重组人促红细胞生成素（EPO）的使用：EPO是由肝脏和肾脏合成的激素，能调节红细胞的生成。很多化疗药物都不同程度地影响肾功能（尤其是铂类药物），从而引起EPO分泌减少导致贫血。因此，EPO尤其适用肾功能有损害的轻中度贫血患者，或对输血相关风险顾虑过多的患者。用法为EPO 150u/kg皮下注射，每周3次，连续4周。治疗的同时需监测患者体内血清铁、铁蛋白及叶酸水平，必要时同时补充铁剂和维生素B_{12}、叶酸等。

应用EPO治疗肿瘤化疗引起的贫血时，一般血红蛋白上升至12g/dl时可以停药，要防止高血红蛋白出现。对于有血栓形成的高危人群，应采用低分子肝素治疗，每日2000~4000IU，可每日1次，也可每日2次，一般应用1~2周。如出现血栓，可应用组织型纤溶酶原激活物（tissue-type plasminogenactivator，tPA）或低分子肝素或磺达肝癸钠（安卓）进行治疗。亦可应用阿司匹林40~100mg/d口服，以此来预防深部静脉血栓。

（伍　钢　马　虹）

参 考 文 献

[1] Raji MA.Management of chemotherapy-induced side-effects [J].Lancet Oncol,2005,6(6):357.

[2] Markman M.Chemotherapy-associated neurotoxicity: an important side effect impacting on quality,rather than quantity,of life[J].J Cancer Res Clin Oncol,1996,122(9): 511-512.

[3] Bianco P,Riminucci M,Gronthos S,et al.Bone marrow stromal stem cells:nature,biology,and potential applications [J].Stem Cells,2001,19(3):180-192.

[4] Alberti P,Cavaletti G.Management of side effects in the personalized medicine era:chemotherapy-induced peripheral neuropathy[J].Methods Mol Biol,2014,1175:301-322.

[5] Groopman JE,Itri LM.Chemotherapy-induced anemia in adults:incidence and treatment[J].J Natl Cancer Inst,1999, 91(19):1616-1634.

[6] Rodgers GM 3rd,Becker PS,Bennett CL,et al.Cancer-and chemotherapy-induced anemia[J].J Natl Compr Canc Netw, 2012,10(5):628-653.

[7] Kaushansky K.Lineage-specific hematopoietic growth factors [J].N Engl J Med,2006,354(19):2034-2045.

[8] Berdel WE,Danhauser-Riedl S,Steinhauser G,et al.Various human hematopoietic growth factors(interleukin-3,GM-CSF, G-CSF)stimulate clonal growth of nonhematopoietic tumor cells[J].Blood,1989,73(1):80-83.

[9] Smith TJ,Khatcheressian J,Lyman GH,et al.2006 update of recommendations for the use of white blood cell growth factors:an evidence-based clinical practice guideline[J].J Clin Oncol,2006,24(19):3187-3205.

[10] Crawford J.Improving the management of chemotherapy-induced neutropenia[J].J Support Oncol,2004,2(2 Suppl

2）：36-39.

［11］李天舒，徐建民.重组人粒细胞集落刺激因子在粒细胞减少患者中的应用［J］.中国感染与化疗杂志，2004，4（2）：120-122.

［12］Aapro MS，Bohlius J，Cameron DA，et al.2010 update of EORTC guidelines for the use of granulocyte-colony stimulating factor to reduce the incidence of chemotherapy induced febrile neutropenia in adult patients with lymphoproliferative disorders and solid tumours［J］.Eur J Cancer，2011，47（1）：8-32.

［13］阮燕萍，夏庆民.癌症化疗致发热性中性粒细胞减少的研究进展［J］.实用肿瘤杂志，2007，22（3）：278-280.

［14］中华医学会血液学分会，中国医师协会血液科医师分会.中国中性粒细胞缺乏伴发热患者抗菌药物临床应用指南［J］.中华血液学杂志，2012，33（8）：693-696.

［15］中国抗癌协会临床肿瘤学协作专业委员会.肿瘤化疗所致血小板减少症诊疗中国专家共识（2014版）［J］.中华肿瘤杂志，2014，36（11）：876-879.

［16］Kuter DJ.Managing thrombocytopenia associated with cancer chemotherapy［J］.Oncology（Williston Park），2015，29（4）：282-294.

［17］Schiffer CA，Anderson KC，Bennett CL，et al.Platelet transfusion for patients with cancer：clinical practice guidelines of the American Society of Clinical Oncology［J］.J Clin Oncol，2001，19（5）：1519-1538.

［18］Kuter DJ，Begley CG.Recombinant human thrombopoietin：basic biology and evaluation of clinical studies［J］.Blood，2002，100（10）：3457-3469.

［19］Vadhan-Raj S，Patel S，Bueso-Ramos C，et al.Importance of predosing of recombinant human thrombopoietin to reduce chemotherapy-induced early thrombocytopenia［J］.J Clin Oncol，2003，21（16）：3158-3167.

［20］Orazi A，Cooper RJ，Tong J，et al.Effects of recombinant

human interleukin-11（Neumega rhIL-11 growth factor）on megakaryocytopoiesis in human bone marrow[J].Exp Hematol,1996,24(11):1289-1297.

[21] 徐云华,成柏君,陆舜,等.短程间歇预防性给予重组人血小板生成素治疗肺癌化疗诱导的严重血小板减少的疗效[J].中华肿瘤杂志,2011,33(5):395-399.

[22] Waters JS.Management of anemia in patients receiving chemotherapy[J].J Clin Oncol,2002,20(2):601-603.

[23] 邓硕曾,宋海波,刘进.循证输血与输血指南[J].中国输血杂志,2006,19(4):263-264.

[24] 朱军.肿瘤相关性贫血临床实践指南[J].临床药学高端论坛之二十三肿瘤相关性贫血的治疗现状与药学监护讲义,2012.

[25] Bohlius J,Wilson J,Seidenfeld J,et al.Erythropoietin or darbepoetin for patients with cancer[J].Cochrane Database Syst Rev,2006,6(3):117-118.

[26] Rizzo JD,Brouwers M,Hurley P,et al.American Society of Clinical Oncology/American Society of Hematology clinical practice guideline update on the use of epoetin and darbepoetin in adult patients with cancer[J].J Clin Oncol,2010,28(33):4996-5010.

三、心脏毒性

早期对抗肿瘤药物所致心脏毒性关注有限,随着肿瘤治疗有效率提高,患者生存延长,重心逐步移至治疗对生活质量的影响,药物导致毒性,特别是迟发型毒性日益受到关注。在20世纪80年代以前,化疗药物的心脏毒性仅有临床个案报道,病例数相对较少,未引起人们重视。心脏是由有限再生能力的细胞构成,所以化疗药物对心脏可产生近期及远期毒性反应,对患者的生存及预后有很重要的影响。随着药物的使用增多以及其他心脏毒性药物的出现,人们逐渐意识到其重要性。近期尽管靶向药物的出现使肿瘤的治疗更具有针对性,然而与心脏相关的毒性未见相应减少。如何对抗肿瘤相关的心脏毒性进行早期诊断和治疗,并尽可能地降低心脏毒性损伤的风险和程度,以最终改善患者预后已成了肿瘤医师关注的重要课题。

【发生机制】

多种化疗药物可导致心脏毒性,其发生机制可能有所不同。

目前认为蒽环类药物导致心脏毒性主要与其产生的自由基相关。蒽环类药物螯合铁离子后触发氧自由基,尤其是羟自由基的生成,导致心肌细胞膜脂质过氧化和心肌线粒体 DNA 的损伤等。其他机制包括药物毒性代谢产物的形成、抑制核苷酸及蛋白合成、血管活性胺的释放等。

紫杉醇心脏毒性的发病机制不明确,可能与其影响心脏的自主节律及心脏传导有关。紫杉醇可以激活蒽环类药物代谢的产生途径,提示它可能会加剧蒽环类药物对心脏的损伤。

氟尿嘧啶引起的心脏缺血可能由于其引起冠状动脉痉挛所致。

【临床表现】

多种化疗药物对心血管系统存在不利影响,尽管左心室功能障碍是常见心脏毒性,事实上它还包含了各种各样其他并发症,包括心律失常、QT 间期延长、高血压、心肌缺血和血栓栓塞等。相关的药物毒性总结在表 2-5。

表 2-5　常见抗肿瘤药物毒性

药物	疾病	治疗发生率					
		心率失常	长 QT 间期	收缩功能障碍	高血压	心肌缺血	血栓病
蒽环类							
柔红霉素	白血病	++/+++	√	+	—	—	—

续表

药物	疾病	治疗发生率					
		心率失常	长QT间期	收缩功能障碍	高血压	心肌缺血	血栓病
多柔比星	乳腺癌	+/++	√	++/+++	-	-	√
表多柔比星	乳腺,胃癌	-	√	+/++	-	-	√
米托蒽醌	白血病		√	++/+++	++	++	-
顺铂	膀胱,肺癌,卵巢癌	√	√	√	√	√	++
环磷酰胺	血液肿瘤	-	-	√	-	-	+
异环磷酰胺	肉瘤	√		+++	-	-	+
抗微管药物							
多西他赛	乳腺,肺癌	+/++	√	++	++	++	√
紫杉醇	乳腺,肺癌	++	√	+	+	+	-
抗代谢药物							
卡培他滨	胃癌肠癌	√	√	√	-	++	+/++
5-氟尿嘧啶	胃肠癌	√	√	+		++/+++	√
激素							
依西美坦	乳腺癌	-	-	-	++/+++	++	+
来曲唑	乳腺				++	++/+++	++
他莫昔芬	乳腺	-	√	-	++/+++	++	++

　　注:+++代表>10%;++代表1%~10%;+代表<1%或更少;√代表可观察到但无法评估的毒性

对于抗肿瘤药物的心脏毒性一般根据出现时间可分为三种类型:①急性心脏毒性:表现为非特异性的心电图改变,多在药物使用过程中出现,持续时间短且可逆;②亚急性毒性:发生在用药后的4周左右,主要有心包炎、心肌缺血和心功能障碍等;③慢性毒性:主要表现为心肌病变,代表性药物为蒽环类药物。

依据药物诱导的心脏毒性是否是可逆性病变,将其分为两型:Ⅰ型表现为剂量依赖性毒性,且不可逆性病变,代表药物为蒽环类药物;Ⅱ型为非剂量依赖性毒性,且毒性在停药后可恢复,代表性药物为靶向药物,如曲妥珠单抗等。

1. 不同化疗药物的临床表现

(1)蒽环类药物:急性心脏毒性可在用药后数小时内发生,发生率相对较低,主要表现为短暂的心脏电生理和节律改变,心电图表现为非特异性 ST-T 改变、QRS 低电压、QT 间期延长或者一过性心律失常。慢性心脏毒性通常多出现在治疗1年内,临床最为常见,其发生率与药物总剂量密切相关。主要表现为充血性心力衰竭和心肌病,多为不可逆改变。迟发性心脏毒性在结束化疗1年后发生,主要表现为隐匿性心室功能障碍、充血性心力衰竭及心律失常等。慢性、迟发性心脏毒性反应的发生与累积剂量、静脉给药方式、心脏病史、年龄及纵隔放疗等因素有关,其中以剂量最为密切(表 2-6 和表 2-7)。常用蒽环类药物导致心脏毒性的剂量可以进行换算(表 2-8)。目前认为蒽环类药物导致心脏毒性主要与其产生的自由基相关。蒽环类药物螯合铁离子后触发氧自由基,尤其是羟自由基的生成,导致心肌细胞膜脂质过氧化和心肌线粒体 DNA 的损伤等。其他机制包括药物毒性代谢产物的形成,抑制核苷酸及蛋白合成,血管活性胺的释放等。

表 2-6 常用蒽环和蒽醌类药物的最大累积剂量

蒽环和蒽醌类药物	推荐最大累积剂量
多柔比星（ADM）	$550mg/m^2$（放射治疗或合并用药，$<350\sim400mg/m^2$）
表多柔比星（EPI）	$900\sim1000mg/m^2$（用过 ADM，$<800mg/m^2$）
吡喃多柔比星（THP）	$950mg/m^2$
柔红霉素（DNR）	$550mg/m^2$
去甲氧柔红霉素（IDA）	$290mg/m^2$
阿克拉霉素（ACM）	2000mg（用过 ADM<800mg）
米托蒽醌（MIT）	$160mg/m^2$（用过 ADM 等药物，$<120mg/m^2$）

表 2-7 多柔比星累积剂量与心衰发生相关性

多柔比星累积剂量	心衰发生率（%）	
	Von Hoff DD	Swain SM
$400mg/m^2$	3	5
$550mg/m^2$	7	26
$700mg/m^2$	18	48

表 2-8 蒽环类药物剂量换算表

蒽环类药物	转换系数	5% 发生心脏毒性的蒽环累积剂量
多柔比星	1	$450mg/m^2$
表多柔比星	0.5	$900mg/m^2$
柔红霉素	0.5	$935mg/m^2$
去甲氧柔红霉素	2	$225mg/m^2$
米托蒽醌	2.2	$200mg/m^2$

（2）烷化剂：环磷酰胺（CTX）常表现为 QRS 波群波幅降低，非特异性 T 波或 ST 段异常、快速型心律失常和完全性房室传导阻滞。在接受大剂量 CTX 治疗（在 1 周内使用 120~170mg/kg）的患者中，急性起病的暴发型充血性心力衰竭（CHF）发生率高达 28%。与多柔比星不同的是本药物剂量无累积毒性，但有纵隔放疗史、蒽醌类药物使用者，易发生心脏毒性。

（3）细胞微管类药物：其代表性药物为紫杉醇（TAX），可引起无症状性可逆性心动过缓、血压改变、心律失常、心肌炎、心包炎、心包压塞和急性心肌梗死等一系列心脏改变，发生率为 0.5%~5%。其中以心动过缓最为常见。发病机制仍不明确，可能与其影响心脏的自主节律及心脏传导有关。TAX 可以激活蒽环类药物代谢物的产生途径，提示它可能会加剧蒽环类药物对心脏的损伤。

（4）抗代谢药：代表性药物为氟尿嘧啶（FU）及其衍生物卡培他滨，发生率为 1%~4.5%。最常见表现为心绞痛样心前区疼痛，可发展成心肌梗死、心律失常、心源性休克甚至猝死。胸痛出现时心电图可无异常表现，心肌酶常正常。上述异常可在 FU 停药后持续数天至数周。多数患者在给予钙拮抗剂或硝酸盐后症状消失。FU 引起心脏缺血可能由于其引起冠状动脉痉挛所致。

（5）其他的化疗药物如顺铂，与室上性心动过速、心动过缓、ST-T 改变、急性心肌缺血和左束支传导阻碍等有关。而激素类药物如他莫昔芬易引发血栓类疾病。

2. **心脏毒性的监测**　在化疗过程中应当预防患者的心功能出现过度下降，以免造成严重不良后果。积极、有效地监测患者的心脏功能变化，有助于优化治疗方案，降低心脏毒性的发生率和程度。目前临床上常用的检测方法有生化指标检测、心电图、超声心动图、心内膜心肌活检等。

(1)生化指标评价:心肌肌钙蛋白(cTn)及脑钠肽(BNP)。肌钙蛋白(Tn)是调节横纹肌收缩的蛋白,存在于心肌和骨骼肌中,由肌钙蛋白T(TnT)、肌钙蛋白C(TnC)、肌钙蛋白I(TnI)三种亚单位构成,与原肌球蛋白联合通过调控钙离子的流向,影响ATP酶活性,进而调节肌动蛋白和肌球蛋白的相互作用。在三种肌钙蛋白亚单位中,肌钙蛋白T及肌钙蛋白I是具有心肌特异性,因此目前实验室诊断往往是检测这两种蛋白含量是否存在异常。正常人体血清中此两种蛋白含量均较低,当心肌细胞受损时,如存在心肌梗死时,肌钙蛋白T及肌钙蛋白I将快速释放入血,因此对心肌受损诊断的敏感性和特异性均较高。且两者在心肌受损后血液中含量存在时间特异性改变,如肌钙蛋白I在心肌受损后3~6小时即出现上升,持续6~10天,对其动态检测,进一步增加诊断敏感性。应用蒽环类药物化疗的患者cTnT/TnI的水平显著增高,且与心脏舒张功能不全相关。除此以外,其他的生物标记物如脑钠肽(BNP)等用作心脏毒性的生化检测指标,受到广泛关注。脑钠肽是利钠多肽家族成员之一,主要存在于左、右心房,右心房的含量最高。生理状态下,心房、心室仅合成和分泌少量脑钠肽,因此正常人血液中脑钠肽保持低水平。当出现心肌缺血、心力衰竭等心脏疾病导致心功能受损时,心室负荷增加,激活机体利钠多肽系统释放脑钠肽。BNP浓度与心衰程度相关,是判定心衰及其严重程度的客观指标,可依此评价心脏功能。ESMO关于化疗药物心脏毒性的临床实践指南建议:抗肿瘤化疗中,应定期监测cTnI(化疗结束时,结束后12、24、36、72小时,结束后1个月)和BNP(化疗结束时、结束后72小时),以降低心脏毒性的发生危险。

(2)心电图:心电图是临床常规检测项目,能及时发现各种心律失常、心肌缺血性改变、充血性心力衰竭等,如常见的ST-T改变,Q波出现,PR间期延长,窦房结病变等,但心电图改变缺乏特异性,其原因是与药物相关,抑或与患者年龄、是否本身存在某些基础性疾病相关,仅通过心电图尚缺乏说服力,需根据患者个体情况选择进一步检查。

(3)心脏彩超:心脏彩超是唯一能动态显示心腔内结构、心脏的搏动和血液流动的仪器,对人体没有任何损伤。因其无创、简便、重复性好等优点,在临床及研究中被广泛应用于心功能的检测及心肌损害的早期评估。其评估的指标中,左室射血分数(LVEF)和短轴缩短分数(FS)可区分危险人群,对预防心衰有着重要意义。然而,LVEF 常常低估了患者心脏损伤,LVEF 正常者也可有亚临床的心功能损伤。已有研究表明舒张功能障碍是蒽环类药物诱导的心功能障碍的早期表现,因此,用多普勒超声心动检查心脏舒张功能对于早期监测心脏毒性是一个敏感的方法。

(4)心血管系统放射性同位素检查:应用放射性同位素检查心血管疾病,是近几十年来核医学的一种重要发展。由于血液的密度与大多数软组织相似,因此,普通 X 线心脏照相,不能对心肌组织与血液成分加以区分,从而无法显示心脏的形态及大小。放射性同位素心脏动态功能检查,是将一种寿命只有几个小时的放射性药物,比如放射性碘,快速注射进静脉内,然后再用一种叫伽玛射线照相机连续记录放射性碘通过心脏及大血管时动态分布情况。由于放射性元素药的浓聚作用,就形成一种和心血管形态一样的放射性分布图,它在短时间内不透出血管壁外,从而伽玛射线照相机就可以对血管和心脏血池进行显像。由于这种诊断方法是通过放射性同位素在心脏内的均匀分布进行体外成像的,如果心血管内出现某些病变,就会在图像上形成明显的放射性分布异常。根据对这些异常图像的分析,就可以对某些心血管病的诊断提供有价值的资料。

(5)心脏 MRI:心脏 MRI 可以说是较准确而且是可重复的用于检测心脏功能和组织的特性的技术,心脏 MRI 可以检测发现与心肌的炎症或瘢痕组织相关病变,但存在应用的不方便,而且与心脏 B 超相比,价格相对较高。另外,心内膜心肌活检(EMB)是一种对活体心脏组织进行光镜和电镜组织形态学、组织化学、酶学、免疫学和病毒学检查研究的一种诊断技术。尽管是一种特异性和敏感性较高的监测手段,但是临床上实施困难,仅在必要时应用。

【处理措施】

早期对抗肿瘤药物所致心脏毒性关注有限,随着肿瘤治疗有效率提高,患者生存延长,重心逐步移至治疗对生活质量的影响,药物导致毒性,特别是迟发型毒性日益受到关注。对于具有高危因素的肿瘤患者,如高龄、长期高血压病史、原有心血管疾患者、以往相关放化疗病史、药物累积剂量成为评估心脏毒性的风险因素。

1. **治疗前风险评估及药物选择** 心脏毒性药物治疗前依据患者病史,体检,相关实验室检测充分评估患者发生心脏毒性的风险,对于存在高风险因素患者可以调整用药剂量或方案,使用相对心脏毒性低的药物代替,如可用表多柔比星或脂质体多柔比星代替多柔比星,并注意药物蓄积毒性,注意药物累积剂量。

2. **心脏保护剂** 在过去的十年中,大量研究用于心脏保护剂的探索,多数研究发现用于治疗心功能衰竭的药物同样可用作心脏保护剂,如血管紧张素转化酶抑制剂(angiotension converting enzyme inhibitors, ACEI),血管紧张素 II 受体阻滞剂(angiotensin II receptor blockers, ARB),以及 β 受体阻断剂,可以有效减轻心脏负荷。但是,对于抗肿瘤药物心脏毒性的高危患者或已发生心脏毒性的患者,按目前心内科心功能衰竭等相关指南治疗效果并不理想,这可能与抗肿瘤药物对心肌的损伤与一般心脏疾病的心肌损伤机制不同有关。寻找更好的治疗方法及药物就成了解决问题的关键所在。

（1）右丙亚胺（Dexrazoxane，DZR）：是目前唯一证实可以有效地预防蒽环类药物心脏毒性的药物。作为螯合剂 EDTA 的类似物，其非常容易穿透细胞膜并在细胞内发生酶催化和非酶催化水解反应。终产物与一些中间体有铁螯合作用，不仅可以与游离态铁离子螯合，而且可以从 Fe^{3+}-蒽环类螯合物中夺取 Fe^{3+}，从而抑制 Fe^{3+}-蒽环类螯合物诱导的自由基的产生，进而抑制蒽环类药物的心脏毒性。适应证：右丙亚胺可减少多柔比星引起的心脏毒性的发生率和严重程度，适用于接受多柔比星治疗累积量达 $300mg/m^2$，并且需要继续使用多柔比星的患者。对刚开始使用多柔比星者不推荐用此药。推荐剂量比为 10∶1（右丙亚胺 $500mg/m^2$∶多柔比星 $50mg/m^2$）。右丙亚胺毒副反应较少，主要表现在剂量依赖性的骨髓抑制，引起轻度的血小板及中性粒细胞减少。近来的报道称右丙亚胺具有引发继发性恶性肿瘤的风险，比如急性白血病。但是也被其他研究所质疑，有研究指出，他们曾将具有急性淋巴细胞白血病的 205 例患者随机分为单独应用多柔比星（$n=100$）和联合应用右丙亚胺组（$n=105$）并没有发现右丙亚胺组比单独应该多柔比星更容易发生继发性肿瘤。

（2）1,6 二磷酸果糖：是细胞能量代谢的重要中间产物，可通过改善细胞能量代谢、稳定细胞膜抑制炎症反应、抑制氧自由基、降低细胞内无机磷和细胞外游离钙浓度、正性肌力作用及拮抗多柔比星所致的心肌细胞凋亡等多种机制，发挥显著的心肌细胞保护作用。通常采用静脉滴注，每次 10g，临用前，用原附灭菌注射用水 100ml 溶解后，于 14 分钟内滴完，每日 2 次。毒副反应主要表现在有口唇麻木及注射局部疼痛感，偶有头晕、胸闷及过敏反应如皮疹等，一般不影响治疗。注射部位头痛感通常与滴速有关，可通过减慢输液速度改善。本品不宜溶入其他药物，尤其忌与碱性溶液、钙盐混合使用。对本品过敏者、高磷酸盐血症及严重

4

肾功能不全者禁用。有心力衰竭者用量减半。

（3）氨磷汀：动物实验显示，氨磷汀可迅速蓄积于心脏组织中，清除氧自由基，抑制多柔比星引起的脂质过氧化反应，增高心脏组织中保护酶的水平，从而降低多柔比星导致的心脏毒性。本品起始剂量为按体表面积一次 500~600mg/m²，溶于 0.9% 氯化钠注射液 50ml 中，在化疗开始前 30 分钟静脉滴注，15 分钟滴完。氨磷汀主要的副反应有暂时性恶心、呕吐、轻度嗜睡、抑郁、寒战、暂时性低血钙，但临床中最明显的是剂量限制性的低血压（与所用的剂量有关）。增加氨磷汀的剂量，呕吐发生率明显增加，女性的呕吐和嗜睡发生率明显高于男性。低血压常发生在氨磷汀滴注结束时，一般在停约后 5~10 分钟可恢复。但若患者出现低血压症状时，应该立即快速生理盐水滴注，并保持头低位。为避免该反应发生，用本药前应用水充分水化，滴注过程中要监护血压。如果低血压在 5 分钟内即可恢复基线水平，且患者无明显的症状出现，则可给足全量（910mg/m²）否则给予 710mg/m²。同时监护血钙，必要时应补钙。

（4）左卡尼汀：是体内天然存在的能量代谢物质，既往多用于血液透析患者的补充治疗。现在发现该药具有促进脂类代谢、改善心肌能量供应、增加组织对缺血缺氧的耐受性等，能达到保护心肌细胞的作用。目前用于治疗心力衰竭效果良好。可采用口服给药，用餐时服用。成人每日 1g，分 2~3 次服用；儿童起始剂量每公斤体重 50mg，根据需要和耐受性缓慢加大剂量，通常剂量为每公斤体重 50~100mg（最大剂量一天不超过 3g）。偶有口干、胃肠道轻度不适，停药后可自行消失。

（5）磷酸肌酸：高能磷酸化合物，可直接进入心肌细胞内增加心肌细胞的能量供应，还具有增加磷脂双分子层的稳定性、抑制心肌细胞过氧化、促进钙内流改善心肌收缩功能、抑制血小板聚集等作用，现已广泛用于心肌炎、心肌病的治疗。使用时采用静脉滴注，每次

1g（1瓶），以注射用水、0.9% 氯化钠注射液、5% 葡萄糖注射液溶解后在 30~45 分钟内静脉滴注，每日 1~2 次。快速静脉注射 1g 以上的磷酸肌酸钠可能会引起血压下降。大剂量（5~10g/d）给药引起大量磷酸盐摄入，可能会影响钙代谢和调节稳态的激素的分泌，影响肾功能的嘌呤代谢。上述大剂量需慎用且仅可短期使用。

（6）其他的心脏保护剂：包括辅酶 Q_{10}、N- 乙酰半胱氨酸、抗氧化剂（VC 和 VE 等）以及其他的铁螯合剂（如去铁胺和 EDTA 四乙酸二氨基乙烷）等，或许也具有一定的心脏保护效果。

3. 其他治疗 必须要说明的是目前尚无治疗手段和药物能够逆转化疗药物心脏毒性。相关的治疗措施仅能改善临床症状和表现。停止对心脏具有毒性的各类药物，限制水纳的摄入量；利尿剂和地高辛可以部分缓解充血状态；对于其他心肌营养性药物，心肌酶部分辅酶可以预防性或治疗性使用，但是确切的疗效目前还不肯定。

出现心律失常时，停止心脏毒性药物是前提，同时积极纠正心律失常。对于室上速者，可采用 β 受体阻断剂、维拉帕米治疗；对于房颤患者采用 β 受体阻断剂、地尔硫草或心脏电复律，对于持续性室性心动过速患者，可以静脉使用胺碘酮，也可以选择性基础上进行植入性除颤。

附：药物所致心脏毒性的诊治流程

（1）诊断：药物所致心脏毒性指由于接受接受某些药物治疗而导致的心肌和（或）心电传导系统毒性作用，包括心律失常、心脏收缩 / 舒张功能异常甚至心肌肥厚或心脏扩大等。临床表现包括：①左心室射血分数降低的心肌病，表现为整体功能降低或室间隔运动明显降低；②充血性心衰相关的症状；③充血性心衰相关的体征，如第三心音奔马律、心动过速，或两者都有；④左心室射血分数较基线降低至少 5% 至绝对值 < 55%，伴随充血性心衰的症状或体征；或左心室射血分

数降低至少 10% 至绝对值 <55%。

（2）心脏毒性分级：目前，临床上主要是根据美国纽约心脏协会（NYHA）关于心脏状态的分类评估（表2-9）或不良事件评定标准（CTCAE 4.0）进行心脏毒性分级的评定。

表 2-9 美国纽约心脏病协会（NYHA）心功能分级

Ⅰ级：体力活动不受限，日常活动不引起过度的乏力、呼吸困难或心悸，即心功能代偿期。
Ⅱ级：体力活动轻度受限。休息时无症状，日常活动即可引起乏力、心悸、呼吸困难或心绞痛，亦称Ⅰ度或轻度心衰。
Ⅲ级：体力活动明显受限，休息时无症状，轻于日常的活动即可引起上述症状，亦称Ⅱ度或中度心衰。
Ⅳ级：不能从事任何体力活动，休息时亦有充血性心衰或心绞痛症状，任何体力活动后加重，亦称Ⅲ度或重度心衰。

（3）诊疗流程：依据 ESMO 指南对心脏毒性推荐，建议如下流程。

1）完整病史收集，体检，风险评估

2）心脏功能检测：①超声心动图或 MUGA：LVEF、FS 能预测心衰（1 类）；②肌钙蛋白：特异性较高，能监测早期蒽环心脏毒性（1 类）；③脑钠肽：判定心衰及其严重程度的客观指标（2A 类）；④心电图：常规检测，特异性较低（2B 类）；⑤心肌酶谱：常规检测，特异性较低（2B 类）；⑥心内膜心肌活检：敏感性、特异性较高，但为有创性检查（3 类）。

3）预防及治疗：①对症处理；②心衰应常规联用 3 种药物：血管紧张素转化酶抑制剂（ACEI）、血管紧张素受体拮抗剂（ARB）和 β 受体阻滞剂（1 类）；③心脏保护剂（3 类）。

（伍　钢　马　虹）

参 考 文 献

［1］Carver JR, Shapiro CL, Ng A, et al.American Society of Clinical Oncology clinical evidence review on the ongoing care of adult cancer survivors: cardiac and pulmonary late effects［J］.J Clin Oncol, 2007, 25:3991-4008.

［2］Yeh ET, Bickford CL.Cardiovascular complications of cancer therapy: incidence, pathogenesis, diagnosis, and management［J］.J Am Coll Cardiol, 2009, 53:2231-2247.

［3］Chen MH, Kerkela R, Force T.Mechanisms of cardiac dysfunction associated with tyrosine kinase inhibitor cancer therapeutics［J］.Circulation, 2008, 118:84-95.

［4］Dent SF, Graham NA.First annual Canadian Cardiac Oncology Network conference［J］.Curr Oncol, 2011, 18:295-300.

［5］Cvetkovi'c RS, Scott LJ.Dexrazoxane: a review of its use for cardioprotection during anthracycline chemotherapy［J］.Drugs, 2005, 65(7):1005-1024.

［6］Barry E, Alvarez JA, Scully RE, et al.Anthracycline-induced cardiotoxicity: course, pathophysiology, prevention and management［J］.Expert Opin Pharmacother, 2007, 8(8):1039-1058.

［7］Ewer MS, Lippman SM.Type Ⅱ chemotherapy-related cardiac dysfunction: time to recognize a new entity［J］.J Clin Oncol, 2005, 23:2900-2902.

［8］Mackey JR, Clemons M, Cote MA, et al.Cardiac management during adjuvant trastuzumab therapy: recommendations of the Canadian Trastuzumab Working Group［J］.Curr Oncol, 2008, 15:24-35.

［9］Saidi A, Alharethi R.Management of chemotherapy induced cardiomyopathy［J］.Curr Cardiol Rev, 2011, 7:245-249.

［10］Albini A, Pennesi G, Donatelli F, et al.Cardiotoxicity of anticancer drugs: the need for cardiooncology and cardiooncological prevention[J].J Natl Cancer Inst,2010,102: 14-25

[11] Von Hoff DD,Layard MW,Basa P,et al.Risk factors for doxorubicin-induced congestive heart failure[J].Ann Intern Med,1979,91(5):710-717.

[12] Swain SM,Whaley FS,Ewer MS,et al.Congestive heart failure in patients treated with doxorubicin:a retrospective analysis of three trials[J].Cancer,2003,97(11):2869-2879.

[13] Keefe DL.Anthracycline-induced cardiomyopathy[J].Semin Oncol,2001,28(4 Suppl 12):2-7.

[14] Zhang JN,Zhao Y,Zhao DL.Scavenging-effects of dexrazoxane on free radicals[J].J Clin Biochem Nutr, 2010,47(3):238-245.

[15] Tiemten A,Wo J,Jacobson C,et al.Cardiac toxicity observed in association with high dose cyclophosphamide-based chemotherapy for metastatic breast cancer[J].Breast,2004, 13(4):341-346.

[16] Gianni L,Salvatorelli E,Minotti G.Anthracycline cardiotoxicity in breast cancer patients:synergism with trastuzumab and taxanes[J].Cardiovasc Toxicol,2007,7 (2):67-71.

[17] Polk A,Vistisen K,Vaage-Nilsen M,et al.A systematic review of the pathophysiology of 5-fluorouracil-induced cardiotoxicity[J].BMC Pharmacol Toxicol,2014,15:47.

[18] Adao R,de Keulenaer G,Leite-Moreira A,et al.Cardiotoxicity associated with cancer therapy:pathophysiology and prevention strategies[J].Rev Port Cardiol 2013,32:395-409.

[19] Aggarwal S,Kamboj J,Arora R.Chemotherapy-related cardiotoxicity[J].Ther Adv Cardiovasc Dis,2013,7:87-98.

[20] Bonita R,Pradhan R.Cardiovascular toxicities of cancer chemotherapy[J].Semin Oncol,2013,40:156-167.

[21] Florescu M,Cinteza M,Vinereanu D.Chemotherapy-induced

cardiotoxicity[J].Maedica(Buchar),2013,8:59-67.

[22] Ryberg M.Cardiovascular toxicities of biological therapies [J].Semin Oncol,2013,40:168-177.

[23] Ky B,Putt M,Sawaya H,et al.Early increases in multiple biomarkers predict subsequent cardiotoxicity in patients with breast cancer treated with doxorubicin,taxanes,and trastuzumab[J].J Am Coll Cardiol,2014,63(8):809-816.

[24] Lombard JM,Paterson R.Early detection of treatment induced cardiac toxicity-can we do better? [J].Asia Pac J Clin Oncol,2013,9:97-98.

[25] Braunwald E.Biomarkers in heart failure[J].N Engl J Med, 2008,358:2148-2159.

[26] Bovelli D,Plataniotis G,Roila F.Cardiotoxicity of chemothera-peutic agents and radiotherapy-related heart disease:ESMO Clinical Practice Guidelines[J].Ann Oncol, 2010,21(Suppl 5):277-282.

[27] Rautaharju PM,Surawicz B,Gettes LS,et al.AHA/ ACCF/HRS recommendations for the standardization and interpretation of the electrocardiogram:part IV:the ST segment,T and U waves,and the QT interval:a scientific statement from the American Heart Association Electrocardiography and Arrhythmias Committee,Council on Clinical Cardiology;the American College of Cardiology Foundation; and the Heart Rhythm Society.Endorsed by the International Society for Computerized Electrocardiology[J].J Am Coll Cardiol,2009,53:982-991.

[28] Truong J,Yan AT,Cramarossa G,et al.Chemotherapy-induced cardiotoxicity:detec-tion,prevention,and management[J]. Can J Cardiol,2014,30(8):869-878.

[29] Colombo A,Meroni CA,Cipolla CM,et al.Managing cardiotoxicity of chemotherapy[J].Curr Treat Options Cardiovasc Med,2013,15:410-424.

[30] Fallah-Rad N,Lytwyn M,Fang T,et al.Delayed contrast

enhancement cardiac magnetic resonance imaging in trastuzumab induced cardiomyopathy[J].J Cardiovasc Magn Reson,2008,10:5.

[31] Huh WW,Jaffe N,Durand JB,et al.Comparison of doxorubicin cardiotoxicity in pediatric sarcoma patients when given with dexrazoxane versus continuous infusion[J]. Pediatr Hematol Oncol,2010,27:546-557.

[32] Cai W,Chen JZ,Ruan LM,et al.Efects offructose-1, 6-diphosphate on concentration of calcium and activities of sarcoplosnic Ca^{2+}-ATPase in cardiomyocytes of Adriamycin-treated rats[J].J Zhejiang Univ Sci B,2005,6(7):622-625.

[33] Bjelogrlic SK,Radic J,Radulovic S,et al.Effects of dexrazoxane an d amifostine on evolution of Doxorubicin cardiomyopathy in vivo[J].Exp Biol Med(Maywood), 2007,232(11):1414-1424

[34] Waldner R,Laschan C,Lohninger A,et al.Effects of doxorubicin containing chemo-therapy and a combination will-carnitine on oxidative metabolism in patients with non Hodgkin lymphoma[J].J Cancer Res Clin Oncol,2006,132 (2):121-128.

[35] Curigliano G,Cardinale D,Suter T,et al.Cardiovascular toxicity induced by chemo-therapy,targeted agents andradiotherapy:ESMO Clinical Practice Guidelines[J]. Ann Oncol,2012,23(7):155-166.

四、肝脏毒性

肝脏是药物在体内聚集、转化和代谢的主要场所，这些过程中药物本身、药物代谢产物、患者的特殊体质对药物的超敏感性或耐受性降低，都可能导致药物的肝脏损伤。药物性肝损伤（DILI）指治疗剂量的药物及其代谢产物直接损伤肝细胞或由药物诱发过敏反应所引起的肝脏损伤，90%以上表现为急性 DILI，多发生在应用药物后 5~90 天。DILI 现已上升为全球肝病死亡原因的第五位。抗肿瘤药物包括细胞毒药物、激素类药物、分子靶向药物、生物反应调节剂以及中草药等。研究表明在我国最常引起 DILI 的药物中，抗肿瘤药物居第五位，所占比例为 4.7%，而这其中又以细胞毒类的化疗药物最为常见。

化疗药物导致的肝脏毒性可分为急性和慢性两种。急性肝脏毒性较为常见，在化疗期间和化疗后 1 个月内均可发生，以化疗后 1 周内多见，为化疗药物或其代谢产物的直接作用导致。通常表现为一过性血清转氨酶或胆红素的升高。发生时可伴有检验指标的异常，但有近一半病例无任何明显症状，因此临床上非常容易被忽视。慢性肝脏毒性则多由长期用药引起，包括肝纤维化、脂肪性病变、肉芽肿形成、嗜酸性粒细胞浸润。化疗药物肝脏毒性的发生率与患者基础肝脏疾病、有无肝脏转移、免疫状态、营养状态、化疗药物种类及方案、给药方式等多种因素密切相关。如肝动脉内注射化疗药比静脉给药更易导致肝功能损害，另外有慢性病毒性肝炎病史、肿瘤侵犯肝脏的患者，发生肝毒性的概率也明显增加。我国属于乙型肝炎病毒（HBV）感染大国，对于病毒性肝炎的肿瘤患者应用化疗药物时更需注意。即使在治疗前肝功能和 HBV DNA 拷贝数完全正常时，也可因化疗药物的使用而出现 HBV 激活增殖，并可致肝炎病情加重。因此，对于乙肝表面抗原阳性拟进行化疗的患者，建议采用拉米夫定预防治疗，并在化疗过程中监测肝功能和乙肝病毒 DNA。

【发病机制】

化疗药物引发的肝脏毒性主要受到药物对肝脏的毒性和机体对药物的反应这两个因素的限制。化疗药物本身对肝脏的毒性反应在大多数情况下是可以预料的，然而有部分药物虽然本身没有明显的肝脏毒性，却可以引发机体特殊的反应，如过敏性反应等或者其代谢过程中可产生异常的肝脏毒性的代谢产物,对于这种类型的肝脏毒性往往是不可预测的,也是临床上难以预料和处理的。

化疗药物所致肝脏毒性的表现形式及机制主要有以下几个方面。

(1)肝细胞坏死:药物在肝细胞内代谢后,生成的中间毒性物可造成肝细胞坏死,表现为肝脏的点状坏死或者大块状组织坏死。另外这些中间产物还可以与蛋白质结合,引起自身免疫性肝细胞损害。临床表现类似于病毒性肝炎,轻者表现为肝功能异常,如转氨酶、胆红素、乳酸脱氢酶高,重者可有恶心、呕心、上腹疼痛和黄疸等类似于急性肝炎的表现。

(2)肝细胞脂肪变性:发病机制与药物导致肝细胞线粒体的损害有关,从而干扰脂肪代谢,造成肝细胞内脂肪的大量堆积,引起肝细胞坏死。病理上表现为肝细胞内充满脂肪小泡。常可观察到小泡破裂,肝细胞坏死和炎症细胞浸润。患者可出现血清转氨酶升高、肝区胀痛、恶心、呕吐和疲劳等。

(3)肝细胞的细胞器损伤:主要表现为肝脏的胆汁淤积。化疗药物损害毛细胆管、小叶间胆管,引起胆管结构损坏、硬化及肝内胆汁淤积,另外还可引起肝细胞与胆汁排泌有关细胞器的损伤。主要表现为血清胆红素,碱性磷酸酶等明显升高。

(4)过敏反应:化疗药物可以以半抗原复合物形式获得抗原性,致敏免疫细胞。免疫介导性肝损伤既可通过产生特异性抗体激发体液免疫,也可通过抗体依赖细胞毒作用或其他机制激发细胞免疫。具有特异质的患者可以出现以胆汁淤积为主要表现的"过敏性肝炎",也可以伴有不同程度的肝细胞坏死或者胆汁淤积。

(5)肝血管损害:化疗药物还可以引起肝静脉阻塞性疾病,病变部位通常位于肝静脉的末梢血管或小叶中央静脉。发生机制和化疗药物引起的肝静脉内皮细胞损害,导致静脉硬化血栓形成有关。临床可表现为腹痛、门静脉高压和腹水等。

(6)肝纤维化:主要发生在长期化疗的患者中,出现时间晚,易合并肝硬化,不可逆,临床处理较为困难。多数情况下以减少继续损害、对症支持为主,完全恢复极其困难。

化疗药物所致的肝脏毒性发病机制和个体易感因素差别很大,但发病类型可分为剂量依赖性肝毒性和特异质性肝脏药物反应两大类。剂量依赖性肝毒性:主要由药物及其代谢产物直接损伤肝细胞导致,与药物剂量过大或在体内蓄积有关,如环磷酰胺、白消安等导致的中毒性肝损伤。损伤程度与药物剂量和使用时间密切相关,具有剂量依赖性和时间依赖性、可预测性、潜伏期短等特点。特异质性肝脏药物反应:与机体的特异质性药物代谢反应和免疫变态反应有关,取决于机体对药物的反应,具有非剂量依赖性、不可预测性等特点。免疫变态反应可能是药物的某些活性代谢产物作为半抗原促发机体多种炎症。研究表明,造成特异质性肝脏反应的根本原因与肝内代谢酶基因或 HLA 的遗传多态性相关,特别是细胞色素酶(cytochrome P450,CYP450)遗传多态性密切相关。

【临床表现】

1989 年欧洲和美国专家在巴黎国际共识会议上对药物性肝损害达成共识(巴黎共识),将肝损害定义为:血清 ALT 或结合胆红素水平升高至正常值上限的 2 倍以上,或 AST、ALP 和总胆红素水平同时升高,且其中 1 项指标高于正常值上限的 2 倍以上。此次会议还指出,其他生化检查指标对肝损害的诊断是非特异性的;而上述指标增高在正常值上限 2 倍以内时称为"肝功能检查异常",而不宜称之为"肝损害"。药物导致严重肝脏毒性唯一最明确的指标是转氨酶升高伴总胆红素增高,其他生化指标则为非特异性。血浆凝血酶原时间或国际标准化比值(INR)升高提示严重肝损伤的可能性。化疗药物导致肝脏毒性的临床诊断比较困难,尤其对于既往有肝脏疾病病史及肝转移的患者。一般情况下,符合以下条件时,认为药物性肝损伤的可能性较大:化疗前无肝脏基础病,化疗后出现临床症状或血生化异常,停药后肝功能改善,再次用药后肝功能出现更加迅速和严重恶化。影像学检查可了解有无肝脏受侵及胆管扩张,肝脏活检可排除其他原因导致的肝脏损伤及评估损伤程度。

由于化疗药物肝脏毒性的症状、体征和组织学特征均缺乏特异性,因此其诊断往往将"排除其他病因"作为重要的诊断依据。通常情况下,化疗药物肝脏毒性主要需与病毒性肝病相鉴别。前者有明确用药史,停药后肝损害可很快好转,血清学检测肝炎病毒可能阴性,而后者除有流行病学史和血清肝炎病毒感染指标阳性外,临床症状缓解慢,且易转化成慢性化。鉴别困难时,肝脏穿刺活检可明确诊断。另外,还需要注意除外肿瘤广泛转移所导致的肝功能损害,伴有黄疸者首先排除肿瘤所致的胆道系统阻塞、压迫及肿瘤相关溶血等。病史、影像学及有关的化验检查可提供帮助。

化疗药物导致肝脏毒性的临床表现和其他因素导致的肝脏毒性一样,表现形式多样,差异也很大,绝大多数患者没有相应的临床症状,仅表现为转氨酶的升高,且多呈自限性过程。少数有乏力、纳差等非特异性症状。严重患者可出现黄疸、胆汁淤积、腹水、肝性脑病甚至暴发性肝功能衰竭。肝脏损伤的严重程度可通过血清转氨酶、碱性磷酸酶、国际标准化比值(INR)和胆红素的升高水平来评估。另外,以过敏反应为主要表现的急性肝脏毒性,通常具有以下特点:服药中或停药后半月内出现肝功能异常;以发热、皮疹、皮肤瘙痒和黄疸为首发症状;转氨酶、碱性磷酸酶和胆红素上升迅速且程度高,无剂量依赖性,再次给药时严重程度增加,且潜伏期缩短;起病时外周血嗜酸性粒细胞上升或白细胞增加;药敏试验阳性,血清中自身抗体升高。

引起肝毒性的常见化疗药物。

（1）烷化剂：环磷酰胺（CTX）代谢产物可以生成丙烯醛，引起谷胱甘肽的消耗及窦状隙上皮细胞死亡，可致暂时的转氨酶升高，停药后可恢复。有报道CTX联合应用硫唑嘌呤后，肝脏毒性发生率增加。卡莫司汀（BCNU）大剂量使用时，少数患者可产生肝毒性，表现为转氨酶、碱性磷酸酶及胆红素水平升高。尼莫司汀（ACNU）和洛莫司汀（CCNU）亦可引起肝毒性，表现为肝功能短期异常，常为可逆性。

（2）抗代谢药：甲氨蝶呤（MTX）为叶酸拮抗药，与二氢叶酸还原酶结合后阻止二氢叶酸还原为四氢叶酸，从而干扰 DNA 合成。标准剂量时大多以原形从尿中排出。大剂量使用时部分经肝脏代谢，60%~80% 出现转氨酶升高。长期小剂量用药可引起肝脂肪变性、纤维化及坏死性肝硬化等。氟尿苷作肝动脉注射可引起硬化性胆管炎。长期大量使用 6-巯基嘌呤（6-MP）可能引起肝细胞损害及胆汁淤积，特别是剂量 >2mg/（kg·d）。长期应用硫唑嘌呤也可致慢性肝内脂肪变性。吉西他滨也常导致患者转氨酶升高，另有暴发性肝炎、肝衰竭的报道。

（3）抗肿瘤抗生素类：多柔比星和柔红霉素主要由肝脏代谢，可造成肝功能损伤，延缓胆汁及其代谢物排泄，导致其全身毒性增加包括心脏毒性。因此出现高胆红素血症的患者推荐减量。放线菌素 D 也可产生肝大及肝功能异常，尤其是有放疗史的患者。少数患者在接受大剂量丝裂霉素 C（MMC）治疗后，产生肝静脉阻塞性疾病综合征，表现为进行性的肝功能损害、胸水及腹水等。

（4）植物碱类：长春地辛（VDS）和长春瑞滨（NVB）在少数患者中可引起短暂性转氨酶或碱性磷酸酶升高。依托泊苷（VP-16）偶可引起中毒性肝炎，出现黄疸及碱性磷酸酶升高。

（5）铂类药物：主要经肾脏排泄。标准剂量顺铂

4

可引起转氨酶轻度升高,偶引起脂肪变性和胆汁淤积。奥沙利铂引起的肝脏毒性表现为肝窦扩张阻塞、淤血甚至纤维化,发生率为10%~52%,增加了术后出血风险。

(6) 其他抗肿瘤药:左旋门冬酰胺酶(L-ASP)通过分解肿瘤组织中的门冬酰胺而起抗肿瘤作用,可致肝功能异常,部分患者于用药后2周内出现,表现为转氨酶、碱性磷酸酶、胆红素升高,多可自行恢复,组织学检查可见肝脂肪病变。达卡巴嗪(DTIC)与肝脏血管损伤相关,可导致栓塞性静脉炎,极少数患者可出现严重肝毒性,甚至可能导致死亡。伊立替康在3.6%~24%的患者中可出现脂肪变性或脂肪肝,如在肝切除之前使用,会增加脂肪肝的发病率。

相比较于正常健康人群,既往存在肝脏或其他基础疾病患者更容易出现化疗药物相关肝脏毒性,且暴发性肝炎的发生风险也较高。

对以下六类人群应用化疗药物时应高度警惕DILI的发生:①老人、幼儿和女性,既往有药物毒副反应和肝功能损害者;②存在病毒性肝炎、化学性肝炎、自身免疫性肝炎、脂肪肝、酒精性肝病和肝硬化等肝脏基础疾病者;③合并有活动性感染、肾脏病、风湿病、糖尿病、器官移植、脂代谢紊乱、长期大量饮酒、肥胖和营养不良等;④合并使用其他肝毒性药物,如抗结核药物、抗生素、非甾体类药、抗癫痫药、降血糖药、降血脂药和中草药等;⑤合并其他治疗,如肝脏放射治疗、肝动脉栓塞介入等;⑥合并免疫抑制剂治疗,如糖皮质激素、抗淋巴细胞抗体等。

2006年全国乙型肝炎流行病学调查表明,我国15~59岁人群乙肝表面抗原(HBsAg)携带率为8.75%,乙肝核心抗体(HBcAb)阳性率为34.1%,肿瘤合并乙肝超过10%。另外,HBV感染肿瘤患者药物性肝损伤(DILI)发生率达35%~65%,明显高于普通人群。HBV再激活是指非活动性HBV感染患者由于抗肿瘤药物的使用导致 HBV 从潜伏状态进入活跃复制状态,可发生在 HBV DNA 阴性、转氨酶始终正常、甚至 HBV 标志物均阴性的隐匿性乙型肝炎患者。活动性 HBV 感染者化疗后易出现暴发性肝炎、肝衰竭。合并 HBV 感染的肿瘤患者接受化疗或者免疫抑制剂后可出现 HBV 再激活。研究发现,肝细胞癌患者 HBV 再激活率达60%,其他癌症再激活为 25%~40%。依据 2007 美国肝病学会慢性乙肝临床实践指南,对拟行免疫抑制或细胞疗法的肿瘤患者,在开始化疗或免疫抑制治疗前,HBV 感染的高危患者应监测 HBsAg;对于 HBV 携带者,在开始肿瘤化疗或有限期的免疫抑制治疗时,建议同时进行预防性的抗病毒治疗。

【处理措施】

对于化疗所致肝脏毒性重点在于预防,为了降低化疗药物肝脏毒性的发生率,临床上应注意以下几点:①化疗前需全面了解患者有无传染性肝炎等肝病史,对其肝功能状况进行全面评估,并正确选择化疗药物及剂量;②通常情况下肝功能达到以下标准才考虑化疗:血清胆红素≤1.5 倍正常值上限,AKP、AST 和ALT≤2.5 倍正常值上限,但若有肝转移,AKP、AST 和ALT≤5 倍正常值上限;③合并肝炎者,监测病毒载量,必要时拉米夫定治疗;④化疗期间严密监测肝功能同时给予保护肝脏的药物,可降低化疗药物肝脏毒性。

化疗药物引起的肝脏毒性,原则上应立即停用可疑抗肿瘤药物和可能导致肝损伤的合并用药。对于不能停药的轻度肝损伤,需要在严密监控下减少药物的用量;正确使用抗炎、抗氧化、解毒、降酶、退黄护肝药物并积极治疗基础病。大多数患者的肝功能在停药后可恢复正常。对抗肿瘤药物引起的肝脏毒性尚缺乏特异性药物,可考虑应用保肝类药物。目前保肝药物种类繁多,根据其作用机制可分为抗炎保肝类、细胞修复类、解毒保肝类、利胆保肝类、中草药类、维生素及辅酶类等。由于部分护肝药物也可能存在一定的肝脏毒

4

性,一般不主张同时使用3联以上的护肝药物。急性肝功能衰竭的治疗包括停用肝毒性药物、必要的基础生命支持、维持水电解质及酸碱平衡、保护肝功能及促进肝细胞再生和预防应激性溃疡等并发症的发生。一旦发生急性肝功能衰竭,经内科治疗不能逆转或预后凶险者,应及时行人工肝支持或肝移植治疗。

对于无基础肝病,仅血清ALT峰值达正常值上限2~5倍且TB水平正常的无症状者,可以同时使用1~2种护肝药物,暂不停用或减量化疗药物,每周监测肝脏生化指标,直至恢复正常。对于有基础肝病以及感染未控制、糖尿病、脂代谢紊乱和大量饮酒史的DILI患者或无基础肝脏疾病但使用肝毒性大的化疗药物的患者,建议及早停用相关药物,以防病情进一步加重。

临床上目前针对化疗药物肝脏毒性的停药指征主要参考2009年美国食品药品监督管理局(FDA)针对各种药物导致药物性肝损伤(DILI)提出的建议,即在用药过程中出现以下1项者需立即停用可疑药物:① ALT或AST>8正常值上限(upper limit of normal,ULN);② ALT或AST>5 × ULN,持续2周以上;③ ALT或AST>3 × ULN,并且TBIL或INR升高至(1.5~2.0) × ULN;④ ALT或AST>3 × ULN,并有进行性加重的乏力、恶心、呕吐、右上腹痛征象,或发热、皮疹、嗜酸细胞增多。另外,Hyman Zimmerman提出了肝细胞损伤影响胆红素排泄的预见原则,被称为Hy's定律,即用药后血清ALT>3 × ULN,血清TBIL>2 × ULN,血清ALP正常,符合条件的DILI患者出现肝细胞性黄疸提示预后差。该定律目前已被美国FDA批准作为DILI患者立即停药的非正式评价标准。

出现化疗药物肝脏毒性患者如果无明显的基础肝病,多数在下一治疗周期开始前生化指标恢复后可以再次应用。后续使用的剂量调整目前也无统一标准,仅限于文献报道(表2-10)。具体方案需要考虑患者性别、年龄及基础疾病、药物类型及生活指标升高的程度等因素，个休化用药。

表 2-10　常见化疗药物肝脏毒性的剂量调整

药物	肝脏损伤表现	剂量调整
环磷酰胺	不影响药物清除率	无需调整
多柔比星	骨髓移植；黏膜炎	胆红素 <51μmol/L：正常剂量 胆红素 34~51μmol/L：减量 50% 胆红素 51~85μmol/L：减量 75% 胆红素 >85μmol/L：停药
卡培他滨	增加胆红素或转氨酶，与药代学和毒性反应不相关	无需调整
氟尿嘧啶	升高胆红素，与毒性反应无关	无需调整
吉西他滨	升高胆红素和转氨酶	转氨酶升高；无需调整 胆红素升高：减量 20%
顺铂和卡铂	无相关文献报道	无需调整
奥沙利铂	升高胆红素和转氨酶，不影响药物清除及神经毒性	无需调整
伊立替康	升高转氨酶：不增加毒性反应；升高胆红素：中性粒细胞减少和腹泻	转氨酶升高：无需调整 胆红素达 1.5~3 倍 ULN；减量 40% 胆红素大于 3 倍 ULN：停药
多西他赛	增加胆红素和转氨酶，降低药物清除率	胆红素大于 ULN 或者 AST/ALT 大于 1.5 倍 ULN 以及 ALP 大于 2.5 倍 ULN，停药

续表

药物	肝脏损伤表现	剂量调整
长春瑞滨	升高胆红素，降低药物清除	胆红素 2.1~3 倍 ULN：减量 50% 胆红素大于 3 倍 ULN：减量 75% 弥漫肝转移：减量 50%

（伍　钢　马　虹）

参考文献

［1］Bernal W,Auzinger G,Dhawan A,et al.Acute liver failure［J］. Lancet,2010,376(9736):190-201.

［2］Navarro VJ,Senior JR.Drug-related hepatotoxicity［J］.N Engl J Med,2006,354(7):731-739.

［3］陈成伟.重视药物性肝病［J］.肝脏,2006,11(5):301-302.

［4］Bahirwani R,Reddy KR.Drug-induced liver injury due to cancer chemotherapeutic agents［J］.Semin Liver Dis,2014, 34(2):162-171.

［5］Lee WM.Drug-induced hepatotoxicity［J］.N Engl J Med, 1995,333(17):1118-1127.

［6］闫杰,谢雯.慢性乙型肝炎特殊患者抗病毒治疗专家共识 ［J］.中国肝脏病杂志(电子版),2014,6(1):77-82.

［7］Lewis JH.Drug-induced liver disease［J］.Med Clin North Am,2000,84(5):1275-1311.

［8］Diehl AM.Non-alcoholic fatty liver disease abnormalities in macrophage function and cytokines［J］.Am J Physiol Gastrointest Liver Physiol,2002,282(1):1-5.

［9］Giordano CM,Zervos XB.Clinical manifestations and treatment of drug-induced hepatotoxicity［J］.Clin Liver Dis, 2013,17(4):565-573.

［10］DeLemos AS,Foureau DM,Jacobs C,et al.Drug-induced liver injury with autoimmune features［J］.Semin Liver Dis,

2014,34(2):194-204.

[11] Asbury RF, Rosenthal SN, Descalzi ME, et al.Arseneau JC.Hepaticveno-occlusive disease dueto DTIC[J].Cancer, 1980,45(10):2670-2674.

[12] Njoku DB.Drug-induced hepatotoxicity:metabolic,genetic and immunological basis[J].Int J Mol Sc,2014,15(4): 6990-7003.

[13] Fontana RJ.Pathogenesis of idiosyncratic drug-induced liver injury and clinical perspectives[J].Gastroenterology,2014, 146(4):914-928.

[14] Andrade RJ,Robles M,Ulzurrun E,et al.Drug-induced liver injury:insights from genetic studies[J].Pharmacogenomics, 2009,10(9):1467-1487.

[15] Ishak KG,Zimmerman HJ.Morphologic spectrum of drug-induced hepatic disease[J].Gastroenterol Clin North Am, 1995,24(4):759-786.

[16] Teschke R,Frenzel C,Wolff A,et al.Drug induced liver injury:accuracy of diagnosis in published reports[J].Ann Hepatol,2014,13(2):248-255.

[17] King PD,Perry MC.Hepatotoxicity of chemotherapy[J]. Oncologist,2001,6(2):162-176.

[18] Shorey J,Schenker S,Suki WN,et al.Hepatotoxicity of mercaptopurine[J].Arch Intern Med,1968,122(1):54-58.

[19] Chan KK,Chlebowski RT,Tong M,et al.Clinical pharma-cokinetics of adriamycin in hepatoma patients with cirrhosis [J].Cancer Res,1980,40(4):1263-1268.

[20] Tefft M,Traggis D,Filler RM.Liver irradiation in children: acute changes with transient leukopenia and thrombocytopenia [J].Am J Roentgenol Radium Ther Nucl Med,1969,106(4): 750-765.

[21] Baumgaertner I,Ratziu V,Vaillant JC,et al.Hepatotoxicity of metastatic colorectal cancer chemotherapy:systematic review[J].Bull Cancer,2010,97(5):559-569.

4

[22] Choti MA.Chemotherapy-associated hepatotoxicity:do we need to be concerned? [J].Ann Surg Oncol,2009,16(9): 2391-2394.

[23] Liang X,Bi S,Yang W,et al.Epidemiological serosurvey of hepatitis B in China declining HBV prevalence due to hepatitis B vaccination[J].Vaccine,2009,27(47):6550-6557.

[24] Liang X,Bi S,Yang W,et al.Evaluation of the impact of hepatitis B vaccination among children born during 1992-2005 in China[J].J Infect Dis,2009,200(1):39-47.

[25] Yeo W,Johnson PJ.Diagnosis.Prevention and management of hepatitis B virus reactivation during anticancer therapy[J]. Hepatology,2006,43(2):209-220.

[26] 罗生强,张玲霞.2007年美国慢性乙型肝炎诊治推荐意见简介[J].中华肝病学杂志,2007,15(6):477-480.

[27] MariaVA,Victorino RM.Development and validation of a clinical scale for the diagnosis of drug-induced hepatitis[J]. Hepatology,1997,26(3):664-669.

[28] 陈瑜.血液病患者药物性肝损伤的预防和规范化治疗专家共识[J].中华血液学杂志,2012,33(3):252-256.

[29] Lewis JH.Hy's law,the 'Rezulin Rule,' and other predictors of severe drug-induced hepatotoxicity:putting risk-benefit into perspective[J].Pharmacoepidemiol Drug Saf,2006,15(4):221-229.

[30] Temple R.Hy's law:predicting serious hepatotoxicity[J]. Pharmacoepidemiol Drug Saf,2006,15(4):241-243.

[31] Reuben A.Hy's law[J].Hepatology,2004,39(2):574-578.

[32] Field KM,Michael M.Part Ⅱ:Liver function in oncology: towards safe chemotherapy use[J].Lancet Oncol,2008,9(12):1181-1190.

五、肾脏毒性

肾脏作为药物代谢和排泄的重要脏器,常受到抗肿瘤药物的严重影响。抗肿瘤药物的肾毒性多为剂量依赖，或在联合用药后加重，而且临床表现轻重不一，出现时间长短不等，有的甚至可延迟至停药后的数年。因此，充分了解抗肿瘤药物的肾毒性特征，对于减少药源性肾损害具有重要意义。肾脏毒性是某些化疗药物的固有副作用。肾功能不良原因依据潜在病理生理过程的不同可以分为：肾前性、肾性及肾后性。肾脏长时间灌注不足可以导致肾前性肾功能不良；而长期的肾脏灌注不足，内源性及外源性肾脏毒性物质的刺激，毒性复合物在肾小管的沉积，肾血管梗阻，肾脏毛细血管及肾间质损伤可以导致肾性肾功能不良；下泌尿系统的梗阻可以造成肾后性肾功能不良。常见有肾脏损伤的化疗药物归类如表 2-11 所示。

表 2-11　常见引起肾功能不全的化疗药物

烷化剂及铂类	抗代谢类	其他
亚硝脲类	阿糖胞苷	亚胺醌
卡莫司汀	吉西他滨	干扰素 -α
司莫司汀	甲氨蝶呤	丝裂霉素
链脲菌素	喷司他汀	
顺铂		
卡铂		
异环磷酰胺		

【发生机制】

　　肾脏作为人体重要的代谢器官，各类药物容易对其产生影响，其主要原因是：①肾脏血流丰富，流经肾脏的血流约占心排出量的 20%~25%，因此肾脏接触血中药物及毒物的机会较多，且容易受到药物峰值浓度的影响；②肾脏血管表面积大，抗原抗体复合物易沉积在其表面，产生免疫炎症反应；③肾脏具有丰富的酶系统，耗氧量大，易被一些能使细胞产生缺氧的药物所影响;④肾脏逆流倍增机制使肾髓质和乳头部的药物浓度远高于血浆水平;⑤近曲小管细胞对多种药物有分泌和重吸收作用。

化疗药物一般通过以下机制对肾脏造成损害:①直接性损害:化疗药物通过原形或其代谢产物发挥直接细胞毒作用杀伤泌尿系统细胞,大多数抗癌药物是通过直接性作用引起泌尿系统毒性反应,临床较为常见;②间接性损害:一般指对化疗药物高度敏感的肿瘤在化疗后迅速大量崩解,其细胞内物质在经肾脏排泄过程中引起肾脏功能损害。间接性肾损害临床上可以表现为两种方式:①尿酸性肾病综合征:正常情况下尿酸经肾小球过滤,在肾小管再吸收并分泌,对化疗高度敏感的肿瘤细胞化疗后,可导致肿瘤细胞迅速崩解,产生大量尿酸,经肾小球过滤到输尿管,使尿酸浓度急速上升,远远超过尿液的溶解能力而在输尿管内结晶,引起输尿管闭塞,导致尿酸性肾病综合征;②肿瘤溶解综合征:对化疗高度敏感的肿瘤细胞化疗后,肿瘤细胞迅速大量崩解,导致钙离子、钾离子和磷酸等细胞内物质大量释放到血液,引起机体显著代谢异常。肿瘤溶解综合征大多在化疗开始24~48小时后发生,表现为高尿酸血症、高钾血症、高磷酸血症和低钙血症等。

同时抗肿瘤药的肾脏毒性程度受多方面因素的影响。多数药物的肾毒性呈剂量依赖性,小剂量单次使用时肾毒性较小;大剂量或多次使用,或几种抗肿瘤药联用时肾毒性增加。药物的作用机制和肾毒性之间有显著关系,细胞特异性弱的抗肿瘤药,如作用机制为影响细胞核酸、DNA合成,破坏DNA结构等的药物,对全身增生活跃的细胞,包括肾小管上皮细胞均有广泛影响,易产生肾毒性;干扰蛋白质合成的药物,如VCR、紫杉醇,以及作用靶点较少的药物,如利妥昔单抗、曲妥珠单抗等,对肾脏的毒性较小。抗肿瘤药自身的药动学性质也与肾毒性相关,经过肾排泄,或在肾脏组织中浓度较高者,容易引起肾毒性。除药物方面的因素外,肾毒性的发生也与肿瘤患者密切相关,当患者存在血容量不足,已有肾实质疾病或肾功能损害,水电解质紊乱及尿道梗阻等易感因素时,发生肾损害的概率增加。根据药物对肾脏不同部位的损伤机制不同归类如表2-12所示。

表2-12 化疗药物对肾脏损伤区域分类

肾脏损伤区域	疾病名称	致损伤的药物
肾血管	血流动力学 AKI(毛细血管漏综合征)	IL-2 和地尼白介素
	血栓性微血管病	抗血管生成药物(贝伐单抗,酪氨酸激酶抑制剂)、吉西他滨和顺铂、丝裂霉素 C 和 IFN
肾小球	微小病变性	IFN,帕米膦酸二钠
	局灶节段肾小球硬化症	IFN,帕米膦酸二钠,唑来膦酸(罕见)
小管间质	急性肾小管坏死	顺铂,唑来膦酸,异环磷酰胺,米拉霉素,喷司他丁,伊马替尼,亚胺醌,培美曲塞
小管病变	Fanconi 综合征	顺铂,异环磷酰胺,伊马替尼,培美曲塞
	钠丢失	顺铂
	镁丢失	顺铂,西妥昔单抗,帕尼单抗
	肾源性尿崩症	顺铂,异环磷酰胺,培美曲塞
	利尿剂应用不当综合征	环磷酰胺,长春新碱
急性间质性肾炎	索拉非尼	
体型肾病	甲氨蝶呤	

【临床表现】

化疗所致肾毒性常表现为少尿或无尿、蛋白尿和管型尿、血尿、不明原因的水肿、高血压、肾功能减退，在用药过程中出现不符合病情的肾功能减退等。

1. **实验室检查** 尿常规检查可发现红细胞（主要呈均一型红细胞）、白细胞、蛋白、管型等。血尿液生化检查可有 BUN、Scr 升高。特殊生化检查包括 β_2- 微球蛋白（β_2-MG）、视黄醇结合蛋白（RBP）、半胱氨酸蛋白酶抑制剂 C、Clare 细胞蛋白（CC16）、α_1- 微球蛋白（α_1-MG）及尿 N- 乙酰 β 氨基葡萄糖苷酶（NAG）、溶菌酶等。在疾病的初始阶段，以尿 β_2-MG、CC16 和 RBP 升高最为敏感和可靠。在肾小管损害初期无尿中 NAG 及白蛋白和血 Scr 的升高，表明肾小球功能障碍尚处于起始阶段。当肾小管进一步受害，尿 NAG、白蛋白均升高，当血清肌酐及尿蛋白升高时则表明此时肾脏损害很难逆转。

2. **并发症** 肾毒性严重时可出现两种并发症。

（1）尿酸性肾病综合征：常表现为尿毒症样症状，多数患者出现恶心及呕吐、嗜睡、食欲缺乏、少尿或无尿，有时可伴一侧腹痛及肉眼血尿。辅助检查主要采用超声波来确定有无肾积水及尿路闭塞。由于肾静脉造影有加重肾功能不全的可能性，应禁忌使用增强 CT 等相关检查。

（2）肿瘤溶解综合征：主要表现为高尿酸血症、高钾血症、高磷酸血症和低钙血症，引起急性肾功不全、脉搏不规律及肌肉痉挛等症状，但极少致命。

3. **泌尿系统毒性的分级** 主要根据 NCI-CTCAE 3.0 化疗药物急性及亚急性毒性反应分度标准（表 2-13）。

表 2-13 化疗后泌尿系统毒性的分度

评价指标	0度	Ⅰ度	Ⅱ度	Ⅲ度	Ⅳ度
尿素氮（×N）	≤1.25	1.25~2.5	2.5~5	5~10	>10
肌酐（×N）	≤1.25	1.25~2.5	2.5~5	5~10	>10

续表

评价指标	0度	Ⅰ度	Ⅱ度	Ⅲ度	Ⅳ度
蛋白尿	无	+或<3g/L	++~+++或 3~10g/L	++++或 >10g/L	肾病综合征
血尿	无	镜下血尿	肉眼血尿	肉眼血尿,有血块	尿路梗阻

4. 引起肾脏毒性的常见化疗药物

（1）顺铂与卡铂：顺铂的肾毒性是主要损害肾小管,它使肾小管细胞空泡化,出现透明管型,血尿素氮及肌酐浓度升高。其肾毒性与剂量密切相关,单剂量少于 50mg/m² 时,基本无肾毒性。当剂量超过 50mg/m² 时,肾毒性发生率为 25% 左右。在无水化和利尿等保护措施时,大剂量给药（大于 100mg/m² 时）的肾毒性发生率 100%,可使肾小管损伤为不可逆性,导致肾衰竭甚至死亡。脱水、高尿酸血症、与氨基糖苷类抗生素合用及合并基础肾脏病变等情况下,肾毒性增加。在顺铂使用前,建议测定患者肌酐清除率,避免同时应用其他对肾小管有毒药物,如氨基糖苷类抗生素,以尽量减少肾小管的损伤。顺铂引起的肾脏损害是剂量限制性毒性,严重时可出现肾衰竭。临床表现为肾小管性蛋白尿、尿酶增加,多尿、尿酸化功能障碍、肾性失盐,尿钾、钙、磷、镁排出增加及 Fanconi 综合征。尿视黄醇结合蛋白增加是反映早期顺铂肾毒性的有效指标。肾脏病理改变为近端肾小管细胞中可见透明小滴,肾小管上皮细胞坏死,间质水肿,肾小球及肾血管无明显损伤。

卡铂是顺铂的同类物,1989 年应用于临床,比顺铂肾毒性低。单一剂量常为 400~500mg/m²,其肾毒性常出现在一次剂量大于 900mg/m²,或先前已用过顺铂治疗,或接受其他肾毒性药物治疗的患者。低镁血症系常见的临床表现,亦可有肾性失盐。

（2）甲氨蝶呤（MTX）：无论是口服还是胃肠外应用甲氨蝶呤，都迅速由尿排泄。甲氨蝶呤的原型及主要代谢产物 7- 羟基甲氨蝶呤均从肾小球滤过，或经肾小管主动分泌。在生理 pH 值范围内，甲氨蝶呤完全离子化，但是在酸性环境中，其原型和主要代谢产物很少发生离子化而形成沉淀。在尿液分泌过程中，药物沉积于肾小管。甲氨蝶呤引起的肾功能不全主要是药物在肾小管沉淀所致。磺胺类药物、四环素、非甾类抗炎药物以及酸化尿液的药物等，均能增加 MTX 的肾毒性。

（3）丝裂霉素：常规剂量应用时很少引起肾毒性，大剂量应用引起肾损害并不少见。临床表现为两种类型：①血栓性微血管病变，可导致溶血性尿毒综合征；②肾小球系膜损害，出现蛋白尿，病理改变为肾小球硬化，可发展为慢性肾衰竭。

（4）异环磷酰胺（IFO）：大剂量异环磷酰胺引起严重出血性膀胱炎的发生率为 40%，而接受过盆腔放疗的患者发生率高达 70%。异环磷酰胺引起的肾毒性大致可分为出血性膀胱炎和肾近曲小管损伤两种类型。其肾脏毒性与单次剂量和累积量呈正相关，异环磷酰胺的体内代谢产物丙烯醛能够直接损伤泌尿系统上皮细胞，是导致其毒性的主要原因。与顺铂联用时可加重其泌尿系统毒性。临床主要表现为镜下或肉眼血尿，严重的出血性膀胱炎比较难治，长期不愈会引起纤维化，有时会导致膀胱极度挛缩而需手术治疗。另外，由于肾近曲小管受损，可出现氨基酸尿、磷酸尿等。

（5）环磷酰胺（CTX）：剂量超过 50mg/kg 时会引起肾小管及膀胱特异性损伤，发生出血性膀胱炎和稀释性低钠血症。原因与 IFO 相同。常规剂量口服时，出血性膀胱炎的发生率大约为 10%，骨髓移植（bone marrow transplantation，BMT）下大剂量应用时可达 40% 以上。Bressler 曾对 CTX 所致的 100 例出血性膀胱炎进行跟踪分析研究，结果显示静脉用药或对儿童用药时，即使较低剂量也可引出出血性膀胱炎。这 100 例中,镜下血尿为93%,肉眼血尿为78%,少尿45%,有5%最终演变成膀胱癌。而且,有40%的病例症状持续1周~1年,16%持续2~8年。有21%在CTX停用后3个月至10年可再次发生出血性膀胱炎。稀释性低钠血症多在大剂量应用CTX时发生,表现为利尿激素异常分泌综合征(SIADH),伴有低钠血症、尿量减少、体重增加等。但多数患者能够在停用CTX后24小时恢复正常。

(6)光辉霉素:常用剂量在$25~50\mu g/kg$,连续5天或是每周3次连续使用。肾毒性常发生于每天应用、疗程较长的病例中,可达40%左右。主要为肾小管损伤,可累及近端和远端小管。病理改变为肾小管萎缩和上皮细胞坏死,肾小球常无明显损害。临床可有微量蛋白尿以及肾小管功能障碍的表现。光辉霉素被广泛地应用于治疗恶性肿瘤的高钙血症,在高血钙时使用光辉霉素常无肾毒性发生。

(7)阿糖胞嘧啶:常用于治疗急性白血病和非霍奇金病,不单独应用,肾毒性并不依赖剂量,联合化疗时有肾功能不全包括血肌酐升高和内生肌酐清除率下降的患者肾脏病理观察发现有明显的间质水肿、肾小管扩张和肾小管上皮细胞变平。故大剂量阿糖胞嘧啶与其他化疗药物联合应用时应注意肾功能的监测。

(8)6-硫鸟嘌呤:肾毒性与剂量有关,大于$800mg/m^2$剂量时可出现氮质血症。游离6-硫鸟嘌呤的应用可避免明显的肾毒性。

(9)亚硝脲类:有时可引起肾小管萎缩和弥漫性肾小管间质性炎症反应,发生率低,与剂量无明确相关性。治疗过程中如果血清肌酐水平升高,应立即停药,并不宜再次使用。CCNU与BCNU的肾毒性表现为迟发性,多在治疗后数月至数年出现。累积量超过$1000mg/m^2$时,发生率开始逐渐上升;而如果超过$1500mg/m^2$时,则肾毒性发生率急剧升高。病理组织学表现为肾间质纤维化、肾小球硬化、基底膜肥厚、肾小管萎缩等。临床主要表现为少尿、蛋白尿,严重者可出现肾衰竭。

(10) 长春新碱(VCR):有报告发现应用 VCR 时偶尔可引起可逆性低钠血症及利尿激素异常分泌综合征(SIADH),一般在停药后 1~2 周恢复。与其他药物联合应用时,常采用水化方法以减轻毒副作用,此时有可能加重低钠血症,应予以注意。

(11) 5- 氟尿嘧啶(5-FU):单独使用 5- 氟尿嘧啶多不发生肾毒性,但合并其他药物如丝裂霉素治疗时,肾毒性发生率接近 10%,死亡率高。临床表现有两种类型,部分患者表现为溶血尿毒症综合征,因急性、暴发性肾衰竭常在 3~4 周内死亡。肾组织光镜和电镜检查显示有血管病变,动脉内膜增生和纤维蛋白血栓,间质纤维化、小管萎缩,广泛肾小球硬化。部分患者临床进展较慢,微血管溶血性贫血不明显,同样的病理变化但程度较轻。输血可加重溶血、血管内凝血,引起快速进展性肾衰竭和死亡。

(12) 多柔比星:在动物实验中大剂量多柔比星(7.5mg/kg 或总剂量 180mg/m^2)可诱发多柔比星肾病。肾脏组织学检查显示:肾小球上皮细胞足突融合、肾小管上皮细胞空泡变性和间质纤维化,临床表现为大量蛋白尿、尿毒症和中毒性心肌病。多柔比星肾病通常发生在用药后的 2 个月内。

(13) 培美曲塞:抗叶酸制剂,抑制酶参与嘌呤和嘧啶的新陈代谢,从而破坏肿瘤如恶性间皮瘤和非小细胞肺癌的 RNA/DNA 合成。这个药物由肾脏排出(24 小时内 70%~90%),半衰期为 3.5 小时。培美曲塞肾毒性报道过数个病例:急性肾小管坏死(5 例)、急性间质性肾炎(2 例)、肾源性尿崩症 / 小管酸中毒(1 例),和肾源性尿崩症(1 例)。肾组织学显示主要是慢性小管间质纤维化和小管萎缩,符合中毒导致的小管损伤。

(14) 其他:生物反应调节剂(biological response modifiers,BMR)干扰素、白细胞介素 -2(IL-2)有时也可引起肾脏毒性。干扰素引起肾脏毒性的报告均来自欧美国家,多数表现为蛋白尿,其发生率 15%~20%。有资料表明干扰素可引起可逆性的急性肾衰竭(acute renal failure,ARF)和肾病综合征。组织学检查显示急性间质性肾炎与微小病变。肾脏改变可在用药后 2 周出现,停药 10 天内消失。大剂量 IL-2 可导致全身血管通透性增加,肾脏血流量降低,易引起肾前性肾脏功能不全,一般是可逆性的,在停药后 5 天内恢复正常。非甾类抗炎药物可以加重 IL-2 的肾脏毒性,应予以注意。

【处理措施】

1. **水化** 给予充分的水化、碱化尿液及利尿以保持足够的尿量是预防药物肾毒性最基本且最关键的方法。

2. **特异性治疗及解毒剂应用**

(1)减少顺铂所致肾毒性包括以下几方面:减少顺铂剂量和延长给药时间;充分水化,在用药前、后充分补充血容量,一般每日液体总量 3000~4000ml,或大剂量顺铂(大于 $80mg/m^2$)一次给药时,加用小剂量呋塞米,以增加尿钠排泄;应用大剂量顺铂时也可考虑加用自由基清除剂(乙酰半胱氨酸)、硫代硫酸钠和谷胱甘肽等。

(2)甲氨蝶呤大剂量应用时,需要用四氢叶酸解毒,同时使用碳酸氢钠碱化尿液及水化,使小便 pH 保持在 7.0 以上。四氢叶酸解救时,应在监测甲氨蝶呤血药浓度的情况下进行,临床一般在甲氨蝶呤给药 24 小时开始,每 6 小时口服或静脉注射四氢叶酸 15mg,共 6 次。

(3)对于异环磷治疗中应注意如下几点:分次应用可减少肾脏和膀胱的毒性;水化与利尿;应用化学保护剂,美司钠作为泌尿系统保护剂能够有效地预防异环磷酰胺的泌尿系统毒性。美司钠在尿液中与异环磷酰胺的代谢产物丙烯醛结合,形成非毒性产物,由尿中迅速排泄。一般用法为:美司钠剂量为异环磷酰胺单

次用量的 20%，与化疗药同时和用药后第 4、8 小时共 3
次应用。

3. 严重并发症治疗

（1）尿酸性肾病综合征：对化疗高度敏感的肿瘤
患者化疗后，可导致肿瘤细胞迅速崩解，产生大量尿
酸，经肾小球过滤到输尿管，使尿酸浓度急速上升，远
远超过尿液的溶解能力而在输尿管内结晶，引起输尿
管闭塞，导致尿酸性肾病综合征。

临床上对于化疗高度敏感的肿瘤，宜在细胞毒药
物应用前 48 小时开始采取预防措施。如充分补充液
体，并给以利尿，碱化尿液，使尿 pH 大于 7.0，口服别嘌
醇等。经过积极有效的预防处理，极少会出现严重的
尿酸综合征，但如果患者对利尿反应性差，导致尿酸水
平过度升高时，有时需采用血液透析。

（2）肿瘤溶解综合征（tumor lysis syndrome，TLS）：
肿瘤溶解综合征是恶性肿瘤患者引起急性肾损伤
（AKI）最常见的原因，也是肿瘤科的急症之一。当肿
瘤细胞释放其细胞内物质入血时发生 TLS，其结果是
导致包括高尿酸血症、高钾血症、高磷血症和低钙血症
在内的一系列代谢紊乱。电解质紊乱增加了患者心律
失常、癫痫发作和死亡的风险。尽管肿瘤溶解综合征
可以是自然发生，但更常见于恶性肿瘤标准化的化疗、
放疗、糖皮质激素、免疫治疗、单克隆抗体和其他靶向
的治疗过程中。其发生的高危因素包括高尿酸血症、
肾衰竭、肿瘤的快速增长、对化疗的高敏感性和低血容
量。TLS 导致急性肾损伤发生的病理生理学机制包括
尿酸、磷酸钙和（或）黄嘌呤共同组成的晶体形成，这
些晶体可导致肾小管的阻塞和炎性反应及肾小球滤过
率下降。高尿酸血症也可通过非晶体机制引起急性
肾损伤，如肾血管收缩、肾血流量减少、活性氧族和炎
性反应。另外，高尿酸血症可加重氧化应激引起的肾
损伤。

积极防治可以减少肿瘤治疗过程中急性肾损伤的

发生。在肿瘤患者接受化疗之前,应纠正血容量不足、高钙血症、泌尿道梗阻等可逆因素。补充血容量是预防 TLS 的一个主要措施,对于高危患者,静脉补充晶体可增加体内钾、磷和尿酸的清除。目前较为统一的意见是在化疗开始前口服或静脉补充液体 3L/d,但对于已存在容量过多或少尿型急性肾损伤的患者应避免液体过剩。别嘌醇和拉布立酶作为降尿酸药物可预防 TLS 的发生,但别嘌醇由于其严重的过敏反应和肾衰竭时需调整药物剂量等因素,限制了其在部分患者中的应用,而拉布立酶疗效好、安全、毒副反应少。目前一般建议有发生 TLS 的低危患者采用别嘌醇预防,而高危患者则采用拉布立酶预防。对于是否采用碱化尿液来预防 TLS 尚有争议。碱化尿液可改变尿酸碱度使更多尿酸盐溶解,减少肾小管内晶体形成。但外源性给予碱性药物可减少磷酸钙的溶解,导致软组织和肾小管磷酸钙的沉积增加;此外,碱血症可使钙与白蛋白结合,减少离子钙的浓度,低血钙可引起手足抽搐或心律失常。因此碱化尿液不广泛推荐用于预防和治疗 TLS。当 TLS 出现急性肾损伤时,需进行血液透析治疗。血液透析能快速清除因肿瘤细胞溶解所产生的钾、磷和尿酸。透析方式应采用持续性的肾脏替代治疗。急诊腹膜透析由于不能充分清除尿酸而不被推荐用于 TLS 的治疗。

(伍　钢　马　虹)

参 考 文 献

[1] Kintzel PE.Anticancer drug-induced kidney disorders[J]. Drug Saf,2001,24(1):19-38.

[2] Miyazaki J,Kawai K.Prevention and management of nephro-toxicity from anti-cancer agents[J].Nihon Rinsho,2003,61

(6):973-977.

[3] Launay-Vacher V,Isnard-Bagnis C,Janus N,et al.Chemotherapy and renal toxicity[J].Bull Cancer,2008,95:F96-F103.

[4] Skretkowicz J,Sekulska M,Danilewicz M,et al.Effect of some anticancer drugs and combined chemotherapy on renal toxicity[J].Biol Signals,1996,5(1):51-58.

[5] Frenkel J,Kool G,de Kraker J.Acute renal failure in high dose carboplatin chemo-therapy[J].Med Pediatr Oncol, 1995,25(6):473-474.

[6] Ries F,Klastersky J.Nephrotoxicity induced by cancer chemo-therapy with special emphasis on cisplatin toxicity[J].Am J Kidney Dis,1986,8(5):368-379.

[7] Soon C,Ilchyshyn A.Methotrexate toxicity induced by acute renal failure[J].J R Soc Med,2005,98(2):83-84.

[8] Strang A,Pullar T.Methotrexate toxicity induced by acute renal failure[J].J R Soc Med,2004,97(11):536-537.

[9] Chatham WW,Morgan SL,Alarcon GS.Renal failure:a risk factor for methotrexate toxicity[J].Arthritis Rheum,2000,43 (5):1185-1186.

[10] Widemann BC,Adamson PC.Understanding and managing methotrexate nephrotoxicity[J].Oncologist,2006,11(6): 694-703.

[11] Farha AJ,Krauss DJ.Renal failure after intravesical mitomycin C[J].Urology,1989,34(4):216-217.

[12] Zhang J,Lu H.Ifosfamide induces acute renal failure via inhibition of the thioredoxin reductase activity[J].Free Radic Biol Med,2007,43(12):1574-1583.

[13] Berns JS,Haghighat A,Staddon A,et al.Severe,irreversible renal failure after ifosfamide treatment.A clinicopathologic report of two patients[J].Cancer,1995,76(3):497-500.

[14] Willemse PH,de Jong PE,Elema JD,et al.Severe renal failure following high-dose ifosfamide and mesna[J].Cancer Chemothe Pharmacol,1989,23(5):329-330.

[15] Ho PT,Zimmerman K,Wexler LH,et al.A prospective evaluation of ifosfamide-related nephrotoxicity in children and young adults[J].Cancer,1995,76(12):2557-2564.

[16] Gagnon RF,Lu DS.Mechanism of depressed immunity in chronic renal failure:effect of cyclophosphamide pretreatment on delayed-type hypersensitivity skin reaction [J].J Clin Lab Immunol,1985,18(3):135-140.

[17] Dahlberg PJ,Newcomer KL,Yutuc WR,et al.Renal failure in Wegener's granulo-matosis:recovering following dialysis and cyclophosphamide-prednisone therapy[J].Am J Med Sci,1984,287(1):47-50.

[18] Kroener J,Green M.Cyclophosphamide dose in renal failure [J].Am J Med,1978,64(4):725-726.

[19] Mouridsen HT,Jacobsen E.Pharmacokinetics of cyclo-phosphamide in renal failure[J].Acta Pharmacol Toxicol (Copenh),1975,36(Suppl 5):409-414.

[20] Parsons V,Scott G,Baum M,et al.Mithramycin treatment of hypercalcaemia and renal failure in a patient with paratesticular embryonic sarcoma[J].Br J Cancer,1971,25 (2):306-310.

[21] Weiss RB,Poster DS.The renal toxicity of cancer chemo-therapeutic agents[J].Cancer Treat Rev,1982,9(1):37-56.

[22] Rassnick KM,Bailey DB,Malone EK,et al.Tolerability of lomustine in combination with cyclophosphamide in dogs with lymphoma[J].J Am Anim Hosp Assoc,2014,50(3): 167-173.

[23] Aitchison RG,Reilly IA,Morgan AG,et al.Vincristine, adriamycin and high dose steroids in myeloma complicated by renal failure[J].Br J Cancer,1990,61(5):765-766.

[24] Gusella M,Rebeschini M,Cartei G,et al.Effect of hemodial-ysis on the metabolic clearance of 5-fluorouracil in a patient with end-stage renal failure[J].Ther Drug Monit,2005,27 (6):816-818.

[25] Carron PL, Padilla M, Maurizi Balzan J.Nephrotic syndrome and acute renal failure during pegylated liposomal doxorubicin treatment[J].Hemodial Int,2014,18(4):846-847.

[26] Yoneko M, Kamei J, Ito CF, et al.New approach for chronic renal failure model by direct kidney injection of doxorubicin in rats[J].Methods Find Exp Clin Pharmacol,2007,29(6):389-394.

[27] Glezerman IG, Pietanza MC, Miller V, et al.Kidney tubular toxicity of maintenance pemetrexed therapy[J].Am J Kidney Dis,2011,58(5):817-820.

[28] Carmo C, Sa H, Xavier da, et al.Alpha-interferon renal toxicity[J].Nefrologia,2005,25(6):718-719.

[29] Ponce P, Cruz J, Travassos J, et al.Renal toxicity mediated by continuous infusion of recombinant interleukin-2[J].Nephron,1993,64(1):114-118.

[30] Rajendran A, Bansal D, Marwaha RK, et al.Tumor lysis syndrome[J].Indian J Pediatr,2013,80(1):50-54.

[31] Humphreys BD, Soiffer RJ, Magee CC.Renal failure associated with cancer and its treatment:an update[J].J Am Soc Nephrol,2005,16(1):151-161.

六、肺毒性

化疗药物肺毒性(chemotherapy induced lung disease, CILD)是抗癌药物的重要毒性之一,越来越多的化疗药物被证实有肺毒性。大约 5%~20% 或者更多的患者在接受化疗后,会出现化疗诱导的肺毒性。高龄、吸烟、既往患有肺疾病(尤其是间质性肺疾病)、综合治疗后、高浓度辅助供氧等因素会加重化疗药引起的肺毒性。不同个体基础肺疾病不同,对药物的代谢能力及发生过敏反应的程度也不同;加之药物的化学成分及环境因素的影响,这些内外因素的综合决定了个体对化疗药物肺毒性的易感性。目前据文献报道,可引起肺毒性的常见化疗药物如表 2-14 所示。

表 2-14 常见的可引起肺毒性的化疗药物

烷化剂	抗代谢类	抗生素类	抗肿瘤植物类	其他药物
环磷酰胺	甲氨蝶呤	博来霉素	紫杉类	维 A 酸
白消安	阿糖胞苷	丝裂霉素 C	伊立替康	IL-2
苯丁酸氮芥	吉西他滨		拓扑替康	
美法仑	氟达拉滨			
卡莫司汀	培美曲塞			

【发生机制】

化疗药物可通过多种机制引起肺损伤,主要涉及化疗药对肺的直接细胞毒作用、氧化损伤、机体的免疫反应、毛细血管通透性增加以及细胞因子释放等。这些病理生理变化可引起相应的临床表现,如:间质性肺炎/肺纤维化、超敏综合征、毛细血管渗漏综合征等,其他少见的表现还有肺泡出血、细支气管闭塞性机化性肺炎(BOOP)、胸膜渗出、支气管痉挛、肺门淋巴结肿大和静脉闭塞等。归纳起来目前主要有下列几种学说。

1. **氧化和抗氧化系统失衡学说** 与体内的其他组织和器官一样,正常肺内的氧化和抗氧化系统存在着一种动态平衡。当巨噬细胞产生氧化剂(H_2O_2 等)增多时,抗氧化系统的活性则增加,以保证肺组织免受损伤。抗氧化剂包括超氧化物歧化酶、过氧化氢酶、谷胱甘肽过氧化物酶、血浆铜蓝蛋白以及维生素 E 等。部分抗癌剂(如博来霉素和环磷酰胺)可改变氧化剂和抗氧化剂之间的平衡,损伤肺组织。研究表明,博来霉素在体外与氧和铁一起培养时,可产生超氧基,损伤毛细血管内皮而产生肺毒性。环磷酰胺能够独立产生活性氧,在体外能产生脂质过氧化物使膜失去稳定性。此外,环磷酰胺活性代谢产物丙烯醛也是一种强力氧化剂。

2. 免疫学说 由于肺组织经常接触能活化免疫反应的物质,故其表现了独特的免疫耐受状态,以避免引起组织过度损伤。承担免疫耐受功能的细胞主要有肺淋巴细胞、肺泡巨噬细胞和非细胞肺泡物质。细胞毒药物可通过改变免疫活化和免疫耐受的平衡而起作用。博来霉素和甲氨蝶呤等一些细胞毒药物,由于机体将之视为外来抗原,引起过敏性反应,产生嗜酸性粒细胞增多和肺浸润。

3. 基质修复学说 肺内胶原形成和分解的失衡也是药物性肺损伤的一个重要发病机制,胶原沉积对于抑制损伤过程和修复损伤结构有益。然而,过多的胶原沉积可以引起严重的不可逆的病变。博来霉素可通过增加成纤维母细胞的活性、促进胶原沉积引起肺部损伤。

4. 蛋白分解学说 蛋白水解酶,特别是弹性蛋白酶,和成人呼吸窘迫综合征、肺气肿、肺炎和特发性肺纤维化等多种肺病的形成有关。抗蛋白酶系统由许多调节蛋白水解酶活性的蛋白组成,主要成分是 α-蛋白酶抑制剂。虽未发现细胞毒药物能影响两个系统间的平衡,但研究表明,氧自由基可灭活 $α_1$-蛋白酶抑制剂,增加蛋白水解酶的作用。博来霉素和环磷酰胺等细胞毒药物可通过产生氧自由基,参与蛋白水解酶的调节,从而促进肺损伤。

5. 细胞因子学说 博来霉素及其代谢产物进入间质及肺泡表面,激活肺泡巨噬细胞产生 TNF 及 IL-1,促进炎症的发生。也可激活成纤维细胞、肺泡巨噬细胞及嗜中性粒细胞可产生 TGF-β,介导胶原蛋白的形成,促进肺纤维化。动物实验发现,给予抗 TGF-β 抗体可阻止博来霉素诱导的肺损伤。

6. 中枢神经系统学说 肺毛细血管通透性可能部分受中枢神经系统的控制。研究表明,神经性肺水肿是中枢神经系统损伤后毛细血管蛋白漏出增多的结果。虽然机制很复杂,但髓质和下丘脑可能起着重要作用,有人认为甲氨蝶呤引起的肺损伤,就是通过这种机制引起的。

【临床表现】

由于缺乏特定的临床、影像、生理、实验室、组织学特征,化疗相关性肺损伤通常难以诊断。而且,感染、误吸、栓塞、肺出血、癌症扩散或复发、放射性损伤及任何疾病引起的肺部表现[(尤其是心源性或非心源性肺水肿(N)]、其他非化疗药物产生的肺毒性均可有相似的临床表现,这进一步加大了化疗相关性肺损伤的诊断难度。加之临床中我们通常联合应用化疗药物,所以很难将产生肺毒性的原因归于某种特定的化疗药物。患者在接受化疗后,肺部机会性感染的风险增加,使得肺毒性诊断变得更为复杂。抗癌药物引起的肺损伤包括急性过敏性肺疾患、非心源性肺水肿以及慢性肺炎和肺纤维化。其中慢性肺炎和肺纤维化最常见,这些改变的临床表现可互相重叠。必要时,经纤支镜或开放性的肺活检可用以鉴别与化疗导致的肺损伤具有相同临床表现的其他疾病。

1. **症状和体征**　化疗引起的肺部损伤表现为亚急性、非特征性的肺部症状,例如:发热、咳嗽、呼吸困难、低氧血症。干咳、进行性呼吸困难和发绀是抗癌药物肺损伤病情严重者的主要症状。体征一般不明显,有的患者肺底部可闻及干性啰音(爆裂音)。其发生时间变化较大,可以在首次用药即出现,亦可在治疗结束后数月乃至数年以后才出现。根据发生时间早晚,分为早发性和迟发性肺损伤。早发性肺损伤表现为急性间质性肺炎综合征、非心源性肺水肿综合征、急性呼吸窘迫综合征(ARDS)。ARDS 临床表现为迅速起病的呼吸困难,伴顽固性低氧血症以及弥漫性肺部渗出,患者表现为胸闷、呼吸困难、发绀、咳嗽和咳白色泡沫样痰。坐位时,颈静脉怒张,两肺满布干啰音和捻发音,死亡率很高。吉西他滨、环磷酰胺、阿糖胞苷、多西他赛和甲氨蝶呤均有引起 ARDS 的报道。此外,迟发性肺损伤常在治疗结束 2 个月后出现。在应用 BLM、MMC 和卡莫司汀(卡氮芥)的患者中,肺损伤起病隐袭,多于治疗时即有前述症状,但亦可在用药后 1~3 个月出现。CTX 发生的晚期纤维化,据报道潜伏期可长达 33~57 个月。

由化疗药物直接导致的自发性气胸很罕见,发生率 <1%。多与化疗敏感性肿瘤(如生殖细胞肿瘤、淋巴瘤和肉瘤)相关。自发性气胸常发生在化疗后的第 2~7 天,单侧和双侧均可出现。其发生机制可能是细胞毒性药物导致肿瘤溶解或坏死,外周带肺泡破裂,与胸膜腔、支气管或两者同时相通,并伴瘘的形成。存在基础肺病或已接受过胸部放疗患者,自发性气胸发生率会有所增加。

2. **辅助检查**　肺部影像学可有四种表现:①非特定区域磨玻璃影;②多灶肺实变;③斑片状分布的磨玻璃影伴有小叶间隔增厚;④两侧广泛磨玻璃影或实变伴有柱状支气管扩张。最常见的分布为非特定区域的磨玻璃实变影,最高死亡率的分布是两侧广泛磨玻璃实变影,这代表了弥漫性肺泡损伤。也可表现为单侧或两侧胸水。晚期可表现为肺间质纤维化,严重的可表现为蜂窝肺。少数患者的 X 线表现可能与肺部转移灶不易区别。卡莫司汀引起的肺炎可产生类似于淋巴管癌的相似 X 线表现,特征为粗线样浸润。另外,BLM 可产生结节样密度增高影,类似于血液系肿瘤的播散。CT 扫描可显示较平片更为广泛的间质和肺泡受侵犯,对转移性结节有时亦能辨别。^{67}Ga 肺扫描在 X 线出现异常前即可显示阳性的 ^{67}Ga 浓聚。这大概反映肺组织中激活的肺泡巨噬细胞数量增多,对早期发现药物引起的肺疾病具有价值。但阳性的 ^{67}Ga 扫描特异性差,感染和一些恶性肿瘤的肺浸润亦可出现阳性结果。

3. **肺功能检查**　限制性通气功能障碍和 CO 弥散

功能降低是药物性肺损伤最常见的肺功能异常。在抗癌药物治疗中,于体征和 X 线表现改变前,CO 弥散功能即显著降低。在 MMc 和 CTX 引起的肺炎患者中,50% 以上 CO 弥散功能下降。有研究发现,BLM 的剂量增加可使 CO 弥散功能下降。若 CO 弥散功能下降 60% 以上或肺活量降低为用药前的 75% 时,必须停用 BLM。

4. **纤支镜检查及肺活检**　支气管肺泡灌洗(BAL)可帮助诊断感染、肺泡出血、癌症进展或转移。在大部分化疗相关的肺损伤里,肺泡灌洗液中可发现中性粒细胞,而在嗜酸性粒细胞肺炎主要是嗜酸性粒细胞增多。支气管肺泡灌洗(BAL)可从生化、微生物、细胞分析以及组织病理等多方面诊断本病。BAL 对发现恶性细胞、感染和肺泡蛋白沉积症特别有效,故具鉴别诊断价值。文献表明纤镜活检诊断慢性浸润性肺疾病的准确性仅为 37%,而开胸肺活检为 90%,故在必要时,可选用开胸肺活检协助化疗引起的肺损伤诊断。这两种方式能确诊肺炎,并可排除其他疾病如淋巴管转移癌、血管炎。非特异性肺炎、机化性肺炎、嗜酸性粒细胞肺炎、肺纤维化和弥漫性肺泡损伤通过肺活检得到诊断,这种病理分布是非特异性的,且不应认为是药物性肺损伤。随着影像学的进步,呼吸科医师和放射科医师的共同讨论可以提高术前诊断率,有些患者因此可以不需要手术肺活检。当肺炎发生在化疗开始后不久(如几小时到几周),又缺乏其他可解释的呼吸困难的原因,使用激素治疗和停用可疑药物后肺炎快速吸收,可做出化疗药物相关性肺炎的诊断。

值得注意的是,临床上有的 CILD 患者可能有明显临床症状而没有或者伴有肺功能及影像学异常(表 2-15),有的表现出明显的肺实质(表 2-16)或肺血管病变(表 2-17)。在化疗引起肺损伤的模式中,间质性肺病(ILD)最常见。

表 2-15　化疗相关肺毒性在临床症状、肺功能、胸片上的特征

肺毒性的临床表现形式	药物	肺功能影像学异常
仅有咳嗽	干扰素 α、IL-2、甲氨蝶呤	无特异性
仅有急性胸痛	博来霉素、依托泊苷、甲氨蝶呤、多柔比星	无特异性
仅有一秒率的降低	紫杉醇、BCNU、吉西他滨	仅有一秒率、DLCO 降低
咯血	贝伐单抗	双肺磨玻璃影、实变、肿瘤坏死（肺鳞癌）
超敏反应（皮疹、风疹、血管性水肿、支气管痉挛、低血压等单发或多发）	紫杉烷类、吉西他滨、奥沙利铂、依托泊苷、替尼泊苷、单克隆抗体、MMC+长春碱、干扰素 α	通气障碍、气道高反应性、肺过度充气
胸腔积液	吉西他滨、氟达拉滨、伊马替尼、沙利度胺、甲氨蝶呤、ATRA、博来霉素、丙卡巴肼、IL-2、依托泊苷、白消安、紫杉烷类	胸片示限制性肺病、胸腔积液
气胸	亚硝基脲氮芥（BCNU）	胸片示限制性肺病、气胸
纵隔淋巴结肿大	甲氨蝶呤、博来霉素、干扰素	肺门、纵隔淋巴结肿大

表 2-16 引起肺实质改变的化疗药物

肺毒性的表现形式	药物	肺功能、影像学表现	病理改变
机化性肺炎（OP）	博来霉素、利妥昔单抗、甲氨蝶呤、曲妥珠单抗、环磷酰胺、MMC、沙利度胺、多柔比星、托泊替康奥沙利铂、米托蒽醌、白介素-α、白消安	双肺沿着胸膜和支气管周围发生实变、磨玻璃影（GGO）	增生的成纤维细胞、肌纤维母细胞呈腔内息肉样改变，并伴有间质浸润
过敏性肺炎	甲氨蝶呤、多西他赛、紫杉醇、伊马替尼、环磷酰胺、氮芥类、白消安、博来霉素、氟达拉滨、利妥昔单抗、替莫唑胺	双侧磨玻璃影/边缘模糊的小叶中心型结节	嗜中性及嗜酸性粒细胞性急性炎症、大量淋巴细胞浸润，流松的过敏性肺泡非坏死性肉芽肿
弥漫性肺泡损伤（DAD）	氟达拉滨、厄洛替尼、奥沙利铂、吉非替尼、紫杉醇、多西他赛、伊立替康、博来霉素、丙卡巴肼、白介素-α、ATRA、替莫单抗、依托泊苷、硼替佐米、吉西他滨、白消安、环磷酰胺、BCNU	双侧磨玻璃影伴或不伴肺实变主要出现在单独肺区。慢性纤维化期可导致广泛的网格样改变、牵拉性支气管扩张症及蜂窝样改变	弥散性肺泡增厚。渗出期-水肿、急性期间质炎及膜透明样变。纤维化期-组织纤维化，II型肺泡细胞增生

续表

肺毒性的表现形式	药物	肺功能、影像学表现	病理改变
嗜酸性粒细胞性肺炎	氟达拉滨、奥沙利铂、白介素 -α	双侧肺实变主要在肺周边，可能发生磨玻璃影（GGOs）	肺泡灌洗液（BAL）和肺组织中含有高水平嗜酸性粒细胞，伴或不伴有外周血嗜酸性粒细胞增多
慢性间质性肺炎 / 纤维化	博来霉素、白消安、吉西他滨、氟达拉滨、紫杉醇、多西他赛、依立替康、吉非替尼、伊马替尼、BCNU、硼替佐米、环磷酰胺、甲氨蝶呤 6- 巯基嘌呤、奥沙利铂、沙利度胺、硫唑嘌呤	网织状阴影，肺野缩小、蜂窝状改变主要发生在双下肺	肺纤维化、单核粒细胞间质浸润、间质水肿，II 型肺细胞增生
肺出血	吉西他滨、利妥昔单抗、吉非替尼、阿仑单抗、吉姆单抗、奥佐米星、MMC、ATRA、贝伐单抗、咪唑硫嘌呤、氟达拉滨、ARA-C	双肺弥漫性肺浸润影	血性肺泡灌洗液有大量充满大量含铁血黄素的巨噬细胞，组织活检示肺泡出血，毛细血管水肿、肺泡壁纤维素样坏死

表 2-17 引起肺血管改变的化疗药物

肺毒性的表现形式	药物	肺功能/影像学表现	病理改变
血栓栓塞	沙利度胺、贝伐单抗、ATRA、他莫昔芬、顺铂、左旋门冬酰胺酶	DLCO减低	广泛的小血管栓塞
肺动脉高压	白介素、IL-2、MMC	肺动脉扩张	动脉内膜增厚导致丛性肺血管病
肺静脉闭塞症	MMC、BCNU、CCNU、博来霉素、白消安	无心脏扩大则会出现间隔线	疏松或乏纤维物质或者富含胶原蛋白的结缔组织可导致肺血管闭塞或狭窄

5. 导致肺损伤的常见化疗药物

（1）烷化剂

环磷酰胺：单独使用环磷酰胺引起肺损伤的发生率<1%，但当大剂量使用或与其他细胞毒性药物联用时，容易引起肺毒性。通常有两种模式的肺损伤：①早期肺炎；②晚期肺纤维化。影像学表现为双肺模糊网状或结节影，急性损伤毛玻璃影（GGOs）更明显，晚期肺炎可见肺纤维化。机化性肺炎（OP）、弥漫性肺泡损伤（DAD）、肺纤维化等组织病理学改变也可发生。治疗上，早期肺损伤可通过终止环磷酰胺使用、加用皮质类固醇激素等治疗。

白消安：肺毒性具有限制性，但当累积浓度>500mg、联合其他毒性药物使用及同步放疗时可引起肺毒性。在治疗后，肺毒性通常可存在约4年（8个月~10年）。白消安也可引起机化性肺炎、肺纤维化及经脉闭塞等疾病。患者在停用白消安，并应用皮质类固醇激素很少有效。

苯丁酸氮芥:很少引起肺炎及肺纤维化,但肺损伤一旦发生后死亡率极高(可达52.6%)。肺损伤可在应用苯丁酸氮芥后几天内发生,也可在多年后发生。该药也可引起慢性间质性肺炎、不典型机化性肺炎、嗜酸性粒细胞性肺炎等疾病。该药引发肺损伤后应立即停药,但皮质类固醇类激素在其中的治疗地位还不清楚。

美法仑:偶尔可引起急性支气管痉挛和肺纤维化。当大剂量美法仑($200mg/m^2$)单药使用或者与环磷酰胺联合应用,引起弥散性间质性肺炎的发生率增加。及早停药及使用皮质类固醇类激素可改善肺损伤的发病率和死亡率。

卡莫司汀:约20%~30%患者可出现肺损伤,如果累积剂量>$1.5g/m^2$,肺损伤发生率可高达50%以上。高累积剂量、女性患者是卡莫司汀相关肺损伤的独立危险因素,此时,如果大剂量应用卡莫司汀,死亡率可增加到25%。其他的亚硝基脲类药物引起肺损伤的发生率与卡莫司汀相似。

异环磷酰胺:引起的早发型和晚发型肺毒性及间质性肺炎鲜有报道,多数情况下是与其他化疗药物联合使用的时候出现。引起高铁血红蛋白症的病例也有过报道。

丙卡巴肼:导致的肺毒性表现为细胞性间质性肺炎,临床发生较为罕见。停止使用该药物后症状可以消失。

替莫唑胺:偶尔可引起的咳嗽,呼吸困难,机化性肺炎和过敏性肺炎。

(2)抗代谢类药:

甲氨蝶呤(MTX):一种二氢叶酸还原酶的竞争性抑制剂,约2%~8%使用甲氨蝶呤的患者会出现肺损伤。MTX对肺部有致炎作用,致感染及潜在的恶性转化作用。炎性肺部疾病的表现包括机化性肺炎,急性肺损伤(ALI),非心源性水肿(NCPE),肺纤维化及气道高敏性。MTX诱导的免疫抑制还可以增加患者的机会性感染和促进 EB 病毒相关的非霍奇金淋巴瘤的进展。

MTX 所致肺损伤有以下危险因素：年龄 >60 岁、有风湿性肺疾病、与治疗风湿病的药物同时使用、低白蛋白血症、糖尿病、高剂量或高频度使用 MTX、存在基础肺疾病、存在可以影响 MTX 代谢及蛋白结合的某些药物或环境。

MTX 所致的肺毒性常常表现为在治疗的第一年内出现急性或亚急性肺炎。肺损伤形式包括间质性肺炎（最常见）、嗜酸性肺炎、弥漫性肺泡损伤、NCPE、ARDS、肺泡出血和胸膜腔积液。影像学上表现为网状和（或）结节状浸润，肺部毛玻璃样结节（GGOs），伴或不伴实变，或牵拉性支气管扩张。大多数有症状的患者在肺功能检查时并无明显异常。对于 MTX 所致的肺损伤诊断有如下评分系统，包括三个主要标准和五个次要标准。主要标准包括：①高倍显微镜的组织病理学诊断；②肺间质和肺泡浸润；③血或痰培养结果阴性。五个次要标准包括：①呼吸困难时间 <8 周；②干咳；③ SaO_2<90%；④ DLCO≤70%；⑤白细胞≤15×10^9/L。具有上述两个主要诊断标准和三个次要标准才能诊断 MTX 相关性肺炎。当出现第二个和第三个主要诊断标准及两个次要标准时，诊断 MTX 相关性肺炎可能性较大。MTX 相关性肺炎的治疗主要为停止 MTX 使用，若症状无缓解则根据体重给予 1mg/（kg·d）的泼尼松治疗。

阿糖胞苷：12%~20% 的患者使用中到高剂量的阿糖胞苷（Ara-C）（1~3g/12h）后可在使用后的 21 天内出现肺损伤，表现为：间质性肺炎、肺泡出血和急性呼吸窘迫综合征。患者表现为轻微发烧，轻度呼吸困难，咳嗽，中度低氧血症、胸腔积液。治疗上在停用 Ara-C 后继续行支持治疗。

吉西他滨：约 20% 的患者在使用嘧啶核苷类似物吉西他滨后会出现自行缓解的呼吸困难。但单药使用吉西他滨仅有 1%~2% 的患者会出现肺损伤，当其与其他肺毒性药物联用时可使肺毒性的发生率明显升高。另有报道显示吉西他滨可引起放疗回忆反应。临床表现多为非特异性症状,类似于其他药物所致的间质性肺炎,弥漫性肺泡损伤,肺泡出血,非心源性肺水肿和胸膜腔积液等。

氟达拉滨:约 10% 的患者在开始使用嘌呤类似物氟达拉滨数周内会出现亚急性肺毒性。表现为非特异性间质性肺炎及纤维化,影像学上表现为肺泡和间质混杂模糊影。由于氟达拉滨可引起严重的免疫抑制,机会性感染通常较药物性肺毒性更为常见。

(3)抗生素类抗癌药物

博来霉素:是一种抗生素类抗癌药,约 5%~10% 的患者在使用博来霉素后因为缺乏活化的博来霉素羟化酶而产生肺毒性。博来霉素所致间质性肺炎、嗜酸性肺炎、机化性肺炎及肺纤维化均有报道。弥漫性肺泡损伤(DAD),急性肺水肿,或急性呼吸窘迫综合征(ARDS)是最常见的病理结果,而气胸、纵隔淋巴结肿大和静脉阻塞症状则不常见。博来霉素引起肺毒性的危险因素包括患者年龄 >40 岁,博来霉素累积剂量 >450 单位,高流量的吸入氧浓度(FIO_2),胸部放疗和肾功能不全。非特异性的肺部症状,包括限制性的肺功能异常、肺泡弥散功能下降,肺动脉氧分压增高($A\text{-}aDO_2$)。一旦患者被怀疑产生了肺损伤应及立即停用博来霉素,对有严重肺炎的患者要使用糖皮质激素。

丝裂霉素 C(MMC):使用 MMC 治疗的患者中约 3%~12% 会发生肺毒性,主要表现为支气管痉挛,急慢性肺炎,NCPE、肺动脉高压、肺泡蛋白质沉积症,或胸膜病变。4%~6% 的患者会在使用 MMC 治疗后的几小时内发生支气管痉挛,并在 24 小时内消退。MMC 相关的慢性间质性肺炎/纤维化不常见的,通常发生累积剂量大于 30mg/m^2 时。28% 的患者会在肺部影像学发生变化前出现肺泡弥散功能障碍。如果早期发现,并以 1mg/(kg·d) 的剂量使用泼尼松 2 周,之后每 4 周减量 1 次,可以在临床及影像学上达到完全缓解。

（4）抗肿瘤植物药

紫杉类（紫杉醇和多西紫杉醇）：紫杉类是一类抗微管形成类药物,广泛应用于实体肿瘤的治疗。这类药物所引发的严重 I 型输液超敏反应发生率可达 30%。延长输注时间及预防性提前使用抗组胺药和糖皮质激素可以减少这种超敏反应的发生率。轻微的超敏反应可通过停止输入 30 分钟后再以较慢的输注速度来缓解。更严重的反应包括心肺系统的反应及全身性过敏反应要求立即停药。

约 1%~4% 的患者在治疗开始的数小时至数周内会出现间质性肺炎,伴随咳嗽、劳力性呼吸困难及发热。临床表现为肺部嗜酸性粒细胞浸润,非心源性肺水肿,急性呼吸窘迫综合征,或胸膜腔积液。大剂量,高频次的用药及与其他肺毒性的抗癌药物联合使用时,肺炎的发生率会更高且更为严重。

在多西紫杉醇使用剂量 >400mg/m^2,且未使用类固醇类激素预防性治疗的患者,可出现毛细管渗出液的增多,表现为非心源性肺水肿及胸膜腔积液。在察觉后立即使用利尿剂及类固醇激素可缓解症状。紫杉醇也可激活放疗回忆反应。

伊立替康和拓扑替康：单独使用伊立替康的肺损伤发生率非常小,约为 1%~2%,但若与其他化疗药物联合使用,患者肺损伤的发生率可能高达 20%。一旦发现肺部影像学上有网状 - 结节状浸润并伴随咳嗽、呼吸困难、发烧症状时要及时停用伊立替康。拓扑替康很少引起机化性肺炎（OP）和弥漫性肺泡损伤（DAD）。患者出现肺部损伤后,给其使用糖皮质激素未被证明可以使患者获益。

（5）杂类：顺铂较少引起超敏反应和支气管痉挛。16% 的患者在使用卡铂时会产生轻微的反应。大约 12% 的使用奥沙利铂的患者会产生过敏反应,1/3 以上的过敏反应表现为肺部症状（包括间质性肺炎、机化性

4

肺炎(OP)、嗜酸性肺炎、和弥漫性肺泡损伤(DAD)。若患者既往存在间质性肺炎或肺纤维化,症状将会加剧。

简言之,抗癌药物的肺损伤起病快慢不一,需密切观察化疗患者的临床表现改变,注意区别肺转移与肺部感染,及时发现和治疗抗癌药物的肺毒性。

【处理措施】

抗癌药物的肺损伤起病快慢不一,需密切观察化疗患者的临床表现改变,注意区别肺转移与肺部感染,及时发现和治疗抗癌药物的肺毒性,提高患者生存质量,延长生存时间。

(1)对高龄、联合放疗、肾功能损害以及高浓度吸氧等高危患者,适当限制抗癌药物的总量。如博来霉素的用量以 450mg 以下为宜。

(2)对已出现的肺损伤患者,主张停用可疑化疗药物。停药是已发生化疗相关性肺损伤患者的主要治疗,某些药物所引起的肺损伤在停药后可自行缓解,研究发现,早期停用 BLM,已出现的肺损伤可以逆转。一般来讲,对引起肺损伤的化疗药物不推荐再次给药,但如果患者一般情况可,肺损伤反应轻微,且化疗有效,可考虑继续使用该药物。

(3)应用肺保护剂:一般同时使用谷胱甘肽、维生素 E 之类的抗氧化剂,吲哚美辛之类的抗炎剂和尿激酶 u 之类的抗纤维化制剂。国内金洪等人已成功应用汉防己甲素(tetrandrine)成功地阻断平阳霉素所致肺间质纤维化的发生和发展,可能是因为汉防己甲素增加了肺组织中 SOD 的活力,加速氧自由基的清除。另外,汉防己甲素亦可降低胶原含量,减轻肺纤维化的病变程度。

(4)激素治疗:肾上腺皮质激素是目前治疗药物性肺损伤的最常用而有效的药。激素可减轻肺泡水肿,控制炎症,抑制免疫反应,减少胶原纤维合成,对合并放疗的患者尤其合适。常用泼尼松(prednisone)60~100mg/d 口服,倍氯米松(beclomethasone)雾化吸入可减少全身副作用,疗效更佳。化疗前或化疗过程中使用皮质类固醇类药物可减少一些化疗药物(如全反式维 A 酸)引起肺损伤的发生率和严重性。当发生低氧血症及急性呼吸衰竭时,应及时中止可疑化疗药物的应用,并予以支持治疗、大剂量质类固醇类药物(大约 1mg/kg 泼尼松)。但是,皮质类固醇类药物对化疗引起肺损伤的治疗效果难以预测,且没有很好的临床试验支持他们的使用,目前在药物剂量、治疗时间等方面没有很好的推荐,重要的是要排除感染病因后才能使用激素。有人推荐发生呼吸衰竭的患者使用甲泼尼龙 1g/d 治疗 3 天。对于不太严重的肺炎病例,使用小剂量激素(甲泼尼龙 60mg,每 6 小时给药 1 次)。根据经验,全身激素治疗可快速改善缺氧和撤除机械通气。

(5) 控制感染:发生化疗相关性肺损伤的患者通常机体免疫功能低下,常有卡氏肺囊虫肺炎(PCP)、肺曲菌病、白色念珠菌等多种条件致病菌感染,合理选用抗生素控制感染,有利于患者的恢复。

(6) 其他治疗:化疗引起的肺损伤发病过程中炎症相对其他间质性肺炎较轻,而纤维化则占主导地位,但降低肺纤维化无有效方法,无论是皮质激素或免疫抑制剂的疗效都不满意。近来经过实验室离体和整体动物的基础研究,对纤维化有了一些新的认识,如成纤维细胞增殖和功能异常中肌成纤维细胞(myofibroblast)的重要性,如肺泡上皮细胞凋亡异常等,还有对纤维化过程中非常重要的 TGF-β 的调控的研究,逐渐地接近了抑制或减缓纤维化的可能。虽对化疗导致的严重肺损伤使用大剂量激素治疗没有循证医学证据,但也还没有真正有效果的疗法。从重组 γ 干扰素 1b 试验治疗间质性肺炎以来,有吡啡尼酮(Pirfenidone)、某些 ACEI 或他汀类药物以及抗氧化物(NAC)等在进行临床观察,有的已通过 II 期临床试验。

加强护理、支气管扩张剂、静脉输液、血管加压药和机械通气可用在严重过敏反应和循环衰竭的患者。

总之,早期肺损伤患者通过使用皮质类固醇激素和停止使用可疑化疗药物,一般可使肺损伤得以恢复。但是如果诊断受到延误,可导致不可逆的肺纤维化,预后较差。化疗相关的肺损伤通常是逐渐进展的,但也有报道显示它可快速进展为急性呼吸衰竭,有很高的死亡率。

(谢丛华 刘 羽)

参考文献

[1] Vahid B,Marik PE.Pulmonary complications of novel antineoplastic agents for solidtumors[J].Chest,2008,133 (2):528-538.

[2] Yamada M,Kudoh S,Hirata K,et al.Risk factors of pneumonitis following chemo radiotherapy for lung cancer[J]. Eur J Cancer,1998,34(1):71-75.

[3] Delaunois LM.Mechanisms in pulmonary toxicology[J].Clin Chest Med,2004,25(1):1-14.

[4] White DA.Drug-induced pulmonary infection[J].Clin Chest Med,2004,25(1):179-187.

[5] O'Driscoll BR,Kalra S,Gattamaneni HR,et al.Late carmustine lung fibrosis[J].Chest,1995,107(5):1355-1357.

[6] Ingrassia TS 3rd,Ryu JH,Trastek VF,et al.Oxygen-exacerbated bleomycin pulmonary toxicity[J].Mayo Clin Proc,1991,66(2):173-178.

[7] Gilson AJ,Sahn SA.Reactivation of bleomycin lung toxicity following oxygen administration[J].Chest,1985,88(2):304-306.

[8] Schweitzer VG,Juillard GJ,Bajada CL,et al.Radiation recall dermatitis and pneumonitis in a patient treated with paclitaxel

[J].Cancer,1995,76(6):1069-1072.

[9] Dimopoulou I,Bamias A,Lyberopoulos P,et al.Pulmonary toxicity from novel anti neoplastic agents[J].Ann Oncol, 2006,17(3):372-379.

[10] Dimopoulou I,Efstathiou E,Samakovli A,et al.A prospective study on lung toxicity in patients treated with gemcitabine and carboplatin:clinical,radiological and functional assessment[J].Ann Oncol,2004,15(8):1250-1255.

[11] Rivera MP,Detterbeck FC,Socinski MA,et al.Impact of preoperative chemotherapy on pulmonary function tests in resectable early-stage non-small cell lung cancer[J].Chest, 2009,135(6):1588-1595.

[12] Yerushalmi R,Kramer MR,Rizel S,et al.Decline in pulmonary function in patients with breast cancer receiving dose-dense chemotherapy:a prospective study[J].Ann Oncol,2009,20(3):437-440.

[13] Wiley JS,Firkin FC.Reduction of pulmonary toxicity by prednisolone prophylaxis during all-trans retinoic acid treatment of acute promyelocytic leukemia[J].Leukemia, 1995,9(5):774-778.

[14] Piccart MJ,Klijn J,Paridaens R,et al.Corticosteroids significantly delay the onset of docetaxel-induced fluid retention:final results of a randomized study of the European Organization for Research and Treatment of Cancer Investigational Drug Branch for Breast Cancer[J].J Clin Oncol,1997,15(9):3149-3155.

[15] Muller NL,White DA,Jiang H,et al.Diagnosis and management of drug-associated interstitial lung disease[J]. Br J Cancer,2004,91(2):S24-S30.

[16] Twohig KJ,Matthay RA.Pulmonary effects of cytotoxic agents other than bleomycin[J].Clin Chest Med,1990,11 (1):31-54.

[17] Mileshkin L,Prince HM,Rischin D,et al.Severe interstitial

pneumonitis following highdose cyclophosphamide, thiotepa and docetaxel: two case reports and a review of the literature [J].Bone Marrow Transplant, 2001, 27(5):559-563.

[18] Malik SW, Myers JL, DeRemee RA, et al.Lung toxicity associated with cyclophos-phamide use[J].Am J Respir Crit Care Med, 1996, 154(6):1851-1856.

[19] Bhalla KS, Wilczynski SW, Abushamaa AM, et al.Pulmonary toxicity of induction chemotherapy prior to standard or high-dose chemotherapy with autologous hematopoietic support [J].Am J Respir Crit Care Med, 2000, 161(1):17-25.

[20] Lund MB, Brinch L, Kongerud J, et al.Lung function 5 years after allogeneic bone marrow transplantation conditioned with busulphan and cyclophosphamide[J].Eur Respir J, 2004, 23(6):901-905.

[21] Khong HT, McCarthy J.Chlorambucil-induced pulmonary disease: a case report and review of the literature[J].Ann Hematol, 1998, 77(2):85-87.

[22] Kalambokis G, Stefanou D, Arkoumani E, et al.Bronchiolitis obliterans organizing pneumonia following chlorambucil treatment for chronic lymphocytic leukemia[J].Eur J Haematol, 2004, 73(2):139-142.

[23] Akasheh MS, Freytes CO, Vesole DH.Melphalan-associated pulmonary toxicity following high-dose therapy with autologous hematopoietic stem cell transplantation[J].Bone Marrow Transplant, 2000, 26(10):1107-1109.

[24] Cooper JA Jr, White DA, Matthay RA.Drug-induced pulmonary disease.cytotoxic drugs[J].Am Rev Respir Dis, 1986, 133(2):321-340.

[25] Litam JP, Dail DH, Spitzer G, et al.Early pulmonary toxicity after administration of high dose BCNU.Cancer Treat Rep, 1981, 65(1/2):39-44.

[26] Rubio C, Hill ME, Milan S, et al.Idiopathic pneumonia syndrome after high-dose chemotherapy for relapsed

Hodgkin's disease[J].Br J Cancer,1997,75(7):1044-1048.

[27] Suratt BT,Lynch DA,Cool CD,et al.Interferon-gamma for delayed pulmonary toxicity syndrome resistant to steroids [J].Bone Marrow Transplant,2003,31(10):939-941.

[28] Cao TM,Negrin RS,Stockerl-Goldstein KE,et al.Pulmonary toxicity syndrome in breast cancer patients undergoing BCNU-containing high-dose chemotherapy and autologous hematopoietic cell transplantation[J].Biol Blood Marrow Transplant,2000,6(4):387-394.

[29] Mahmood T,Mudad R.Pulmonary toxicity secondary to procarbazine[J].Am J Clin Oncol,2002,25(2):187-188.

[30] Koschel D,Handzhiev S,Leucht V,et al.Hypersensitivity pneumonitis associated with the use of temozolomide[J]. Eur Respir J,2009,33(4):931-934.

[31] Shao YY,Hu FC,Liang JT,et al.Characteristics and risk factors of oxaliplatin-related hypersensitivity reactions[J].J Formos Med Assoc,2010,109(5):362-368.

[32] Fekrazad MH,Eberhardt S,Jones DV,et al.Development of bronchiolitis obliterans organizing pneumonia with platinum-based chemotherapy for metastatic rectal cancer[J].Clin Colorectal Cancer,2010,9(3):177-178.

[33] Pena Alvarez C,Suh Oh HJ,Sáenz de Miera Rodríguez A, et al.Interstitial lung disease associated with oxaliplatin: description of two cases[J].Clin Transl Oncol,2009,11(5): 332-333.

[34] Wilcox BE,Ryu JH,Kalra S.Exacerbation of pre-existing interstitial lung disease after oxaliplatin therapy:a report of three cases[J].Respir Med,2008,102(2):273-279.

[35] Lazo JS,Merrill WW,Pham ET,et al.Bleomycin hydrolase activity in pulmonary cells[J].J Pharmacol Exp Ther, 1984,231(3):583-588.

[36] O'Sullivan JM,Huddart RA,Norman AR,et al.Predicting the risk of bleomycin lung toxicity in patients with germ-cell

tumours[J].Ann Oncol,2003,14(1):91-96.

[37] Sleijfer S.Bleomycin-induced pneumonitis[J].Chest,2001, 120(2):617-624.

[38] White DA,Stover DE.Severe bleomycin-induced pneumonitis[J].Chest,1984,86(5):723-728.

[39] Rivera MP,Kris MG,Gralla RJ,et al.Syndrome of acute dyspnea related to combined mitomycin plus vinca alkaloid chemotherapy[J].Am J Clin Oncol,1995,18(3):245-250.

[40] Klein DS,Wilds PR.Pulmonary toxicity of antineoplastic agents:anaesthetic and postoperative implications[J].Can Anaesth Soc J,1983,30(4):399-405.

[41] Sheldon R,Slaughter D.A syndrome of microangiopathic hemolytic anemia,renal impairment,and pulmonary edema in chemotherapy-treated patients with adeno-carcinoma[J]. Cancer,1986,58(7):1428-1436.

[42] Chang AY,Kuebler JP,Pandya KJ,et al.Pulmonary toxicity induced by mitomycin C is highly responsive to glucocorticoids[J].Cancer,1986,57(12):2285-2290.

[43] Castro M,Veeder MH,Mailliard JA,et al.A prospective study of pulmonary function in patients receiving mitomycin [J].Chest,1996,109(4):939-944.

[44] Gurjal A,An T,Valdivieso M,et al.Etoposide-induced pulmonary toxicity[J].Lung Cancer,1999,26(2):109-112.

[45] Siderov J,Prasad P,De Boer R,et al.Safe administration of etoposide phosphate after hypersensitivity reaction to intravenous etoposide[J].Br J Cancer,2002,86(1):12-13.

[46] Pitot HC,Wender DB,O'Connell MJ,et al.Phase Ⅱ trial of irinotecan in patients with metastatic colorectal carcinoma [J].J Clin Oncol,1997,15(8):2910-2919.

[47] Jacobs C,Slade M,Lavery B.Doxorubicin and BOOP. A possible near fatal association[J].Clin Oncol(R Coll Radiol),2002,14(3):262.

[48] Kinder AJ,Hassell AB,Brand J,et al.The treatment of

inflammatory arthritis with methotrexate in clinical practice: treatment duration and incidence of adverse drug reactions [J].Rheumatology(Oxford),2005,44(1):61-66.

[49] Kamel OW,van de Rijn M,Weiss LM,et al.Brief report: reversible lymphomas associated with Epstein-Barr virus occurring during methotrexate therapy for rheumatoid arthritis and dermatomyositis[J].N Engl J Med,1993,328 (18):1317-1321.

[50] Furst DE,Koehnke R,Burmeister LF,et al.Increasing methotrexate effect with increasing dose in the treatment of resistant rheumatoid arthritis[J].J Rheumatol,1989,16(3): 313-320.

[51] Anaya JM,Jorgensen C,Daures JP,et al.Therapeutic maintenance dose with methotrexate in rheumatoid polyarthritis.Prospective study of 191 cases[J].Rev Rhum Mal Osteoartic,1992,59(3):181-187.

[52] Group RACTA.The effect of age and renal function on the efficacy and toxicity of methotrexate in rheumatoid arthritis [J].J Rheumatol,1995,22(2):218-223.

[53] Hilliquin P,Renoux M,Perrot S,et al.Occurrence of pulmonary complications during methotrexate therapy in rheumatoid arthritis[J].Br J Rheumatol,1996,35(5):441-445.

[54] St Clair EW,Rice JR,Snyderman R.Pneumonitis complicating low-dose methotrexate therapy in rheumatoid arthritis[J]. Arch Intern Med,1985,145(11):2035-2038.

[55] Padley SP,Adler B,Hansell DM,et al.High-resolution computed tomography of drug induced lung disease[J].Clin Radiol,1992,46(4):232-236.

[56] Arakawa H,Yamasaki M,Kurihara Y,et al.Methotrexate-induced pulmonary injury:serial CT findings[J].J Thorac Imaging,2003,18(4):231-236.

[57] Alarcon GS,Kremer JM,Macaluso M,et al.Risk factors for methotrexate-induced lung injury in patients with rheumatoid

arthritis.A multicenter,case-control study.Methotrexate-Lung Study Group[J].Ann Intern Med,1997,127(5):356-364.

[58] Ananthakrishnan AN,Attila T,Otterson MF,et al.Severe pulmonary toxicity after azathioprine/6-mercaptopurine initiation for the treatment of inflammatory bowel disease[J]. J Clin Gastroenterol,2007,41(7):682-688.

[59] Andersson BS,Luna MA,Yee C,et al.Fatal pulmonary failure complicating highdose cytosine arabinoside therapy in acute leukemia[J].Cancer,1990,65(5):1079-1084.

[60] Forghieri F,Luppi M,Morselli M,et al.Cytarabine-related lung infiltrates on high resolution computerized tomography: a possible complication with benign outcome in leukemic patients[J].Haematologica,2007,92(9):e85-90.

[61] Hueser CN,Patel AJ.Azacitidine-associated hyperthermia and interstitial pneumonitis in a patient with myelodysplastic syndrome[J].Pharmacotherapy,2007,27(12):1759-1762.

[62] Adams CD,Szumita PM,Baroletti SA,et al.Azacitidine-induced interstitial and alveolarfibrosis in a patient with myelodysplastic syndrome[J].Pharmacotherapy,2005,25(5):765-768.

[63] Roychowdhury DF,Cassidy CA,Peterson P,et al.A report on serious pulmonary toxicity associated with gemcitabine-based therapy[J].Invest New Drugs,2002,20(3):311-315.

[64] Belknap SM,Kuzel TM,Yarnold PR,et al.Clinical features and correlates of gemcitabine associated lung injury:findings from the RADAR project[J].Cancer,2006,106(9):2051-2057.

[65] Helman DL Jr,Byrd JC,Ales NC,et al.Fludarabine-related pulmonary toxicity:a distinct clinical entity in chronic lymphoproliferative syndromes[J].Chest,2002,122(3):785-790.

[66] Loriot Y,Ferte C,Gomez-Roca C,et al.Pemetrexed-induced pneumonitis:a case report[J].Clin Lung Cancer,2009,10(5):364-366.

[67] Kim HO,Lee SY,Shim JJ,et al.A case of pemetrexed-induced acute lung injury in non-small cell lung cancer[J]. J Thorac Oncol,2010,5(3):401-402.

[68] Weiss RB.Hypersensitivity reactions[J].Semin Oncol, 1992,19(5):458-477.

[69] Maruyama R,Nishiwaki Y,Tamura T,et al.Phase III study, V-15-32,of gefitinib versus docetaxel in previously treated Japanese patients with non-small-cell lung cancer[J].J Clin Oncol,2008,26(26):4244-4252.

[70] Cortes JE,Pazdur R.Docetaxel[J].J Clin Oncol,1995,13 (10):2643-2655.

[71] Sandler A,Gray R,Perry MC,et al.Paclitaxel-carboplatin alone or with bevacizumab for non-small-cell lung cancer[J]. N Engl J Med,2006,355(24):2542-2550.

[72] Crino L,Dansin E,Garrido P,et al.Safety and efficacy of first-line bevacizumab-based therapy in advanced non-squamous non-small-cell lung cancer(SAiL,MO19390):a phase 4 study[J].Lancet Oncol,2010,11(8):733-740.

[73] Lioté H,Lioté F,Séroussi B,et al.Rituximab-induced lung disease:a systematic literature review[J].Eur Respir J, 2010,35(3):681-687.

[74] Ohnishi K,Sakai F,Kudoh S,et al.Twenty-seven cases of drug-induced interstitial lung disease associated with imatinib mesylate[J].Leukemia,2006,20(6):1162-1164.

[75] Bergeron A,Réa D,Levy V,et al.Lung abnormalities after dasatinib treatment for chronic myeloid leukemia:a case series [J].Am J Respir Crit Care Med,2007,176(8):814-818.

[76] Cohen MH,Williams GA,Sridhara R,et al.FDA drug approval summary:gefitinib(ZD1839)(Iressa)tablets[J]. Oncologist,2003,8(4):303-306.

[77] Kudoh S,Kato H,Nishiwaki Y,et al.Interstitial lung disease in Japanese patients with lung cancer:a cohort and nested case-control study[J].Am J Respir Crit Care Med,2008,

177(12):1348-1357.

[78] Endo M, Johkoh T, Kimura K, et al.Imaging of gefitinib-related interstitial lung disease:multi-institutional analysis by the West Japan Thoracic Oncology Group[J].Lung Cancer,2006,52(2):135-140.

[79] Chou CL, Ko HW, Wang CW, et al.Erlotinib-associated near-fatal interstitial pneumonitis in a patient with relapsed lung adenocarcinoma[J].Chang Gung Med J,2010,33(1):100-105.

[80] Cabebe E, Wakelee H.Role of anti-angiogenesis agents in treating NSCLC:focus on bevacizumab and VEGFR tyrosine kinase inhibitors[J].Curr Treat Options Oncol,2007,8(1):15-27.

[81] Duran I, Siu LL, Oza AM, et al.Characterisation of the lung toxicity of the cell cycle inhibitor temsirolimus[J].Eur J Cancer,2006,42(12):1875-1880.

[82] Atkins MB, Hidalgo M, Stadler WM, et al.Randomized phase II study of multiple dose levels of CCI-779, a novel mammalian target of rapamycin kinase inhibitor, in patients with advanced refractory renal cell carcinoma[J].J Clin Oncol,2004,22(5):909-918.

七、外周神经毒性

化疗药物引起的外周神经毒性(chemotherapy-induced peripheral neuropathy, CIPN)是化疗副反应中仅次于血液毒性的常见副反应。约 20%~40% 的患者使用神经毒性化疗药后会出现 CIPN。它一方面包括药物对神经系统的直接损害,另一方面也包括药物的代谢产物对神经系统产生的间接毒性作用。临床上多表现为手足麻木、疼痛、感觉障碍和四肢腱反射消失等。它是一种常见而严重的化疗并发症,会影响患者的生活质量和恶性肿瘤的进一步治疗。抗肿瘤治疗中许多核心化疗药物均可引起神经毒性。如多西他赛、紫杉醇及其衍生物;铂类(顺铂、卡铂和奥沙利铂);埃博霉素;长春碱类(长春新碱、长春地辛和长春瑞滨);沙利度胺;硼替佐米等(表 2-18)。据文献报道,在接受以奥沙利铂、紫杉类药物治疗为基础的化疗患者中,分别有 97% 和 62% 的患者会出现神经系统症状。目前对于化疗所致的外周神经毒性的预防、缓解与治疗措施缺乏共识,探讨安全、有效的干预措施以预防和减轻CIPN 是恶性肿瘤治疗中的一个重要内容。

表 2-18　引起外周神经毒性的常见化疗药物及临床表现

单纯的感觉功能受损	单纯的运动功能受损	感觉、运动功能都可受损
硼替佐米	无	阿糖胞苷
顺铂		多西他赛
卡铂		紫杉醇
奥沙利铂		埃博霉素
依托泊苷		长春新碱
吉西他滨		长春碱
异环磷酰胺		长春地辛
丙卡巴肼		

【发生机制】

目前 CIPN 的发生机制尚未完全阐明,人们提出了各种学说。但值得注意的是这些不同药物(铂类、紫杉类、长春碱类等)使用后,患者出现的 CIPN 在临床症状上表现出高度的相似性,这提示他们引起的 CIPN 可能由相同的机制介导。公认的常见机制为神经细胞中微管介导的轴浆运输被破坏导致轴突远端沃勒变性以及背根神经节(DRG)神经元胞体损伤使整个神经元功能受损。化疗后阶段性或弥漫性脱髓鞘病变少有报道,偶尔在使用顺铂的患者中可发现。由于引起 CIPN

4

的一些化疗药物（如铂类、紫杉类、长春碱类、硼替佐米等）都不能通过血脑屏障，末梢神经轴突变性和微管被破坏是CIPN患者最常见的病理表现形式。

微管蛋白是普遍存在的细胞蛋白，通过介导正向和逆向的轴浆转运在外周神经的正常生理功能中发挥重要作用。目前已经证实紫杉类药物和埃博霉素可诱导微管蛋白的异常聚集，而长春碱类物质可导致微管蛋白的去聚合，从而参与CIPN的发生。铂类物质也可以通过与微管蛋白上的半胱氨酸残基形成嵌合物使微管蛋白变性，干扰其功能的发挥。这些现象表明，微管蛋白可能是这些化疗药物神经毒性发病机制中的重要靶点。

从解剖上来看，神经毒性药物的重要靶点之一是背根神经节和位于中枢神经系统之外的传入、传出神经轴突。与中枢神经系统的血脑屏障相反，背根神经节和外周神经轴突缺乏一个有效的神经血管屏障，因此允许大分子物质在其周围间隙扩散。外周神经血管内皮细胞间的开放连接除了给背根神经节和轴突供应营养物质外，也允许药物和蛋白从血管中进入血管外间隙。这种血脑屏障功能的缺乏在CIPN的形成中占有重要作用，它使背根神经节和外周神经轴突直接接触血浆中的毒性物质。药物的蛋白或非蛋白结合形式可直接到达外周神经鞘，并在毛细血管静水压的帮助下迅速沿神经束蔓延。神经束由于缺乏淋巴管，毒性物质不能及时移走，导致了在局部的累积。与上述机制一致，活检和动物实验也证实，与在大脑和脊髓的含量相比，背根神经节和外周神经轴突中含有高浓度的铂和紫杉醇。

以下的几点推论有助于我们理解CIPN的临床表现中，为什么感觉神经症状多于运动神经症状。①许多与CIPN有关的化疗药物不能透过血脑屏障，这在很大程度上排除了中枢介导的神经毒性方式；②次级运动神经元的胞体均位于脊髓前角的灰质部分，这使运动神经元胞体受血脑屏障保护免于接触化疗药物，仅运动神经元的传出部分有机会与化疗药物接触；③感受位置、温度、压力、振动和肌腱拉伸的感觉神经元胞体和轴突都位于中枢神经系统外的背根神经节，因此，解剖上外周感觉神经更易受化疗药物的影响；④运动神经元轴突的髓鞘，与感觉神经元的轴突髓鞘相比更厚实，因此，它对神经毒性药物有更强的耐受性。

【临床表现】

CIPN 的临床表现是主观、显著的感觉神经症状，最常见的是逐渐加重的远端肢体对称分布的感觉异常和袜套状感觉缺失，可有麻木、针刺感、灼热等感觉减退或感觉过敏现象。本体感觉受损表现为精细运动受损（扣纽扣、戴耳环）和感觉性共济失调。部分可合并运动神经病变，表现为肌无力、萎缩或肌震颤。两者均可存在深反射、踝反射减弱或消失。鉴于单纯性运动神经元障碍发病率很低，临床上如果发现这样的患者，需先排除其他可以产生类似症状的疾病，如类固醇激素性肌病、伊顿 - 兰伯特综合征、糖尿病性运动神经病变、恶病质、副肿瘤运动神经病和腓骨肌萎缩病（CMT）。在患有其他周围神经病变的患者身上，诊断 CIPN 需非常谨慎。在某些拿不定的诊断中，应行神经系统评估将 CIPN 与其他外周神经病变相区别。

自主神经损伤经常出现，但很少单独存在，其一些表现与周围神经功能障碍有关，如痛性痉挛、腹泻 / 便秘和低血压晕厥。神经源性疼痛比一般躯体性疼痛易引发抑郁症，需要特殊治疗，但临床需仔细分辨是药物引起还是肿瘤引起的疼痛。CIPN 在药物停止后大多好转、消失，也可持续存在甚至造成永久损伤。

在使用神经毒性化疗药之前，需弄清患者的既往病史，如是否患有糖尿病、艾滋病、酒精中毒和副瘤综合征等，或使用了神经毒性药物、营养不良（如维生素 B_{12}、维生素 B_6、维生素 E 缺乏）、维生素 B_6 中毒、继发或家族性神经病变;一些常用药物包括甲硝唑、米索硝唑、秋水仙素、柳氮磺吡啶、呋喃妥因、他克莫司、核苷类似物(扎西他滨、去羟肌苷、司他夫定和拉米夫定)、肼苯达嗪、苯妥英钠、异烟肼、冠心宁和双硫仑与都可产生外周神经病变。临床医师必须考虑到这些问题,这使 CIPN 的诊断、治疗更加复杂化。表 2-19 向我们展示了临床 CIPN 的诊断步骤与方法,希望对大家有所帮助。

表 2-19 诊断 CIPN 的步骤与方法

1. 弄清症状的本质:涉及的系统

感觉系统症状:感觉异常、触物感痛、感觉迟钝、烧灼感、疼痛

运动系统症状:肌无力、肌萎缩、感觉和运动系统

症状同时存在

自主神经系统症状:出汗、无汗等

2. 了解症状的分布特征

对称性分布

非对称性、局部、皮节区分布

肢体远端的(袜套状分布)

肢体近端的

近端和远端分布同时存在的

3. 是否涉及上级运动神经元

伴有感觉症状

不伴有感觉症状

4. 症状开始和持续的时间

急性起病(用药后数小时或数天)

持续存在

有无消涨现象

服用药物、接触毒素、感染等事件与出现症状的时间关系

5. 治疗史

回顾治疗过程中,化疗药物和非化疗药物的使用情况

既往神经毒性化疗药物的使用情况

药物开始、停止、持续的时间,建立与症状出现的时间联系

续表

6. 是否有获得性或遗传性神经病变的证据

是否有下列疾病:糖尿病、肾脏疾病、甲状腺功能低下

既往有神经病变病史、酗酒史

HIV 感染

淀粉样病变、肉样瘤、脉管炎

神经病变家族史

骨骼系统缺陷

7. 评估神经系统症状对日常生活的影响程度

是否影响患者的日常生活:

如移动、手的使用、穿衣、吃饭、开车、睡觉、爬楼梯等

如果是,请描述程度:有时、大部分时间、所有时间

8. 神经系统的检查(CIPN:远端对称性的袜套样感觉异常)

感觉神经检测:轻触、针刺、钝 / 锋利体验、振动、本体感觉

运动神经检测:萎缩的体征、肌肉的屈伸力量、握拳能力、步态反射的消失或减弱(远端对称性的)

　　下面对常见化疗药物引起的神经损伤的临床特征作一详细概述。

　　1. **奥沙利铂引起的神经毒性的临床特征**　奥沙利铂引起的神经病变在临床很常见,它可导致严重的神经症状和功能障碍,阻碍患者的治疗和影响其生活质量,已引起了人们广泛关注。与其他形式的外周神经毒性相比,奥沙利铂导致的神经毒性有独特的临床症状和体征。临床上有两种不同的表现形式:①急性起病,约85%~95%的患者在治疗后数小时或数天内出现短暂的感觉障碍,在寒冷条件下症状明显或加重,在化疗间歇期缓解。随着治疗的进行,上述症状发生越来越频繁。②逐渐加重的感觉障碍,通常与奥沙利铂累积使用剂量有关,约16%~21%的患者因此日常生活受到影响。奥沙利铂最常见的剂量限制性毒性为持久的外周感觉神经病变。

　　报道显示,在接受以奥沙利铂治疗为基础的化疗患者中,约97%的患者出现神经系统症状。奥沙利

铂神经毒性的急性形式多发生在给药后的数小时或1至2天,并通常在两周内缓解。典型的急性症状和体征包括手、脚、口周或喉部的感觉异常、感觉迟钝和感觉减退。有小部分的患者会出现咽喉疼痛,急性吞咽困难或呼吸困难的感觉,和(或)下颌痉挛,通常不伴有喉痉挛、支气管痉挛或喘鸣。当患者接触到冷的物品或喝了冷饮会诱发或加重咽喉疼痛。文献显示接触冷空气、冷物品或冷饮后68%的患者感觉减退,触物疼痛的症状会加重,约22%的患者出现了咽喉疼痛。在使用奥沙利铂的患者中,11%的患者出现感觉异常伴有疼痛,而65%的患者仅有感觉异常而不出现疼痛症状。当奥沙利铂使用剂量在85~130mg/m²范围内时,13%~28%的患者出现了严重的感觉神经受损。

奥沙利铂外周神经毒性的累积持续模式临床表现上与其他形式的外周神经毒性很相似,主要表现为远端肢体对称性的感觉异常、触物疼痛和感觉障碍。治疗后出现症状持续的时间多大于2周,在间歇期仍然存在,奥沙利铂使用的累积剂量越大,症状就越严重。

奥沙利铂的急性和持续性发病形式的病理机制目前还不清楚。但有证据表明,继发于奥沙利铂使用后的急性外周神经毒性可能是由于奥沙利铂作用于神经膜和突触上的钠离子通道,释放草酸盐,使其与钙离子迅速螯合所致。而慢性或持续性的神经损伤和功能障碍,可能与铂类逐渐积累在背根神经节或外周神经的轴突产生神经毒性有关。尽管两种毒性形式的潜在病理生理机制似乎不同,但在临床它们又存在联系,那就是:如果奥沙利铂引起的外周神经毒性的急性形式得到了充分的治疗,那么可以预防或延缓持续的、剂量限制性的奥沙利铂引起的外周神经毒性的发生。

研究报道显示,使用FOLFOX4和FOLFOX6方案的患者中大约13%~16%的患者会发生持续性神经毒性(根据NCI-常见毒性标准-3级),这种严重的外周神经毒性是可逆的,部分患者症状可完全消失。其发病的中位生存时间约为奥沙利铂使用后的23周,中位恢复时间为12周,26周的恢复率为82%,34周的恢复率为88%。

奥沙利铂最常见的剂量限制性毒性是持久性的外周感觉神经损伤,出现感觉迟钝和感觉障碍症状。这种症状表现出清晰的长度相关性,由肢体远端至近端逐渐发展,与累积剂量和用药时间相关。很显然,肿瘤通常在奥沙利铂达到累积剂量 $700mg/m^2$ 以前就对以奥沙利铂为基础的治疗产生了反应性。据估计,约 $10\%\sim15\%$ 的患者在奥沙利铂达到累积剂量 $780\sim850mg/m^2$ 后产生中度的神经损伤。鉴于化疗已达到的临床疗效,这就允许我们是否停止使用奥沙利铂。但对一些正在对治疗起反应就产生外周神经毒性的患者,因为后续化疗剂量的改变或中断,将对抗肿瘤治疗产生不利的影响。

2. 长春碱类和紫杉类引起的神经毒性的临床特征 长春碱类的中枢神经毒性不常见,外周神经毒性主要表现为振动感低下,由指尖开始向心性发展的麻木感,伴有腱反射等深反射减弱或消失。可见中重度自主神经紊乱,表现为腹部疝气痛和腹泻。与其他抗肿瘤药物不同,长春碱可引起少见的脑神经麻痹。长春瑞滨由于对有丝分裂的微管更有亲和力,因而在同类药物中有较高的神经毒性发生率。关于长春新碱脂质体的临床试验也证实其毒性反应主要表现为神经性疼痛和肢端麻木,且神经毒性仍为主要的剂量限制性因素。

紫杉类药物主要的神经毒性是外周性的。最常见的是累及感觉神经纤维的周围神经病变,主要表现为双手和足麻木疼痛、腱反射消失,进一步发展则可产生运动神经受损。这些神经毒性多数发生在给药后48小时内。感觉神经毒性与紫杉醇的剂量呈正比,运动神经病变主要影响近端肌肉,Ⅲ或Ⅳ级运动神经病发生率为 2%~10%。高分次量、高累积量、糖尿病及以前有基础神经病变是紫杉醇类引发神经毒性的危险因素。紫杉醇还可引起其他神经毒性反应，如自主神经病变、关节和肌肉疼痛、惊厥和一过性脑病。但在极高剂量的情况下（>600mg/m^2）紫杉醇也可引起严重急性脑病。多西他赛与紫杉醇的神经毒性相似，但手足针刺感及指趾麻木发生率比紫杉醇低，神经毒性与其累积剂量呈正比。脂质体紫杉醇选择了特殊的药物载体，它的全身毒副作用较紫杉醇小，但脂质体紫杉醇一过性感觉神经毒性的副反应发生率较紫杉醇高。

3. **沙利度胺引起的神经毒性的临床特征** 2006年美国食品药品管理局批准沙利度胺联合地塞米松用于恶性黑色素瘤患者初次治疗。外周神经毒性是其最严重毒副反应之一。沙利度胺抗肿瘤和神经毒性机制尚未明了，猜测与免疫调节、细胞因子调节和抑制血管生成有关。初步临床试验证实沙利度胺类似物——来那度胺具有更强的抗肿瘤疗效且所致神经毒性发生率和严重程度较低。

【处理措施】

不同化疗药物的神经毒性症状在停药后均有不同程度的减轻。对于 CIPN 的预防和治疗，目前已报道了多种支持和经验性的干预措施。包括使用加巴喷丁、氨磷汀、卡马西平、葡萄糖酸钙（预防奥沙利铂神经病变）、谷氨酰胺、谷氨酸、还原型谷胱甘肽、α脂肪酸、硫酸镁、n-乙酰-半胱氨酸、乙酰左卡尼汀、普瑞巴林、利多卡因、拉莫三嗪、度洛西汀、辣椒素、丙戊酸钠、文拉法辛巴氯芬、神经营养因子、四氢大麻酚、氯胺酮和鸦片等。这些干预措施虽已从Ⅰ、Ⅱ期临床试验中得到了令人鼓舞的结果，但由于所有的临床试验对终点的执行动力不足，采用了非有效性终点评估，或应用了非随机及非对照性试验设计，而没有使用随机双盲多中心临床研究，所以都无法给出一个明确的、令人信服的结论。因此，这些经验或临床干预性方法没有一个成为 CIPN 的标准治疗,也没有明确证据表明患者可从 CIPN 的预防、缓解及治疗中获益。这些药物中也没有一个被 FDA 明确批准用于 CIPN 的治疗。这些经验治疗中的许多药物因为毒副反应,限制了在患者身上的使用。目前我们仍不清楚这些经验性药物的使用是否会影响化疗药物的抗肿瘤疗效。FDA 和其他监管机构除了关注治疗的有效性外,还需要一个严格的科学和临床证据表明这些神经保护药物对化疗药物的抗肿瘤活性没有影响。

研究表明,经验性用药中乙琥胺(抗癫痫药物)可减轻紫杉类及长春新碱引起的外周神经毒性,且作用呈剂量依赖性,不产生依赖和积累。作者分析乙琥胺为 T 型钙离子通道的相对选择性的抑制剂,作用机制可能与钙通道的阻断作用有关。异羟肟酸衍生物(BGP-15)可保护小鼠由紫杉醇和顺铂引起的神经毒性,甚至还能保护顺铂引起的肾毒性。生物制剂包括白血病抑制因子(LIF),它有 180 个氨基酸的短肽,在紫杉醇诱导的神经毒动物模型中有神经保护作用,可减少紫杉醇相关的神经轴突萎缩,并且不影响其抗肿瘤活性。目前正在进行Ⅱ期临床试验。神经生长因子(NGF)家族包括脑源性神经生长因子(BDNF)、神经营养因子 3 和 4(NF-3,NF-4)。体外和鼠体内试验都证明 NGF 可保护由长春新碱或紫杉醇引起的神经损害。两项Ⅱ期临床试验显示重组人神经生长因子可有效治疗糖尿病和 HIV 引起的神经病变,且毒性为非剂量限制性的。然而大范围随机Ⅲ期临床试验却并不如Ⅱ期试验那么有效。直接应用于人体还可以导致严重的局部或全身毒副反应。因而,科学家使用生物治疗的方法或给予 NGF 增强药物来达到治疗目的。如丙戊茶碱可诱导 NGF 和 P75(P75 是 NGF 的低亲和力受体)的 mRNA 的表达。ALCAR(acetyl-l-carnitine)是另一种有前途的 NGF 增强剂,是肉毒碱家族的成员之一。注射外源性 ALCAR 可引起中枢编码 NGF 及 P75 的 mRNA

4

表达增加。体内试验证实 ALCAR 可在紫杉醇和顺铂引起神经毒性的小鼠中起保护作用,目前临床试验正在进行中。除此之外,ACTH-4-9 也被证明有神经保护作用。另据文献报道,中医中的益气、温阳、活血、通络、针刺治疗等对 CIPN 也有一定的治疗效果。

(谢丛华 刘 羽)

参 考 文 献

[1] Hausheer FH,Schilsky RL,Bain S,et al.Diagnosis, management,and evaluation of chemotherapy-induced peripheral neuropathy[J].Semin Oncol,2006,33(1):15-49.

[2] Hausheer FH,Foley KM.Cancer neuropathic pain:overview of current status and futureobjectives[J].Oncologist,2010, 15(2):1-2.

[3] Smith EM,Pang H,Cirrincione C,et al.Effect of duloxetine on pain,function,and quality of life among patients with chemotherapy-induced painful peripheral neuropathy:a randomized clinical trial[J].JAMA,2013,309(13):1359-1367.

[4] Grothey A.Oxaliplatin-safety profile:neurotoxicity[J].Semin Oncol,2003,30(15):5-13.

[5] Kiya T,Kawamata T,Namiki A,et al.Role of satellite cell-derived L-serine in the dorsal root ganglion in paclitaxel-induced painful peripheral neuropathy[J].J Neuroscience, 2011,174:190-199.

[6] Screnci D,McKeage MJ,Galettis P,et al.Relationships between hydrophobicity,reactivity,accumulation and peripheral nerve toxicity of a series of platinum drugs[J].Br J Cancer,2000,82:966-972.

[7] Cavaletti G,Cavalletti E,Oggioni N,et al.Distribution of paclitaxel within the nervous system of the rat after repeated

intravenous administration[J].Neurotoxicology,2000,21:
389-393.

[8] Parker AR,Petluru PN,Wu M,et al.BNP7787-mediated
modulation of paclitaxel-and cisplatin-induced aberrant
microtubule protein polymerization in vitro[J].Mol Cancer
Ther,2010,9(9):2558-2567.

[9] Müller LJ.Morphological and electrophysiological study of
the effects of cisplatin and ORG 2766 on rat spinal ganglion
neurons[J].Cancer Res,1990,50:2437-2442.

[10] Tulub AA,Stefanov VE.Cisplatin stops tubulin assembly into
microtubules.A new insight into the mechanism of antitumor
activity of platinum complexes[J].Int J Biol Macromol,
2001,28:191-198.

[11] Peyrot V,Briand C,Crevat A,et al.Action of hydrolyzed
cisplatin and some analogs on microtubule protein polymeri-
zation in vitro[J].Cancer Treat Rep,1983,67:641-646.

[12] Peyrot V,Briand C,Momburg R,et al.In vitro mechanism
study of microtubule assembly inhibition by cis-
dichlorodiammine-platinum(II)[J].Biochem Pharmacol,
1986,35:371-375.

[13] Thompson SW,Davis LE,Kornfeld M,et al.Cisplatin
neuropathy.Clinical,electro-physiologic,morphologic,and
toxicologic studies[J].Cancer,1984,54:1269-1275.

[14] Gregg RW,Molepo JM,Monpetit VJ,et al.Cisplatin
neurotoxicity:the relationship between dosage,time,
and platinum concentration in neurologic tissues,and
morphologic evidence of toxicity[J].J Clin Oncol,1992,
10:795-803.

[15] McKeage MJ,Hsu T,Screnci D,et al.Nucleolar damage
correlates with neurotoxicity induced by different platinum
drugs[J].Br J Cancer,2001,85:1219-1225.

[16] Screnci D,Er HM,Hambley TW,et al.Stereoselective
peripheral sensory neurotoxicity of diaminocyclohexane

platinum enantiomers related to ormaplatin and oxaliplatin [J].Br J Cancer,1997,76:502-510.

[17] Verdú E,Vilches JJ,Rodríguez FJ,et al.Physiological and immunohistochemical characterization of cisplatin-induced neuropathy in mice[J].Muscle Nerve,1999,22:329-340.

[18] Gill JS,Windebank AJ.Cisplatin-induced apoptosis in rat dorsal root ganglion neurons is associated with attempted entry into the cell cycle[J].J Clin Invest,1998,101:2842-2850.

[19] Barajon I,Bersani M,Quartu M,et al.Neuropeptides and morphological changes in cisplatin-induced dorsal root ganglion neuronopathy[J].Exp Neurol,1996,138(1):93-104.

[20] Cavaletti G,Tredici G,Marmiroli P,et al.Morphometric study of the sensory neuron and peripheral nerve changes induced by chronic cisplatin(DDP)administration in rats [J].Acta Neuropathol,1992,84:364-371.

[21] Holmes J,Stanko J,Varchenko M,et al.Comparative neurotoxicity of oxaliplatin,cisplatin,and ormaplatin in a Wistar rat model[J].Toxicol Sci,1998,46:342-351.

[22] Kociba RJ,Sleight SD.Acute toxicologic and pathologic effects of cisdiamminedi-chloroplatinum(NSC-119875)in the male rat[J].Cancer Chemother Rep,1971,55:1-8.

[23] Hilkens PH,van den Bent MJ.Chemotherapy-induced peripheral neuropathy[J].J Peripher Nerv Syst,1997,2:350-361.

[24] Weiss RB.Miscellaneous toxicities[J].Principles and Practice of Oncology,2005,2(7):54-56.

[25] Quasthoff S,Hartung HP.Chemotherapy-induced peripheral neuropathy[J].J Neurol,2002,249:9-17.

[26] Peltier AC,Russell JW.Recent advances in drug-induced neuropathies[J].Curr Opin Neurol,2002,15:633-638.

[27] Corbo M,Balmaceda C.Peripheral neuropathy in cancer

patients[J].Cancer Invest,2001,19:369-382.

[28] Grothey A.Oxaliplatin-safety profile:neurotoxicity[J].
Semin Oncol,2003,30(15):5-13.

[29] Gilles-Amar V,Garcia ML,Sebille A,et al.Evolution of
severe sensory neuropathy with oxaliplatin combined to the
bimonthly 48h leucovorin(LV)and 5-fluorouracil(5-FU)
regimens(FOLFOX)in metastatic colorectal cancer[J].
Proc Am Soc Clin Oncol,1999,18:246a.

[30] Maindrault-Goebel F,Louvet C,André T,et al.Oxaliplatin
added to the simplified bimonthly leucovorin and
5-fluorouracil regimen as second-line therapy for metastatic
colorectal cancer(FOLFOX6)[J].Eur J Cancer,1999,35:
1338-1342.

[31] Cassidy J,Misset JL.Oxaliplatin-related side effects:
characteristics and management[J].Semin Oncol,2002,29
(15):11-20.

[32] Armand JP,Boige V,Raymond E,et al.Oxaliplatin in
colorectal cancer:an overview[J].SeminOncol,2000,27
(10):96-104.

[33] Cvitkovic E,Bekradda M.Oxaliplatin:a new therapeutic option
in colorectal cancer[J].Semin Oncol,1999,26:647-662.

[34] de Gramont A,Figer A,Seymour M,et al.Leucovorin and
fluorouracil with or without oxaliplatin as first-line treatment
in advanced colorectal cancer[J].J Clin Oncol,2000,18:
2938-2947.

[35] Falcone A,Masi G,Allegrini G,et al.Biweekly chemotherapy
with oxaliplatin,irinotecan,infusional fluorouracil,and
leucovorin:a pilot study in patients with metastatic colorectal
cancer[J].J Clin Oncol,2002,20:4006-4014.

[36] Gamelin E,Gamelin L,Bossi L,et al.Clinical aspects
and molecular basis of oxaliplatin neurotoxicity:current
management and development of preventive measures[J].
Semin Oncol,2002,29(15):21-33.

[37] Giacchetti S,Perpoint B,Zidani R.Phase Ⅲ multicenter randomized trial of oxaliplatin added to chronomodulated fluorouracil-leucovorin as first-line treatment of metastatic colorectal cancer[J].J Clin Oncol,2000,18:136-147.

[38] Maindrault-Goebel F,de Gramont A,Louvet C,et al.Oncology Multidisciplinary Research Group(GERCOR). High-dose intensity oxaliplatin added to the simplified bimonthly leucovorin and 5-fluorouracil regimen as second-line therapy for metastatic colorectal cancer(FOLFOX 7) [J].Eur J Cancer,2001,37:1000-1005.

[39] Maindrault-Goebel F,de Gramont A,Louvet C,et al.Bi-monthly oxaliplatin with leucovorin and 5-fluorouracil in pretreated metastatic colorectal cancer(FOLFOX6)[abstract 1049][J].Proc Am Soc Clin Oncol,1998,17:273a.

[40] Maindrault-Goebel F,de Gramont A,Louvet C,et al.Evaluation of oxaliplatin dose intensity in bimonthly leucovorin and 48-hour 5-fluorouracil continuous infusion regimens(FOLFOX)in pretreated metastatic colorectal cancer.Oncology Multi disciplinary Research Group (GERCOR)[J].Ann Oncol,2000,11:1477-1483.

[41] Jin M,Chen Q,Cheng FQ,et al.Oxaliplatin(OXA)in combination with LV5FU2 in Chinese patients with advanced gastric cancer(AGC)[abstract 558][J].Proc Am Soc Clin Oncol,2002,21(1):140a.

[42] Ravaioli A,Marangolo M,Pasquini E,et al.Bolus fluorouracil and leucovorin with oxaliplatin as first-line treatment in metastatic colorectal cancer[J].J Clin Oncol,2002,20: 2545-2550.

[43] Schmoll HJ.The role of oxaliplatin in the treatment of advanced metastatic colorectal cancer:prospects and future directions[J].Semin Oncol,2002,29(15):34-39.

[44] Grothey A,Schmoll HJ.New chemotherapy approaches in colorectal cancer[J].Curr Opin Oncol,2001,13:275-286.

[45] Louvet C, André T, Tigaud JM, et al.Phase Ⅱ study of oxaliplatin, fluorouracil, and folinic acid in locally advanced or metastatic gastric cancer patients[J].J Clin Oncol, 2002, 20:4543-4548.

[46] Becouarn Y, Ychou M, Ducreux M, et al.Phase Ⅱ Trial of oxaliplatin as first-line chemotherapy in metastatic colorectal cancer patients.Digestive Group of French Federation of Cancer Centers[J].J Clin Oncol, 1998, 16:2739-2744.

[47] American Hospital Formulary Service (AHFS).Oxaliplatin: American Hospital Formulary Service (AHFS).Bethesda, MD: American Society of Health-System Pharmacists, 2002: 1093

[48] Carlson K, Ocean A J.Peripheral neuropathy with microtubule-targeting agents: occurrence and management approach[J].Clin Breast Cancer, 2011, 11 (2):73-81.

[49] 胡歌, 王华庆, 阎昭, 等. 长春新碱脂质体Ⅰ期临床单次耐受性试验[J]. 中国新药与临床杂志, 2010, 29 (10): 766-770.

[50] Hilkens PH, van den Bent MJ.Chemotherapy-induced peripheral neuropathy[J].J Peripher Nerv Syst, 1997, 2: 350-361.

[51] Weiss RB.Miscellaneous toxicities[J].Cancer: Principles and Practice of Oncology, 2005, 2 (7):54.

[52] Quasthoff S, Hartung HP.Chemotherapy-induced peripheral neuropathy[J].J Neurol, 2002, 249:9-17.

[53] Peltier AC, Russell JW.Recent advances in drug-induced neuropathies[J].Curr Opin Neurol, 2002, 15:633-638.

[54] Corbo M, Balmaceda C.Peripheral neuropathy in cancer patients[J].Cancer Invest, 2001, 19:369-382.

[55] Chaudhry V, Chaudhry M, Crawford TO, et al.Toxic neuropathy in patients with preexisting neuropathy[J]. Neurology, 2003, 60:337-340.

[56] Tsavaris N, Kpterides P, Kosmas C, et al.Gabapentin

4

monotherapy for the treatment of chemotherapy-induced neuropathic pain:a pilot study[J].Pain Med,2008,9:1209-1216.

[57] Rao RD,Michafak JC,Sloan JA,et al.Efficacy of gabapentin in the management of chemotherapy-induced peripheral neuropathy:a phase 3 randomized,double-blind,placebo controlled,crossover trial(N00C3)[J].Cancer,2007,110(9):2110-2118.

[58] Caraceni A,Zecca E,Bonezzi C,et al.Gabapentin for neuropathic cancer pain:a randomized controlled trial from the Gabapentin Cancer Pain Study Group[J].J Clin Oncol,2004,22:2909-2917.

[59] Albers J,Chaudry V,Cavaletti G,et al.Interventions for preventing neuropathy caused by cisplatin and related compounds[J].Cochrane Database Syst Rev,2007,1:CD005228.

[60] Ellison N,Loprinzi CL,Kugler J,et al.Phase Ⅲ placebo-controlled trial of capsaicin cream in the management of surgical neuropathic pain in cancer patients[J].J Clin Oncol,1997,15:2974-2980.

[61] Cheville AL,Sloan JA,Northfelt DW,et al.Use of a lidocaine patch in the management of postsurgical neuropathic pain in patients with cancer:a phase III double-blind crossover study(N01CB).Support Care Cancer[J].2009,17(4):451-460.

[62] Mercadante S,Arcuri E,Tirelli W,et al.Analgesic effect of intravenous ketamine in cancer patients on morphine therapy:a randomized,controlled,double-blind,crossover,doubledose study[J].J Pain Symptom Manage,2000,20:246-252.

[63] Sharma S,Rajagopal G,Gayatri P,et al.A Phase Ⅱ pilot study to evaluate use of intravenous lidocaine for opioid-refractory pain in cancer patients[J].J Pain Symptom Manage,2009,37(1):85-93.

[64] 阎丽珠,周洁.益气温阳活血法治疗奥沙利铂神经毒性 42 例[J].世界中西医结合杂志,2007,2(5):287-289.

[65] 胡文雷.加味补阳还五汤预防治疗奥沙利铂所致神经毒性 57 例临床观察[J].浙江中医杂志,2007,42(10):587.

[66] 董雪,张梅.加味黄芪桂枝五物汤防治草酸铂所致神经毒性观察[J].中医药临床杂志,2006,18(6):563-564.

八、耳毒性

化疗导致的外周神经毒性和听力损伤虽不危及生命,但严重影响患者的劳动能力和生活质量。研究表明顺铂是化疗中最易导致耳毒性的药物,以铂类为基础的化疗可导致患者听力下降,约 19%~77% 的患者使用顺铂后可出现严重的、持久的听力丧失;19%~42% 的患者出现持久的耳鸣。顺铂是许多儿童恶性肿瘤(神经母细胞瘤、骨肉瘤、精原细胞瘤、脑肿瘤)治疗中常用药物,顺铂导致的听力损伤对儿童的危害尤为显著,听力上的任何损伤将直接影响儿童的身心发育和生活。每年全世界约有 580 万患者被诊断为结直肠癌、宫颈癌、子宫内膜癌、膀胱癌、胃癌、头颈部肿瘤、食管癌、胰腺癌、骨肉瘤和卵巢癌等,铂类作为这些恶性肿瘤一线治疗方案中必备的药物,其引发的听力毒性越来越受到人们关注。

【发生机制】

大量动物实验证明,顺铂可使实验动物发生听觉障碍,并引起听觉器官的永久性损害。内耳病理检查发现,这些损害主要发生在耳蜗毛细胞和螺旋神经节细胞,这表明顺铂不但破坏听觉器官的感觉上皮,而且损害周边的听觉神经元。研究者利用荧光标记的顺铂,观察其被耳蜗毛细胞摄取的过程,发现顺铂首先被毛细胞摄取,而耳蜗支持细胞摄取顺铂的能力相对较弱,提示毛细胞是顺铂作用的主要靶细胞。

静脉或腹腔注射顺铂后,动物外毛细胞的损害首先从耳蜗底回开始并逐渐向顶回发展,内毛细胞的破坏同样遵循从底回向顶回的发展规律,但外毛细胞的损害比内毛细胞发生得早,因此动物总是首先发生外毛细胞的功能障碍并伴有高频听力的损失。随着内、外毛细胞损害范围的扩大,低频听力也随之受到影响。

解剖上,顺铂主要通过三个靶点作用于耳蜗:基底膜上的 Corti 器、蜗轴内的螺旋神经节及蜗管外壁的血管纹。上述耳蜗三大结构所出现的损害均发生在顺铂耳中毒的早期,因此可以说三者都是顺铂耳毒性的原发病变部位。因此,对耳蜗微循环及耳蜗神经毒性的损害是顺铂耳毒性主要的病理生理变化之一。不管是在毛细胞还是在神经元或者在血管纹上皮,其细胞死亡的模式都表现出细胞凋亡的典型特征。分子病理上,顺铂与耳蜗组织结合后可激发产生大量的自由基,诸如超氧化物、过氧化氢和毒性脂质过氧化物等,这些氧自由基的增加可引起耳蜗毛细胞内的钙离子浓度增高,并因此导致外毛细胞、螺旋神经节细胞及血管纹细胞的凋亡。顺铂在增加细胞内自由基的同时,还可明显降低耳蜗组织中抗氧化酶类的活性。

顺铂对耳蜗组织中抗氧化酶活性的抑制被认为存在以下几种可能机制:①直接与抗氧化酶类的巯基结合,从而使多种抗氧化酶类失活。②耗尽细胞内的铜和硒,使超氧化物歧化酶和谷胱甘肽过氧化物酶活性丧失。③可通过增加细胞内过氧化氢的含量而抑制抗氧化酶类的活性。④耗空细胞内的谷胱甘肽和还原型辅酶Ⅱ,并因此抑制了谷胱甘肽过氧化物酶和谷胱甘肽还原酶的活性。目前大量实验已证实,顺铂对耳蜗内谷胱甘肽和抗氧化酶系统的影响,会导致耳蜗细胞内的脂质过氧化反应从而导致耳蜗细胞的凋亡。

【临床表现】

顺铂导致听力下降的发生率较高,在成人约为19%~77%,平均接近62%。在儿童风险明显增高,约为50%~88%。顺铂耳毒性的临床表现主要为耳鸣、耳痛或耳聋,偶可出现前庭受累的症状。顺铂引起的耳鸣可为暂时或永久性的,可单独出现,也可同时伴有听力下降,尤其是伴高频区的听力下降。大剂量顺铂引起的听力损伤通常表现为不可逆,由高频向低频逐渐受累的双侧感觉神经性耳聋,高频损害最明显,在 4000Hz 和 8000Hz 可有不对称性,常于用药后 3~4 天出现。研究表明,当顺铂剂量 ≥200mg/m², 74%~100% 的患者听力图表现为高频听力的丧失, 46%~68% 出现眩晕, 13%~20% 表现明显的症状性耳聋。总体上,高频听力丧失的比率为 30%~50%,进展为语音听力丧失的占 15%~20%。重度耳聋多属永久性,但也有完全恢复的报道。

卡铂在常规剂量下使用,耳毒性发生率及程度比顺铂低,有关儿童神经母细胞瘤接受大剂量卡铂化疗的临床观察表明,当总剂量超过 2g/m², 82% 的患者出现严重的耳毒性,需求助于助听器。另外鉴于卡铂治疗脑肿瘤的优势,特殊途径如经渗透血脑屏障破裂(BBBD)用药,耳毒性也高发。

研究表明铂类物质导致听力损伤有以下高危因素:①累积剂量:累积剂量是顺铂耳毒性最明确的相关因素。当顺铂剂量 >450mg/m², 88% 出现高频听力丧失,而当剂量 >990mg/m²,则出现语音频听力损害。Skinner 在儿童和青少年患者中发现,当顺铂剂量 >600mg/m² 时,耳毒性呈现不再恶化的"平台"现象。②给药方式:顺铂大剂量单次给药出现的高血浆药物峰浓度会明显增加毒性,当血浆浓度 <1μg/L 时,则未发现有耳毒性反应。③肾功能损害:肾功能不全的情况下使用顺铂,易发生耳毒性。④用药前的颅脑放疗史。⑤配伍使用其他耳毒性药物,如呋塞米、氨基糖苷类抗生素、异环磷酰胺和长春新碱等。⑥用药期间存在其他毒性反应,如贫血、白细胞减低或电解质紊乱(如低磷血症和低镁血症等),可增加耳毒性发生的概率。⑦年龄:幼年期及老年期是耳毒性易感期。幼年期与耳蜗本身的发育和肾脏排泄功能不完善有关;而内耳

老化和高脂血症则可能是老年易感耳毒性的病理基础。具有上述危险因素的患者,临床使用铂类物质化疗时要密切关注患者听力的变化。

用于检测顺铂耳毒性损害的常用方法包括传统测听(CA)、超高频测听(UHF)、耳声发射(OAEs)、听性脑干反应测听(ABR)和声阻抗测定等。耳声发射中诱发性耳声发射包括瞬态(TEOAEs)和畸变产物耳声发射(DPOAEs)两种。动物实验和临床研究表明,DPOAEs检测反映了 Corti 器内耳蜗外毛细胞的功能,在纯音检测到听力阈值提高之前,外毛细胞就会受到顺铂的影响,使得 DPOAEs 检测结果异常。因此,DPOAEs 检测比纯音检测更为敏感,在听力损伤的早期就可发现问题。而且 DPOAEs 检测的结果比较客观,不会使患者对声音刺激的主观反应受到影响。儿童肿瘤患者在应用顺铂治疗过程中,因其年幼及较弱的认知能力,对纯音检测不能配合,可用 DPOAEs 进行检测,通过监测 DPOAEs 变化较早发现顺铂引起的耳毒性。

在传统或扩展高频纯音听力测验中,顺铂早期引起的耳毒性通常为高频(6kHz、8kHz 或以上)。大剂量的顺铂可加重听力损害,最终影响音频范围(500~4000Hz)。鉴于超高频测听 UHF 的敏感性,目前 UHF 已成为筛查儿童耳毒性的金标准。但在特殊人群中(老年人,尤其是 62 岁以上已存在老年性耳聋者),UHF 存在基线值可检测率低(54%)的局限性。相比之下,DPOAEs 基线可检测率高(82%),临床改变率高(91% 对 UHF 54%),且无需患者配合,简便、灵敏、省时且无创,更适宜用作老年人的筛查手段。

观察还发现,尽管铂类诱导的耳毒性主要表现为高频部听力改变,但 >80% 的 DPOAEs 受测耳在 3~6kHz 频段的数值变化最明显,往往出现在其他频段变化和临床症状出现之前。因此,将检测范畴限定于此频段内,不仅可以显著缩短检测时间,还可通过延长每一频率的刺激时间增加信噪比而提高准确性。

【处理措施】

顺铂引起的耳毒性一旦出现,绝大部分为不可逆改变,且缺乏有效的治疗手段,因此对顺铂引起的耳毒性临床强调预防为主。目前,美国食品及药品管理局(FDA)还没有批准任何药物可以预防顺铂的耳毒性。临床使用顺铂的过程中,我们需遵守以下原则尽可能减少顺铂耳毒性的发生:①严格掌握药物适应证,适"量"应用,应根据体表面积等指标确认个体化用量的准确性;②高危人群减量或慎用;③维持适当的水化状态,通过水化作用,使血液中顺铂峰浓度降低,从而降低耳毒性;④用药时尽量避免出现快速冲击量,并注意疗程及间隔时间;⑤密切观察听力症状,一旦发现及时停药;⑥用药前、中、后数周内监测听力,有条件者应采用高频测听或耳声发射等敏感手段,以早期发现和预防耳毒性;⑦必须定期检查肾功能;⑧避免接触噪声,或同时使用具有耳毒性或能加重耳毒性的其他药物;⑨一旦发现,治疗越早越好。

至 20 世纪 90 年代中期,对使用铂类药物需常规进行听力检测缺乏共识。有人认为症状往往出现于听力检测异常之前,因此无需常规检查。相反意见则认为应通过常规检测,在明显和永久性的损害出现之前发现早期征象。于是折中的做法是留取基础听力图,日后如出现听力症状再重复检测。然而随着耳毒性副反应的日益突出,以及检测手段敏感性的提高,客观检测指标的改变总是出现于主观听力障碍之前是不争的事实,因此上述第一种观点并不可取,治疗过程中需密切监测患者听力变化。

顺铂对豚鼠的耳毒性研究提示,常规检测听力的意义并不只限于早期发现毒副作用征象,还体现于用药前评价患者的听力储备。在原有听力缺陷情况下,也许只附加一点药物毒性,就可造成患者显著的听力丧失,从而影响交流和生活。结合铂类药物用于治疗如卵巢癌、脑肿瘤等肿瘤,总体 5 年生存率不高,那么在有限的生存期内帮助患者争取相对健全的身体功能、提高患者生存质量是十分必要的;对生殖细胞肿瘤、鼻咽癌等预后较好的肿瘤患者,如不慎使其丧失了听力,会给患者带来终生遗憾。因此选择有效的方法,谨慎地监测听力变化,有益无害,对高危人群更应重视听力检测。理想情况下,我们希望捕捉到日常听力丧失之前高频听力的改变,但研究表明,对于特殊的肿瘤人群,高频段的基线可检测率往往不高,所以希望在发生主观耳聋之前,可检测到早期客观指标的变化,目前DPOAEs可满足这一需求,具体方案还有待于进一步研究,并结合患者实际情况酌情实施。

目前,铂类引起的耳毒性治疗主要是使用神经营养药、血管扩张剂等,并配以高压氧、光量子和激光疗法等,其治疗效果都处于探索阶段。

用于先天性感觉神经性听力丧失及梅尼埃病的鼓室内应用地塞米松,目前已开始治疗顺铂引起的耳毒性的临床研究。鼓室内应用类固醇类药物,避免了激素的全身性副作用,如高血糖症、消化性溃疡、高血压、骨质疏松或精神病,而且通过鼓室途径,内耳液可有较高的药物浓度,可起到治疗耳毒性,并避免血液中地塞米松对顺铂抗肿瘤效应的降低。研究表明,鼓室内地塞米松可轻微保护频率在6000Hz顺铂引起的听力丧失,在6000~8000Hz频率下,可减少外毛细胞功能障碍。但也有研究显示,鼓室内地塞米松对顺铂引起耳毒性的治疗作用甚微。所以临床仍需进一步探索地塞米松的剂量及使用频率,以优化其对顺铂引起的耳毒性的治疗。

氨磷汀是一种硫代磷酸盐,可作为肿瘤放疗或细胞毒性化疗的辅助治疗剂,且不降低化疗药物的药效。最近一项分析表明,氨磷汀对预防铂类药物引起的耳毒性可能有预防作用,但目前仍没有足够的证据,需要进一步的研究。

联合应用不同作用机制,且不影响顺铂抗肿瘤作用的多种药物治疗顺铂引起的耳毒性是临床常见的使用方式。这些药物包括:①抗氧化剂:如维生素 E、维生素 C。②金属结合酶:锌能显著拮抗顺铂的耳毒性,而不引起抗癌活性的下降,如葡萄糖酸锌等。③磷酸抗生素类抑制剂:临床观察表明,顺铂与磷霉素联合用药,可明显改善患者的高频听力,而且使耳鸣发生率从单纯顺铂给药组的 24% 降低到 12%,差异有显著性。动物实验研究也表明,联合给药组可使耳蜗毛细胞缺失率减少 50%,并证明顺铂与磷霉素联合用药并不影响顺铂的抗肿瘤作用。④在顺铂给药的同时给予谷胱甘肽(GSH)或乙酰半胱氨酸,则可明显减轻其对基底外毛细胞的损伤。英国 9 家肿瘤中心完成的迄今为止最大的随机、对照临床试验已经证明 GSH 具有拮抗顺铂毒性的作用,以谷胱甘肽酯的效果最好,后者更易进入细胞并提高顺铂的抗癌效率。该酶在体内重要器官如肾脏中含量丰富,但肿瘤细胞表面则缺乏此酶。$2.5 \sim 7.5 \text{mmol/kg}$ 的 GSH 可对抗顺铂的致死毒性,临床 GSH 的常用剂量为 $1.5 \sim 3.0 \text{g/m}^2$,于顺铂给药前 15 分钟静脉给予。

(谢丛华　刘　羽)

参 考 文 献

[1] Altekruse S,Kosary C,Krapcho M,et al.SEER Cancer Statistics Review,1975-2007.National Cancer Institute,Bethesda,MD:National CancerInstitute;2010.http://seer.cancer.gov/csr/1975 _2007/.[2014-02-18].

[2] Travis LB,Demark Wahnefried W,Allan JM,et al.Aetiology,genetics and prevention of secondary neoplasms in adult cancer survivors[J].Nat Rev Clin Oncol,2013,10(5):289-301.

[3] Elena JW,Travis LB,Simonds NI,et al.Leveraging

epidemiology and clinical studies of cancer outcomes: recommendations and opportunities for translational research [J].J Natl Cancer Inst,2013,105(2):85-94.

[4] Schell MJ,McHaney VA,Green AA,et al.Hearing loss in children and young adults receiving cisplatin with or without prior cranial irradiation[J].J Clin Oncol,1989,7(6):754-760.

[5] Brydoy M,Oldenburg J,Klepp O,et al.Observational study of prevalence of long-term Raynaud-like phenomena and neurological side effects in testicular cancer survivors[J].J Natl Cancer Inst,2009,101(24):1682-1695.

[6] Mukherjea D,Jajoo S,Whitworth C,et al.Short interfering RNA against transient receptor potential vanilloid 1 attenuates cisplatin-induced hearing loss in the rat[J].J Neurosci, 2008,28(49):13056-13065.

[7] Knight KR,Kraemer DF,Neuwelt EA.Ototoxicity in children receiving platinum chemotherapy:underestimating a commonly occurring toxicitythat may influence academic and social development[J].J Clin Oncol,2005,23(34):8588-8596.

[8] National Cancer Institute.Provocative questions:identifiying problems to drive progress against cancer.http://provocative questions.nci.nih.gov/.[2014-02-18].

[9] Jemal A,Bray F,Center MM,et al.Global cancer statistics[J]. CA Cancer J Clin,2011,61(2):69-90.

[10] IARC.Globocan 2008 fact sheet.http://globocan.iarc.fr/ factsheets/cancers/breast.asp.[2014-02-18].

[11] Gonçalves MS,Silveira AF,Teixeira AR,et al.Mechanisms of cisplatin ototoxicity:theoretical review[J].J Laryngol Otol,2013,127(6):536-541.

[12] Ding D,He J,Allman BL,et al.Cisplatin ototoxicity in rat cochlear organotypic cultures[J].Hear Res,2011,282 (1/2):196-203.

[13] Jamesdaniel S,Manohar S,Hinduja S.Is Snitrosylation of cochlear proteins a critical factor in cisplatin-induced

ototoxicity[J].Antioxid Redox Signal,2012,17(7):929-933.

[14] Rybak LP,Mukherjea D,Jajoo S,et al.Cisplatin ototoxicity and protection:clinical and experimental studies[J].Tohoku J Exp Med,2009,219(3):177-186.

[15] Rybak LP.Mechanisms of cisplatin ototoxicity and progress in otoprotection[J].Curr Opin Otolaryngol Head Neck Surg,2007,15(5):364-369.

[16] Langer T,Zehnhoff-Dinnesen A,Radtke S,et al. Understanding platinum-induced ototoxi-city[J].Trends Pharmacol Sci,2013,34(8):458-469.

[17] Marshak T,Steiner M,Kaminer M,et al.Prevention of cisplatin-induced hearing loss by intratympanic dexamethasone:a randomized controlled study[J].Otolaryngol Head Neck Surg,2014,150(6):983-990.

[18] Alam SA,Ikeda K,Oshima T,et al.Cisplatin-induced apoptotic cell death in Mongolian gerbil cochlea[J].Hear Res,2000,141(1/2):28-38.

[19] Eiamprapai P,Yamamoto N,Hiraumi H,et al.Effect of cisplatin on distortion product otoacoustic emissions in Japanese patients[J].Laryngoscope,2012,122(6):1392-1396.

[20] Helson L,Okonkwo E,Anton L,et al.Cis-platinum ototoxicity[J].Clin Toxicol,1978,13(4):469-478.

[21] Rybak LP,Whitworth CA,Mukherjea D,et al.Mechanisms of cisplatininduced ototoxicity and prevention[J].Hear Res,2007,226(1/2):157-167.

[22] Piel IJ,Meyer D,Perlia CP,et al.Effects of cis-diamminedichloroplatinum(NSC-119875)on hearing function in man[J].Cancer Chemother Rep,1974,58(6):871-875.

[23] 1.Schell MJ,McHaney VA,Green AA,et al.Hearing loss in children and young adults receiving cisplatin with or without prior cranial irradiation[J].J Clin Oncol,1989,7(6):754-760.

[24] Knight KR,Kraemer DF,Neuwelt EA.Ototoxicity in

children receiving platinum chemotherapy:underestimating a commonly occurring toxicity that may influence academic and social development[J].J Clin Oncol,2005,23(34): 8588-8596.

[25] HigbyDJ,Wallace H,Jr Albert DJ,et al.Cisplatin(NSC-119875):A phase I study[J].Cancer Chemother Rep, 1973,57(1):469.

[26] Krarup-Hansen A,Rietz B,Krarup C,et al.Histology and platinum content of sensory ganglia and sural nerves in patients treated with cisplatin and carboplatin:an autopsy study[J].Neuropathol Appl Neurobiol,1999,25(1):29-40.

[27] Hudson MM,Ness KK,Gurney JG,et al.Clinical ascertainment of health outcomes among adults treated for childhood cancer[J].JAMA,2013,309(22):2371-2381.

[28] Brydoy M,Oldenburg J,Klepp O,et al.Observational study of prevalence of long-term Raynaud-like phenomena and neurological side effects in testicularcancer survivors[J].J Natl Cancer Inst,2009,101(24):1682-1695.

[29] Rademaker-Lakhai JM,Crul M,Zuur L,et al.Relationship between cisplatin administration and the development of ototoxicity[J].J Clin Oncol,2006,24(6):918-924.

[30] Rybak LP.Mechanisms of cisplatin ototoxicity and progress in otoprotection[J].Curr Opin Otolaryngol Head Neck Surg,2007,15(5):364-369.

[31] Oldenburg J,Kraggerud SM,Cvancarova M,et al.Cisplatin-induced long-term hearing impairment is associated with specific glutathiones-transferase genotypes in testicular cancer survivors[J].J Clin Oncol,2007,25(6):708-714.

[32] Skinner R,Parry A,Price L,et al.Persistent nephrotoxicity during 10-year follow-up after cisplatin or carboplatin treatment in childhood:relevance of age and dose as risk factors[J].Eur J Cancer,2009,45(18):3213-3219.

[33] 陈强.药源性疾病——基础与临床[M].北京:人民卫

生出版社,1997:10.

[34] Mark J.Comparative adverse effect profiles of platinum drugs [J].Drug Saf,1995,13(4):228-244.

[35] Kathleen C,Susan J.Changes in otoacoustic emissions andauditory brain stem response after cisplatinum exposure ingerbils[J].Otolaryngol Head Neck Surg,1997,116(6 Pt 1):585-592.

[36] Laurell G,Borg E.Cisplatin ototoxicity in previously noise-exposed guineapig[J].Acta Otolaryngol,1986,101(1-2): 66-74.

[37] Arga M,Oguz A,Pinarli FG,et al.Risk factors for cisplatin-induced long-term nephron toxicity in pediatric cancer survivors[J].Pediatr Int,2015,57(3):406-413.

[38] Bradford D,Kasi S,Thomas J,et al.Effect of cisplatin chemotherapy on otoacoustic emissions:the development of an objective screening protocol[J].Otolaryngol Head Neck Surg,1999,121(6):693-701

[39] Eiamprapai P,Yamamoto N,Hiraumi H,et al.Effect of cisplatin on distortion product otoacoustic emissions in Japanese patients [J].Laryngoscope,2012,122(6):1392-1396.

[40] Warrier R,Chauhan A,Davluri M,et al.Cisplatin and cranial irradiation-related hearing loss in children[J].Ochsner J, 2012,12(3):191-196.

[41] Knight KR,Kraemer DP,Winter C,et al.Early changes in auditory function as a result of platinum chemotherapy:Use of extended high-frequency audiometry and evoked distortion product otoacoustic emissions[J].J Clin Oncol,2007,25 (10):1190-1195.

[42] Zuur CL,Simis YJ,Lansdaal PE,et al.Audiometric patterns in ototoxity of intra-arterial cisplatin chemoradiation in patients with locally advanced head and neck cancer[J]. Audiol Neurotol,2006,11(5):318-330.

[43] Grewal S,Merchant T,Reymond R,et al.Auditory late effects

of childhood cancer therapy:a report from the Children's Oncology Group[J].Pediatrics,2010,125(4):e938-e950.

[44] Langer T,Zehnhoff-Dinnesen A,Radtke S,et al.Understanding platinum-induced ototox icity[J].Trends Pharmacol Sci, 2013,34(8):458-469.

[45] Shafik AG,Elkabarity RH,Thabet MT,et al.Effect of intratmpanic dexamethasone administration on cisplatin-induced ototoxicity in adult guinea pigs[J].Auris Nasus Larynx,2013,40(1):51-60.

[46] Hill GW,Morest DK,Parham K.Cisplatin-induced ototoxicity:effect of intra tympanic dexamethasone injections [J].Otol Neurotol,2008,29(7):1005-1011.

[47] Murphy D,Daniel SJ.Intratympanic dexamethasone to prevent cisplatin ototoxicity:a guinea pig model[J]. Otolaryngol Head Neck Surg,2011,145(3):452-457.

[48] Parham K.Can intratympanic dexamethasone protect against cisplatin ototoxicity in mice with age-related hearing loss[J]. Otolaryngol Head Neck Surg,2011,145(4):635-640.

[49] Marshak T,Steiner M,Kaminer M,et al.Prevention of cisplatin-induced hearing loss by intratympanic dexametha-sone:a randomized controlled study[J].Otolaryngol Head Neck Surg,2014,150(6):983-990.

[50] Van As JW,van den Berg H,van Dalen EC.Medical interventions for the prevention of platin um-induced hearing loss in children with cancer[J].Cochrane Database Syst Rev,2014,7:CD009219.

[51] Weijl NL,Elsendoorn TJ,Lentjes EG,et al.Supplementation with antioxidant micronutrients and chemotherapy-induced toxicity in cancer patients treated with cisplatin-based chemotherapy:a randomised,double-blind,placebo-controlled study[J].Eur J Cancer,2004,40(11):1713-1723.

[52] 王丽妍,徐平,陈茂国,等.磷霉素对顺铂耳毒性的影响 [J].中国急救医学,1997,17(6):31-32.

[53] Tandy JR,Tandy RD,Farris P,et al.In vivo interaction of cisplatinum and fosfomycin on squamous cell carcinoma[J]. Laryngoscope,2000,110:1222-1224.

九、过敏反应

几乎所有的化疗药或多或少都会产生过敏反应，有些药物过敏反应的发生率高达 5% 以上。L-门冬酰胺酶、紫杉烷类、丙卡巴肼、表鬼白毒素等过敏反应发生率很高，以至于过敏反应是限制它们在临床使用的主要原因。

根据 Gell 和 Coombs 对过敏反应的定义，一般可分为四种类型。表 2-20 向我们显示了过敏反应的类型及机制。化疗药的过敏反应多发生在患者接受第一次或第二次化疗时，主要表现为 I 型变态反应（局部或全身过敏反应），有时为 II 型变态反应（自身免疫、细胞毒性过敏反应）、III 型变态反应（免疫复合物沉积型）或 IV 型变态反应（延迟型，细胞介导过敏反应）。过敏反应的发生，是由于早期抗原刺激机体，产生特异性免疫球蛋白 IgE，当抗原再次进入机体，IgE 抗体与之结合，刺激肥大细胞、嗜碱性粒细胞释放化学介质如组胺，产生过敏症状。

表 2-20　过敏反应的类型及机制

过敏反应类型	主要症状和体征	机制
I	荨麻疹,血管神经性水肿,皮疹,支气管痉挛,腹部绞痛,四肢疼痛,情绪激动和焦虑,低血压	抗原与肥大细胞表面 IgE 结合,导致肥大细胞脱颗粒;药物与肥大细胞表面结合,引起肥大细胞脱颗粒;补体经典或替代途径活化产生过敏毒素;神经源性血管活性物质的释放
II	溶血性贫血	抗体与红细胞表面抗原结合,激活补体

续表

过敏反应类型	主要症状和体征	机制
Ⅲ	组织损伤后,各种形式的免疫复合物沉淀在组织中	血管内形成抗原—抗体复合物,并沉积在组织中
Ⅳ	接触性皮炎,肉芽肿形成,同种异体移植排斥反应	致敏T淋巴细胞和抗原反应,导致细胞因子释放

　　药物过敏反应的发现促使我们采用新的方法减轻或防止这类毒性反应发生。例如,通过对天冬酰胺酶的化学结构进行修饰,可以避免过敏反应的发生和这种细胞毒性酶的其他毒性;同时我们也可以用其他药物替换大肠杆菌来源的天门冬酰胺酶。另一个预防过敏反应的方法是,在使用紫杉醇和多西他赛前,给患者使用皮质类固醇和抗组胺药物预处理,以减少过敏反应的发生和严重程度。

　　【发生机制】

　　大多数化疗药发生过敏反应的机制目前仍不清楚。某些化疗药通过对细胞表面的直接影响,使肥大细胞和嗜碱性粒细胞脱颗粒,从而释放组胺和其他血管活性物质。哌替啶、吗啡、可待因、箭毒、肼苯达嗪和造影剂也可以对肥大细胞和嗜碱性粒细胞产生直接脱粒作用。还有一些药物可以激活补体替代途径,也会导致血管活性物质从肥大细胞释放。一些并非由免疫球蛋白E(IgE)介导的事件,我们称之为类过敏反应。紧张状态下血管性水肿和荨麻疹也会发生,因此血管活性介质释放也存在神经调节机制。目前还不知道细胞毒性药物使用时会不会发生这种情况。以博来霉素为例,罕见的急性反应似乎与白细胞释放的直接热原质有关,并没有免疫调节因子参与其中。

【临床表现】

化疗药物过敏反应通常是有特异体质的患者使用某种化疗药物后产生的毒副反应，与药物的剂量无关。临床上主要有两种形式：一种是在用药当时就发生，称为即发反应；另一种是潜伏半个小时甚至几天后才发生，称为迟发反应。轻则表现为皮疹、哮喘、发热；重则发生休克，甚至可危及生命。

临床表现可分为：

（1）皮肤过敏反应：皮肤瘙痒、荨麻疹、皮丘疹或严重者可发生剥脱性皮炎。

（2）呼吸过敏反应：可引起哮喘或促发原有的哮喘发作。呼吸道阻塞症状，由喉头水肿、支气管痉挛和肺水肿引起，表现为胸闷、气促、呼吸困难、发绀等。

（3）循环衰竭症状：由于周围血管扩张，导致循环血量不足，表现为面色苍白、全身出冷汗、脉弱、血压下降、烦躁不安。暂时性血压偏高也较常见。

（4）中枢神经系统症状：因脑组织缺氧所致，表现为头晕、抽搐、大小便失禁等。

（5）消化系统过敏反应：可引起过敏性紫癜，以腹痛和便血为主要症状。

（6）其他反应：胃肠道不适、恶心、呕吐、浑身无力、怕光等。

引起过敏反应的常见化疗药物：

1. 天门冬酰胺酶和培门冬酶　天门冬酰胺酶（又名门冬酰胺酶）是治疗急性淋巴细胞白血病的重要药物，同时它也是最有可能引起过敏反应的抗肿瘤药。该药与其他药物联合使用时，约 10%~40% 的患者会产生过敏反应。如果使用的药物剂量较大或再次使用，过敏反应的发生率会更高。这种过敏反应的高发生率与天门冬酰胺酶是来源于细菌的多肽有关，后者可刺激机体产生 IgE 或其他抗体。Khan 和 Hill 等证实了在某些患者身上，IgE 抗体介导了该反应。Fabry 等发现在过敏患者身上存在补体激活的证据，他们血中的 C3

4

裂解物、C3d 水平明显升高。这些研究者认为,IgG 或 IgM 的免疫复合物可以诱导补体活化,从而介导过敏反应产生。

Evans 等研究了 36 例使用天门冬酰胺酶后出现过敏反应的患者。16 例(约 44%)患者出现了严重的呼吸窘迫。天门冬酰胺酶过敏反应也可导致患者休克和意识丧失,偶尔出现死亡。这种来源于大肠杆菌的药物引起的过敏反应,临床表现大多很严重,出现后必须立即停药。

许多因素增加了天门冬酰胺酶引起过敏反应的风险,如患者过敏体质或既往有过敏史,以前使用过来源于大肠杆菌的药物,既往接触过该药物或没有用泼尼松预处理等。

尽管人们在天门冬酰胺酶使用前尝试各种方式来预测患者是否会产生过敏反应,但是目前还没有发现一种可靠的方法可做到这一点。皮内试验会得出假阴性和假阳性的结果,药物小剂量的测试也毫无价值。鉴于每位患者对天门冬酰胺酶产生过敏反应的剂量不同,使用该药物时必须手边备有抗过敏药物,在每次使用后的几小时仍密切观察副反应。肌内注射的给药方式值得推荐,可减少过敏反应发生的风险。

2. **紫杉醇** 紫杉醇所致的过敏反应为典型的 I 型反应。在 Weiss 等的报道中,大部分患者(80%)过敏反应发生在用药 10 分钟内、仅仅注入几毫克后;一半患者在首次治疗时发生过敏反应。在 Tyson 等的报道中,74% 的患者在首次使用紫杉醇时发生过敏反应。

为了防止或减轻这些过敏反应,一种由抗组胺剂、皮质类固醇、H_2 受体拮抗剂组成的三药预防处理方案(表 2-21)被推荐采用。原先建议的这种预处理的方式包括在用药前 12 小时口服皮质类固醇激素,然后在用药前 6 小时再次服用。现已证明在紫杉醇使用前半小时,静脉使用预处理药物可起到同等的抗过敏作用。预防性治疗并不能完全防止严重过敏反应的发生,但当前 2%~3% 的严重过敏反应发生率已证明这些预处理措施是有效的。每周输注紫杉醇,同时给予预防性治疗也有 4% 的过敏发生率。

表 2-21　抗肿瘤药物过敏反应的预防措施

前一天晚上预处理(可选择)
　　治疗前 12 小时、6 小时口服地塞米松 10~20mg
　　治疗前 12 小时、6 小时口服苯海拉明 50mg
　　确立治疗方案(必须)
　　建立静脉通道
　　备好心电监护
　　备好肾上腺素和苯海拉明,以免过敏反应发生

抗肿瘤药物使用前 30 分钟预处理(必须)
　　静脉使用雷尼替丁 150mg(或西咪替丁 300mg),(不稳定
　　　　型心绞痛或高血压患者治疗前 1 小时口服硫酸麻黄
　　　　碱,除非患者隐瞒病史)
　　静脉使用地塞米松 20mg
　　肌内注射苯海拉明 50mg

使用化疗药后,密切观察患者至少 2 小时

　　有临床研究证明紫杉醇输注 3 小时与输注 1 小时,过敏反应的风险没有太大的不同,但如果输注时间小于 1 小时,即便之前采用了适当的预处理措施,也很有可能引起严重的过敏反应。

　　紫杉醇引起的过敏反应除了最常见的 I 型过敏反应外,其他类型的过敏反应表现也有报道。许多研究者发现,在接受该药治疗的患者身上可观察到急性、暂时性的双肺浸润性病变,通常在输液中或输液后几小时内发生,有时甚至在治疗后两周发生。其机制似乎是细胞介导的迟发性过敏反应(IV 型)。另一个可能由细胞介导的免疫反应引起的过敏反应大疱性化脓性斑丘疹,通常出现在患者大腿部位,但是躯干和四肢出现散发病变的病例也有报道。

　　Peereboom 等对 8 例因紫杉醇导致严重过敏反应

的患者再次使用紫杉醇的危险性进行了评估。所有这些患者再次使用时都给予了更密集的预处理剂量，同时药物输注速度降至普通输注速率的 10% 或 25%。这些患者中有 5 例没有出现再次过敏表现，而其他 3 例只有轻微的症状。其他的研究也发现，如果预处理时皮质类固醇足量，在发生过敏反应后仍可继续使用紫杉醇。然而，这样的做法不能每次都成功。因此，发生过敏后再次使用紫杉醇应该个体化，根据需要去使用更多的药物和尝试不同的方法来减少过敏反应的发生。

3. **替尼泊苷和依托泊苷** 虽然替尼泊苷最常用于小儿恶性肿瘤，而依托泊苷用于成人癌症的治疗，但替尼泊苷和依托泊苷（鬼臼毒素的半合成衍生物）具有相似的抗肿瘤活性。替尼泊苷在临床上已经使用了 30 年，过敏反应很早被认识。在过去的 20 年中，依托泊苷也出现了过敏反应的报道，但发生率很低。

使用替尼泊苷的患者约 6% 会发生过敏反应。而神经母细胞瘤患者替尼泊苷过敏反应的发生率会更高，可达 13%。脑脊髓肿瘤或神经母细胞瘤患者使用替尼泊苷易过敏的原因目前还不清楚。过敏反应可以发生在使用替尼泊苷时的任何时候，包括第一次使用。事实上，O'Dwyer 等收集的病例中一大部分（32%）在首次使用替尼泊苷时发生了反应，反应发生的时间可以是使用后的瞬间或者给药几个小时后。临床表现为呼吸困难、喘息、低血压或高血压、出汗、荨麻疹、皮肤瘙痒、血管神经性水肿、面部潮红和皮疹。

依托泊苷也被证明可以引起过敏反应，但由于是个案报道，这种毒性的发生率难以确定。

4. **顺铂、卡铂以及奥沙利铂** 自 20 世纪 70 年代初期顺铂进入临床以来，已有引起过敏反应的报道，目前它引起的过敏反应发生率从未有一个可靠的数据，但与 20 世纪 70 年代相比，过去 20 年关于其毒性发生率的报道似乎少了许多。静脉使用顺铂能引起过敏反应,膀胱内灌注用于膀胱癌的治疗时也可发生过敏反应。而且后者过敏反应的发生率远远高于静脉给药途径。

无论哪种给药途径,顺铂所致的Ⅰ型过敏反应都会发生,临床表现为焦虑、皮肤瘙痒、咳嗽、呼吸困难、出汗、血管神经性水肿、呕吐、支气管痉挛、皮疹和荨麻疹和低血压。及时使用皮质类固醇和抗组胺药物通常能有效地终止这些反应。

卡铂是顺铂的类似物,与顺铂有着几乎相同的抗肿瘤效果,但毒副反应更低。在过去的十年中,随着它越来越多的用于肿瘤治疗,其过敏反应的发生也逐渐增加。卡铂引起的过敏反应是典型的Ⅰ型表现,常见的临床表现为皮疹、双侧手掌发痒和面部的一些症状。

有些患者使用顺铂发生Ⅰ型过敏反应后,用卡铂代替顺铂进行治疗,结果用后产生了相似的过敏反应,反之亦然。很显然,这些替代物之间存在着交叉反应的风险。此外,还有一些患者,之前使用顺铂治疗时未出现任何问题,但换用卡铂治疗几周期后发生了严重的过敏反应,甚至危及生命。这些患者可能对顺铂过敏,几周期卡铂的使用为过敏反应创造了条件。

两种铂类衍生物都面临以下问题:患者对它们发生过敏反应后,能否继续使用该药物进行治疗。某些情况下我们可以使用替代物进行治疗,某些不行。某些情况下使用皮质类固醇和抗组胺药物进行预处理,可以预防过敏反应的发生,但某些情况下该措施无用。在某些患者身上,如果因治疗需要再次使用过敏药物,那么可在使用前进行脱敏处理,该措施已取得良好效果。

奥沙利铂最初仅在一些欧洲国家使用,直到2002年才在美国用于治疗中晚期大肠癌。与其他铂类药物一样,它的过敏反应主要表现为Ⅰ型过敏反应,患者在使用后不久出现呼吸道和皮肤症状。对于其可能的机制,大家有很多推论:其中包括 IgE;作为超抗原的多克隆 T 细胞扩增;奥沙利铂与主要组织相容性复合体结合;或只是药物所致的局部组织损伤。虽然这些机制有可能都参与其中,但只有 IgE 在这个过程中的作用被证实。

在临床试验阶段,奥沙利铂的过敏反应发生率仅为 0.55%,常规使用后,报道的发病率为 10%~13%,没有首次使用奥沙利铂就发生过敏反应的报道。发生过敏反应前奥沙利铂使用的平均周期数为 7~9.4。大多数严重的过敏反应呈现典型的临床表现且伴有低血压,有 2 例报道显示使用奥沙利铂后患者出现了意识丧失和高血压危象。

Ⅱ型反应——溶血性贫血在奥沙利铂过敏患者中已有报道。实验室检查已证实该溶血由奥沙利铂引起。在 3 例发生过敏反应的患者中,再次使用奥沙利铂溶血再次出现,其中 1 例出现了致命后果。奥沙利铂的Ⅲ型过敏反应仅有 1 例报道。

过敏反应后需要再次使用奥沙利铂时,可用抗组胺药和皮质类固醇预处理以消除过敏反应的再次发生,另延长输注时间也很有帮助。较长的输注时间似乎可以防止过敏反应的发生,连续的 12 小时或 5 天输注几乎无过敏反应发生。5 例患者使用奥沙利铂输注 2 小时发生了过敏反应,但当给予 6 小时输注时却没有出现任何症状。Lee 等也报道了相似的情况,1 例既往使用奥沙利铂发生严重过敏反应的患者,当把输注时间延长到之前的 2 倍后,继续进行了 5 周期的奥沙利铂方案化疗。

5. **丙卡巴肼** 自从丙卡巴肼 20 世纪 60 年代初应用临床,人们便知道它可产生过敏反应。常见的临床表现为:弥漫性的瘙痒、红斑性斑丘疹,但也有荨麻疹、血管神经性水肿及高热。丙卡巴肼也可以发生具有Ⅲ型反应特点的罕见的肺毒性症状,这种肺毒性表现为间质性肺炎,在患者的外周血和(或)肺活检中可发现有嗜酸性粒细胞升高,停药或皮质类固醇治疗后上述症状可减轻。

许多患者中断治疗、症状缓解之后再次使用丙卡巴肼,过敏反应可迅速再现。2例患者再次使用丙卡巴肼后出现了严重反应。1例患者过敏后又两次使用丙卡巴肼,每次都出现了间质性肺炎。这表明一旦出现过敏反应,即使提前使用类固醇和抗组胺药预处理,丙卡巴肼仍不能安全的重复使用。唯一预防这种反应的方法是:一旦过敏反应发生,永久停用丙卡巴肼。

6. 阿糖胞苷　虽然阿糖胞苷已在临床上使用了35年,但近来观察到的过敏反应比以往个案报道明显增多。这种变化可能是由于阿糖胞苷目前使用剂量是20世纪80年代以前所用剂量的10~15倍。四种类型的过敏反应均有报道。

第一种过敏反应是以呼吸困难、胸痛、发热、斑丘疹、荨麻疹和低血压为临床表现的Ⅰ型反应。该反应最常见的表现是皮疹,少数发生过敏性反应的患者可致低血压性休克。在3例患者身上已研究了Ⅰ型反应的机制,证据提示反应是由IgE介导的。

另一种由该药所致的急性反应被Castleberry等称为阿糖胞苷综合征。这种综合征临床主要表现为高热、寒战、出汗、肌痛、关节痛和斑丘疹。其机制可能由阿糖胞苷的直接毒性引起,而非由抗体介导。这种急性反应发生的概率不一,从个案到高达33%的发生率。急性白血病患者通常出现白细胞减少,且往往演变成伴有发热、肌痛、出汗、寒战,甚至低血压的败血症。当这种症状出现时,人们往往认为是败血症所致,而忽视了阿糖胞苷的毒性反应。

由阿糖胞苷引起的Ⅰ型反应通常由中或高剂量的阿糖胞苷所致。然而,阿糖胞苷所引起的Ⅲ型反应通常呈现剂量依赖性。该反应首先由Burgdorf等发现,临床表现为手掌、手指和脚掌出现红斑、水肿和疼痛,晚期形成大疱、出现脱皮。感觉迟钝通常是出现红斑

4

的先兆,严重水肿可导致手指运动受限。红斑通常在使用阿糖胞苷治疗 6 天后出现,有些患者可出现发热、面部水肿,红斑和(或)红色斑丘疹,具有Ⅰ型反应的临床特点。大多数情况下,病变仅局限于双手,但这些皮疹也可出现在眼睛、嘴唇,甚至耳朵。该反应通常呈自限性,但也可用类固醇来改善症状。皮肤愈合后无瘢痕。一些患者再次经阿糖胞苷治疗而无毒性反应的复发,但有一部分在后续的化疗后复发。

在以 1000mg/m² 或更高剂量阿糖胞苷治疗的患者中,该掌跖反应的发生率为 6%~40%。以阿糖胞苷常规剂量 100mg/m² 治疗的患者也发生这种肢端的红斑反应,反应率达到 40%。

这些主要累及到手掌和脚掌的皮肤反应的机制尚不清楚。可能是Ⅲ型反应的一种特有的累及某些外周小血管的血管炎。然而,药物剂量的关系更提示对皮肤和皮下组织的直接的细胞毒性反应。此外,这种现象并不限于接受阿糖胞苷的患者,在接受羟基脲、顺铂、环磷酰胺、多柔比星和 6-巯基嘌呤治疗的患者也有报道。

第四类由阿糖胞苷引起的反应是一个组织学上表现为:皮肤汗腺被中性粒细胞累及的,被称为中性外分泌汗腺炎的皮肤病。皮损为红斑块或者软而不痒的结节。这种明显的由药物所诱发的反应的机制还不清楚。Flynn 等表示该反应为过敏反应的一种表现形式,但它更像是一种阿糖胞苷引起的对皮肤组织的直接毒性效应的变体。

7. 蒽环类药物 多柔比星偶尔会产生严重的、广义的Ⅰ型反应。这些过敏反应临床主要表现为荨麻疹、皮肤瘙痒、血管神经性水肿、呼吸困难、支气管痉挛,甚至低血压。有时甚至用多柔比星进行膀胱内灌注治疗时,这些反应都会发生,可能系药物吸收所致。多柔比星的脂质体,甚至在第一次使用时也可以触发Ⅰ型反应。少数报道也显示柔红霉素可以产生类似反应,但其类似物去甲氧柔红霉素无论是静脉注射或口服使用都未出现过敏反应的报道。曾有报道显示,有些使用表多柔比星的患者,即使用皮疹类固醇药物预处理后,仍会出现皮肤瘙痒、皮疹、低血压、水肿这些过敏反应症状。在使用多柔比星时,有时会同时使用右丙亚胺保护心脏,后者几乎不会产生过敏反应。

使用多柔比星后,在药物注射局部或邻近的部位也可出现红斑、瘙痒和荨麻疹,这种现象被称为耀斑反应。虽然它因药物外渗或严重的过敏表现引起了人们的关注,但它似乎并没有发展成为一般意义上的过敏反应,因为后者不是因为药物外渗引起。这种反应通常是短暂的,停药后就消失。后续可以继续给药,不用担心会发生严重不良事件,因为他们根本不会发生,即使发生了,也不会很严重或者发展成全身性的。为了避免严重反应,我们可以给患者事先使用抗组胺药和皮质类固醇药物。多柔比星类似物如表多柔比星,也产生耀斑反应。

脂质体多柔比星可产生另一种形式的皮肤反应:掌跖红肿,也被称为手足综合征。但是,这种反应可能不是过敏反应,而是该药对皮肤的直接毒性,因为与普通多柔比星相比,它的毒性成分的血药浓度时间被延长。口服地塞米松已可成功地减轻或消除这种反应,使治疗得以顺利进行,而不需推迟使用或减少药物剂量。

8. 环磷酰胺与异环磷酰胺　虽然环磷酰胺是一种免疫抑制,但在少数病例中它仍可产生抗体介导的Ⅰ型反应(包括过敏性反应和休克)。部分患者也可出现皮肤血管炎(Ⅲ型反应)。环磷酰胺口服或静脉给药均可发生过敏反应,但后者过敏反应更为常见,他们可在给药后立即发生或几个小时后发生。

与其他的烷基化剂的交叉反应性不确定。一些对环磷酰胺过敏的患者对苯丁酸氮芥有较好的耐受性,不会产生进一步的反应。1例患者对环磷酰胺过敏后使用异环磷酰胺治疗,同样没有产生交叉反应。烷化剂具有相似的化学结构,尤其是当患者使用两种类似物——环磷酰胺和异环磷酰胺时,为什么没有交叉反应发生? 其机制仍不清楚。

基于在几例患者身上进行的研究,环磷酰胺过敏反应的机制似乎是 IgE 介导的。几位研究者发现,环磷酰胺代谢物不是母体化合物而是抗原。环磷酰胺必须在肝脏中活化,药物使用后 16 小时左右发生过敏反应这一事实,证实了它的代谢产物是变应原(过敏原)而非母体药物。

环磷酰胺是免疫抑制剂这一事实与 IgE 的产生相违背。动物实验显示环磷酰胺能加强 IgE 的合成。其机制为:环磷酰胺可抑制抑制性 T 细胞的活性。后者可抑制产生 IgE 抗体的 B 细胞的活性,因此使用环磷酰胺后 IgE 产生增加。

异环磷酰胺是环磷酰胺的类似物,也有相似的抗肿瘤活性。它比环磷酰胺更会导致化学性膀胱炎,通常与美司钠联合使用,以降低膀胱炎的发生。异环磷酰胺与美司钠同时使用可出现 I 型过敏反应。由于这两种药物必须同时使用才能将膀胱炎毒性降至最低,所以不可能确切知道是哪种药物引起了过敏反应。不过,未见报道显示单独使用异环磷酰胺可产生过敏反应,但已证实美司钠本身可产生 I 型和 IV 型过敏反应。美司钠与环磷酰胺同时使用也可引起急性过敏反应的发生,这说明美司钠本身就是一种反应原。

9. 美法仑,苯丁酸氮芥 据报道,美法仑主要在静脉使用时会引起过敏反应,口服美法仑很少发生反应。在两项大型的多发性骨髓瘤临床试验中,尽管用泼尼松预处理,静脉使用美法仑严重事件发生率分别为 2.4% 和 4.8%,所有这些反应发生在两疗程美法仑使用后,有甚者 28 疗程使用后才发生。产生这种过敏反应后,环磷酰胺是美法仑的替代品,他们间没有交叉反应。研究表明,当美法仑静脉和其他细胞毒性药物同时使用时,患者没有发生过敏反应;当干细胞移植前静脉大剂量使用单药美法仑($>140mg/m^2$)时,并没有产生过敏反应,所以重复使用美法仑才会出现过敏反应。

在个案报道中,苯丁酸氮芥被报道可产生多形红斑型皮肤反应。有 1 例不仅出现了急性过敏症状,而且出现了溶血反应,这位患者再次使用苯丁酸氮芥后再次出现类似的过敏反应。在苯丁酸氮芥使用 12 个和 9 个周期后,有 2 例患者出现了寒战、发热和快速进行性淋巴结肿大。排除感染等原因,停药后症状消退,并在再次使用时又出现类似反应。

10. 甲氨蝶呤、三甲曲和培美曲塞　低剂量(口服或静脉注射)和高剂量使用甲氨蝶呤偶尔可引起Ⅰ型过敏反应,当高剂量使用时,反应会更剧烈,其反应程度从荨麻疹到心肺骤停不等,这些反应的机制尚未明确。Vega 等用各种变应原和皮肤试验评估患者,他们的研究表明,在这些患者中过敏反应是由 IgE 介导的。然而,IgE 抗体的产生并不能对甲氨蝶呤产生过敏反应的所有病例进行解释,因为很多反应是在第一次使用甲氨蝶呤后发生的,而且再次使用仍会发生反应,另有研究表明甲氨蝶呤本身是反应原。

甲氨蝶呤偶尔也会产生具有Ⅲ型过敏反应特征的肺炎。这些特征包括血液和(或)肺嗜酸性粒细胞增多,双侧肺门淋巴结肿大,一场与药物剂量或治疗时间无关的突如其来的发病,伴随皮疹和胸腔积液,快速停药后上述症状消失。发生上述反应的患者肺泡灌洗液标本中可见淋巴细胞数量增加,这表明免疫机制参与了该反应的发生。此外,糖皮质激素可以逆转该反应。然而,一些出现肺炎的患者再次使用甲氨蝶呤后并没再次出现过敏反应,所以这个问题目前还不清楚。

三甲曲是甲氨蝶呤的类似物,它也可以诱导广义的Ⅰ型过敏反应。对三甲曲过敏,临床常见表现为红色斑丘疹,它可以是全身性的,或局限于头部、四肢或

4

胸部。这种反应通常在服用三甲曲几天后发生，也可以在患者第一次接触抗叶酸药物后发生。这似乎是三甲曲沙的直接皮肤毒性反应，而不是由抗体或过敏毒素介导的反应。其他的甲氨蝶呤类似物也产生类似的严重皮肤反应，目前还没有证据证实这些反应是由免疫机制介导的。甲氨蝶呤很少引起严重的皮肤毒性反应，如全身或局部的脱皮或皮肤水泡。这些皮肤反应似乎常见于大剂量使用甲氨蝶呤的患者，或与患者对甲氨蝶呤的肾清除率发生改变有关。

培美曲塞是一种结构新颖的抗叶酸剂，通常与顺铂或卡铂联合使用，或作为单药使用。使用培美曲塞的患者中，皮疹的发生率高达 14%，仅有少数的 3 级或 4 级的毒性皮肤坏死被报道。病变与蜂窝织炎类似，但抗生素治疗无效。活检显示为荨麻疹性血管炎 / 白细胞破碎性血管炎，使用类固醇后可迅速消退。

11. 5- 氟尿嘧啶、卡培他滨和吉西他滨 5- 氟尿嘧啶(5-FU) 很少发生 I 型过敏反应。但 5-FU 可引起与卡培他滨相似的手掌 - 足底皮炎。发病初期，手足感觉异常，随后进展为红斑、肿胀和脱屑。接受持续静脉输注 5-FU 的患者中，这种反应出现的频率很高(可高达 50%)，而在周期使用 5-FU 的患者中，这种反应的发生率较低(最高达 13%)，有基础皮肤病的患者更易产生这种反应。这种反应的机制目前还不清楚，但它似乎不是免疫介导的，可能是一种直接表皮损伤，使用吡哆醇有助于皮损的治疗，这也进一步证实了这种反应是由 5-FU 直接皮肤毒性引起的。

5-FU 的类似物卡培他滨，为患者治疗提供了一种口服途径，并延长了药物的效果，消除了连续静脉滴注引起的不便。手掌、足底感觉迟钝是这种药物的剂量限制性毒性之一，与 5-FU 一样，这似乎是一个直接皮肤毒性反应，而非免疫介导。在二氢嘧啶脱氢酶缺陷的患者中，这种毒性反应被放大，可产生致死性后果。

5-FU 与本章所讨论的其他药物一样，也可产生罕见的溶血性贫血(可能系Ⅱ型反应)。实际上,5-FU 是这位溶血患者的免疫介质,这点已通过药物激发试验证实。据报道,用 5-FU 霜局部治疗光化性角化病时可发生接触性皮炎(Ⅳ型反应),患者不但对 5-FU 有皮肤反应,而且在后续静脉使用时,患者会再次出现严重的皮肤反应。

吉西他滨是另一种氟嘧啶拮抗剂,它也会引起皮疹,通常为弥漫性斑丘疹。再次使用吉西他滨可引起皮疹复发,甚至比第一次更严重。很难知道这种皮肤反应是直接的皮肤毒性还是过敏现象。

12. 丝裂霉素　丝裂霉素主要是静脉注射使用,也用于入膀胱灌注治疗膀胱癌。静脉注射时很少发生过敏反应,但当它用于膀胱灌注时,常可发生过敏反应(9%)。全身性瘙痒和红斑皮疹(但有时仅累及手掌和脚掌),血管神经性水肿,和发热有时也会出现。大多数患者在接受了 5 次以上丝裂霉素膀胱灌注后才发生反应。脱皮往往随着皮疹的消退出现,特别是那些涉及手掌和脚掌的病变。

丝裂霉素的过敏反应是Ⅳ型过敏反应,它通过药物接触膀胱上皮细胞形成,当皮肤表面接触药物时不会产生,它不是一个 IgE 介导的现象。有报道显示,丝裂霉素使用后也会产生Ⅲ型过敏反应——溶血性尿毒症综合征,发生率高达 10%。这种综合征以血中存在高水平的免疫复合物为特征,行血浆置换术治疗效果不理想,用金黄色葡萄球菌蛋白 A 柱进行血浆免疫吸附可有效治疗该疾病。

13. 博来霉素　使用博来霉素的患者偶尔会出现严重的 >40℃ 的高热。一些会出现低血压和引发弥散性血管内凝血,导致致命的后果。它们常见于淋巴瘤患者,与用药剂量无关,因为这些症状在低至 1 单位博来霉素或高至 60 单位的累积剂量时均可发生。这不是一种过敏性或过敏样反应,在少数病例中,可能系致热性细胞因子(如肿瘤坏死因子 α)直接释放引起。近

15年来这些严重反应未见报道,可能与含有博来霉素的方案发生变化、使用类固醇药物作为止吐药,以及纯度提高有关。

14. 长春新碱、长春碱和长春瑞滨 目前对长春碱类药物的过敏反应了解甚少,缺乏对三个长春碱药物(长春新碱、长春碱、长春瑞滨)过敏反应病例的系统研究,仅有一个短篇报道。当长春碱和丝裂霉素同时使用时,可出现长春碱的急性毒性反应,这可能会与过敏反应发生混淆。这种毒性反应的特点是:在接受这两种药物治疗后几个小时内发生急性呼吸困难,而没有其他肺部症状(如咳嗽、胸痛、咳痰)出现。胸片通常显示新的弥漫性浸润病变,也有少数患者胸片无异常发现。丝裂霉素联合长春碱或长春地辛,长春瑞滨使用也可观察到上述现象。鉴于这些反应通常在长春碱衍生物联合丝裂霉素一起使用时发生,人们推测这两种药物之间可能存在相互作用,导致了暴发性呼吸困难的产生。给至少2例患者再次使用相同药物,结果产生了和之前相似的症状。然而,这些急性反应在长春瑞滨单独使用时也可发生,再次使用时,可以复制相似的症状。因此,长春碱药物与丝裂霉素联合使用时发生上述急性反应可能只是巧合。目前相关机制尚不清楚,可能是这些药物的某种急性肺毒性,而不是免疫介导的结果。在长时间输注此类药物(96小时连续输注)的患者身上有出现掌跖皮炎的报道,另一患者在接受吉西他滨和长春瑞滨化疗时,在长春瑞滨输注不久也出现了上述症状,其机制还不清楚。

15. 氟达拉滨、克拉屈滨和喷司他丁 氟达拉滨或克拉屈滨都没有急性过敏反应的报道,但是某些患者使用后会出现嗜酸性粒细胞增多,伴或不伴瘙痒性皮疹,皮肤活检显示嗜酸性粒细胞浸润,这是过敏反应的有力证据。药物,尤其是氟达拉滨的使用过程中可见溶血性贫血的现象,有些反应与严重血小板减少(埃文综合征)有关。再次使用氟达拉滨,往往导致溶血复发,严重者可危及生命。目前还不确定这种危及生命的溶血和血小板减少是否是一种Ⅱ型过敏反应,他们很可能是一个潜在的疾病相关过程的放大,或者是嘌呤类似物对机体产生免疫抑制后,释放针对自身红细胞表面抗原的自身抗体,导致CD4/CD8 T细胞比率失衡,进而促发该反应。

喷司他丁是一种抗生素,因此,它可以启动类似其他抗生素的过敏反应。临床表现为:瘙痒、发热、红斑、水肿和嗜酸性粒细胞增多。再次使用该药物可以在所有患者身上出现相似的症状,其相关机制未见报道。

16. 羟基脲　羟基脲很少产生过敏反应,有些患者使用后可产生高达41℃的高热,伴有寒战和大汗淋漓。在大多数情况下,患者服用该药几个星期后才会产生这些症状。这也与真正的药物过敏形成时间上的一致。然而,也有一些报道显示有些患者在初次使用该药后几个小时就出现了发热,这可能是药物的某种直接特异质反应。尽管再次使用羟基脲后仍会有发热现象,但是撤药后发热消失,体温降至正常。目前,这种现象的发生机制仍不清楚,人们推测可能与抗体和药物抗原相互作用,释放致热性细胞因子有关,该药的Ⅰ型过敏反应未见报道。

17. 伊立替康,拓扑替康　拓扑异构酶Ⅰ抑制剂伊立替康和拓扑替康使用后患者可产生斑丘疹、荨麻疹和过敏反应样症状,由于这些症状不典型,对于其机制,目前还没有研究。6%~25% 的治疗患者会产生上述症状,目前没有严重过敏反应的报道。出现药物性皮疹的患者,两周内这些药疹可自然消退。再次使用伊立替康和拓扑替康,不会出现严重反应。

有报道显示伊立替康可介导免疫反应。该病例研究得比较深入,人们发现,与血小板特异性结合的依赖伊立替康的IgG抗体是产生血小板减少症的原因。药物相关性低血压和寒战可伴随血小板减少症发生,再次使用伊立替康可产生同样的反应。

18. 达卡巴嗪和替莫唑胺 有使用达卡巴嗪后出现 I 型反应的报道,再次使用后可出现相同症状,其机制未被研究。也有患者出现了独特的皮肤反应固定药疹或面部水肿,但这些个案显示该药产生过敏反应的可能性较小,目前还没有口服替莫唑胺后产生过敏反应的报道。

19. 6- 巯基嘌呤 6- 巯基嘌呤是急性淋巴细胞白血病维持治疗时使用的药物,也用于治疗一些非恶性疾病。在长期服用该药的患者中,约 3% 的患者可出现过敏反应。发热是最常见的症状,此外也会出现皮疹、关节痛、背痛等症状。机制不清楚。

能够引起过敏反应的化疗药物很多,涵盖了临床使用的大多数药物。某些静脉使用的抗肿瘤药物如:紫杉烷类、天门冬酰胺、丙卡巴肼、表鬼臼毒素、单克隆抗体,以及丝裂霉素都可频繁的发生过敏反应,使用时需特别小心。其他药物如氟尿嘧啶、长春新碱、达卡巴嗪,很少引起这种反应。随着新的抗肿瘤药物进入临床,他们中大多数在使用时会出现至少一种已知的症状。目前产生过敏反应的机制仍不是很清楚,人们很少去研究它,有待大家进一步探讨。

【处理措施】

肿瘤化疗药物所致的过敏反应关键是要注意防范,一旦发生应积极救治。首先要停用一切可疑的致病药物,并要加强排泄,酌情采用泻剂、利尿剂,以促进体内药物的排出。

轻症病例(以皮肤过敏反应为主)根据情况可采用下列措施:使用 1~2 种抗组胺药物口服;静脉注射 1g 维生素 C,每日 1 次;10% 葡萄糖酸钙或 10% 硫代硫酸钠 10ml 静脉注射,每日 1~2 次;局部外搽含有樟脑或薄荷的炉甘石洗剂,1 日多次,以止痒、散热、消炎。一般一周左右可以痊愈(针对药疹)。皮疹较为广泛且伴有发热的病情稍重的病例应当卧床休息,可局部外涂上述药物;每日服用泼尼松 20~30mg,分 3~4 次口服。

一般两周左右可完全恢复。

重症多形红斑、大疱性表皮坏死松解型和全身剥脱性皮炎型药疹的严重病例,应立即采取下列措施:

(1) 皮质类固醇:氢化可的松 300~500mg,维生素 C 3g,10% 氯化钾 20~30ml 加入 5% 葡萄糖液 1000~2000ml 缓慢滴注,每日 1 次,保持 24 小时连续滴注,待体温恢复正常,皮疹大部分消退及血象正常时,可逐渐递减激素用量,直至改用相当量的泼尼松或地塞米松口服。如皮疹消退,全身情况进一步好转,再逐步减少激素口服量,原则是每次减量为当时日量的 1/10~1/6,每减 1 次,需观察 3~5 日,随时注意减量中的反跳现象。在处理重症药疹中存在的问题往往是激素用量或用法不当,如开始剂量太小或以后减量太快。

(2) 抗组胺药物:如苯海拉明、阿司咪唑、多塞平、西咪替丁、氯雷他定和法莫替汀等,可选用两种同时应用。

(3) 抗生素:选用适当抗生素以预防感染,但必须慎重,因严重药疹患者,常处于高度过敏状态,不但容易发生药物的交叉过敏,而且可能出现多原性敏感,即对与原来致敏药物在结构上完全无关的药物产生过敏,引起新的药疹。

(4) 局部治疗:对重症药疹患者皮肤及黏膜损害的局部治疗和护理非常重要,往往成为治疗成败的关键。早期急性阶段,皮损可用大量扑粉或炉甘石洗剂,以保护皮肤和消炎、消肿。如有渗液,可用生理盐水或 3% 硼酸溶液湿敷,每日更换 4~6 次,待干燥后改用 0.5% 新霉素、3% 糖馏油糊剂,每日 1~2 次。口腔及唇部黏膜损害者常妨碍进食,可用复方硼砂液含漱,1 日数次,外搽黏膜溃疡膏或珠黄散、锡类散等。无法进食者可用鼻饲。局部勿抓挠及用热水擦拭,不能使用清洗剂,以免加重症状。

对于伴发心、肺、肝、肾及脑等脏器损害的重症患者需及时做抢救处理。

（1）立即停止使用引起过敏的药物，更换成生理盐水，保暖、安慰患者以解除其紧张情绪。

（2）立即平卧，给予皮下注射肾上腺素 1mg，如症状不缓解，每隔 30 分钟再皮下注射或静脉注射 0.5ml，直至脱离危险期，注意保暖。

（3）改善缺氧症状，给予氧气吸入，呼吸抑制时应遵医嘱给予人工呼吸，喉头水肿影响呼吸时，应立即准备气管插管，必要时配合施行气管切开。

（4）迅速建立静脉通路，补充血容量，必要时建立两条静脉通路。遵医嘱应用晶体液、升压药维持血压，应用氨茶碱解除支气管痉挛，给予呼吸兴奋剂，并给予抗组胺及皮质激素类药物（地塞米松 20mg 静脉推注）。

（5）发生心脏骤停，立即进行胸外按压、人工呼吸等心肺复苏的抢救措施。

（6）患者未脱离危险前不宜搬动。密切观察患者的意识、体温、脉搏、呼吸、血压、尿量及其他临床变化；密切注意水与电解质的平衡，并酌情给予三磷酸腺苷、辅酶、肌苷及维生素等药物并做好相关记录。

（谢丛华　刘　羽）

参 考 文 献

［1］Greenberger PA，Patterson R，Simon R，et al.Pretreatment of high-risk patients requiring radiographic contrast media studies［J］.J Allergy Clin Immunol，1981，67：185-187.

［2］Weiss RB，Donehower RH，Wiernik PH，et al.Hypersensitivity reactions from taxol［J］.J Clin Oncol，1990，8：1263-1268.

［3］Evans WE，Tsiatis A，Rivera G，et al.Anaphylactic reactions to Escherichia coli and Erwinia asparaginase in children with leukemia and lymphoma［J］.Cancer，1982，49：1378-1383.

［4］Larson RA，Fretzin MH，Dodge RK，et al.Hypersensitivity

reactions to L-asparaginase do not impact on the remission duration of adults with acute lymphoblastic leukemia[J]. Leukemia,1998,12:660-665.

[5] Khan A,Hill JM.Atopic hypersensitivity to L-asparaginase. Resistance to immune suppression[J].Int Arch Allergy Appl Immunol,1971,40:463-469.

[6] Fabry U,Körholz D,Jürgens H,et al.Anaphylaxis to L-asparaginase during treatment for acute lymphoblastic leukemia in children-evidence of a complement-mediated mechanism[J].Pediatr Res,1985,19:400-408.

[7] Seidman AD,Hudis CA,Albanel J,et al.Dose-dense therapy with weekly 1-hour paclitaxel infusions in the treatment of metastatic breast cancer[J].J Clin Oncol,1998,16:3353-3361.

[8] Onetto N,Canetta R,Winograd B,et al.Overview of taxol safety[J].Natl Cancer Inst Monogr,1993,15:131-139.

[9] Tyson LB,Kris MG,Corso DM,et al.Incidence,course,and severity of taxoid-induced hypersensitivity reaction in 646 oncology patients[J].Proc Am Soc Clin Oncol,1999,18:585a.

[10] Bookman MA,Kloth DD,Kover PE,et al.Intravenous prophylaxis for paclitaxe-related hypersensitivity reactions [J].Semin Oncol,1997,24(19):1913-1915.

[11] Quock J,Dea G,Tanaka M,et al.Premedication strategy for weekly paclitaxel[J].Cancer Invest,2002,20:666-672.

[12] Romaguera JE,Hagemeister FB,McLaughlin P,et al.Ninety-six-hour paclitaxel infusion with mitoxantrone and ifosfamide/mesna and consolidation with ESHAP for refractory and relapse non-Hodgkin's lymphoma[J].Leuk Lymphoma,1998,32:97-106.

[13] Eisenhauer EA,Bokkel Huinink WW,Swenerton KD, et al.European-Canadian randomized trial of paclitaxel in relapsed ovarian cancer:high-dose versus low-dose and long versus short infusion[J].J Clin Oncol,1994,12:2654-2666.

[14] Tsavaris NB,Kosmas C.Risk of severe acute hypersensitivity reactions after rapid paclitaxel infusion of less than 1-h duration [J].Cancer Chemother Pharmacol,1998,42:509-511.

[15] Goldberg HL,Vannice SB.Pneumonitis related to treatment with paclitaxel[J].J Clin Oncol,1995,13:534-535.

[16] Young PC,Montemarano AD,Lee N,et al.Hypersensitivity to paclitaxel manifested as a bullous fixed drug eruption[J]. J Am Acad Dermatol,1996,34:313-314.

[17] Weinberg JM,Egan CL,Tangoren IA,et al.Generalized pustular dermatosis following paclitaxel therapy[J].Int J Dermatol,1997,36:556-560.

[18] Peereboom DM,Donehower RC,Eisenhauer EA,et al.Successful retreatment with taxol after major hypersensitivity reactions[J].J Clin Oncol,1993,11:885-890.

[19] Micha JP,Rettenmaier MA,Dillman R,et al.Single-dose dexamethasone paclitaxel premedication[J].Gynecol Oncol,1998,69:122-124.

[20] Laskin MS,Lucchesi KJ,Morgan M.Paclitaxel rechallenge failure after a major hypersensitivity reaction[J].J Clin Oncol,1993,11:2456-2457.

[21] Fumoleau P,Chevallier B,Kerbrat P,et al.A multicentre phase Ⅱ study of the efficacy and safety of docetaxel as first-line treatment of advanced breast cancer:report of the Clinical Screening Group of the EORTC[J].Ann Oncol,1996,7:165-171.

[22] Zimmerman GC,Keeling JH,Burris HA,et al.Acute cutaneous reactions to docetaxel,a new chemotherapeutic agent[J].Arch Dermatol,1995,131:202-206.

[23] O'Dwyer PJ,King SA,Fortner CL,et al.Hypersensitivity reactions to teniposide(VM-26):an analysis[J].J Clin Oncol,1986,4:1262-1269.

[24] O'Dwyer PJ,Weiss RB.Hypersensitivity reactions induced by etoposide[J].Cancer Treat Rep,1984,68:959-961.

［25］Khan A,Hill JM,Grater W,et al.Atopic hypersensitivity to cis-dichlorodiammine platinum（Ⅱ）and other platinum complexes［J］.Cancer Res,1975,3:2766-2770.

［26］Yano S,Shimada K.Vasospastic angina after chemotherapy by with carboplatin and etoposide in a patient with lung cancer［J］.Jpn Circ J,1996,60:185-188.

［27］Allen JC,Walker R,Luks E,et al.Carboplatin and recurrent childhood brain tumors［J］.J Clin Oncol,1987,5:459-463.

［28］Shlebak AA,Clark PI,Green JA.Hypersensitivity and cross-reactivity to cisplatin and analogues［J］.Cancer Chemother Pharmacol,1995,35:349-351.

［29］Menczer J,Barda G,Glezerman M,et al.Hypersensitivity reaction to carboplatin.Results of skin tests［J］.Eur J Gynaecol Oncol,1999,20:214-216.

［30］Shukunami KI,Kurokawa T,Kubo M,et al.Hypersensitivity reaction to carboplatin during treatment for ovarian cancer:successful resolution by replacement with cisplatin［J］.Tumori,1999,85:297-298.

［31］Morgan JS,Adams M,Mason MD.Hypersensitivity reactions to carboplatin given to patients with relapsed ovarian carcinoma［J］.Eur J Cancer,1994,30:1205-1206.

［32］Goldberg A,Altaras MM,Mekori YA,et al.Anaphylaxis to cisplatin:diagnosis and value of pretreatment in prevention of recurrent allergic reactions［J］.Ann Allergy,1994,73:271-272.

［33］Tournigand C,Maindrault-Goebel F,Louvet C,et al.Severe anaphylactic reactions to oxaliplatin［J］.Eur J Cancer,1998,34:1297-1298.

［34］Brandi G,Pantaleo MA,Galli C,et al.Hypersensitivity reactions related to oxaliplatin［J］.Br J Cancer,2003,89:477-481.

［35］Thomas RR,Quin MG,Schuler B,et al.Hypersensitivity and idiosyncratic reactions to oxaliplatin［J］.Cancer,2003,97:

2301-2307.

[36] Lee MY, Yang MH, Liu JH, et al.Severe anaphylactic reactions in patients receiving oxaliplatin therapy: a rare but potentially fatal complication[J].Support Care Cancer, 2007, 15: 89-93.

[37] Desrame J, Broustet H, Darodes de Tailly P, et al. Oxaliplatin-induced haemolytic anemia[J].Lancet, 1999, 354: 1179-1180.

[38] Petit-Laurent F, Conroy T, Krakowski I, et al.Delayed urticaria with oxaliplatin[J].Gastroenterol Clin Biol, 2000, 24: 851-852.

[39] Levi FA, Zidani R, Vannetzel JM, et al.Chronomodulated versus fixed-infusion-rate delivery of ambulatory chemotherapy with oxaliplatin, fluorouracil, and folinic acid (leucovorin) in patients with colorectal cancer metastases: a randomized multi-institutional trail[J].J Natl Cancer Inst, 1994, 86: 1608-1617.

[40] Maindrault-Goebel F, de Gramont A, Louvet C, et al.High dose intensity oxaliplatin added to the simplified bimonthly leucovorin and 5-fluorouracil regimen as second-line therapy for metastatic colorectal cancer (FOLFOX 7)[J].Eur J Cancer, 2001, 37: 1000-1005.

[41] Coyle T, Bushunow P, Winfield J, et al.Hypersensitivity reactions to procarbazine with mechlorethamine, vincristine, and procarbazine chemotherapy in the treatment of glioma [J].Cancer, 1992, 69: 2532-2540.

[42] Glovsky MM, Braunwald J, Opelz G, et al.Hypersensitivity to procarbazine associated with angioedema, urticaria, and low serum complement activity[J].J Allergy Clin Immunol, 1976, 57: 134-140.

[43] Ecker MD, Jay B, Keohane MF.Procarbazine lung[J].AJR Am J Roentgenol, 1987, 131: 527-528.

[44] Rassiga AL, Schwartz HJ, Forman WB, et al.Cytarabine-

induced anaphylaxis.Demonstration of antibody and successful desensitization[J].Arch Intern Med,1980,140:425-426.

[45] Berkowitz FE,Wehde S,Ngwenya ET,et al.Anaphylactic shock due to cytarabine in a leukemic child[J].Am J Dis Child,1987,141:1000-1001.

[46] Castleberry RP,Crist WM,Holbrook T,et al.The cytosine arabinoside(ara-C)syndrome[J].Med Pediatr Oncol,1981,9:257-264.

[47] Burgdorf WH,Gilmore WA,Ganick RG.Peculiar acral erythema secondary to high-dose chemotherapy for acute myelogenous leukemia[J].Ann Intern Med,1982,97:61-62.

[48] Demirçay Z,Gürbüz O,Alpdogan TB,et al.Chemotherapy-induced acral erythema in leukemic patients:a report of 15 cases[J].Int J Dermatol,1997,36:593-598.

[49] Krulder JWM,Vlasveld LT,Willemze R.Erythema and swelling of ears after treatment with cytarabine for leukemia[J].Eur J Cancer,1990,26:649-650.

[50] Brown J,Burck K,Black D,et al.Treatment of cytarabine acral erythema with corticosteroids[J].J Am Acad Dermatol,1991,24(1):1023-1025.

[51] Shall L,Lucas GS,Whittaker JA,et al.Painful red hands:a side-effect of leukaemia therapy[J].Br J Dermatol,1988,119:249-253.

[52] Flynn TC,Harrist TJ,Murphy GF,et al.Neutrophilic eccrine hidradenitis:a distinctive rash associated with cytarabine therapy and acute leukemia[J].J Am Acad Dermatol,1984,11:584-590.

[53] Solimando DA,Wilson JP.Doxorubicin-induced hypersensitivity reactions[J].Drug Intell Clin Pharm,1984,18:808-811.

[54] Crawford ED,McKenzie D,Mansson W,et al.Adverse reactions to the intravesical administration of doxorubicin hydrochloride:

report of 6 cases[J].J Urol,1986,136:668-669.

[55] Ranson MR,Carmichael J,O'Bryne K,et al.Treatment of advanced breast cancer with sterically stabilized liposomal doxorubicin:results of a multicenter phase II trial[J].J Clin Oncol,1997,15:3185-3191.

[56] Crowther D,Powles RL,Bateman CJT,et al.Management of adult acute myelogenous leukaemia[J].Br Med J,1973,1:131-137.

[57] Turtle CJ,Keefe DM,Bell D,et al.Severe adverse reaction to high dose epirubicin and cyclophosphamide for poor prognosis breast cancer[J].Aust N Z J Med,1999,29:275-277.

[58] Leoni V,Santini D,Vincenzi B,et al.Anaphylaxis to dexrazoxane (ICRF-187)following three previous uncomplicated infusions [J].Allergy,2004,59:241.

[59] Vogelzang NJ."Adriamycin flare":a skin reaction resembling extravasation[J].Cancer Treat Rep,1979,63:2067-2069.

[60] Cassidy J,Rankin EM.Case report.Hypersensitivity reaction to epirubicin[J].Med Oncol Tumor Pharmacother,1989,6:297-298.

[61] Gordon KB,Tajuddin A,Guitart J,et al.Hand-foot syndrome associated with liposome encapsulated doxorubicin therapy [J].Cancer,1995,75:2169-2173.

[62] Drake RD,Lin WM,King M,et al.Oral dexamethasone attenuates Doxil-induced palmar-plantar erythrodysesthesias in patients with recurrent gynecologic malignancies[J]. Gynecol Oncol,2004,94:320-324.

[63] Salles G,Vial T,Archimbaud E.Anaphylactoid reaction with bronchospasm following intravenous cyclophosphamide administration[J].Ann Hematol,1991,62:74-75.

[64] Green RM,Schapel GJ,Sage RE.Cutaneous vasculitis due cyclophosphamide therapy for chronic lymphocytic leukemia [J].Aust N Z J Med,1989,19:55-57.

[65] Popescu NA,Sheehan MG,Kouides PA,et al.Allergic

reactions to cyclophosphamide:delayed clinical expression associated with positive immediate skin tests to drug metabolites in five patients[J].J Allergy Clin Immunol, 1996,97:26-33.

[66] Knysak DJ,McLean JA,Solomon WR,et al.Immediate hypersensitivity reaction to cyclophosphamide[J].Arthritis Rheum,1994,37:1101-1104.

[67] Krutchik AN,Buzdar AU,Tashima CK.Cyclophosphamide-induced urticaria:occurrence in a patient with no cross-reactivity to chlorambucil[J].Arch Intern Med,1978,138: 1725-1726.

[68] Case D,Anderson J,Ervin T,et al.Phase II trial of ifosfamide and mesna in previously treated patients with non-Hodgkin's lymphoma:cancer and leukemia group B study 8552[J]. Med Pediatr Oncol,1988,16:182-186.

[69] Lang E,Goos M.Hypersensitivity to mesna[J].Lancet, 1985,2:329.

[70] Seidel A,Andrassy K,Ritz E,et al.Allergic reactions to mesna[J].Lancet,1991,338:705-706.

[71] Cooper MR,McIntyre OR,Propert KJ,et al.Single, sequential,and multiple alkylating agent therapy for multiple myeloma:a CALGB study[J].J Clin Oncol,1986,4:1331-1339.

[72] Thompson-Moya L,Martin T,Heuft HG,et al.Case report: allergic reaction with immune hemolytic anemia resulting from chlorambucil[J].Am J Hematol,1989,32:230-231.

[73] Alkins SA,Byrd JC,Morgan SK,et al.Anaphylactoid reactions to methotrexate[J].Cancer,1996,77:2123-2126.

[74] Lluch-Bernal M,Cuesta-Herranz J,De las Heras M,et al.Anaphylactic reaction to methotrexate[J].Allergy,1997, 52:1150-1151.

[75] White DA,Rankin JA,Stover DE,et al.Methotrexate pneumonitis.Bronchoalveolar lavage findings suggest an

immunologic disorder[J].Am Rev Respir Dis,1989,139:
18-21.

[76] Grem JL,King SA,Costanza ME,et al.Hypersensitivity
reactions to trimetrexate[J].Invest New Drugs,1990,8:
211-214.

[77] Weiss RB,James WD,Major WB,et al.Skin reactions
induced by trimetrexate,an analog of methotrexate[J].
Invest New Drugs,1986,4:159-163.

[78] Keubler JP,Benedetti J,Schuller DE,et al.Phase II study
of edatrexate in advanced head and neck cancer.A Southwest
Oncology Group study[J].Invest New Drugs,1994,12:341-344.

[79] Haim N,Kedar A,Robinson E.Methotrexate-related deaths
in patients previously treated with cis-diamminedichloride
platinum[J].Cancer Chemother Pharmacol,1984,13:223-225.

[80] Fossella FV,Gatzemeier U.Phase I trials of pemetrexed[J].
Semin Oncol,2002,29:8-16.

[81] Tummino C,Barlesi F,Tchouhadjian C,et al.Severe
cutaneous toxicity after pemetrexed as second line treatment
for a refractory non small cell lung cancer[J].Rev Mal
Respir,2007,24:635-638.

[82] Chiara S,Nobile MT,Barzacchi C,et al.Hand-foot syndrome
induced by high-dose,short-term,continuous 5-fluorouracil
infusion[J].Eur J Cancer,1997,33:967-969.

[83] Meta-Analysis Group in Cancer.Efficacy of intravenous
continuous infusion of 5-fluorouracil compared with bolus
administration in advanced colon cancer[J].J Clin Oncol,
1998,16:301-308.

[84] Vukelja SJ,James WD,Weiss RB.Severe dermatologic
toxicity from 5-fluorouracil in the presence of seborrheic
dermatitis[J].Int J Dermatol,1989,28:353-354.

[85] Fabian CJ,Molina R,Slavik M,et al.Pyridoxine therapy
for palmar-plantar erythrodysesthesia associated with
continuous 5-fluorouracil infusion[J].Invest New Drugs,

1990,8:57-63.

[86] Saif MW, Diasio R.Is capecitabine safe in patients with gastrointestinal cancer and dihydropyrimidine dehydrogenase deficiency[J].Clin Colorectal Cancer,2006,5:359-362.

[87] Sandvei P,Nordhagen R,Michaelsen TE,et al.Fluorouracil (5-FU) induced acute immune haemolytic anemia[J].Br J Haematol,1987,65:357-359.

[88] Nadal C,Pujol RM,Randazzo L,et al.Systemic contact dermatitis from 5-fluorouracil[J].Contact Dermatitis,1996, 35:124-125.

[89] De Groot AC,Conemans JMH.Systemic allergic contact dermatitis from intravesical instillation of the antitumor antibiotic mitomycin C[J].Contact Dermatitis,1991,24: 201-209.

[90] Jain S,Seymour AE.Mitomycin C associated hemolytic uremic syndrome[J].Pathology,1987,19:58-61.

[91] Korec S,Schein PS,Smith FP,et al.Treatment of cancer-associated hemolytic uremic syndrome with staphylococcal protein A immunoperfusion[J].J Clin Oncol,1986,4:210-215.

[92] Sleijfer S,Vujaskovic Z,Limburg PC,et al.Induction of tumor necrosis factor-alpha as a cause of bleomycin-related toxicity[J].Cancer,1998,82:970-974.

[93] Lam MS.The need for routine bleomycin test dosing in the 21st century[J].Ann Pharmacother,2005,39:1897-1902.

[94] Gassel W-D,Gropp C,Havemann K.Acute allergic reaction to vincristine sulfate[J].Oncolocy(Basel),1984,41:403-405.

[95] Rivera MP,Kris MG,Gralla RJ,et al.Syndrome of acute dyspnea related to combined mitomycin plus vinca alkaloid chemotherapy[J].Am J Clin Oncol,1995,18:245-250.

[96] Cattan CE,Oberg KC.Vinorelbine tartrate-induced pulmonary edema confirmed on rechallenge[J]. Pharmacotherapy,1999,19:992-994.

[97] Ibrahim NK,Valero V,Theriault RL,et al.Phase Ⅰ study

of vinorelbine by 96-hour infusion in advanced metastatic breast cancer[J].Am J Clin Oncol,2000,23:117-121.

[98] Robak T,Sysa-Jedrzejowska A,Robak E,et al.2-chlorodeoxyadenosine(cladribine)induced allergic cutaneous reactions with eosinophilia in a patient with B-cell chronic lymphocytic leukemia[J].J Med,1997,28:199-209.

[99] Weiss RB,Freiman J,Kweder SL,et al.Hemolytic anemia after fludarabine therapy for chronic lymphocytic leukemia [J].J Clin Oncol,1998,16:1885-1889.

[100] O'Dwyer PJ,King SA,Eisenhauer E,et al.Hypersensitivity reactions to deoxycoformycin[J].Cancer Chemother Pharmacol,1988,23:173-175.

[101] Van der Klooster JM,Sucec PM,Stiegelis WF,et al.Fever caused by hydroxyurea:a report of three cases and review of the literature[J].Neth J Med,1997,51:114-118.

[102] Lossos IS,Matzner Y.Hydroxyurea-induced fever:case report and review of the literature[J].Ann Pharmacother,1995,29:132-133.

[103] Bozec L,Bierling P,Fromont P,et al.Irinotecan-induced immune thrombocytopenia[J].Ann Oncol,1998,9:453-455.

[104] Abhyankar S,Rao SP,Pollio L,et al.Anaphylactic shock due to dacarbazine(NSC 45388)[J].Am J Dis Child,1988,142:918.

[105] Korelitz BI,Zlatanic J,Goel F,et al.Allergic reactions to 6-mercaptopurine during treatment of inflammatory bowel disease[J].J Clin Gastroenterol,1999,28:341-344.

[106] Winkler U,Jensen M,Manzke O,et al.Cytokine-release syndrome in patients with B-cell chronic lymphocytic leukemia and high lymphocyte counts after treatment with an anti-CD20 monoclonal antibody(rituximab,IDEC-C2B8)[J].Blood,1999,94:2217-2224.

[107] Cook-Bruns N.Retrospective analysis of the safety of herceptin immunotherapy in metastatic breast cancer[J].

Oncology,2001,61:58-66.

[108] Phipatanakul W,Eggleston PA,Wright EC,et al.Mouse allergen II.The relationship of mouse allergen exposure to mouse sensitization and asthma morbidity in inner-city children with asthma[J].J Allergy Clin Immunol,2000, 106:1075-1080.

[109] Klastersky J.Adverse effects of the humanized antibodies used as cancer therapeutics[J].Curr Opin Oncol,2006, 18:316-320.

[110] ERBITUX(cetuximab)[package insert].New York,NY and Princeton,NJ:ImClone Systems Incorporated and Bristol Myers Squibb Company;2010.

[111] Nielsen DL,Pfeiffer P,Jensen BV.Re-treatment with cetuximab in patients with severe hypersensitivity reactions to cetuximab.Two case reports[J].Acta Oncol(Madr), 2006,45:1137-1138.

[112] Saltz LB,Meropol NJ,Leohrer PJ Sr,et al.Phase II trial of cetuximab in patients with refractory colorectal cancer that expresses the epidermal growth factor receptor[J].J Clin Oncol,2004,22:1201-1208.

[113] Cersosimo RJ.Monoclonal antibodies in the treatment of cancer,part 1[J].Am J Health Syst Pharm,2003,60: 1531-1548.

[114] Rituxan(rituximab)[package insert].South San Francisco,CA:Genentech,Inc;2010.

[115] Schutgens RE.Rituximab-induced serum sickness[J].Br J Haematol,2006,135:147.

[116] Alexandrescu DT,Dutcher JP,O'Boyle K,et al.Fatal intra-alveolar hemorrhage after rituximab in a patient with non-Hodgkin lymphoma[J].Leuk Lymphoma,2004,45:2321-2325.

[117] Kandula P,Kouides PA.Rituximab-induced leukocytoclastic vasculitis:a case report[J].Arch Dermatol,2006,142:

246-247.

[118] Ranson M, Hammond LA, Ferry D, et al.ZD1839, a selective oral epidermal growth factor receptor-tyrosine kinase inhibitor, is well tolerated and active in patients with solid, malignant tumors: results of a phase I trial[J].J Clin Oncol, 2002, 20: 2240-2250.

[119] Assouline S, Laneuville P, Gambacorti-Passerini C.Panniculitis during dasatinib therapy for imatinib-resistant chronic myelogenous leukemia[J].N Engl J Med, 2006, 354: 2623-2624.

[120] Radaelli F, Bramanti S, Fantini N, et al.Dasatinib-related alveolar pneumonia responsive to corticosteroids[J].Leuk Lymphoma, 2006, 47: 1180-1181.

[121] De Arriba JJ, Nerin C, Garcia E, et al.Severe hemolytic anemia and skin reaction in a patient treated with imatinib [J].Ann Oncol, 2003, 14: 962.

[122] Banka N, Aljurf M, Hamadah I.Imatinib(STI-571)-induced exfoliative dermatitis in a Saudi patient with deck chair sign[J].Dermatology, 2003, 207: 329-330.

[123] Hsiao LT, Chung HM, Lin JT, et al.Stevens-Johnson syndrome after treatment with STI 571: a case report[J]. Br J Haematol, 2002, 117: 620-622.

[124] Ayirookuzhi SJ, Ma L, Ramshesh P, et al.Imatinib-induced sweet syndrome in a patient with chronic myeloid leukemia [J].Arch Dermatol, 2005, 141: 368-370.

[125] Bergeron A, Bergot E, Vilela G, et al.Hypersensitivity pneumonitis related to imatinib mesylate[J].J Clin Oncol, 2002, 20: 4271-4272.

[126] Escudier B, Eisen T, Stadler WM, et al.Sorafenib in advanced clear-cell renal-cell carcinoma[J].N Engl J Med, 2007, 356: 125-134.

[127] Chung NM, Gutierrez M, Turner ML.Leukocytoclastic vasculitis masquerading as hand-foot syndrome in a patient

treated with sorafenib[J].Arch Dermatol,2006,142:
1510-1511.

[128] Knoops L,Jaquemain A,Tennstedt D,et al.Bortezomib-
induced sweet syndrome[J].Br J Haematol,2005,131:142.

[129] O'Connor OA,Wright J,Moskowitz C,et al.Phase II
clinical experience with the novel proteosome inhibitor
bortezomib in patients with indolent non-Hodgkin's
lymphoma and mantle cell lymphoma[J].J Clin Oncol,
2005,23:676-684.

[130] Min CK,Lee S,Kim J.Cutaneous leucoclastic vasculitis
(LV)following bortezomib therapy in a myeloma patient:
association with pro-inflammatory cytokines[J].Eur J
Haematol,2006,76:265-268.

[131] Grecitano J,Goy A,Wright J,et al.Drug-induced cutaneous
vasculitis in patients with non-Hodgkin lymphoma treated
with the novel proteosome inhibitor bortezomib:a possible
surrogate marker of response? [J].Br J Haematol,2006,
134:391-398.

[132] Dimopoulos MA,Eleutherakis-Papaiakovou V.Adverse
effects of thalidomide administration in patients with
neoplastic diseases[J].Am J Med,2004,117:508-515.

[133] Sharma RA,Steward WP,Daines CA,et al.Toxicity
profile of the immunomodulatory thalidomide analogue,
lenalidomide:phase I clinical trial of three dosing
schedules in patients with solid malignancies[J].Eur J
Cancer,2006,42:2318-2325.

[134] Sviggum HP,Davis MD,Rajkumar SV,et al.Dermatologic
adverse effects of lenalidomide therapy for amyloidosis and
multiple myeloma[J].Arch Dermatol,2006,142:1298-1302.

十、刺激性毒性

静脉化疗是目前大多数抗癌药物的给药途径,具
有吸收快和完全的优点,但绝大多数的抗癌药物都对

4

局部组织有刺激作用,易引起化学性静脉炎或化疗药物外渗。以下对化学性静脉炎和化疗药物外渗分别进行论述。

（一）化学性静脉炎

由于化疗药物毒性大、浓度高及反复刺激血管,易使血管内膜损伤,平滑肌痉挛,常引起不同程度的静脉炎。随着抗癌药物治疗的发展,经周围静脉化疗引起的静脉炎已成为临床中常见的一种并发症。据文献报道输注化疗药物局部静脉炎发生率可达57.6%,某些化疗药物所致的静脉炎高达84%。

【发生机制】

1. 药物因素

（1）药物的直接毒性作用:化疗药物大多为化学及生物碱制剂,刺激性强,经周围静脉化疗期间,药物会直接刺激血管内壁或外渗至周围组织,造成正常组织细胞的新陈代谢异常,导致血管内皮细胞或局部组织损伤、坏死。

（2）药物浓度:研究表明,化疗药物对血管的损伤程度取决于其与血管内皮细胞接触时的浓度及接触时间。药物的浓度越高越容易引起组织损伤。因此,为预防化疗性静脉炎的发生可以考虑在不影响化疗药物疗效的前提下,将药物的浓度稀释至不引起局部组织损伤的程度,但这个浓度很难把握。

（3）药物的渗透压:正常人体血浆渗透压为280~310mOsm/L,主要由晶体渗透压构成,具有维持细胞内外水平衡的作用。经周围静脉输注化疗药物的理想渗透压应为等渗或偏高渗,若输入药物的渗透压过高,将导致血管上皮细胞脱水、细胞间隙变大、血管壁通透性增加,血浆成分向组织间隙转移,致使静脉出现萎缩变硬,甚至坏死。研究表明,渗透压大于600mOsm/L的化疗药为高度危险药物,可在输入24小时内造成化学性静脉炎。因此,美国静脉输液护理学会(INS)《2011版输液治疗护理实践标准》指出,渗透压超过600mOsm/L

的液体应选择中心静脉导管实施输液治疗。

（4）药物的酸碱度：正常人体血浆 pH 值为 7.35~7.45，当输入的化疗药物造成血浆 pH 值过酸或过碱，超过人体的缓冲能力时，将影响血管上皮细胞吸收水分，使血管壁的通透性增加，造成血管内膜损伤，进而引起静脉炎。Kuwahara 等通过动物实验研究发现，溶液 pH 值为 4.5 时，100% 引发严重外周静脉炎；pH 值为 5.9 时，50% 的静脉发生轻到中度的静脉炎；pH 值为 6.3 时，20% 静脉发生轻度静脉炎；pH 值为 6.5 时，即使增加输液时间，也无静脉炎发生。美国 INS《2011版输液治疗护理实践标准》指出，pH 值小于 5 或大于 9 的液体或药物不适合经外周静脉短导管和外周静脉中长导管实施输液治疗，而应当选择中心静脉导管。

（5）输液量：静脉炎的发生率和严重程度与患者的日输液量呈正相关，输液量大于 1500ml/d 者静脉炎的发生概率明显高于输液量少于 1000ml/d 者，这可能与大量输液持续刺激周围静脉管壁导致管壁受损有关。

（6）输液速度：传统观点认为，周围静脉血液流速慢、压力低，难以承受快速输液，且对药物的稀释能力有限，当输液速度过快时，静脉内压力骤增，致使局部微循环内毛细血管压升高，血液成分渗出至组织间隙，导致局部出现疼痛、水肿等症状，故认为经周围静脉输注刺激性药物时，减慢输液速度可以减少药物对周围静脉的刺激作用。但从层流原理分析，药液经输液管路进入血液后，会形成与血液平行且独立分层的药液流，当药液流与血流的流速逐渐接近时，二者会发生混合，此时药液开始接触血管内皮细胞，如果静脉内的血液不能够充分中和药液，则会对血管（主要是周围静脉）内皮细胞造成损伤，Simamora 等和国内陈立红等的研究均证明短时间内快速输注刺激性药物可以降低外周静脉炎的发生率。

（7）输液微粒:输液微粒是指输入液体中的非代谢性颗粒杂质,包括可见异物和不溶性微粒,其直径一般为 $1\sim15\mu m$,少数较大的输液微粒直径可达 $50\sim300\mu m$。输液微粒的产生原因包括:药品和输液器的生产环境不合格,配药和输液环境污染以及不当的临床操作等。输液微粒随药液进入人体后,可随血液循环,引起血管内壁刺激性损伤,改变血管壁的正常状态,引起红细胞凝集形成血栓,造成血管栓塞和静脉炎,少数较大的输液微粒可直接阻塞血管,引起局部供血不足,致使组织缺血、缺氧,甚至坏死,严重危害人体健康。

（8）液体温度:化疗药物的输注温度也是造成静脉炎的危险因素之一。若短时间内输入大量低温液体,会大量消耗患者体内的热能,降低机体的应激力,导致患者出现寒战、四肢发冷的全身症状,局部静脉可表现为血管痉挛,血流速度减慢,药物易附着于血管壁,对血管壁的刺激性增加,同时会诱导局部组织释放炎症介质、管壁通透性增加,严重者会发展为静脉炎和局部组织损伤。

2. 患者因素

（1）穿刺部位的解剖因素:手腕、肘窝等关节处感觉迟钝、皮下有较大腔隙,如有渗漏,早期不易及时发现,易导致血管、神经损伤,严重者会造成肌腱挛缩;手背由于缺乏皮下组织和肌肉,药物渗漏后可直接损伤肌腱和神经,导致功能障碍,因此发疱性和刺激性化疗药物一般不选用手背静脉或指间等细小静脉,这些血管管壁薄,耐受性差,易发生外渗;下肢静脉由于静脉瓣丰富,血液回流缓慢,应用化疗药物后会加重药物对血管壁的刺激,使静脉炎发生的危险性显著升高。年老体弱的患者由于血管硬化、营养不良等原因,血管脆性变大、管腔变小、血液速度减慢,如果选择此类静脉输入化疗药物,则可导致局部药物浓度升高,从而加重化疗药物局部刺激作用,甚至发生外渗。

（2）疾病因素:日本学者 Kiyotaka 等的研究发现,

肥胖患者经周围静脉输入化疗药物时引起静脉炎的风险比正常体重者更大,这可能跟肥胖与静脉血栓性疾病具有相关性。此外,由于肥胖患者的周围静脉血管可视性较差、难定位,易穿刺失败而引起化疗药液外渗导致静脉炎发生。另有文献明确报道患有癌症、糖尿病、外周静脉性疾病等患者出现静脉炎的风险明显高于普通人群。此外,反复静脉化疗后血管管壁弹性下降、静脉萎缩变细以及长时间输液、肢体水肿、血管栓塞、腋窝淋巴结清扫术后和上腔静脉压迫综合征等患者,因静脉受损或位置较深、血液回流速度减慢,在化疗时易发生静脉炎和药物外渗。

(3)既往静脉炎史:仇元俊等对 119 例肿瘤患者的研究发现,既往有静脉炎史的患者再次发生静脉炎的概率高于没有静脉炎史的患者。这一结果同国外护理指南一致,故认为既往静脉炎史是静脉炎再发的危险因素。提示临床进行静脉炎风险评估的时候有必要纳入该项因素。

3. 医源性因素

(1)穿刺技术不熟练:穿刺过程中的机械损伤是造成化疗药物外渗和静脉炎的主要因素。一次性穿刺成功率低、反复穿刺、探查,会加重血管的机械损伤,导致药物外渗;针头滑出血管外,药液注入皮下组织,可导致局部组织肿胀、疼痛;针头斜面紧贴血管壁,使血管内膜长时间受到针尖和化疗药物的刺激,易引起血管痉挛、充血、水肿或药物外渗,甚至发生静脉炎。

(2)穿刺部位选择不当:操作者在为患者进行化疗输液前应认真评估穿刺部位。化疗患者治疗时间长,应注意有计划地更换输液部位,以保护静脉,避免在同一部位反复穿刺。输液部位的选择应遵循从远心端向近心端的原则;避免选择皮肤表面有感染、渗出的部位;避免选择循环不良的肢体静脉,如乳腺癌术后的患肢;老年患者血管脆性较大,尽量避开易活动或凸起的静脉;除上腔静脉阻塞的患者外,化疗应避免选择下肢血管。在一项针对瑞典护士关于静脉炎危险因素的认知的调查中,92%的护士认为记录静脉的使用情况有利于减少静脉炎的发生。

(3)输液器具选择不合理:周围静脉化疗中尽量避免使用钢针进行穿刺,以免患者活动时钢针刺破静脉,造成药物外渗。对周围静脉有刺激性的药物,建议选择中心静脉导管输注,如果没有条件使用中心静脉导管也应选择针体柔软、针头不易刺破血管壁的静脉留置针。宋玲琴等报道,静脉留置针的外渗率仅为钢针的一半,因此使用留置针可显著减少因化疗药物外渗造成的静脉炎。Ayise等研究显示,导管材料在引发静脉炎中起着至关重要的作用,使用传统聚四氟乙烯(Teflon)导管输液的患者,静脉炎的发生率高达49%,而使用生物材料(Vialon)导管输液的患者,静脉炎的发生率仅为24%。输注化疗药液时应选用精密过滤输液器,因为普通输液器的过滤膜仅仅能够过滤直径大于5μm的微粒,而精密过滤输液器则能够过滤直径为5μm及更小的微粒,从而减少输液微粒或其他杂质对静脉的刺激。

【临床表现】

化学性静脉炎主要表现为局部静脉路径的疼痛、肿胀,或可触到条索状静脉或有硬结、有压痛,周围皮肤充血、红肿,一般持续1~2周,而后逐渐消退,疼痛缓解,色素沉着,呈树枝状或条索状改变,严重时可发生静脉闭塞、局部组织坏死、皮肤溃疡以及深部的肌腱和关节损伤等。

美国静脉输液护理学会对化学性静脉炎的判断标准为:

Ⅰ级:局部疼痛,红肿或水肿,静脉无条索状改变,未触及硬结;

Ⅱ级:局部疼痛,红肿或水肿,静脉条索状改变,未触及硬结;

Ⅲ级:局部疼痛,红肿或水肿,静脉条索状改变,触及硬结。

国内根据临床表现和症状将化学性静脉炎分为4型,分别是:

(1)红肿型:在输液过程中表现为沿血管走向的局部组织发红或肿胀、烧灼样疼痛;

(2)硬结型:沿给药静脉局部形成紫色红斑,坚硬伴烧灼样疼痛,静脉变硬、触之有条索状感,皮下组织受累,活动受限;

(3)坏死型:沿给药静脉周围有较大范围肿胀,形成瘀斑,随后溃疡形成,由中心向外逐渐蔓延,皮下组织坏死,边缘周围有表皮增生且不整齐;

(4)闭锁型:静脉不通,逐渐形成机化。

【处理措施】

1. 化学静脉炎的防护

(1)严格执行无菌技术:注射室应做到"一人一针一管一用",输液前严格消毒皮肤,预防感染。

(2)合理使用静脉:静脉输注化疗药物原则上应选择弹性好、粗直的血管,先远端后近端避开关节神经和韧带处的血管,一般不宜采用下肢静脉注射,宜采用交替注射法,勿在同一部位反复穿刺,否则易使血管受损,纤维化形成瘢痕后循环不畅,药液滞留刺激血管形成闭塞性静脉炎。提高静脉一次穿刺成功率,避免反复穿刺。

(3)加强观察:输液过程中,应勤巡视,注意调整滴速,尤其是痛、温觉不灵敏和不配合的患者更应该严密观察有无肿胀、渗出。合并使用止吐剂的患者,因部分止吐剂有镇定作用,使患者不能报告异常感觉,故应特别关注。

(4)掌握输液技巧:合理选择和使用静脉输液针,是预防静脉炎的有效方法。选择针头不宜过大,一般选用6号或7号,针身短(不大于2cm)、针头斜面小为宜,以免损伤血管。抽药针头不要直接接触患者,注射前先用生理盐水或5%葡萄糖作为引路注射。同时使用几种化疗药物时,应先给刺激性大的,中间用少量生理盐水间隔注射。冬季药物应加热至室温。

(5)深静脉置管的应用:多次化疗及外周静脉较细者宜用锁骨下静脉、颈外静脉或股静脉穿刺置管。上述部位血管管径粗,血流速度快($1.0\sim2.5L/s$),药物与管壁接触时间短,既减轻化疗药物对局部血管的刺激症状,又避免静脉炎的发生。

2. 化疗性静脉炎的处理

(1)一般护理:发生静脉炎,应立即停止输液,抬高肢体,注意休息。

(2)封闭疗法:采用封闭注射可阻止药物与组织细胞相结合,阻断局部恶性传导,常用 $0.25\%\sim1\%$ 普鲁卡因、透明质酸酶或酚妥拉明局部封闭。奴夫卡因加地塞米松可作局部环形封闭减轻疼痛等毒副反应。利多卡因小剂量静脉输入直接作用于血管平滑肌,可减轻静脉化疗时引起的疼痛。

(3)物理方法:选用冰敷或冷敷以灭活药液。此法可使局部血管收缩,减轻水肿或药物扩散,从而减轻局部组织的炎症反应;超短波,如红外线、紫外线或氦氖激光局部照射可用于静脉炎的治疗。

(4)中药处理法

1)成型药物:

香风湿油:先将药物均匀的涂擦于患处,随之用手掌连续摩擦,直至擦药局部发热为止,每日 4~6 次,连续 2~4 天。

如意金黄散:取适量药物,以米醋调为稀糊状,每日两次,连续 2~3 天。

云南白药:取本品适量,用酒调成糊状,均摊在纱布上,外敷患处,24 小时 1 次,干后滴酒以保持湿度,至局部疼痛消失为止,一般 10 余天可愈。

六神丸:取本品适量研磨为细末,用酒调为糊状,均摊在消毒纱布上,用法同云南白药。

中华跌打丸:根据患处大小取本品 3~7 丸,用白酒调为糊状,用法同云南白药。

京万红软膏:用棉签蘸本品,从静脉穿刺点上方,沿静脉走向敷药,轻者 1~2 次即可,重者日敷 4 次,1~2 天后症状可减轻,3~4 天痊愈。

湿润烧伤膏:该药膏为油性物质,可使创面保持湿润,避免感觉神经暴露、脱水、坏死及降低神经末梢敏感性;另外,该药膏还能够去腐生肌、活血化瘀,有利于上皮增生,改善溃疡及周围组织的微循环,促进局部组织的新陈代谢,从而达到愈合的目的。

2)配制药物:

牛黄解毒片:取本品 4 粒,当归 2g,雪上一枝蒿、曼陀罗籽、细辛各 1g,共研细末,装入玻璃瓶中,加入酒精或高浓度白酒浸泡 3~6 天(剂量以超过药粉 10~20ml 为宜)使用时用棉签蘸药液,外擦患处并稍加按摩,每日 4~5 次,2~3 天即可。

大黄芒硝:将大黄芒硝 250g 研碎后用陈醋调成糊状,厚约 3mm 覆盖范围大于病变范围 1~2cm,外敷于静脉炎处,1 次/天,10 天为 1 疗程。

桐油石膏:用 30% 生桐油与 70% 生石膏混合拌成油膏,使用时调匀后涂于四层纱布上(厚度 0.2~0.4cm)。将涂药纱布敷贴于病变部位,面积稍大于红肿边缘,每日 1 次,10 天即可。

黄连和黄柏:黄连 30g、黄柏 15g,加水至 300ml,煎 30 分钟,去渣留水湿敷 3 天,第 4 天起用 3% 硼酸湿敷 2~3 天,疗程为 5~6 天。

3)马铃薯外敷结合频谱照射治疗。

(5)西药处理:一般化疗性静脉炎可用硫酸镁湿敷,它直接经皮肤吸收至皮下,使血管平滑肌松弛,解除血管痉挛,扩张毛细血管,改善微循环,解除局部炎症。

高渗葡萄糖、维生素 B_{12} 和地塞米松混合液治疗化疗药物所致静脉炎,效果良好,适合于各型静脉炎,尤其对红肿型、硬结型和坏死型静脉炎的治疗最佳。

（6）手术：如局部炎症浸润坏死形成较大的溃疡面，可采取切除皮肤移植的方法。

（二）化疗药物外渗

化疗药物外渗指化疗药物输注过程中渗出或渗浸至皮下组织中。化疗药物在静脉给药过程中渗漏的发生率为0.1%~6%。化疗药物外渗性损伤程度因药物种类不同、渗出量的多少而异。发疱性化疗药物外渗漏后，局部皮肤立即出现大小不等的红斑、肿胀、硬结甚至水泡，伴有疼痛，有时为剧烈的烧灼样疼痛。严重者局部皮肤可发生坏死，形成慢性溃疡，可持续数周或数月，病灶可不断扩大累及筋膜、肌肉、韧带、骨骼和神经，导致局部组织剧烈疼痛。

根据外渗漏后对组织的损伤程度，可将抗肿瘤药分为三类：①发疱性化疗药物：指外渗漏后可引起局部组织坏死的药物。如多柔比星、表多柔比星、柔红霉素、放线菌素D、丝裂霉素、光辉霉素、氮芥、长春新碱、长春碱、长春地辛、胺苯吖定和美登素等。②刺激性化疗药物：指外渗漏后可引起灼伤或轻度炎症而无坏死的药物。如卡莫司汀、氮烯咪胺、依托泊苷、鬼臼噻吩甙、链脲霉素和丙脒腙等。③非刺激性化疗药物：指无明显发疱或刺激作用的药物。如环磷酰胺、塞替派、甲氨蝶呤、博来霉素、氟尿嘧啶、阿糖胞苷、顺铂、米托蒽醌和门冬酰胺酶等。

【发生机制】

1. 药物因素

（1）渗出药物浸润皮下组织，血管通透性增加，组织炎性渗出，造成受损静脉皮肤周围形成水肿。

（2）与细胞DNA结合的药物最易引起组织坏死，反应可在刺激性药物撤除后持续数周。

（3）化疗药物的强酸、强碱或高渗性刺激可诱导增殖细胞成熟停滞，也可导致局部组织毒性，造成内皮损伤。

（4）输液微粒随药液进入血管后，刺激损伤血管内壁,产生组织水肿,形成炎症。

2. **解剖因素**　年老体弱患者由于血管硬化等原因,使血管脆性增大、管腔变小或血流减慢,如果将药物注入这些静脉,则可能使局部药物浓度升高,甚至发生外渗。

3. **生理因素**　静脉压升高时,如上腔静脉压迫综合征或静脉回流受阻以及腋窝手术后上肢水肿,如果将药物经患肢静脉注入,会增加药物外渗的危险性。

4. **注射部位**　这是一种可以由医护人员控制的因素。应避免在肘窝处注射,因该处发生药物外渗不易发现。手腕和手臂上的神经和肌腱较多,选择该处的静脉注射药物,可能损伤神经和肌腱。理论上,最佳注射部位是前臂,该处静脉表浅,有足够的软组织,以防止损伤肌腱和神经。

5. **医源性因素**　少数医务人员缺乏注射抗肿瘤药的经验,或者在发生药物外渗前后没有采取适当的措施。另外,熟练的静脉穿刺技术至关重要,应避免在同一部位多次穿刺。

6. **宣教因素**　化疗前对患者宣教不够,未让患者认识到药物渗漏可能引起的严重后果。患者局部不适时未及时通知护士,另外,输液过程中患者未按正确的方法活动输液肢体,导致针头穿破血管针尖滑脱等均可造成药物外渗。

【临床表现】

(1)在输液过程中常表现为沿血管走行烧灼样疼痛或局部肿胀。

(2)外渗注射部位局部出现红、肿、热、痛的炎性反应,如处理不及时或未加处理严重出现大水疱及成簇疱疹,随后出现局部紫斑溃疡、坏死。

(3)紫色红斑坚硬,烧灼样疼痛,皮下组织受累,并活动受限。

(4)由药物刺激皮下组织,组织受损,刺激神经末梢引起放射性疼痛并累及颈、腋下淋巴结肿大、败血症等。

（5）溃疡形成，由中心向外逐渐蔓延皮下组织坏死，边缘明显有表皮增生，并不整齐。

（6）"静脉怒"反应：主要特征是沿血管静脉通路方向串状皮疹，沿血管走向局部有浅表的红斑、水肿、硬结、奇痒和触痛，个别患者表现为心悸、不适的感觉，停止用药约一天内症状消失，且无残留组织损伤。此反应占3%，多在多柔比星应用中。

【处理措施】

1. 化疗药物外渗漏的预防

（1）加强患者宣教：化疗前多与患者交流，交待化疗选择中心静脉置管的好处，即经外周静脉插入中心静脉导管的方法，它具有保护患者外周静脉，减轻痛苦，提高生活质量等优点，目前在临床上已得到广泛应用。根据患者的文化程度介绍化疗药物的刺激性，嘱患者输注化疗药物时尽量减少活动，以免药物外渗造成组织损伤。输注前告知患者，输注过程中有疼痛、局部隆起、肿胀应立即告知护士，如怀疑药物外渗，应立即停止药物输入，按化疗药物外渗处理。

（2）深静脉置管的应用：多次化疗及外周静脉较细者宜用锁骨下静脉、颈外静脉或股静脉穿刺置管。上述部位血管管径大，血流速度快，药物与管壁接触时间短，既减轻化疗药物对局部血管的刺激症状，又避免静脉外渗的发生。

（3）血管选择：由经过专业培训的护士执行静脉化疗。护士应了解化疗药物的毒性反应，提高静脉穿刺成功率，避免反复穿刺同一静脉。尽量选用前臂或较粗大的静脉穿刺，避免选用腕部掌侧、手足背等处，这些部位有细小的肌腱韧带，一旦发生药液外渗造成损伤将难以处理，重者可致残。尽量不用下肢，因下肢静脉瓣多，血流缓慢，血运差，易造成药物滞留，损伤血管内皮。乳腺癌患者不在患肢输入化疗药物，因乳腺癌根治术中腋窝淋巴结清扫,静脉回流缓慢,血液滞留,易加重肢体水肿,造成渗漏。

(4)正确使用药物:掌握正确的给药方法、浓度和输入速度;输注化疗药物前必须以无菌生理盐水建立通路,回血无渗漏后再输入化疗药物。两次给药期间应以生理盐水或葡萄糖冲洗管道。输注刺激性很强的化疗药时,护士应床边密切监护,直至药物输入体内。注射化疗药物后,以生理盐水或葡萄糖液冲洗管道和针头后再拔针。拔针后,用无菌干棉球压迫穿刺部位3~5分钟,同时抬高穿刺肢体,避免血液反流,防止针眼局部凝血,有利于再穿刺。

(5)提高专业技术:反复化疗患者的血管由于药物刺激,静脉穿刺难度大,必须不断探讨总结穿刺经验,努力提高穿刺技术,同时注意无痛技术经验积累,减轻患者痛苦。

2. 化疗药物外渗漏的处理

(1)药物外渗一旦发生,要保持镇静,立即停止输注,保留注射针头,中心静脉导管者必要时拍胸片,确认渗漏的原因及影响范围。用针头尽量抽出局部外渗的残留药物,沿血管走行观察和了解血管情况,采取积极有效的治疗措施,消除组织水肿和药物对细胞的毒性作用。

(2)立即行局部封闭。常用封闭药物为 0.5% 的利多卡因 5~10ml 加地塞米松 5mg 环形封闭,局部涂氟轻松软膏或者 50% 的硫酸镁湿敷或冰敷(24 小时内),长春新碱和 VP-16 不主张冰敷,宜用热敷。抬高患肢,24 小时后改为热敷。如疼痛不止可用氯乙烷表面麻醉镇痛,并及时报告医师,详细记录渗漏情况。

(3)输注部位使用相应的解毒剂(静脉或局部),详见表 2-22。

(4)抬高患肢 48 小时;密切观察局部皮肤等情况的变化,局部间断冷敷或热敷 6~12 小时,防止冻伤或烫伤。冷敷时将冰块装入冰袋至容积的 50%,排气

表 2-22 抗肿瘤药静脉外渗的解毒方法

外渗药物	解毒剂制备	使用方法	解毒机制
氮芥	10% 硫代硫酸钠 4ml 与无菌注射用水 6ml 混合（0.167mol/L 浓度）	外渗局部静脉注射 5~6ml（0.2~0.24g）；或在外渗部位做多处皮下注射，数小时后重复皮下注射	加速烷基化
丝裂霉素	10% 硫代硫酸钠 4ml 与无菌注射用水 6ml 混合（0.167mol/L 浓度）	外渗局部静脉注射 5~6ml（0.2~0.24g）；或在外渗部位作多处皮下注射，数小时后重复皮下注射	直接灭活
	维生素 C 1ml（50mg/ml）	外渗局部静脉注射	
	50%~99% 二甲基亚砜	外渗局部皮下注射 1.5ml，每 6 小时 1 次，连用 14 天，避免覆盖，自然晾干；冷敷	
多柔比星	20~200mg 氢化可的松琥珀酸钠；1% 氢化可的松霜	外渗局部静脉注射；外敷；冷敷	减少炎症

续表

外渗药物	解毒剂制备	使用方法	解毒机制
多柔比星	8.4%碳酸氢钠5ml+地塞米松4mg	外渗局部静脉注射;或外渗部位做多处皮下注射	减少药物与DNA结合,减少炎症
柔红霉素	8.4%碳酸氢钠5ml+地塞米松4mg	外渗局部静脉注射;或在外渗部位作多处皮下注射;冷敷	
放线菌素D	同丝裂霉素	同丝裂霉素	减少药物与DNA结合
卡莫司汀	8.4%碳酸氢钠5ml	外渗局部静脉注射	化学灭活
长春新碱、长春碱、依托泊苷	8.4%碳酸氢钠5ml或透明质酸酶1~6ml(150~900U)	每隔数小时在外渗部位多处皮下注射,并采用热敷。(皮质激素和局部冷敷会加重毒性)	化学沉淀;加快外渗药物的吸收,分散

后扎紧袋口,擦干冰袋外壁的水渍,倒提冰袋,检查无漏水后装入布套内,将冰袋放至所需部位。需经常观察局部皮肤有无发绀、麻木和冻伤;检查冰块融化情况,及时更换与添加。热敷时水温不宜过高,以不超过50~60℃为宜。局部疼痛、红肿可用中药消炎散、如意金黄散外敷。

(5)详细记录外渗情况,包括发生的时间、静脉进针部位和针头大小、估算药物外渗量,处理外渗的方法,患者的主诉及局部体征等。

(6)化疗药物外渗后溃疡阶段的处理

1)伤口评估:按 WHO 抗肿瘤药毒副反应分级,临床皮肤损伤分为:1 级为皮肤红斑、疼痛;2 级为水疱、瘙痒;3 级为湿性脱皮溃烂。

2)伤口处理:使用生理盐水清洁伤口后,溃疡面涂以湿润烧伤膏、芦荟或冰硼散外敷,或采用氦-氖激光照射理疗等。氦-氖激光照射理疗能加速创面愈合,具有抗感染、镇痛、收敛、促进细胞再生及增强机体免疫的作用,并改善供血和营养。湿润烧伤膏、芦荟和冰硼散等中药有消炎解毒、除腐生肌止血的作用。

3)对广泛组织坏死可手术清除、皮瓣移植、植皮等。

（刘　珊）

参考文献

[1] Kohno E,Murase S,Matsuyama K,et al.Effect of corticosteroids on phlebitis induced by intravenous infusion of antineoplastic agents in rabbits[J].Int J Med Sci,2009,6(5):218-223.

[2] 周秀敏,朱丽杰,张秀梅,等.中医药防治化疗性静脉炎的新进展[J].现代中西医结合杂志,2013,22(3):338.

[3] Eaton DL,Klaassen CD.Principles of toxicology[M]//
Casarett LJ.Casarett & Doull's Toxicology:the basic science
of poisons.New York:McGraw-Hill,2011:33.

[4] Ramos KS,Melchert RB,Chacon E,et al.Toxic responses of
the heart and vascular systems.Casarett LJ.Casarett&Doull's
Toxicology:the basic science of poisons 6th Ed[M].New
York:McGraw-Hill,2011:597-651.

[5] 徐波.肿瘤护理学[M].北京:人民卫生出版社,2008:78.

[6] LaRue GD,Peterson M.The impact of dilution on intravenous
therapy[J].J Infus Nurs,2011,34(2):117-123.

[7] 师佳佳,刘立捷.外周化疗性静脉炎的原因研究进展[J].
护理研究,2012,26(36):3361.

[8] Kuwahara T,Asanami S,Kawauchi Y,et al.Experimental
infusion phlebitis:tolerance pH of peripheral vein[J].J
Toxicol Sci,2010,24(2):113.

[9] 黎旌红.静脉留置针导致静脉炎原因分析与对策[J].南
方护理学报,2014,11(1):31-32.

[10] 仇元俊,王彩凤.肿瘤患者发生输液性静脉炎的相关因
素分析[J].上海交通大学学报:医学版,2011,31(6):
698-700.

[11] Fank G,崔晶晶.输液导致静脉炎的因素分析[J].中国
药物应用与监测,2012,2(2):36.

[12] Simamora P,Pinsuwan S,Alvarez JM,et al.Effect of pH on
injection phlebitis[J].J Pharm Sci,2012,84(4):520-522.

[13] 陈立红,吴欧,金迪.静脉输注时间对锝亚甲基二膦酸
盐注射液所致静脉炎的影响[J].中华护理杂志,2014,7
(39):541-542.

[14] 李小寒,尚少梅.基础护理学[M].第 5 版.北京:人民
卫生出版社,2012:386.

[15] Kiyotaka Y,seiji N,Koichi G,et al.High body mass index
correlates with increased risk of venous irritation by
vinorelbine infusion[J].Jpn J Clin Oncol,2014,34(4):
206-209.

[16] Dougherty L.Ⅳ therapy:recognizing the differences between infiltration and extravasation[J].Br J Nurs,2013,17(14):896-901.

[17] 邬琴.化疗药物所致静脉炎的预防和护理[J].中外医学研究,2012,10(1):111-112.

[18] 郝红,刘晓静,姚新娜,等.化疗患者静脉炎的预防性护理[J].中外医学研究,2013,1(20):127-128.

[19] Peter L,Inga O,OttO P.Perception of risk factors for infusion phlebitis among Swedish nurses:a questionnaire study[J].J Infus Nurs,2012,27(1):25-30.

[20] 宋玲琴,李小宁,王西京,等.采用普通钢针、静脉留置针及 PICC 化疗所致静脉炎的比较[J].现代肿瘤医学,2012,14(6):774-775.

[21] Ayise K,Selma G.Effect of two different short Peripheral catheter materials on phlebitis development[J].J Infusion Nurs,2011,23(3):158-166.

[22] 孔维超,张阳德,魏兰镔,等.载药纳米磁性碘化油微乳用于肝肿瘤综合治疗的体外评价[J].北京生物医学工程,2013,32(4):357-362,374.

[23] 杨会林.31 例静脉炎的预防与护理体会[J].中外医学研究,2012,10(14):94-95.

[24] 唐映辉,高林春,刘光琼.静脉炎的预防及处置进展[J].解放军护理杂志,2011,18(4):25-26.

[25] 胡玲蓉.浅谈静脉炎的预防及治疗[J].医学论文与实践,2012,15(3):283.

[26] 孙自芬,张萍,韩钊.普鲁卡因和地塞米松对化疗并发静脉炎的预防[J].现代护理,2011,7(6):29.

[27] Larson DL.Treatment of tissue extravasation by antitumour agenrts[J].Cancer,2009,49(9):1796.

[28] 刘玉珍,夏新蜀.氦-氖激光超短波综合治疗静脉炎的观察[J].中华理疗杂志,2009,17(4):207.

[29] 胡献国.怎样选用中成药外治药物性静脉炎[J].中医杂志,2011,42(7):441.

[30] 周中泉.烧伤创面的病理生理与创面覆盖物关系的讨论
[J].中国烧伤创疡杂志,2005,4:24.

[31] 刘爱芹,高华强,马云华.大黄芒硝外敷治疗急性血栓性
浅静脉炎58例[J].山西护理杂志,2008,12(6):263.

[32] 吴妙玲.化疗性静脉炎及渗漏损伤护理研究进展[J].
实用护理杂志,2010,16(7):5.

[33] 锁安云.马铃薯外敷结合频谱仪照射治疗化疗性静脉炎
临床观察[J].山西护理杂志,2011,10(6):262.

[34] 章岳山,张红梅,侯玉.治疗化疗药物性静脉炎的临床观
察[J].中国肿瘤临床与康复,2012,5(2):51.

[35] 周际昌.实用肿瘤内科学[M].北京:人民卫生出版社,
2009:187-202.

[36] 韩锐.肿瘤化学预防及药物治疗[M].北京:北京医科
大学中国协和医科大学联合出版社,1991:278-281.

[37] 于世英.临床肿瘤学[M].北京:科学出版社,2006:191-
195.

[38] 刘宝瑞,钱晓萍.临床肿瘤学[M].北京:科学出版社,
2007:133-139.

[39] 秦凤展.肿瘤内科治疗学[M].北京:人民军医出版社,
2004:152-160.

[40] 胡雁,陆箴琦.实用肿瘤护理[M].上海:上海科学技术
文献出版社,2007:221-226.

[41] 陈敏钧.癌症治疗护理学[M].北京:人民军医出版社,
2006:201-209.

十一、脱发

化疗药物在杀伤肿瘤细胞的同时也会损害人体的
正常细胞。而人体中增生活跃的正常造血细胞、消化
道黏膜细胞和毛囊细胞更容易受到损伤。其中主导毛
发生长的毛囊细胞受损后容易引起脱发。脱发是化疗
期间最常见的副反应,以头部最为常见,发生率仅次于
恶心、呕吐。脱发最早见于化疗后1~2周,2个月后达
到高峰。

4

脱发一般为可逆性,停药后 1~2 个月均可恢复再生,并恢复至原来头发的质地、密度和颜色;再生的头发可更黑、更好。脱发因所选用的药物不同,其头发掉落的程度也不尽相同。最容易发生脱发的药物是抗生素类化疗药,如更生霉素、多柔比星、表多柔比星、博来霉素和平阳霉素等,尤其蒽环类药物常发生严重的脱发或全秃。另外,抗代谢类药物以及植物碱类化疗药也易发生脱发,如大剂量的甲氨蝶呤、紫杉醇、多西他赛、依托泊苷和长春新碱等;但甲氨蝶呤化疗应用甲酰四氢叶酸解救则无脱发发生。环磷酰胺通过作用于毛囊也可引起严重的脱发。同时,脱发与化疗的剂量、联合用药、治疗周期的重复频率有关。

【发生机制】

化疗药物诱导的脱发的机制是相当复杂的,目前还不完全明确。由于伦理道德等因素,接受抗癌药物治疗患者的头皮标本难以取到,这给脱发机制的研究带来了很大的困难。目前关于化疗药物性脱发的机制主要是从动物模型中获得的,因此均具有一定的局限性。有以下几种假说。

1. **凋亡** 能加速毛囊的退行性改变以及促进化疗药物相关的毛囊角质形成。但各种细胞凋亡受体及细胞信号转导分子在化疗药物引起毛囊损伤中的作用均不完全清楚。

2. **G_1 期停滞** 在毛囊化疗药物损伤的研究过程中,虽然没有发现与 G_1 期停滞有关的直接证据,但细胞周期素细胞周期依赖性激酶抑制剂(CDK2)能明显减轻鬼白毒素引起的新生大鼠毛发的脱落,而 CDK2 是介导 G_1 期停滞的一个重要激酶分子。由此可见,G_1 期停滞可能是化疗药物引起毛囊损伤除了凋亡机制以外的另一个新的途径,但遗憾的是这方面的研究目前还较少。

3. ***p53* 基因** *p53* 基因产物是一个转录因子和肿瘤抑制蛋白,由化疗药物引起凋亡机制介导的细胞死亡中,P53起到重要的作用,它可以使细胞对凋亡更加敏感。P53控制毛囊的生理性退行过程,目前已有不少学者对P53在化疗引起的毛囊损伤中的作用及其可能的机制进行了研究。在化疗药物引起毛囊损伤的鼠动物模型中也发现P53在环磷酰胺诱导的毛囊细胞凋亡过程中起到关键性的作用。

【临床表现】

脱发表现为头发减少、稀疏、部分脱发或全秃、体毛脱落。世界卫生组织(WHO)将脱发分为4度:0度为没有脱发;Ⅰ度为轻度脱发,化疗后每天脱落头发不超过100根或脱发<25%(极少脱落);Ⅱ度为中度脱发,化疗后每天脱落头发不超过300根或脱落>25%但<50%(中度脱发、斑秃);Ⅲ度为完全脱发,化疗后每天脱落头发超过300根以上或脱发>50%(头皮暴露明显、影响美观),但为可逆性;Ⅳ度为不可逆性的完全脱发。

【处理措施】

对于化疗所致脱发,目前没有很好的治疗方法,临床上多建议采用以下措施。

1. **头部冷疗** 头部冷疗可以使局部血管收缩,血流量减少,减少组织细胞的代谢和吸收,可使组织供氧减少和代谢降低而使局部药物浓度减低,从而降低化疗药物的毒副作用,减轻脱发。这一方法的有效性自20世纪70年代就已被报道。一般按降温程度分为轻度低温(35~28℃)、中度低温(27~21℃)、深低温(20~15℃)。

(1)自制冰帽或冰袋:多项研究显示,自制冰帽或冰袋用于化疗脱发的预防效果明显,并且操作简单、费用低廉,值得临床推广,但具体应用方法略有不同。如余文玉等研究认为于化疗前20分钟,将冷藏的冰帽垫一治疗巾罩在患者整个头发部位,待皮温降至27~21℃为最佳降温温度,每次用药后继续戴30分钟。王哲海等在注射化疗药之前10~15分钟给患者戴冰帽,持续到用药后 50~60 分钟,降低头皮温度至 23~24℃,能有效预防或减轻脱发。

(2)电子冰帽:杨云泽等研究认为,使用电子冰帽主要具有噪声小、降温速度快、控温恒定、相对封闭好、便于操作的优点,这也使得患者乐于接受,避免了冰块及冰袋难以控制温度的缺点及对患者头部的刺激。

2. 自制中药洗剂　中药洗剂可改善头皮毛囊的血液营养状态,减轻化疗致脱发的毒性反应,具有脱敏、润燥、头发易于梳理等功效,可有效预防化疗脱发和促进新发再生。有研究将自制中药洗剂用于防治乳腺癌化疗脱发,于化疗前 2 天开始在发根处涂抹自制中药洗剂,每天 2 次,连用 10 天。中药洗剂主要成分:何首乌、黄精、肉苁蓉、当归、白芍、丁香、熟地、黑芝麻、鸡血藤、太子参、皂角、菟丝子、生姜汁。

3. 药物预防　药物应用的目的主要是促进新发的生长和保护毛囊,Peters 等研究发现血浆中甲状旁腺激素(PTH)及其相关蛋白(PTHrP)受体兴奋剂与阻滞剂能够明显改善毛囊对环磷酰胺的反应性,可用于化疗脱发的预防。表皮生长因子、成纤维细胞生长因子等在动物模型中能预防化疗后脱发,但未见临床实践有效的报道。此后人们在研究开发新的预防治疗化疗后脱发的药物方面做了很多研究,*Shh* 基因在皮肤高表达,将来可能成为促进化疗后脱发患者毛发再生的治疗方法。由于 *p53* 基因在环磷酰胺诱导的毛囊细胞凋亡过程中起到关键性作用,在实验动物中,如果临时可逆性地抑制 *p53* 基因可以减轻抗癌治疗中的毒性反应,那么开发一种能抑制 *p53* 基因功能的药物可能可以用来防治化疗药物诱导的脱发。虽然目前还没有其他直接证据表明 G_1 期停滞是造成化疗后脱发的一个机制,但是 CDK2 抑制剂却表现出很好的减轻各种化疗药物引起的对毛囊的损伤作用,能预防各种化疗药物引起的毛发脱落。这些药物必须在化疗药物前使用才具有保护作用,在暴露化疗药物后再使用就不能显示出明显的保护作用。可以推测如果结合使用 *p53* 基因抑制剂和 CDK2 抑制剂,从凋亡机制与 G_1 期停滞机制双重阻断化疗药物对毛囊的毒性作用,可能对于化疗后脱发的预防会更为有效。最近也有研究表明在实验动物身上局部外用雌二醇可以加快环磷酰胺诱导的脱发后毛发的再生,因此开发一种能治疗人类化疗后脱发的外用雌激素制剂可能有一定前景。到目前为止,除局部低温在临床上已证实具有预防化疗后脱发的作用外,其他各种方法只是在动物实验证实或在理论上推测。有些在动物模型中相当有效的药物在临床实际应用中却收效甚微。因此还需要进一步完善更加符合人类化疗性脱发的模型,同时努力寻找一些能防治化疗脱发的有效防治方法。

4. **健康教育**　大多患者缺乏化疗知识,耐心向患者讲解化疗的目的和方法,以及治疗可能出现的毒副反应,使患者能正确对待化疗。化疗前告诉患者脱发是暂时的,可以恢复。脱发前让患者准备假发、头巾或帽子,嘱患者剪短发,使用钝齿木梳,勿用力牵拉头发,避免染发、烫发,不要用电吹风过分吹干头发。使用温和的洗发液和护发液,避免在头发上使用不适当的化学用品。对于严重不可逆性脱发者可建议其进行植发,以帮助患者消除对脱发造成的个人形象和自尊受损的顾虑,将有利于其完成化疗。同时向家属介绍相关疾病和药物的知识,说明化疗的重要性,动员家庭力量,共同解除患者的心理负担,使患者以最佳的心态配合治疗。

（刘　珊）

参 考 文 献

［1］Venkataram M.Changing trends in hair restoration surgery［J］.

Indian J Dermatol Venereol Leprol,2006,72(2):103-111, 112,125.

[2] 李树玲.乳腺肿瘤学[M].北京:科学技术文献出版社, 2007:493-547.

[3] Luoma ML,Hakamies-Blomqvist L.The meaning of quality of life in patients being treated for advanced breast cancer:a qualitative study[J].Psychooncology,2011,13(10):729-739.

[4] 孙燕,周际昌.临床肿瘤内科手册[M].北京:人民卫生 出版社,2003:288-306.

[5] Springer K,Brown M,Stulberg DL.Common hair loss disorders[J].Am Fam Physician,2013,68(1):93-102.

[6] 邬成霖.毛发的生长和常见脱发的治疗[J].浙江中西医 结合杂志,2012,13(4):203-204.

[7] 许蕴,苏健,陈冰,等.深圳市不明原因成人脱发患者发 中微量元素分析[J].微量元素与健康研究,2012,20(1): 14-16.

[8] 马琳,邢环,张霞,等.儿童脱发患者头发中6种元素含量 分析研究[J].微量元素与健康研究,2011,18(3):30-31.

[9] Benjamin B,Ziginskas D,Harman J,et al.Pulsed electrostatic fields(ETG)to reduce hair loss in women undergoing chemotherapy for breast carcinoma:a pilot study[J]. Psychooncology,2012,11(3):244-248.

[10] 王哲海,孔莉,于金明.肿瘤化疗不良反应与对策[M]. 济南:山东科学技术出版社,2010:54-55.

[11] 石光丽,余明金,马祖胜,等.局部低温护理对乳腺癌患 者化疗致脱发的防治研究[J].武警医学院学报,2008, 17(1):50-51.

[12] 杨运泽,杨俊玲,胡治黄.电子冰帽预防化疗脱发25例 的疗效观察[J].实用医技杂志,2006,13(2):254-255.

[13] 李福莲,张克伟,张春生,等.自制中药洗剂防治乳腺癌 化疗脱发30例效果观察[J].齐鲁护理杂志,2007,13 (13):24-25.

[14] Peters EM,Foitzik K,Paus R,et al.A new strategy for

modulating chemotherapy-induced alopecia,using PTH/
PTHrP receptor agonist and antagonist[J].J Invest
Dermatol,2011,117(2):173-178.

[15] 李小衡.养真生发冲剂治疗斑秃 251 例临床观察[J].
湖南中医杂志,2011,11(1):17-18.

[16] 潘藩,任启龙.乌鸡白凤丸治疗斑秃 43 例[J].山东中
医杂志,2010,15(8):358-359.

[17] 王艳荣.中药"脱发再生灵"促毛发生长的实验研究[J].
医学动物防制,2009,19(9):539.

[18] Macduff C,Mackenzie T,Hutcheon A,et al.The effectiveness
of scalp cooling in preventing alopecia for patients receiving
epirubicin and docetaxel[J].Eur J Cancer Care(Engl),
2013,12(2):154-161.

[19] Rosman S.Cancer and stigma:experience of patients with
chemotherapy-induced alopecia[J].Patient Educ Couns,
2012,52(3):333-339.

[20] 杨雁鸿,杨秀舫,杨丽芝.清热凉血法预防化疗引起脱发
50 例疗效观察[J].实用中西医结合临床,2012,2(1):
24-25.

十二、乏力

癌症相关性乏力(cancer-related fatigue,CRF)是
最常见的困扰晚期肿瘤患者的症状。它有别于正常人
疲劳,其特征是持续存在,休息不能缓解,并对患者情
绪、体力和精神产生不良影响。美国国立综合癌症网
络(NCCN)对癌症相关性乏力定义为:一种持续性的
主观疲劳感觉,与癌症或癌症治疗相关,并且干扰正常
生活。癌症患者中,乏力发生率为 15%~99%。几乎所
有抗癌治疗均可能引起不同程度的乏力。抗癌治疗所
致乏力常与接受抗癌治疗的种类及强度密切相关。例
如,密集化疗及高强度化疗患者的乏力症状常常较严
重。癌症相关性乏力可能在治疗结束后数月甚至数年
持续存在。持续性乏力不仅会使疼痛、恶心或呼吸困

难等症状加剧,还可能影响其独立完成日常的生活活动,导致患者情绪低落、活动能力障碍,影响患者的生活质量。而且这种不良的心理情绪还会使患者的免疫力下降,对疾病的转归有极为不利的影响。因此积极治疗癌症相关性乏力,是提高患者生存质量的重要方法之一。但由于其发生机制尚未明确,临床上目前缺乏标准的治疗方案。

【发生机制】

癌症相关性乏力的确切发病机制目前尚不明确。对癌症相关性乏力的病理生理学发病机制认识的滞后,也是目前对乏力症状缺乏有效治疗措施的主要原因之一。已认识到的癌症相关性乏力的可能发病机制包括肌肉代谢产物的异常堆积,细胞因子异常产生与分布(IL-1、IL-6、TNF-α 等),神经肌肉功能改变,三磷酸腺苷合成异常,5-羟色胺调节异常以及迷走神经传入冲动异常、昼夜节律失调、骨骼肌肉萎缩、皮质醇水平降低、神经内分泌免疫功能异常等。肿瘤相关性乏力常与疼痛、抑郁、贫血、低蛋白血症、营养不良或恶病质等病变并存,纠正这些临床问题,乏力症状可能减轻。因此,推测乏力的发病可能与之相关。

【临床表现】

肿瘤相关性乏力指患者主观感受到的精疲力尽、厌倦感、劳累甚至恶心反胃等一系列不舒服的感觉症状,它是主体对生理性、心理性、功能性和社会性结果的一种多维度主观感受。主要包括三个方面:①躯体感受:虚弱、异常疲乏,不能完成原先胜任的工作;②情感疲乏:缺乏激情,情绪低落,精力不足;③认知感受:注意力不能集中,缺乏清晰思维。肿瘤相关性乏力不同于一般的乏力,起病快、程度重、能量消耗大、持续时间长、不可预知、不能通过休息来缓解。

由于乏力是患者的主观感受,因此在诊断和评估乏力时,需要依赖患者对乏力的描述及自我评估来判断乏力症状。乏力的评估步骤有筛查、初次评估、干预后的动态评估。

1. **筛查** 应常规询问患者是否有乏力症状以及严重程度。对于有乏力症状的患者,需量化或半定量评估乏力的严重程度。常用的乏力评估量表有癌症功能评估乏力量表(FACT-F)和简明乏力评估量表(BFI)。用 0~10 数字量化评估乏力,0 表示无乏力,10 表示患者所认为的最严重乏力,乏力评分 1~3 为轻度乏力,4~6 为中度乏力,7~10 为重度乏力。

2. **初次评估** 对于有中度和重度乏力症状的患者,应进行更有针对性的全面采集病史及体格检查,并进行初次评估。深入了解乏力开始的时间、严重程度、伴随症状、缓解 / 加重因素以及对功能的影响;分析乏力与肿瘤、抗肿瘤治疗及合并症治疗的相互关系;特别注意评估那些与乏力发生密切相关,但又可能通过治疗而缓解的相关因素,如疼痛、抑郁、焦虑、睡眠障碍、贫血、营养不良、运动水平和其他合并症。

3. **动态评估** 针对乏力的干预性治疗处理后,应该重新评估乏力症状是否改善,分析乏力及相关病情变化。针对乏力的筛查 - 评估 - 干预 - 再评估的循环过程,有助于持续有效缓解患者的乏力症状。动态评估患者的乏力状况,不断改进治疗,是有效处理乏力的整体治疗过程的组成部分。

【处理措施】

由于乏力的发生机制尚未明确,临床上目前缺乏标准治疗方案。参照 2015 年 V2 版 NCCN,对于肿瘤相关性乏力的治疗方法如下:

1. **积极处理可治疗的乏力相关因素** 与癌症相关性乏力密切相关的因素包括癌症疼痛、抑郁、睡眠障碍、贫血、营养不良、运动水平下降和其他合并症。若存在其中任何一种乏力相关因素,都应积极干预。积极处理导致乏力的相关因素,可能在一定程度上降低乏力的程度,提高患者生活质量。

2. **一般性干预处理** 方法包括能量储备和分散

注意力。能量储备包括：根据患者的体力状况，制订相应日常能量储备计划，维持休息与活动的能量平衡；制订规律的日常作息时间，保持身体力所能及的活动；在精力最佳时安排活动，每次只参加一项活动，避免午睡、夜间睡眠受干扰。分散注意力的主要方法是娱乐活动。鼓励乏力患者根据自己喜好，选择合适的娱乐活动。

3. **非药物治疗**　包括增加活动、康复治疗、认知行为治疗、营养咨询、睡眠治疗、家庭支持及心理治疗。保持和适度增加活动是改善乏力的有效干预措施。

4. **药物治疗**　包括促红细胞生成素、中枢兴奋剂（哌甲酯、莫达非尼）、糖皮质激素、镇静催眠药、促甲状腺激素释放激素等。然而这些药物治疗癌症相关性乏力多为小样本的临床研究报道，其有效性及安全性有待后续进一步研究证实。

Yennurajalillgam 等报道一项地塞米松治疗癌症相关性乏力的随机双盲安慰剂对照研究，84 例患者入组，随机进入地塞米松组（43 例）和安慰剂组（41 例），试验组给予地塞米松 4mg 口服，每日 2 次，共 14 天，评估乏力症状变化。与安慰剂相比较，地塞米松治疗第 8 天和第 15 天的乏力症状显著改善（$P=0.008$），有统计学差异；地塞米松组与安慰剂组≥3 级的毒副反应无显著性差异（$P=0.27$），但长期应用安全性还有待于进一步观察。另一项由北部中心肿瘤治疗协助组（North Central Cancer Treatment Group，NCCTG）发起的花旗参随机对照安慰剂治疗癌症相关性乏力的随机对照Ⅲ期研究 NCCTGN07C2，Barton 等在 2012 年 ASCO 公布研究结果，364 例癌症相关性乏力患者参加该临床试验，花旗参治疗组每日口服花旗参 2g，连续服用 8 周。第 4 周及第 8 周结束时评估疗效。结果显示，与安慰剂相比较，花旗参治疗组连续用药 8 周，乏力症状显著减轻（$P=0.008$）。服用 4 周时，乏力症状减轻，但无统计学意义（$P=0.08$）。

（骆志国）

参考文献

[1] Brown LF, Kroenke K.Cancer-related fatigue and its associations with depression and anxiety：a systematic review [J].Psychosomatics,2009,50(5)：440-447.

[2] NCCN Clinical Practice Guidelines in Oncology(2014) Cancer-related fatigue(version 1.2014).National Comprehensive Cancer Network.http://oralcancerfoundation.org/treatment/pdf/fatigue.pdf.

[3] Neefjes EC,van der Vorst MJ,Blauwhoff-Buskermolen S,et al.Aiming for a better understanding and management of cancer-related fatigue[J].Oncologist,2013,18(10)：1135-1143.

[4] Fitch MI.Systematic review and meta-analysis of the correlates of cancer-related fatigue[J].Evid Based Nurs,2012,15(4)：108-109.

[5] Seruga B,Zhang H,Bernstein LJ,et al.Cytokines and their relationship to the symptoms and outcome of cancer[J].Nat Rev Cancer,2008,8(11)：887-899.

[6] Horneber M,Fischer I,Dimeo F,et al.Cancer-related fatigue epide miology,pathogenesis,diagnosis,and treatment[J].Dtsch Arztebl Int,2012,109(9)：161-172.

[7] Berger AM,Abernethy AP,Atkinson A,et al.Cancer-relatedatigue.NCCN Clinical Practice Guidelines in Oncology (NCCN Guidelines TM)Version 1.2011.

[8] Given B,Given CW,Sikorskii A,et al.Establishing mild, moderate,and severe scores for cancer-related symptoms：how consistent and clinically meaningful are interference based severity cut-points? [J].J Pain Symptom Manage,2008,35

(2):126-135.

[9] Brown LF, Kroenke K.Cancer-related fatigue and its associations with depression and anxiety:a systematic review [J].Psychosomatics,2009,50(5):440-447.

[10] Mortimer JE, BarsevickAM, Bennett CL, et al.Studying cancer-related fatigue:report of the NCCN scientific research committee[J].J Natl Compr Canc Netw,2010,8 (12):1331-1339.

[11] National Comprehensive Cancer Network.Clinical Practice Guidelines in Oncology.Cancer Related Fatigue version 1.2013.

[12] Bower JE, Bak K, Berger A, et al.Screening, assessment, and management of fatigue in adult survivors of cancer: an American Society of Clinical oncology clinical practice guideline adaptation[J].J ClinOncol,2014,32(17):1840.

[13] Cramp F, Byron-Daniel J.Exercise for the management of cancer-related fatigue in adults[J].Cochrane Database Syst Rev,2012,11:CD006145.

[14] Peuckmann-Post V, Elsner F, Krumm N, et al.Pharmacological treatments for fatigue associated with palliative care[J]. Cochrane Database Syst Rev,2010,11:006788.

[15] Yennurajalingam S, Frisbee-Hume S, Palmer JL, et al.Reduction of cancer-related fatigue with dexamethasone: a double-blind, randomized, placebo-controlled trial in patients with advanced cancer[J].J Clin Oncol,2013,31 (25):3076-3082.

[16] Barton DL, Liu H, et al.Wisconsin Ginseng(Panax quinquefolius)to improve cancer-related fatigue:a randomized, double-blind trial, N07C2[J].J Natl Cancer Inst,2013,105(16):1230-1238.

十三、生殖系统毒性

抗肿瘤治疗能够使一些肿瘤患者获得长期生存。

在控制肿瘤病情的同时,需考虑到长期生存者生活质量的保证,特别是儿童或青年期肿瘤患者的增加和生存期的延长,化疗药物的生殖功能障碍也日益备受关注。抗肿瘤药物对性腺功能的影响早在20世纪40年代后期就已引起了关注。当时已认识到氮芥会引起男性精子缺乏,使女性闭经。时至今日,已有许多研究发现烷化剂对患者生殖功能影响最大,有些细胞毒药物不太明确,而抗代谢类药物对性腺影响不大。其他对性腺功能影响较大的、20世纪90年代后应用于临床的药物,还没有足够的资料来评价其远期毒性。

【发生机制】

烷化剂和顺铂是最容易引起不育的药物。烷化剂中仅CTX和苯丁酸氮芥被证实单药可引起不育,其他药物的评价都是从联合化疗中获得的,结果可能受到其他药物的影响。卡铂是顺铂的类似物,但临床试验显示卡铂所致不育危险小于顺铂。化疗药物对性腺的影响程度因化疗药物的选择、药物累积剂量、患者的性别和接受化疗时患者的年龄而不同。

男性的性腺睾丸,在青春期后兼具内分泌和外分泌功能,由间质细胞和曲细精管组成。间质细胞分泌睾酮。曲细精管包含精原细胞和支持细胞,精原细胞经过发育分裂最后形成精子,支持细胞架构于基细胞上形成"血睾屏障",它还供给精原细胞营养及调节精子和释放。抗肿瘤药物对睾丸的损害主要在曲细精管上皮,由于处于分化阶段的精原细胞增生最活跃,对细胞毒药物也就最敏感,即使低剂量也会有影响。而间质细胞和支持细胞在成人多处于非增生期,故不会被杀灭,但功能可受损。通常在用抗肿瘤药物后,生发组织可完全消失,仅有支持细胞留在曲细精管内,形成生发上皮萎缩、曲细精管一般至少占睾丸总体积的四分之三,受损结果可导致睾丸萎缩,精子减少及活动能力下降,并可引起某些内分泌改变、不育和性欲减退。

4

抗肿瘤药物对睾丸功能的损害往往与一系列因素有关:①药物种类:确定有损害的药物为 CTX、苯丁酸氮芥、氮芥、丙卡巴肼等;可能有损害的为多柔比星、长春碱、阿糖胞苷;无明显损害的为甲氨蝶呤 6-MP、5-FU等;②给药剂量与期限:累积剂量大,用药延续时间长,往往影响更大;③患者年龄:青春期男性的睾丸对化疗药物最敏感;④联合化疗:取决于联合的药物在这方面毒性影响的重叠程度及用量。针对需规避的毒副反应采用适当的药物和联合是目前主要的防治措施,预存精子,以备后用也是一种办法。

在女性患者,抗肿瘤药物可能抑制卵巢始基细胞的发育,并损伤卵母细胞,影响卵巢功能。临床表现为阴道上皮萎缩,子宫内膜增生不良,出现闭经或绝经期症状,可有阴道干燥与性交不适等,甚至提前出现骨质疏松。抗肿瘤药物对卵巢功能的影响也与一系列因素有关:①药物:现已肯定有损害的药物为:CTX、苯丁酸氮芥、氮芥等;可能有损害的为甲氨蝶呤、5-FU、6-MP;②剂量与患者年龄:闭经的发生与化疗累积剂量有关,一般来说 40 岁以下女性患者对化疗的耐受总剂量要高于 40 岁以上的,女性青少年给药后发生初潮延迟或闭经的较少见;③联合化疗:卵巢功能低下有时是可逆的,不少曾行肿瘤化疗的患者仍可有正常妊娠,大多数患者在停药后 6 个月~1 年月经恢复正常,但也有引起永久性不育者。如果女性患者停止化疗后月经开始恢复正常,一般仍可怀孕而并不会增加胎儿畸形的危险性。不过,对于乳腺癌患者,生育有可能不利于病情控制和保持稳定,应当避免。

【临床表现】

一般来说,针对于儿童和少年,青春期前的患儿性腺对化疗不敏感,因为生殖上皮还未开始增殖。化疗对青春期前男性患儿性功能损伤的发生率为 0~24%,成人为 68%~95%。和成年男性一样,丙卡巴肼、环磷酰胺、苯丁酸氮芥对青春期前男性患儿影响最大,而不含烷化剂的化疗可能不影响青春期精子发育,成年后不影响精子数和生育能力。化疗不影响产生睾酮的睾丸间质细胞,因此一般青春发育的时间无明显延迟,青春期后的睾酮水平也在正常水平。化疗对青春期前性腺的抑制存在剂量依赖关系。一项包括30个研究的Meta分析显示,成年后性功能的影响与接受CTX的剂量有关。456例肾肿瘤、霍奇金病和白血病男性患儿,接受CTX单药或联合化疗,未对腹部和性腺放疗。成年后,接受CTX剂量 <400mg/kg 的患者中,10% 性腺功能受影响,而CTX剂量 >400mg/kg 的患者性功能受损的占30%。Meistrich等报道,Ewing肉瘤和软组织肉瘤患者接受CTX、多柔比星、达卡巴嗪加或不加长春新碱化疗,CTX累积剂量小于 $7.5g/m^2$,70% 患者精子恢复正常水平;CTX累积剂量大于 $7.5g/m^2$,仅10% 患者可恢复。

相同的化疗对女性患儿今后生育能力的影响小于男性患儿,大部分化疗不会导致女性患儿发育停止,青春发育和青春期后的卵巢功能正常。甚至患霍奇金病接受MOPP(氮芥、长春新碱、丙卡巴肼、泼尼松)化疗的女性患儿,90% 发育正常。但大剂量化疗还是会对青春期前的卵巢功能造成损害,但一般不影响正常发育。

对成人性腺的影响主要是化疗引起的不育,是由于损害了睾丸基底上皮和成人卵巢的卵泡及生长期卵母细胞。烷化剂和顺铂引起男性精子缺乏、女性闭经的危险性最大。

青春期后,男性睾丸生殖上皮终身对烷化剂的损伤敏感,其敏感性是青春期前的5倍。烷化剂可引起精子减少或缺乏,导致不育。接受低剂量化疗的患者,1~3年内精子水平可能恢复至正常。如果化疗损伤了精原干细胞,有可能导致永久的精子缺乏。烷化剂和丙卡巴肼对男性性腺的损害最明显。烷化剂可导致85%~95%男性和50%女性不育。MOPP是治疗霍奇金病的有效方案,Viviani等报道,53例男性霍奇金病患者,接受 MOPP 方案化疗者有 97%(28/29)出现精子缺乏,其中 3 例恢复了精子生成。而接受 ABVD 方案患者有 54%(13/24)出现精子缺乏,所有 13 例患者均恢复了精子生成。由于 ABVD 方案疗效与 MOPP 相等,致不育及第二肿瘤的危险比 MOPP 小,因此 ABVD 已很大程度上替代了 MOPP。

卵巢对烷化剂的敏感性随年龄的增长而增加。年龄 <30 岁的女性环磷酰胺导致闭经的危险是年龄 >40 岁女性的 1/4。大部分化疗药物引起的闭经是暂时的,持续数月或数年后可以恢复。但年长女性化疗后可能导致提前绝经。可能的解释是,细胞毒药物加速了卵母细胞的排空。年轻女性的卵巢拥有众多的卵母细胞,化疗可能减少了存活的卵母细胞数,但影响不大。化疗药物加速了年长女性卵母细胞的正常排空过程,导致了提前绝经。烷化剂是可能导致永久性卵巢功能损害的主要化疗药物,并与累积剂量有关。

细胞毒药物对胎儿的影响与妊娠时间有关。在妊娠前 3 个月,化疗可致流产和畸胎。妊娠后期,化疗可使新生儿体重不足,但很少引起先天性畸形。临床研究发现,儿童或少年期接受过化疗的长期生存者,他们所生子女中先天性畸形或遗传性疾病的发生率并不比普通人群高。除外遗传性肿瘤(如视网膜母细胞瘤)后,这些长期生存者子女的恶性肿瘤的发生也未明显增加。

【处理措施】

在预期可能获长期生存的肿瘤患者接受抗肿瘤治疗前,应评价其性腺的功能状况和生育情况。由于烷化剂对性腺的毒性最大,在选择化疗药物前应考虑治疗后对性腺的远期影响。在疗效相当的情况下,选择毒性较小的药物。如以 ABVD 方案替代 MOPP 方案治疗霍奇金病。

对于需要保存生育能力的患者,目前的 ASCO 指南鼓励有保留生育能力需求的女性癌症患者向专家进行胚胎低温冷藏的咨询。但是胚胎低温冷藏技术的开展却受限于过高的花费、时机问题以及伴侣的配合。在一项由美国国家癌症研究所和其他机构资助的关于戈舍瑞林在乳腺癌辅助化疗中对卵巢的保护研究中表明，对使用促性腺激素释放激素（GnRH）激动剂研究保护卵巢功能显示了不同的结果。该项研究结果发表在 2015 年的《新英格兰医学杂志》上，研究中随机选择 257 例绝经前女性性激素受体-阴性的乳腺癌患者接受标准化疗与促性腺激素释放激素激动剂戈舍瑞林治疗（戈舍瑞林组）或标准化疗（化疗组）无戈舍瑞林治疗。研究的主要终点是在 2 年的卵巢早衰率，定义为在 6 个月前月经的缺失与促卵泡激素（FSH）水平在绝经后的范围，次要终点包括妊娠结局和无病生存期和总生存期。最终在可评估的 218 例患者中，使用戈舍瑞林组女性妊娠率较单纯化疗组更高（21% vs 11%，$P=0.03$）；并且戈舍瑞林组患者无病生存期（$P=0.04$）和总生存率（$P=0.05$）也有明显改善。由于该研究样本量有限，有学者认为关于戈舍瑞林对于乳腺癌患者生存率的影响，这些数字尚不足以做出结论，该研究调查者也没有强调这些结果，但该研究向我们展示了降低化疗毒性与防止性腺受损治疗的广阔前景。

（骆志国）

参 考 文 献

[1] Taylor F, Short D, Winter MC, et al. A retrospective study to evaluate single agent methotrexate treatment in low risk gestational choriocarcinoma in the United Kingdom[J]. Gynecol Oncol, 2015, 136(2): 258-263.

[2] Tauer JT, Ulmer A, Glauche I, et al. Long-term imatinib treatment does not cause testicular toxicity in male

adolescents with chronic myeloid leukemia and in a juvenile rat model[J].Klin Padiatr,2014,226(3):169-174.

[3] Yu M,Wang J,Liu W,et al.Effects of tamoxifen on the sex determination gene and the activation of sex reversal in the developing gonad of mice[J].Toxicology,2014,321:89-95.

[4] Amory JK,Hong S,Yu X,et al.Melphalan,alone or conjugated to an FSH-β peptide,kills murine testicular cells in vitro and transiently suppresses murine spermatogenesis in vivo[J].Theriogenology,2014,82(1):152-159.

[5] Gulia S,Bajpai J,Gupta S,et al.Outcome of gestational trophoblastic neoplasia:experience from a tertiary cancer centre in India[J].Clin Oncol(R Coll Radiol),2014,26(1):39-44.

[6] Zhang LD,Deng Q,Wang ZM,et al.Disruption of reproductive development in male rat offspring following gestational and lactational exposure to di-(2-ethylhexyl)phthalate and genistein[J].Biol Res,2013,46(2):139-146.

[7] Liu ZH,Xie J,Xiao YB,et al.CMTM2 antagonizes cyclophos-phamide-induced reproductive toxicity and regulates StAR expression in a transgenic mouse model[J].Zhonghua Nan Ke Xue,2013,19(3):210-213.

[8] Kim M,Rostas S,Gabardi S.Mycophenolate fetal toxicity and risk evaluation and mitigation strategies[J].Am J Transplant,2013,13(6):1383-1389.

[9] Doz F.Gonadal toxicity of cancer therapies in children[J].Bull Acad Natl Med,2013,197(4/5):865-876.

[10] Amin A,Abraham C,Hamza AA,et al.A standardized extract of Ginkgo biloba neutralizes cisplatin-mediated reproductive toxicity in rats[J].J Biomed Biotechnol,2012,2012:362049.

[11] Ben-Aharon I,Shalgi R.What lies behind chemotherapy-induced ovarian toxicity? [J].Reproduction,2012,144(2):153-163.

[12] van Dorp W, van Beek RD, Laven JS, et al.Long-term endocrine side effects of childhood Hodgkin's lymphoma treatment:a review[J].Hum Reprod Update,2012,18(1): 12-28.

[13] Ciftci O,Beytur A,Cakir O,et al.Comparison of reproductive toxicity caused by cisplatin and novel platinum-N-heterocyclic carbene complex in male rats[J].Basic Clin Pharmacol Toxicol,2011,109(5):328-333.

[14] Heim C,Minniear K,Dann CT.Imatinib has deleterious effects on differentiating spermatogonia while sparing spermatogonial stem cell self renewal[J].Reprod Toxicol, 2011,31(4):454-463.

[15] Meirow D,Biederman H,Anderson RA,et al.Toxicity of chemotherapy and radiation on female reproduction[J].Clin Obstet Gynecol,2010,53(4):727-739.

[16] Kumar S,Aninat C,Michaux G,et al.Anticancer drug 5-fluorouracil induces reproductive and developmental defects in Caenorhabditis elegans[J].Reprod Toxicol, 2010,29(4):415-420.

[17] Rezvanfar M,Sadrkhanlou R,Ahmadi A,et al.Protection of cyclophosphamide-induced toxicity in reproductive tract histology,sperm characteristics,and DNA damage by an herbal source;evidence for role of free-radical toxic stress [J].Hum Exp Toxicol,2008,27(12):901-910.

[18] Taylor F,Short D,Winter MC,et al.A retrospective study to evaluate single agent methotrexate treatment in low risk gestational choriocarcinoma in the United Kingdom[J]. Gynecol Oncol,2015,136(2):258-263.

[19] Lopes F,Smith R,Anderson RA,et al.Docetaxel induces moderate ovarian toxicity in mice,primarily affecting granulosa cells of early growing follicles[J].Mol Hum Reprod,2014,20(10):948-959.

[20] Tauer JT,Ulmer A,Glauche I,et al.Long-term imatinib

treatment does not cause testicular toxicity in male
adolescents with chronic myeloid leukemia and in a juvenile
rat model[J].Klin Padiatr,2014,226(3):169-174.

十四、内分泌毒性

从姑息性化疗到根治性化疗,化疗的进步对许多
肿瘤的预后产生了重要的影响。由于化疗药物对肿
瘤细胞及正常细胞的非选择性,其在杀伤肿瘤细胞的
同时对机体的正常功能也造成了毒性作用,这些毒性
和损伤,有些是可逆的,有些则是不可逆的,甚至是致
命的。抗肿瘤药物引起的骨髓抑制、肝肾毒性和消化
道反应比较常见,研究的也比较系统。化疗药物所致
的内分泌紊乱在临床上同样重要,然而除了对性腺的
影响外,对其他器官影响的认识和研究并不多,虽然
甲状腺和肾上腺的功能异常比较常见,但其临床表现
常不引人注意。其他内分泌器官功能异常不大常见,
有时很难辨别,因此归因于是某个化疗方案所致更显
困难。治疗前对所进行的治疗措施可能产生的毒性
和损伤有充分的预见、竭力预防及积极处理是十分必
要的。

【发生机制】

抗肿瘤药物引起的内分泌系统毒性可能的发病机
制包括以下几点:

(1)非激素类抗肿瘤药物几乎都有细胞毒性,它
们大部分影响 DNA 的复制、转录、蛋白质的合成或微
管的运动(影响细胞分裂增殖和再生的一个重要环
节),由此造成的内分泌细胞的损伤或者死亡可导致腺
体的功能紊乱。

(2)在转录、翻译或翻译后的水平干扰激素的合
成或正常的加工处理。

(3)通过与受体相互作用或干扰第二、第三信使
的代谢来增强或抑制激素的分泌。

(4)通过改变血浆载体蛋白的水平或竞争载体蛋

白的结合位点来干扰激素的传递。

（5）通过与信号传导通路相互作用来加强或妨碍激素在靶器官的作用。

【临床表现】

1. **糖代谢异常**　恶性肿瘤化疗期间，随着化疗周期的延长，有越来越多的患者出现空腹血糖升高，其中部分患者被诊断为糖尿病，血糖升高及有糖尿病的恶性肿瘤患者有更高的病死率和肿瘤复发率，而控制血糖则可改善临床结局。化疗诱发糖尿病常常起病隐匿，无明显口干、多饮、多尿等症状，且消瘦、体质量减轻常被误认为恶性肿瘤本身消耗所致，患者常合并感染也考虑为化疗后机体免疫功能低下所致而忽略了糖尿病的可能。

（1）化疗药物引起胰岛功能受损：王朝华等报告18例卵巢恶性肿瘤的患者，随着化疗疗程的延长，患者空腹血糖逐渐增高，直至进展为糖尿病，其化疗药物主要是铂类、环磷酰胺、多柔比星及紫杉醇类。顺铂显著降低糖耐量，引起血糖升高与胰岛分泌不足有关，铂类对胰岛 β 细胞的直接损害，可引起胰腺炎或引起生长抑素和一氧化氮水平升高，抑制胰岛素的合成及分泌，从而影响血糖代谢。紫杉类的作用靶点在微管和微丝系统，治疗肿瘤的同时也抑制胰岛素颗粒的排泌与释放，引起血糖升高，同为植物类抗肿瘤药的长春新碱引起血糖升高的机制与紫杉醇类似。王朝华等证实紫杉醇也可引起胰高血糖素的升高。Hotta 等报道，Ⅲ期结直肠癌患者化疗 3 个疗程后出现糖耐量异常，其他临床观察也发现高血糖多发生于多疗程大剂量化疗后，说明化疗药物对胰岛功能的毒性具有累积效应。戴月娣等在对胰腺癌化疗后 1 周进行血糖分析时发现血糖水平也有升高，且多在化疗结束时血糖水平最高，以后随时间的推移逐渐降低，约第 5 天降至化疗前水平，约有 30.4% 合并糖尿病患者化疗后血糖 >16.7mmol/L，有发生酮症酸中毒的可能。

（2）机体功能异常引起血糖升高：化疗药物导致肝功能异常，影响肝脏对葡萄糖的摄取及肝糖原的生成，肝糖原的合成能力减弱，肝糖原储存减少，糖异生减弱。同时有些化疗药物抑制葡萄糖解过程中己糖激酶、磷酸果糖激酶、丙酮酸激酶的活性，使葡萄糖消耗减少，导致肝脏对进餐后高血糖及空腹时低血糖的调节作用减弱，且在应用葡萄糖保肝输液时可使胰岛素分泌缺陷加重，出现血糖升高。化疗过程中常伴有低血钾等电解质紊乱，原因之一是铂类药物对肾小管重吸收功能的损害导致低钾、低镁血症的发生，这进一步加重糖耐量异常，导致高血糖发生。同时纠正电解质紊乱所采取的大量静脉补液而有过多葡萄糖摄入对胰岛功能有较大损害。肾脏功能受损还可引起胰岛素在肾脏中灭活减弱，以及胰岛素受体不敏感从而影响糖代谢。这些因素均能导致血糖的升高，甚至转为 2 型糖尿病。老年人糖耐量普遍低下，故有些患者可能化疗前已存在糖耐量低下，化疗中患者进食高能量饮食，输注大量葡萄糖，可能促使具有潜在糖耐量异常的患者变为显性糖尿病患者。

（3）化疗辅助药物引起血糖升高：化疗过程中合并使用肾上腺皮质激素、呋塞米、粒细胞-巨噬细胞集落刺激因子等药物可使血糖升高，甚至导致继发性糖尿病。止吐治疗中常常使用大剂量糖皮质激素（如地塞米松），还有地塞米松短时间大剂量冲击疗法用来预防紫杉类药物变态反应和水钠潴留的毒性作用，这类药物可促进糖原异生，抑制葡萄糖的氧化磷酸化，减低组织对葡萄糖的利用，导致血糖升高。同时抑制肾小管对葡萄糖的再吸收而出现尿糖，此作用大多可逆，但对隐性糖尿病者可转为显性糖尿病。国外文献报道，糖耐量正常的患者在用糖皮质激素后发展为糖尿病并不常见，它与长期用药有关，且皮质类固醇诱导的糖尿病通常在停用皮质类固醇后自然消失。

（4）其他：可能引起高血糖的化疗药物有干扰素

(IFN-α)和左旋天门冬酰胺酶(L-ASP)。IFN-α可使非糖尿病的患者血糖升高亦或加重糖尿病患者的病情,这在治疗丙肝患者中更常见。最主要的原因可能是IFN-α作为一种细胞因子,诱导或加重了已有的免疫反应。国外文献报道应用L-ASP后高血糖的发生率为10%,国内报道为7%。L-ASP致糖尿病的机制可能为其使左旋天门冬酰胺缺乏,导致胰岛β受体减少以及药物直接使胰岛β细胞释放胰岛素减少。

2. **水清除异常** 主要表现为抗利尿激素分泌异常综合征(syndrome of in appropria-teanti diuretic chormone,SIADH)。SIADH 的表现包括:低钠、血浆渗透压下降、尿渗透压升高、心衰及肝硬化等。在肿瘤患者中,SIADH 可由以下原因引起:肿瘤(如约 15% 的小细胞肺癌)自身产生抗利尿激素(antidiuretichormone,ADH),不正常的分泌刺激(如胸腔炎症,正压通气)或化疗对室旁和视上神经元的细胞毒性。化疗导致含ADH 的肿瘤细胞溶解也能加重或导致 SIADH。

已有报道长春新碱可致 SIADH 和严重的低钠。其机制可能为对下丘脑、垂体神经部或垂体后叶等影响 ADH 形成和储存的部位直接的神经毒性(微管损伤)。Hammond 等对 1983 年至 1999 年礼来公司长春新碱毒副反应数据库中报道的所有的 SIADH 和低钠进行了分析。共确认了与长春新碱有关的 SIADH 和严重的低钠 76 例。报道的总发生率约为 1.3/100 000。在 39 例含人种信息的患者中,黑种人 1 例,白种人 3例,亚洲人 35 例。因此作者认为亚洲的患者在使用长春新碱时,SIADH 和严重低钠的发生风险增高。其他报道的可引起 SIADH 的药物有环磷酰胺、顺铂、美法仑等。

3. **无机物代谢异常** 主要表现为急性肿瘤溶解综合征(acute tumor lysis syndrome,ATLS)。细胞毒的化疗引起的大量细胞死亡可致严重的高尿酸血症、高钾血症、高磷血症和低钙血症。并可由此引起心律失常、抽搐和猝死。Arambide 等提出诊断 ATLS 的标准如下:任何恶性肿瘤患者尤其是淋巴细胞增殖性疾病,且肿瘤负荷重者在治疗期间有下列两项异常,即血尿酸、钾、磷、尿素氮较化疗前增高 25%,血钙下降 25% 以上,可作为肿瘤溶解的实验室依据。如同时伴有血钾、血肌酐异常增高及血钙异常下降则临床支持 ATLS。

（1）血液系统恶性疾病并发急性肿瘤溶解综合征:李庆山报道 ATLS 常发生于生长迅速的恶性肿瘤,其中以淋巴瘤居多。凡能引起肿瘤细胞破坏的药物均可能促使其发生,且大多发生于化疗后 1~7 天。ATLS 不仅见于联合化疗后,也可见于单一细胞毒药物化疗后,如高三尖酯碱、依托泊苷等治疗后,甚至单一激素治疗后。

（2）铂类化合物、抗癌抗生素:也有引起低血钙的报道。

4. **代谢性骨病**　主要为骨质疏松症,抗肿瘤药物可能从多方面破坏骨吸收和骨形成之间的平衡。如细胞因子(如 IL-2)可刺激破骨细胞的吸收,细胞毒化疗药物可能对成骨细胞功能有直接的毒性作用。肿瘤产生的激素活性物质(如甲状旁腺激素相关蛋白等)可促使骨流失,患有影响造血细胞功能疾病患者骨质流失更明显。Mulder 报道在儿童期肿瘤的幸存者中骨质疏松的发病率显著增高。Nesbit 等报道通过观察甲氨蝶呤治疗的急性淋巴细胞白血病患儿可见明显的骨质疏松。而甲氨蝶呤中断后,骨质疏松可显著改善。其他具有类似毒性作用的药物有顺铂等。

5. **甲状腺功能减退**　细胞毒的化疗药物可显著影响下丘脑、垂体或甲状腺的功能,而细胞因子的使用会加强甲状腺的自身免疫反应,导致甲状腺功能不全。Mulder 报道在儿童期肿瘤的幸存者中甲状腺功能减退的发病率与正常儿童相比有显著性差异。

（1）含 ^{131}I 的复合物:用作药物性甲状腺切除或鉴

别甲状腺癌的 $Na^{131}I$，或用来治疗嗜铬细胞瘤的碘苄基胍（MIBG）均可引起甲状腺功能减退。近年出现的非霍奇金淋巴瘤放射免疫治疗药物 ^{131}I-托西莫单抗也可引起甲状腺功能减退。为阻断 ^{131}I 对甲状腺的潜在性损害，患者在接受 ^{131}I-托西莫单抗治疗时需口服碘化钾饱和溶液。Kaminski 等报道，复治患者 2% 出现促甲状腺激素水平升高，而初治患者 13% 出现促甲状腺激素水平升高。

（2）IFN-α_2：甲状腺功能减退是 IFN-α_2 公认的副作用。10%~15% 经 IFN-α_2 治疗的患者进展为原发性甲状腺功能减退，这其中 50% 可检测到提示潜在性甲状腺炎的甲状腺抗体。治疗前就有甲状腺抗体的患者进展为干扰素诱导的甲状腺功能减退的危险性增大。这种效应一般是可逆的，可能的机制包括：通过抑制甲状腺滤泡细胞的增生和甲状腺球蛋白的释放；通过刺激细胞表面主要组织相容性抗原-1 和细胞间黏附因子的表达，从而增加甲状腺的自身免疫性。

（3）Sunitinib：Sunitinib 是口服的多靶点酪氨酸激酶抑制剂，最近被 FDA 批准用于治疗胃肠道间质瘤（gastrointestinalstromaltumors，GIST）和肾透明细胞癌。Desai 等进行的前瞻性、观察性队列研究发现，42 例 Sunitinib 治疗的患者中，26 例出现血浆 TSH 水平异常（62%）；其中 15 例（36%）发生了持久的、原发性甲状腺功能减退；4 例（10%）TSH 水平被抑制；7 例（17%）出现暂时的、轻微的 TSH 升高。随着 Sunitinib 治疗的时间延长，出现甲减的危险性增大，说明甲状腺功能减退是 Sunitinib 治疗的一个常见并发症。其机制目前尚不明确，可能是通过促进滤泡细胞的凋亡而引起破坏性甲状腺炎。

（4）其他化疗药物：在 IL-2 治疗的患者中约 20%~25% 有甲状腺损害。左旋天门冬酰胺酶引起的甲状腺功能异常也有报道。

6. 脂质代谢异常 短期的脂质代谢异常临床上并

不重要,但当其发生可增加动脉硬化疾病的风险时,则应予以重视。在一项32例急性淋巴细胞白血病患者的研究中(联合化疗的药物有左旋天门冬酰胺酶、泼尼松、长春新碱、表柔比星等),可见到甘油三酯的升高。左旋天门冬酰胺酶可减少天冬酰胺,进而影响脂肪分解酶、脂蛋白、脂蛋白受体的合成,从而造成高甘油三酯血症。IFN-α_2可增加肝和外周脂肪酸的产生,抑制肝甘油三酯脂肪酶的活性。长期使用可使约1/3的患者引起高甘油三酯血症。另外,米托坦、含铂剂的联合化疗可引起高胆固醇血症。

7. 肾上腺功能紊乱 最常见为接受糖皮质激素治疗者。Mahachoklertwattana等报道大约50%的急性淋巴细胞白血病的患儿在接受4周的氢化可的松治疗后2周进展为肾上腺功能不全;约1/3的肾上腺功能抑制患者患有发热性中性粒细胞减少症。他们对急性的应激都不能产生有效的肾上腺反应。米托坦(o,p'-DDD)对正常和肿瘤性的肾上腺皮质细胞有选择性毒性,治疗肾上腺皮质癌时常引起原发性肾上腺功能不足,而必须使用糖皮质激素替代治疗。

8. 生长激素的异常或生长障碍 生长抑制是儿童恶性肿瘤治疗常见的并发症。下丘脑-垂体的损害导致生长激素分泌缺陷和对骨生发中心的损害是引起生长迟滞的两个常见机制。接受化疗的患儿常常先有生长速率的降低,而后有一个快速生长期。本身的全身性疾病是最重要的原因,而化疗可能为第二位的原因。Olshan等报道联合化疗(VCR、DDP、Ara-C、MTX等)可能会加重放疗对生长的不良作用。

9. 生殖系统功能障碍 化疗引起的性腺功能紊乱已经得到了广泛的研究。性腺对化疗十分敏感,对一部分肿瘤患者特别是对年轻患者而言,在疾病获得治愈或长期控制的同时,其生活质量会有显著的降低,包括生育功能丧失,性功能降低及第二性征缺乏等。影响因素有化疗方案、剂量强度,年龄和性别。快速的细胞分裂使精原细胞对细胞毒药物特别敏感;相反,卵母细胞在大多数时间处于静止状态,对细胞毒药物有一定抵抗性。烷化剂、丙卡巴肼、亚硝基脲、铂复合物、依托泊苷、抗代谢药、抗癌抗生素、长春碱类、细胞因子及联合化疗都可致性腺功能减退。

(1)在男性化疗药物主要的损伤对象是精原细胞,处于分化、增殖阶段的精原细胞对化疗最为敏感。影响男性性腺功能的因素有多种,其中药物的种类和剂量最为重要。目前已明确可引起男性性腺损伤的药物是苯丁酸氮芥(CB1348)和环磷酰胺。其他可能会造成明显损伤的药物是氮芥、丙卡巴肼(PCB)和顺铂等。通常一次大剂量给药所引起的损伤较分次给药大,其他的因素包括患者处于青春期、联合化疗及合并放疗等。

(2)在女性化疗药物对卵巢的毒性主要是损伤卵细胞和卵泡并阻止卵泡成熟。造成女性性功能障碍的化疗药物主要有环磷酰胺、美法仑、CB-1348、白消安和丝裂霉素。由化疗引起的性腺功能障碍程度与药物的剂量及年龄密切相关,一次大剂量给药较分次给药损伤更大,患者年龄越轻,对化疗的耐受性越好。由化疗引起的闭经可以是暂时性的,也可以是永久性的。

【处理措施】

1. **急性肿瘤溶解综合征**(acute tumor lysis syndrome, ATLS) 预防主要是识别高危患者。高危情况包括高增殖率、肿瘤体积较大、既往有肾功能不全。预防性使用别嘌醇及碱性药物碱化尿液,可预防或减轻 ATLS。ATLS 的治疗主要为水化、碱化尿液,别嘌醇抑制尿酸形成。ATLS 48 小时内死亡的主要原因为高钾血症,48 小时后死亡的主要原因是急性肾功能不全,一旦发生而经常规治疗无效时,应尽早行血液透析或腹膜透析,因血管内代谢产物不易析出,故有条件者宜首选血液透析。

ATLS 治疗原则如下：

（1）监测生命体征、出入量、肾功能、电解质、乳酸脱氢酶（LDH）、尿 pH 等。

（2）静脉水化：开始治疗前 24~48 小时至治疗完成后 48~72 小时，每天输液 2500~3000ml/m² （低渗或等渗盐液），必要时予利尿药，保持尿量 3000ml/d 以上，如单独应用静脉利尿药，不能保证足够尿量，可以考虑静脉使用甘露醇（每 6 小时 200~500mg/kg）。

（3）碱化尿液：予碳酸氢钠（80~160ml 5% 碳酸氢钠），使尿 pH 7.0~7.5，一旦高尿酸血症纠正，应停止碱化尿液。应注意 pH 过高会引起继发性黄嘌呤和磷酸钙在肾内的结晶，加重低钙症状。

（4）纠正电解质紊乱

1）高磷血症：饮食中应限制磷的摄入；给予补液、利尿，以促进磷的排出；可采用磷结合剂或透析去除过多的磷。

2）低钙血症：低钙血症症状明显，如伴手足抽搐、低血压、Chevostek 征或 Trousseau 征阳性、心电图示 CFT 间期 ST 段延长、伴或不伴心律失常等，应予立即处理。一般采用 10% 葡萄糖酸钙注射液 10ml（含 Ca^{2+} 90mg）稀释后静脉注射（>10 分钟），注射后立即起作用，必要时可重复使用以控制症状。注射过程中应密切监测心率，尤其是使用洋地黄的患者，以防止严重心律失常的发生。若症状性低钙血症反复发作，可在 6~8 小时内输注 10~15mg/kg 的 Ca^{2+}。Ca^{2+} 浓度不应 >200mg/100ml，防止外渗后造成对静脉和软组织的刺激。若患者伴有低镁血症必须同时予以纠正。

3）高钾血症：当血钾 >6mmol/L；或者血钾尚不太高，但心电图已有典型高钾表现；或者有高钾所致的典型神经肌肉症状时，必须进行紧急处理。主要药物及措施包括以下几种：

葡萄糖酸钙：可直接对抗因血钾过高对细胞膜极化状况的影响，使阈电位恢复正常。

碳酸氢钠:除对抗高钾对细胞膜作用外,还能促使钾进入细胞内。可用 5%NaHCO$_3$ 溶液静脉快速滴注,或取 10~20ml 静脉推注。用后 5~10 分钟起作用,并持续到滴注结束后 2 小时。

葡萄糖和胰岛素:胰岛素可促使细胞对 K$^+$ 的摄取,从而使血钾下降,同时注射葡萄糖则可防止低血糖出现。糖和胰岛素的比例为 4:1~6:1(即 50g 糖加 8~12U 胰岛素)。

呋塞米:为襻利尿药,可促使钾从肾排出。应用后 10 分钟内起效,可持续 3~4 小时。

离子交换树脂:可口服或灌肠,每 50g 降钾树脂可使血钾下降 0.5~1.0mmol/L。

透析:为最快和最有效方法,可采用血液透析或腹膜透析,但后者疗效相对较差,且效果较慢。应用低钾或无钾透析液进行血液透析,可以使血钾几乎在透析开始后即下降,1~2 小时后血钾几乎均可恢复到正常。

4)低镁血症:在血镁严重过低、同时有明显症状(血 Mg^{2+}<0.5mmol/L)时,应即刻从静脉补充镁。一般可用 50% 硫酸镁 2ml 或 25% 硫酸镁 5~10ml 加入 5% 葡萄糖液缓慢滴注,并在心电图严密监护下进行。

(5)控制尿酸

1)别嘌醇:竞争性抑制黄嘌呤氧化物,阻断黄嘌呤和次黄嘌呤转化为尿酸,可预防和治疗高尿酸血症所致的急性肾功能不全,通常需 2~3 天才起效。别嘌醇可增加黄嘌呤在体内堆积可能导致黄嘌呤肾病的发生,且对已形成的尿酸无效。其具体用法为肿瘤开始治疗前 24~48 小时,口服 300~500mg/(m^2·d);或静脉注射 40~150mg/(m^2·8h);肾功能受损时,应适当减少其用量。

2)尿酸氧化酶:尿酸氧化酶可使尿酸氧化成尿囊素,后者的溶解度是尿酸的 5~10 倍,在美国和欧洲,该种药物已有替代别嘌呤醇的趋势,它不仅可以预防高尿酸血症,还可用于治疗尿酸性肾病。尿酸氧化酶最初由真菌中提取出来,由于过敏问题,目前临床应用的多为人工重组蛋白制品。其禁忌证是葡萄糖-6-磷酸脱氢酶(G-6-PD)缺乏症,原因是在尿酸在形成尿囊素过程中将产生 H_2O_2,后者使 G-6-PD 缺乏症患者发生溶血。

3)基因重组尿酸盐氧化酶:近年来从黄曲霉菌中克隆 cDNA 利用酵母菌株生产出基因重组的尿酸盐氧化酶纯蛋白拉布立酶(ras-buricaset,0.2mg/kg 静脉滴注 30 分钟),治疗尿酸具有更好的疗效,且比非基因重组尿酸盐氧化酶过敏反应更低。

(6)对出现严重的肾功能不全电解质紊乱及符合下列条件之一者应尽早进行血液或腹膜透析:钾≥6.5mmol/L;持续性高尿酸血症≥0.6mmol/L;血磷>0.1g/L;血尿素氮 21.4~28.6mmol/L;血清肌酐 442μmol/L 以上;少尿 2 天以上伴有体液过多、血钙低者。

2. 血糖紊乱 化学药物治疗恶性肿瘤患者,可诱发血糖不同程度的代谢异常:一过性血糖升高、糖耐量减低、糖尿病甚至低血糖。

(1)一般原则:肿瘤患者应在血糖有效控制下进行化疗,化疗前应详细询问病史和进行全面检查,建立完善的血糖监测记录及降糖药物应用记录,控制糖尿病并发症;糖尿病病情重、血糖不易控制者,应暂停化疗,先积极治疗糖尿病。在应用化疗药物时,应尽量避免使用对心、肾、肝毒性大的药物,必要时应减少剂量。另外,对糖尿病患者可改用糖代用品。

(2)高血糖控制:化疗药物大多可引发恶心呕吐、严重脱水、高血糖,易并发糖尿病酮症酸中毒及非酮症高渗性昏迷,应及时补充血容量,纠正水、电解质紊乱,调整胰岛素剂量及控制血压,降低血液黏稠度。肿瘤化疗或预防化疗副反应时要用糖皮质激素,只需加大胰岛素用量和密切观察,短期高血糖危害小于低血糖。

（3）低血糖防护：化疗前常规检测血糖，化疗后恶心呕吐、食量减少时，降糖药物应该减量并监测三餐前及睡前血糖。由于此时患者饮食控制及口服降糖药物效果往往较差，故应随时调整治疗方案，早期应用胰岛素。在应用胰岛素时，及时纠正电解质紊乱、抗感染、补液等支持治疗，防止低血糖发生。鼓励患者少量多餐，不能进食时指导饮用糖饮料，当进食很少或血糖水平较低的时候应减少甚至停用口服降糖药。

3. **其他内分泌异常处理** 其他监测项目包括甲状腺功能、肾功能、电解质、血脂等，动态观察甲状腺功能以及血液生化检查结果，发现异常及时予以补充处理，注意保护肾功能，化疗过程中避免发生急性肾功能不全，一旦发生而经常规治疗无效时，及时行血液透析或腹膜透析。预防骨质疏松的发生，严重时予以口服补充钙剂对症处理。

内分泌毒副反应的多样性使得对患者做所有可能的远期效应的筛检变得困难，且花费昂贵。内科医师和肿瘤科医师在常规的随访中可进行有针对的筛检，早期的监测和治疗可以显著提高癌症存活者的生命质量和生存时间。对于生育年龄女性，可以选择合适的化疗方案来保护卵巢功能等。

（骆志国）

参 考 文 献

［1］DeVita VT, Hel-man S, Rosenberg SA.Cancer Principles and Practice of Oncology［M］.NewYork：Lippincot-Raven Pubishers,1997:2758-2773.

［2］Pery MC.The Chemotherapy Source Bok［M］.Baltimore：Wiliams & Wilkins,1992:710-775.

［3］ Yeung SJ, Chiu AC, Asilopoulou-Selin R, et al.Theendocrine effects of non hormonalantine oplastic therapy［J］.EndocrRev, 1998,19(2):144-172.

［4］ 姚兰,徐勇.化疗与血糖升高的研究进展［J］.医学综述, 2011,17(3):398-400.

［5］ 王朝华,崔恒,李小平,等.妇科恶性肿瘤化疗后发生糖尿病患者的临床分析［J］.中国妇产科临床,2002,3(1): 13-15.

［6］ 袁玲,逢丽红.紫杉类化疗方案治疗恶性肿瘤继发糖尿病的病例分析［J］.大连医科大学学报,2008,30(3):263-264.

［7］ 王朝华,曾浩霞,付天云,等.不同化疗药物对大鼠血糖代谢的实验研究［J］.中国妇产科临床杂志,2010,1(1):48-51.

［8］ Dansuntornwong B, Chanprasertyothin S, Jongjaroenprasert W, et al.The relation between parameters from homeostasis model assess-ment and glycemic control in type 2 diabetes ［J］.J Med Assoc Thai,2007,90(11):2284-2290.

［9］ Rosenberg JE, Halabi S, Sanford BL, et al.Phase Ⅱ study of bortezomib in patients with previously treated advanced urothelial tract transitional cell carcinoma:CALGB 90207 ［J］.Ann Oncol,2008,19(5):946-950.

［10］ 戴月娣,陶莉,胡夕春,等.化疗对恶性肿瘤合并糖尿病患者血糖的影响［J］.临床肿瘤学杂志,2008,13(3): 254-257.

［11］ Becker S, DossusL, Kaaks R.Obesity related hyperinsuli-naemia and hyperglycaemia and cancer development［J］. Arch Physiol Bio-chem,2009,115(2):86-96.

［12］ 王彦荣,李沛,席妍,等.化疗诱发糖尿病32例临床分析［J］.中国实验诊断学,2008,12(1):133-134.

［13］ Fabris P, Floreani A, Tositi G, et al.Review article:type I diabetes mellitussin patients with chronic hepatitis before and after interferontherapy［J］.AlimentPharmacolTher, 2009,6:549-558.

[14] Wlazlowski M,Celinska W,Maciejka-dapuscinska L,et al.Acute pancreatitis in children with acute lymphoblasticleukemia treatedwithL-asparaginase[J]. PolTygLek,1994,49(12/13):296.

[15] 梁卉,刘华林,刘瑞海.左旋门冬酰胺酶致儿童继发性糖尿病临床观察[J].中国小儿血液,2005,10(1):26-28.

[16] Hammond IW,Ferguson JA,Kwong K,et al.Hyponatremiaand syndrome of inappropriate anti-diuretic hormone reported with the use of Vincristine:an over representation of Asians? [J].Pharmacoepidemiol Drug Saf,2002,11(3):229-234.

[17] ArambideK,Toto D.Tumorlysis syndrome[J].SeminNephrol, 1993,13(3):273-280.

[18] 李庆山.血液系统恶性疾病并发急性肿瘤溶解综合征12例[J].实用医学杂志,2002,18(7):736-737.

[19] Mulder JE.Bone density in survivors of childhood cancer[J]. J Clin Densi,2004,7(4):432-442.

[20] NesbitM,KrivitW,HeynR,et al.Acute and chronic effects of methotrexate on hepatic,pulmonary,and skeletal systems [J].Cancer,1976,37(2):1048-1057.

[21] Kaminski MS,Zelenetz AD,Pres OW,et al.Pivotal study of iodine I-131 tositumomab for chemotherapy-refractory low-grade or transformed low-grade B-cell non-Hodgkin's lymphomas[J].J Clin Oncol,2001,19(19):3918-3928.

[22] Kaminski MS,Tuck M,Estes J,et al.[131]I-tositumomab therapy as initial treatment for follicular lymphoma[J].N Engl J Med,2005,352(5):441-449.

[23] Desai J,Yasa L,Marquse E,et al.Hypothyroidism after sunitinib treatment for patients with gastrointestinal stromal tumors[J].Ann Intern Med,2006,145(9):660-664.

[24] Mahachoklertwatana P,Vilaiyuk S,Hongeng S,et al.Suppression of adrenal function in children with acute lymphoblastic leukemia following induction therapy with corticosteroid and other cytotoxic agents[J].J Pediatr,

2004,144(6):736-740.

[25] Schriock EA,Schel MJ,Carter M,et al.Abnormal growth patterns and adult short stature in 115 long-term survivors of childhood leukemia[J].J Clin Oncol,1991,9(3):400-405.

[26] Olshan JS,Gubernick J,Packer RJ,et al.The effects of adjuvant chemotherapy on growth in children with meduloblastoma[J].Cancer,1992,70(7):2013-2017.

[27] 汤钊猷.现代肿瘤学[M].第2版,上海:上海医科大学出版社,2000:588-591.

[28] 赵芳,孙丽芳.药源性女性内分泌紊乱[J].药物与临床,2014,11(11):27-30.

十五、诱发第二肿瘤

诱发第二肿瘤是化疗药物重要的远期并发症之一。化疗药物诱发的肿瘤以血液、淋巴系统肿瘤为主,以白血病、淋巴瘤、骨髓瘤最为常见,其诱发的白血病中,急性非淋巴细胞白血病(acute non lymphocytic leukemia ANLL)占多数,其他类型的白血病偶见。化疗药物诱发的实体瘤较为少见,但仍涉及呼吸、消化、泌尿生殖等各个系统,文献报道的非霍奇金淋巴瘤治疗后诱发的实体瘤如表2-23所示。化疗药物诱发第二肿瘤的危险因子、肿瘤类型、出现肿瘤的时间早晚不尽相同,影响因素很多,不仅与患者年龄、自身遗传体质、原发肿瘤的类型、化疗药物的种类和化疗强度密切相关,而且也与是否联合放疗等同样具有致癌性的治疗手段有关,国内外文献对此有大量的报道,但结果千差万别。随着临床案例报道的增多,越来越多的化疗药物被证实有远期致癌性,其中烷化剂如环磷酰胺和拓扑异构酶抑制剂如依托泊苷的致癌性得到公认,蒽环类的化疗药物多柔比星的致癌性也受到广泛关注,目前,根据诱发第二肿瘤危险性的强弱,可将化疗药物分为4类,总结如表2-24所示。

表 2-23 277 例非霍奇金淋巴瘤治疗后诱发的实体瘤

| 第二肿瘤类型 | 例数 | NHL | | | | NHL确诊时平均年龄(岁) | 发生第二肿瘤平均时间(年) |
		RT	CT	RT+CT	合计		
胃肠道肿瘤	89	19	14	21	54	54.6 ± 2.0	7.8 ± 1.0
肺癌	56	8	21	14	43	60.3 ± 2.1	5.3 ± 0.9
泌尿道肿瘤	35	5	10	12	27	66.2 ± 3.6	3.3 ± 0.8
皮肤癌	23	2	8	8	18	60.7 ± 7.6	6.7 ± 1.8
女性生殖系肿瘤	12	4	2	5	11	49.7 ± 4.1	6.8 ± 1.7
乳腺癌	12	5	2	4	11	50.8 ± 7.5	2.8 ± 0.7
卡波氏肉瘤	4			1	1	58.5 ± 13.5	4.2 ± 0.7
软组织和骨肉瘤	11	5	1	4	10	19.0 ± 8.1	6.3 ± 1.9
甲状腺癌	7	5	1	1	7	32.8 ± 10.8	11.8 ± 1.7
头颈部肿瘤	6	2	1	2	5	58.7 ± 10.4	15 ± 9.5
霍奇金病	8	1	1	4	6	41.6 ± 8.5	6.5 ± 1.2
黑色素瘤	4		1	2	3	54.0 ± 6.0	7.5 ± 1.5
肝胆肿瘤	6	2	1	2	5	59.0 ± 4.4	4.6 ± 3.7
中枢神经系统肿瘤	4			2	2	21.8 ± 11.1	4.6 ± 2.6
合计	277	58	64	81	203		

注:RT:放射治疗;CT:化疗

表 2-24 诱发第二肿瘤的化疗药物

危险性强弱	化疗药物
肯定致癌性	白消安、环磷酰胺、苯丁酸氮芥、美法仑、司莫司汀
高度可疑致癌性	顺铂、氮芥、多柔比星、卡莫司汀、洛莫司汀、甲基苄肼、塞替派

续表

危险性强弱	化疗药物
轻度致癌性	氮烯唑胺、乌拉莫司汀
无致癌性	羟基脲、放线菌素 D、氟尿嘧啶

【发生机制】

第二肿瘤的发生机制尚不完全清楚。一般认为长期、高强度使用化疗药物,可造成对人体全身或局部免疫功能明显受到压制,导致机体免疫调节和免疫监护功能降低,不能及时监控和清除突变的恶性转化细胞。同时,免疫功能的受抑可能激活体内潜在的致癌病毒,增加诱发癌变的危险性。很多化疗药物,尤其是与 DNA 直接作用的化疗药物,如烷化剂可与正常组织中分裂细胞的 DNA 直接作用,导致 DNA 断裂或重组,从而影响 DNA 功能和合成,诱发正常细胞的恶性转化。拓扑异构酶 Ⅱ 抑制剂可与 DNA、拓扑异构酶形成三联体阻断该酶连接活性,使 DNA 链断裂,引起基因重排,畸变染色体导致异常克隆,从而成为肿瘤细胞。此外,第二肿瘤的发生也可能与自身遗传因素有关系。

【诊断】

目前国际上尚未明确规定继发肿瘤的诊断标准。有研究者认为:有明确的化疗史;组织学上两个肿瘤均为恶性;且有各自独特的病理形态特点;第二肿瘤的发生距离原发肿瘤的诊断时间大于 6 个月;排除肿瘤之间相互转化的可能。可考虑化疗诱发的第二肿瘤诊断成立。

【治疗】

对于第二肿瘤的治疗可参照相应肿瘤的治疗方案,采取多学科综合治疗的手段,不过因其病情进展迅速、治疗上比较棘手、预后不良,因此,预防第二肿瘤的发生具有更加实际的意义。对于第二肿瘤的预防同样适用原发肿瘤的三级预防措施。不过,在对原发肿瘤治疗时,切不可因忌惮第二肿瘤的发生而放弃经验成熟、疗效肯定的化疗方案,只是在化疗强度的选择上,需结合患者的实际情况而定,尤其是烷化剂的使用,对于有机会治愈的原发肿瘤,切不可过度化疗或联合不必要的放疗。此外,对于长期使用烷化剂、两种烷化剂联用、原发病复发再治疗需相当警惕,老年患者宜严密监控。积极开发烷化剂的替代方案也具有重要的临床意义。

(骆志国)

参 考 文 献

[1] Fianchi L,Pagano L,Piciocchi A,et al.Characteristics and outcome of therapy-related myeloid neoplasms:Report from the Italian network on secondary leukemias[J].Am J Hematol,2015,90(5):80-85.

[2] 展新荣,梁波,王羽,等.急性粒细胞白血病继发第二肿瘤的临床观察[J].中国实用医药,2010,5(31):110-111.

[3] Kim SH,Shin KH,Seok SO,et al.Secondary malignant neoplasms after osteosarcoma:early onset and cumulative alkylating agent dose dependency[J].Ann Surg Oncol,2015,22(3):859-865.

[4] Worrillow LJ,Allan JM.Deregulation of homologous recombination DNA repair in alkylating agent-treated stem cell clones:a possible role in the aetiology of chemotherapy-induced leukaemia[J].Oncogene,2006,25(12):1709-1720.

[5] Zhang YC,Zhou YQ,Yan B,et al.Secondary acute promyelocytic leukemia following chemotherapy for gastric cancer:A case report[J].World J Gastroenterol,2015,21(14):4402-4407.

[6] 徐元庆,王华庆,钱正子,等.非霍奇金淋巴瘤继发第二

肿瘤 54 例临床分析[J].中国肿瘤临床,2012,39(19):1246-1249.

[7] Masarova L,Newberry KJ,Pierce SA,et al.Association of lymphoid malignancies and Philadelphia-chromosome negative myeloproliferativeneoplasms:Clinical characteristics,therapy and outcome[J].Leuk Res,2015,2126(15):132.

[8] 李哲,李斌.实体瘤迭合白血病 12 例分析[J].现代预防医学,2013,40(3):600-601.

第三章

靶向药物的毒副反应及处理

第5节 靶向药物的分类

肿瘤分子靶向治疗是以肿瘤细胞中特定的分子为靶点,通过药物与之结合,阻断或影响其功能,从而特异性地抑制肿瘤细胞增殖、侵袭和转移,促进其凋亡或死亡的治疗方法。分子靶向治疗的靶点可以是蛋白质或基因片段,这些靶点分子在肿瘤的发生、生长、代谢、信号转导、细胞凋亡等方面起重要作用,而对正常细胞影响相对较小。

靶向药物的特点:①高特异性,能与靶分子特异结合;②高亲和力,与靶分子结合时呈高亲和力;③结构稳定,有利用于延长药物在体内的半衰期;④低免疫原性,避免与宿主发生免疫反应。

肿瘤分子靶向治疗的药物很多,分类方法也很多,目前尚无统一的分类方法,以下简单介绍一下临床比较常用的分类方法。

一、克隆抗体

抗体是由 B 淋巴细胞转化而来的浆细胞分泌的,每个 B 淋巴细胞株只能产生一种它专有的、针对一种特异性抗原决定簇的抗体。这种从一株单一细胞系产生的抗体就叫单克隆抗体,简称单抗。临床中常用的克隆抗体类药物可分为非结合性单克隆抗体和偶联抗体。单克隆抗体抑制肿瘤生长的主要机制是依赖其诱导的抗体依赖性细胞介导的细胞毒作用聚集和活化宿主的效应细胞,通过补体介导的细胞毒作用阻断受体-配体的相互作用,以及诱导细胞凋亡等机制杀伤肿瘤细胞。而偶联抗体则是通过自身对肿瘤抗原的识别,将偶联上的放射性同位素、药物等带至肿瘤细胞,起到特异性载体作用。

(一)非结合性单克隆抗体

非结合性单克隆抗体是指只识别一种抗原表位的抗体,其性状高度均一、生物活性单一、特异性强。因此,此类单克隆抗体具有性质纯、效价高、特异性强,少或无血清交叉反应等特点。抗体治疗的关键是选择合适的靶抗原,理想的单抗靶抗原应选择性表达或高表达于肿瘤细胞,而非正常细胞。临床常用的主要有抗 HER-2 的单抗曲妥珠单抗(Trastuzumab)和帕妥珠单抗(Pertuzumab);抗表皮生长因子受体(EGFR)的单抗西妥昔单抗(Cetuximab)、帕尼单抗(Panitumumab)、尼妥珠单抗(Nimotuzumab);抗 CD20 的单抗利妥昔单抗(Rituximab);抗 CD52 的单抗阿仑单抗(Alemtuzumab);抗血管内皮生长因子受体(VEGFR)的单抗贝伐单抗(Bevacizumab)、雷莫芦单抗(Ramucirumab)等。

(二)偶联抗体

1. **抗体-细胞毒药物偶联物** 此类抗体的结构是由具有靶向作用的单克隆抗体与具有细胞毒作用的药物结合而成。如 T-DM1 结合了抗 HER-2 的单抗曲妥珠单抗与强效的细胞毒药物 Maytansine,起到杀死肿瘤细胞的作用。另外还有吉姆单抗/奥唑米星(Gemtuzumab Ozogamicin)也属于抗体-细胞毒药物偶联物。

2. **抗体-放射性同位素偶联物** 有些单抗本身无明显的抗肿瘤作用,将单抗与放射性核素偶联如 β- 发射体 ^{131}I、^{90}Y、^{188}Re 和 α- 发射体 ^{225}Ac、^{213}Bi、^{211}At 等,通过抗体部分靶向结合于肿瘤细胞,偶联的放射性核素在肿瘤局部达到高浓度,或内化入肿瘤细胞,从而起到杀伤肿瘤细胞的作用。常用的药物有替伊莫单抗

（Ibritumomab）和托西莫单抗（Tositumomab）。

二、小分子酪氨酸激酶抑制剂

小分子酪氨酸激酶靶向药物能与酪氨酸激酶在胞内的 ATP 结合位点结合，抑制酪氨酸激酶磷酸化，从而阻断肿瘤生长、增殖所必需的信号传导通路，起到抗肿瘤的作用。

1. **EGFR 酪氨酸激酶抑制剂** 表皮生长因子受体（EGFR）酪氨酸激酶抑制剂是最先被应用于临床靶向治疗的抗肿瘤药物之一，它选择性地作用于肿瘤细胞，与 ATP 可逆性竞争酪氨酸激酶的细胞内代谢区域，抑制酶自动磷酸化和下游信号的传递。常用药物有吉非替尼（Gefitinib）、厄洛替尼（Erlotinib）、阿法替尼（Afatinib）、拉帕替尼（Lapatinib）等。

2. **ALK 酪氨酸激酶抑制剂** 2007 年 Soda 首次在非小细胞肺癌患者术后标本中检测到 EML4-ALK 重排融合。EML4-ALK 是由棘皮动物微管相关蛋白样 4（EML4）融合至间变淋巴瘤激酶（ALK）的细胞内酪氨酸激酶结构域重排而成，能够导致异常的酪氨酸激酶表达。ALK 酪氨酸激酶抑制剂可以阻断这一通路从而起到杀死肿瘤细胞的作用。常用药物有克唑替尼（Crizotinib）、色瑞替尼（Ceritinib）。

3. **Bcr-Abl 酪氨酸激酶抑制剂** 慢性粒细胞白血病（CML）是一种起源于多能造血干细胞的血液系统恶性疾病，其主要标志是 9 号及 22 号染色体相互易位形成断裂点簇集区（breakpoint cluster region bcr）- 艾贝尔逊白血病病毒（Abelson leukemia virus abl）融合基因，产生费城（Philadelphia,Ph）染色体，从而表达 Bcr-Abl 融合蛋白。Bcr-Abl 具有激酶活性，在正常细胞中无表达，在病变细胞中可磷酸化并活化一系列下游底物，使 CML 成熟粒细胞无限增生。Bcr-Abl 酪氨酸激酶抑制剂能选择性结合于 Bcr-Abl 激酶上的 ATP 结合位点，能有效抑制慢性粒细胞白血病（CML）祖细胞增殖。常见药物有伊马替尼（Imatinib）、尼洛替尼（Nilotinib）、达沙替尼（Dasatinib）和博舒替尼（Bosutinib）。

4. **BRAF酪氨酸激酶抑制剂** Raf激酶家族共包括3个成员，即A-Raf、B-Raf和C-Raf，B-Raf在这3个成员中的突变率最高，约有7%~8%的人类肿瘤发生 *B-raf* 基因突变。其中黑色素瘤患者的突变率最高，约有40%~68%的转移性黑色素瘤发生 *B-raf* 基因突变。Ras/Raf/MEK/ERK信号转导通路是调控细胞生长、分化和增殖最重要的通路之一，其中信号蛋白的过度表达或突变可导致肿瘤的发生和发展。BRAF激酶抑制剂通过抑制这一信号转导通路起到抗肿瘤的作用。常用药物有维罗非尼（Vemurafenib）、达拉菲尼（Dabrafenib）和曲美替尼（Trametinib）。

5. **多靶点酪氨酸激酶抑制剂**（也称多激酶抑制剂） 多靶点药物针对多个靶点，可以同时调节多个环节，对各靶点的作用产生协同效应，达到最佳的治疗效果。多靶点药物的作用方式可以分为以下三类：①直接作用于不同的靶点，阻断促进肿瘤细胞生长的相同或不同的信号传导通路，达到抗肿瘤目的；②药物对某一个靶点的作用可以产生连锁效应，如通过影响酶的活性，改变药物的代谢等对另外一个靶点产生作用；③作用于某一靶点上的不同位点发挥联合作用进而增强药理活性。尽管多靶点作用可以几种不同的方式进行，但各靶点会协同发挥作用，以达到最佳的治疗效果。常用药物有舒尼替尼（Sunitini）、索拉非尼（Sorafinib）、帕唑帕尼（Pazopanib）、凡德他尼（Vandetanib）、瑞戈非尼（Regorafenib）、阿西替尼（Axitinib）等。

三、其他

1. **内源性血管生成抑制因子** 抗肿瘤血管生成药物主要的作用靶点为血管内皮细胞生长的信号转导通路。这类药物主要是通过抑制血管内皮细胞的迁移,提高血管内皮抑制因子的活性,抑制血管生长因子的活性,阻断下游信号转导,从而抑制肿瘤新生血管的生成,最终达到抑制肿瘤生长的目的。代表药物有重组人内皮抑素(恩度,Endostar)、阿柏西普(Ziv-aflibercept,Zaltrap)、阿帕替尼(Apatinib)。

2. 泛素-蛋白酶体抑制剂 在细胞内,细胞周期调控蛋白的降解工作由"泛素-蛋白酶体"负责。当蛋白质有待降解时,它首先被泛素标记,被泛素标记的蛋白再被蛋白酶体识别并予以降解,泛素被释放出来再次参与循环。在肿瘤细胞中,正调控机制往往被上调,而负调控机制被下调,细胞不断的分裂生长。泛素-蛋白酶体抑制剂通过抑制细胞周期来控制肿瘤细胞生长。代表药物有硼替佐米(Bortezomib)。

3. mTOR 激酶抑制剂 mTOR 是一种丝氨酸/苏氨酸蛋白激酶,位于 PI3K/Akt 通路的下游。mTOR 信号通路主要参与细胞生长和分化的调控,并在翻译水平控制以上过程。在许多恶性肿瘤中,PI3K/Akt 信号通路过度激活,进而使下游的 mTOR 信号通路上调。已经证实 20%~25% 乳腺癌患者 PI3K 的催化亚基发生突变。代表药物依维莫司(Everolimus)。

第6节 靶向药物的应用

目前肿瘤药物治疗的主流用药仍是传统细胞毒类药物,靶向治疗药物主要集中在非小细胞肺癌、肾癌、乳腺癌、黑色素瘤、肝癌、胃肠间质瘤、淋巴瘤和多发性骨髓瘤等,而且具有越来越广泛的应用趋势。

一、克隆抗体

(一)非结合性单克隆抗体

非结合性单克隆抗体广泛应用于肿瘤的临床治疗中,研究证明大多数情况下与常规化疗、放疗、免疫调节药物及其他单抗药物联合应用时具有协同作用。

1. 曲妥珠单抗 曲妥珠单抗(Trastuzumab,商品名赫赛汀)是一种人类单克隆抗体,1998 年 9 月美国 FDA 批准曲妥珠单抗用于 HER-2 过表达的转移性乳腺癌。2010 年 10 月,美国 FDA 批准了曲妥珠单抗用于 HER-2 过表达的转移性胃癌 / 胃 - 食管结合部肿瘤的新适应证。

【作用机制】

曲妥珠单抗含有特异性抗原结合部位,可与 HER-2 受体的胞外近膜区域结合,阻碍 HER-2 受体二聚体的形成,加速 HER-2 受体的降解,使 HER-2 受体表达下调,抑制 HER-2 依赖性肿瘤细胞的增殖与存活。另外,曲妥珠单抗还可通过诱导抗体依赖细胞介导的细胞毒反应,发挥抗肿瘤作用。

【适应证】

(1) HER-2 过表达乳腺癌患者:HERA 试验是一项研究 HER-2 过表达(IHC 3+ 或 FISH+)乳腺癌患者在完成标准术后化放疗后加用曲妥珠单抗 1~2 年的疗效的临床试验,中位随访 2 年的结果显示加用曲妥珠单抗组和不加曲妥珠单抗组的 2 年无病生存期(DFS)分别为 85.8% 和 77.4%(风险比为 0.54,$P<0.0001$)。研究表明 HER-2 过表达乳腺癌术后辅助治疗中加曲妥珠单抗可明显提高疗效。而 H0648g 为一项随机、开放的多中心临床试验,在 469 例未接受化疗的转移性乳腺癌女性患者中进行。结果也显示接受曲妥珠单抗 + 化疗比单用化疗患者的中位疾病进展时间(分别为 7.2 个月和 4.5 个月,$P<0.001$)显著延长,总缓解率显著提高(分别为 45% 和 29%,$P<0.001$),中位生存期也有所延长(分别为 25.1 个月与 20.3 个月,$P=0.046$),死亡风险降低 20%,显示了曲妥珠单抗在转移性乳腺癌一线治疗中的优势。

(2) HER-2 过表达胃癌患者:ToGA 试验(BO18255 试验)是第 1 个探索晚期 HER-2 过表达胃癌化疗联合曲妥珠单抗的三期随机对照研究。选取了 3807 例晚期胃癌患者,分为化疗组与化疗联合曲妥珠单抗组,结果显示对于 HER-2 过表达(IHC 2+ 且 FISH+ 或 IHC 3+)的患者,化疗联合曲妥珠单抗组与单纯化疗组的中位生存期分别为 16 个月及 11.8 个月,风险比(HR)0.65(95% CI:0.51~0.83);中位无进展生存期分别为 7.6 个月及 5.5 个月,HR 0.64(95% CI:0.51~0.79)。研究显示化疗联合曲妥珠单抗组的中位生存期及无进展生存期均比化疗组延长,肯定了曲妥珠单抗在 HER-2 过表达胃癌患者中的疗效。

【用法】

(1)转移性乳腺癌

1)每周给药方案:初始负荷剂量,建议本品的初始负荷剂量为 4mg/kg,静脉输注 90 分钟以上。维持剂量,建议本品每周用量为 2mg/kg。如果患者在首次输注时耐受性良好,则后续输注可改为 30 分钟。维持治疗直至疾病进展。

2)三周给药方案:初始负荷剂量为 8mg/kg,随后6mg/kg,每三周给药一次。第一次输注时间约为 90 分钟,如果患者在首次输注时耐受性良好,后续输注可改为 30 分钟。维持治疗至疾病进展。

(2)乳腺癌辅助治疗:在完成所有化疗后开始曲妥珠单抗治疗。曲妥珠单抗多采用三周给药方案,方法同上。治疗时间一般推荐 1 年。

(3)转移性胃癌:建议采用每 3 周 1 次的给药方案,用法同上。维持治疗直至疾病进展。

【毒副反应】

曲妥珠单抗最常见的毒副反应是发热、恶心、呕吐、输注反应、腹泻、感染、咳嗽加重、头痛、乏力、呼吸困难、皮疹、中性粒细胞减少症、贫血和肌痛。需要中断或停止曲妥珠单抗治疗的毒副反应包括充血性心力衰竭、左心室功能明显下降、严重的输注反应和肺毒性。

曲妥珠单抗用于胃癌治疗中,最常见的毒副反应(>10%)是中性粒细胞减少症、腹泻、乏力、贫血、口腔炎、体重减轻、上呼吸道感染、发热、血小板减少症、黏膜炎症、鼻咽炎和味觉障碍。除了疾病进展外，最常见的导致停止治疗的毒副反应是感染、腹泻和发热性中性粒细胞减少症。

2. **帕妥珠单抗** 帕妥珠单抗（Pertuzumab，商品名Perjeta）是一种针对HER-2胞外结构域人工合成的单克隆抗体，在2012年6月8日通过了美国FDA的认证，用于治疗HER-2阳性的转移性乳腺癌。

【作用机制】

HER-2和人类表皮生长因子受体-3（Her-2/Her-3）二聚体的形成可激活PI3K/AKT信号通路，促进肿瘤的形成与发展。帕妥珠单抗阻断这种二聚体的形成而起到控制肿瘤的作用。

【适应证】

与曲妥珠单抗和多西他赛联合使用，用于治疗既往未接受过任何抗HER-2治疗和化疗的HER-2阳性转移性乳腺癌患者。Cleopatra试验是一项Ⅲ期临床试验，将808例患者随机分为帕妥珠单抗＋曲妥珠单抗/多西他赛组和安慰剂＋曲妥珠单抗/多西他赛组。结果示帕妥珠单抗组和安慰剂组的中位PFS分别为18.5个月和12.4个月，HR=0.62；客观缓解率ORR分别为80.2%和69.4%；中位OS分别为56.5个月和40.8个月，研究证实帕妥珠单抗能增加HER-2阳性晚期乳腺癌疗效。

【用法】

初始剂量为840mg，持续60分钟静脉输注。其后每3周420mg，持续30至60分钟静脉输注。

与曲妥珠单抗联合时，推荐曲妥珠单抗初始剂量为8mg/kg，持续90分钟静脉输注，其后每3周剂量6mg/kg，持续30~90分静脉输注。

与多西他赛联合时，推荐多西他赛初始剂量为75mg/m^{2}静脉输注，如初始剂量耐受良好时剂量可增至每3周100mg/m^2。

【毒副反应】

与曲妥单抗和多西他赛联用最常见毒副反应（>30%）是腹泻、脱发、中性粒细胞减少、恶心、疲乏、皮疹和周围神经病变。

注意事项：

（1）胚胎-胎儿毒性：妊娠妇女用药可导致羊水过少，延迟胎儿肾发育和胎儿死亡。

（2）左心室功能不全：在随机试验中曾报道帕妥珠单抗减低 LVEF（左室射血分数）。曾接受蒽环类药物化疗或既往胸部放疗患者为高危人群。治疗开始前和治疗期间应定期（如每3个月）评估 LVEF。

（3）输液反应：帕妥珠单抗治疗组输液反应的发生率为 10.8%~13.0%，小于 1% 是 3 或 4 级。最常见输注反应（≥1.0%）是发热、寒战、疲乏、头痛、虚弱和呕吐。

3. 尼妥珠单抗　尼妥珠单抗（Nimotuzumab，商品名泰欣生）是一个 IgGl 型人源化的 EGFR 单克隆抗体，是我国第一个用于治疗恶性肿瘤的单抗类药物，于 2008 年获准上市。

【作用机制】

尼妥珠单抗具有高选择性和半衰期长的特点，能够竞争性结合 EGFR，阻断由 EGFR 与其介导的下游信号转导通路，从而抑制肿瘤细胞增殖、生长，起到抗肿瘤的作用。

【适应证】

（1）与放疗联合治疗表皮生长因子受体（EGFR）表达阳性的Ⅲ/Ⅳ期鼻咽癌：由中国医学科学院肿瘤医院负责、全国共 7 所新药临床试验基地共同参与完成的随机、开放、多中心临床试验研究了尼妥珠单抗在鼻咽癌中的疗效。该试验共 137 例晚期鼻咽鳞状细胞癌（Ⅲ期或Ⅳ期）患者入组，免疫组化法检验均为 EGFR 中高表达。全部患者随机分为试验组和对照组，试验组 70 例患者受尼妥珠单抗联合根治性放射治疗组和单纯根治性放射治疗，结果显示肿瘤有效率（CR+PR）

分别为 100.00% 和 90.91%，*P*=0.02。结果表明尼妥珠单抗联合放疗能提高晚期鼻咽癌患者的完全缓解率及局部控制率。

（2）与放疗联合治疗恶性脑胶质瘤：正常血脑屏障会阻碍尼妥珠单抗向脑部病变部位传递，而手术患者、肿瘤患者以及经放射治疗的患者其血脑屏障的完整性受损，故药物尼妥珠单抗就有可能通过血脑屏障。Diserbo 等研究了 20~40Gy 的单次大剂量照射对小鼠血脑屏障影响，结果提示血脑屏障的破坏、恢复时间可能在放疗开始后 3 天、30 天左右。Cao 等发现适形放疗能选择性开放血脑屏障，认为大分子药物进入血脑屏障的最佳时期是放疗开始后 1 周到放疗结束后 1 个月。Tania 等采用放射免疫技术显像 ^{99}mTC 标记，发现经联合治疗后肿瘤残留的部位单抗吸收呈阳性，提示尼妥珠单抗能够进入胶质瘤患者脑内，而且具有特异性。同时报道了尼妥珠单抗联合放疗（50~60Gy）治疗脑胶质瘤的 I / II 期临床研究，全组 29 例患者，均进行过减瘤手术或活检。接受体外放射治疗，和尼妥珠单抗注射治疗，连续 6 周，结果显示客观有效率为 37.9%，随访至第 29 个月，患者中位生存期为 22.17 个月，比单纯放疗所报道的生存时间长。证明尼妥珠单抗联合放疗能提高脑胶质瘤的疗效。

【用法】

将 100mg 尼妥珠单抗注射液稀释到 250ml 生理盐水中，静脉输液给药，给药过程应持续 60 分钟以上。在每人每次 200~400mg 剂量下可以耐受，目前尚未获得使用超过 400mg 剂量时的安全性数据。在给药过程中及给药结束后 1 小时内，需密切监测患者的状况。首次给药应在放射治疗的第一天，并在放射治疗开始前完成。之后每周给药 1 次，共 8 周，患者同时接受标准的放射治疗。

【毒副反应】

与本品相关的毒副反应主要表现为轻度发热、

血压下降、恶心、头晕、皮疹。其中发热的发生率为4.28%~16.8%,寒战的发生率为16.8%,恶心和呕吐的发生率为1.43%~13.5%,发冷的发生率为13.5%,血压降低的发生率为2.86%~7.8%,虚弱的发生率为7.8%,头痛的发生率为5.6%,贫血的发生率为5.6%,肢端青紫的发生率为5.6%,皮疹的发生率为1.43%。罕见的毒副反应主要有吞咽困难、口干、潮红、心前区痛、嗜睡、定向障碍、肌痛、血尿、转氨酶升高、肌苷升高。

4. 西妥昔单抗　西妥昔单抗(Cetuximab,C-225,商品名爱必妥),是一种抗 EGFR 的嵌合型 IgGl 亚型单克隆抗体。2004 年 2 月 FDA 首次批准西妥昔单抗用于治疗其他治疗失败的转移性晚期结直肠癌患者;2009 年,FDA 更新西妥昔单抗的推荐,改为用于 *K-ras* 基因野生型的转移性结直肠癌患者。2013 年 12 月欧洲药品管理局(EMA)人用医药产品委员会(CHMP)批准西妥昔单抗用于 *RAS* 基因野生型的转移性结直肠癌患者。2006 年 3 月,FDA 批准西妥昔单抗用于与放疗结合或是单用于已接受过铂类药物治疗的头颈部鳞状细胞癌的患者。2006 年 7 月西妥昔单抗在我国批准上市。

【作用机制】

西妥昔单抗是一种抗 EGFR 的嵌合型 IgGl 亚型单克隆抗体,可与正常细胞以及多种癌细胞表面表达的表皮生长因子受体(EGFR)的细胞外结构域特异性结合,通过阻断与受体相关的激酶磷酸化和细胞内信号转导,抑制肿瘤细胞的增殖,诱导细胞凋亡。西妥昔单抗还可降低母体金属蛋白酶和 VEGF 的产生,逆转肿瘤细胞对细胞毒类药物的抗药性,从而发挥抗肿瘤的作用。

【适应证】

(1) *K-ras* 野生型转移性结直肠癌(mCRC)联合化疗:早期实验证明西妥昔单抗联合化疗优于单用化疗。Van Cutsem 等报道了 CRYSTAL 临床试验的结果,将 1198 例未经治疗的 mCRC 患者随机分为两组,分别接受 FOLFIRI(伊立替康 + 氟尿嘧啶)联合西妥昔单抗和 FOLFIR 化疗,两组有效率分别为 57.3% 和 39.7%(P=0.005),PFS 分别为 8.3 个月和 7.2 个月(P=0.04),肯定了西妥昔单抗在转移性结直肠癌中的疗效。而 NCIC CO.17 研究是由 NCIC CTG(NCIC Clinical Trials Group)组织的国际Ⅲ期临床研究,研究的主要目的是探讨西妥昔单抗对化疗失败而不再接受化疗的晚期大肠癌患者的疗效。该研究全面系统地对 K-ras 基因突变状态与西妥昔单抗对 OS、PFS 的影响进行了相关性分析。结果显示,在 K-ras 野生型患者中,与单纯支持治疗相比,使用西妥昔单抗治疗可显著改善患者总生存期,西妥昔单抗组中位生存期为 9.5 个月,对照组为 4.8 个月,死亡风险比为 0.55(95% 可信区间为 0.41~0.74.P<0.001);无进展生存期分别为 3.7 个月与 1.9 个月,病情进展或死亡的风险比为 0.40(95% 可信区间为 0.30~0.54,P<0.001)。在 K-ras 突变型患者中,西妥昔单抗治疗组和单纯支持治疗组无差别,中位生存期分别为 4.5 个月与 4.6 个月,死亡风险比 0.98(P=0.89),无进展生存期均为 1.8 个月,风险比为 0.99(P=0.96)。在单纯接受支持治疗的患者中,K-ras 基因的突变状态与总生存期无显著相关性(死亡风险比为 1.01,P=0.97)。研究表明,K-ras 野生型结直肠癌患者可以从西妥昔单抗治疗中获益。

2013 年 12 月 CHMP 建议批准西妥昔单抗用于 Ras 基因野生型的转移性结直肠癌患者,该建议主要参考了 OPUS 研究的数据。该研究除了检测 K-ras 外显子 2 外,还新增了 4 个额外 K-ras 密码子(外显子 3 和 4)和 6 个 N-ras 密码子(外显子 2、3 和 4)进行筛查。根据 RAS 基因突变状态,对预后进行评估。研究结果示 RAS 野生型患者,FOLFOX4 方案联合西妥昔单抗与单用 FOLFOX4 化疗组的缓解率分别为 57.9% 和 28.6%,有统计学意义,OS 分别为 19.8 个月和 17.8 个月,无统计学差异,表明联合西妥昔单抗组的缓解率得到明显提高。而在有任何 *RAS* 基因突变的患者中,联合西妥昔单抗组和单用化疗组的缓解率分别为37%和50.7%,OS 分别为 13.5 和 17.8 个月,无统计学差异。实验结果表明对于有任何 *RAS* 基因突变的患者,并没有观察到 FOLFOX4 联合西妥昔单抗治疗的获益,且有伴较差预后的趋势。

(2)头颈部鳞癌:一项多中心研究(EXTREME)将442 例未接受化疗的转移性或复发性头颈部鳞癌患者随机分为西妥昔单抗联合化疗(顺铂或卡铂和 5- 氟尿嘧啶)组和单纯化疗组(顺铂或卡铂和 5- 氟尿嘧啶),接受西妥昔单抗联合化疗的患者平均生存期为 10.1 个月,而仅接受化疗者平均生存期为 7.4 个月,接受西妥昔单抗组的患者获得了更好的生存获益。

【用法】

推荐的初始剂量为 400mg/m²,在 120 分钟静脉输注(最大输注速率 10mg/min),随后每周剂量 250mg/m²,在 60 分钟内输注(最大输注速率 10mg/min),直至疾病进展或不能接受的毒性。建议预先用一种 H_1 拮抗剂(如 50mg 苯海拉明),首次剂量前 30~60 分钟静脉给药;对随后西妥昔单抗的预先给药,应根据临床判断和既往是否存在严重性输液反应来决定。

【毒副反应】

西妥昔单抗最常见毒副反应是皮肤毒副反应(包括皮疹 87%~89%,瘙痒 16%~40% 和指甲变化)、头痛(19%~33%)、腹泻(19%~39%)和感染(15%~35%)。

FDA 给予黑框警告的反应是输液反应(发生率约 3%,致死率 <1/1000)和心跳呼吸骤停(发生率约为 2%)。其他严重的毒副反应有败血症、肾衰竭、间质性肺病和肺栓塞。在所有的临床试验中,有 3%~10% 患者因为严重毒副反应而终止西妥昔单抗。

5. **帕尼单抗** 帕尼单抗(Panitumumab,商品名 Vectibix)是第一个完全人源化的 IgG2 单克隆抗体。

2006 年 9 月获得 FDA 批准用于标准化疗方案（氟尿嘧啶、奥沙利铂或伊立替康）治疗失败的转移性结直肠癌（mCRC）。

【作用机制】

表皮生长因子受体（EGFR）在正常情况下可帮助调节人体内细胞的生长，但同时也会刺激癌细胞生长。EGFR 存在于癌细胞的表面，帕尼单抗与 EGFR 相结合，可阻止其与表皮生长因子（EGF）或转化生长因子 α（TGF-alpha）结合，从而阻断与受体相关的激酶磷酸化和细胞内信号转导，抑制肿瘤细胞的增殖，诱导细胞凋亡。

【适应证】

联合化疗治疗 K-ras 野生型的 mCRC 患者：PRIME 研究观察了帕尼单抗联合 FOLFOX4 一线治疗转移性结直肠癌的疗效，共纳入 1183 例转移性结直肠癌患者，随机分为帕尼单抗联合 FOLFOX4 和 FOLFOX4 单化疗组。2010 年首次发表时，对 93%（1096 例）的患者进行了 K-ras 基因第 2 外显子的检测，野生型和突变型分别为 656（60%）例和 440（40%）例。结果显示，与单纯化疗相比，K-ras 野生型患者接受帕尼单抗联合 FOLFOX4 组的 PFS 是 9.6 个月，而单化疗组为 8.0 个月（$P=0.02$），ORR 分别为 55% 与 48%，均显著获益，OS 有改善的趋势（23.9 个月 vs 19.7 个月，$P=0.072$），但无统计学意义。而 K-ras 突变型患者接受帕尼单抗联合治疗的 PFS 为 7.3 个月，单化疗组为 8.8 个月（$P=0.02$），OS 联合组反而缩短（15.5 个月 vs 19.3 个月，$P=0.068$）。此后研究者又对患者的肿瘤标本扩大了基因检测的范围，包括 K-ras 第 3、4 外显子，N-ras 第 2、3、4 外显子和 BRAF 第 15 外显子，并重新定义了 RAS 基因状态，将 K-ras 和 N-ras 的外显子 2、3、4 均野生定义为 RAS 野生型，任何 K-ras 和 N-ras 外显子 2、3、4 突变均归入 RAS 突变。在此基础上，研究者重新评估了帕尼单抗联合 FOLFOX4 一线治疗转移性结直肠癌的疗效。结果显

示原 *K-ras* 野生型患者中,20% 检测到 *K-ras* 第 3、4 外显子或 *N-ras* 的突变。在新定义下,*RAS* 突变患者的比例增加了 12%(由 40% 增至 52%),而 *RAS* 野生型患者的比例从 60% 降至 48%。分析显示,与单纯化疗相比,化疗加帕尼单抗并未给 *RAS* 突变患者带来额外获益,PFS 和 OS 反而缩短。而按新定义界定的 *RAS* 野生型患者则能从帕尼单抗联合化疗的治疗中显著获益,不仅 PFS(10.1 个月 vs 7.9 个月,$P<0.01$)显著延长,而且 OS(26.0 个月 vs 20.2 个月,$P=0.04$)的延长也具有统计学差异。因此,PRIME 研究启示我们应该扩展对 *K-ras* 和 *N-ras* 基因突变的认识,并在临床实践中给予重视,及时扩大基因检测范围,以增加 *RAS* 基因突变的检出率,甄选出 EGFR 单抗无效的患者。

【用法】

推荐剂量是 6mg/kg,历时 60 分钟静脉输注给药,两周一次,剂量高于 1000mg 应 90 分钟给药。

【毒副反应】

心血管系统:外周水肿(5%~12%)。

皮肤:90% 的患者可能发生皮肤毒性,中等至严重的皮肤毒性的发生率为 16%,皮肤出现红斑发生率为 65%。

内分泌系统:低镁血症(8%~9%),3 度低钾血症(16%)。

消化系统:腹痛(25%),便秘(21%),腹泻(21%~58%)。

血液系统:2~4 级血栓性静脉炎(5%)。

免疫系统:抗体生成(≤4.1%),输液并发症,包括过敏反应、气管痉挛、发热、寒战和低血压等,发生率为 4%。

骨骼肌肉系统:13% 患者出现 2~4 级的背痛。

神经系统:疲劳(11%~26%),13% 的患者出现 2~4 级的疼痛;视觉方面,结膜炎(4%~9%);呼吸系统:咳嗽(9%~14%),肺纤维化发生率低(<1%),但为最严重副

反应之一。

6. 利妥昔单抗 利妥昔单抗(Rituximab,商品名美罗华,MIH)是人-鼠嵌合性抗 CD20 单克隆抗体。1997 年 11 月被 FDA 批准用于治疗表达 CD20(+)的 B 细胞来源非霍奇金淋巴瘤的患者。2008 年,FDA 批准用于慢性淋巴细胞白血病的一线治疗。

【作用机制】

利妥昔单抗与补体 C1 结合,能使补体蛋白固定在抗体包被的肿瘤细胞表面,介导补体依赖的细胞毒作用;另外,利妥昔单抗 Fc 片段与各种效应细胞 Fc 片段受体结合,激活效应细胞释放细胞毒性物质,介导抗体依赖的细胞毒途径。由于 Fc 受体多态性,利妥昔单抗还可以直接诱导 B 淋巴细胞的凋亡,从而发挥抗肿瘤的作用。

【适应证】

近年,随着对淋巴细胞及其作用机制认识的深入,利妥昔单抗的治疗范围已从 B 细胞恶性淋巴瘤扩展至慢性淋巴细胞白血病、多发性骨髓瘤和多种自身免疫系统疾病,甚至在造血干细胞移植中也发挥重要的作用。

(1)恶性淋巴瘤:GELA LNH 98.5 Ⅲ期临床研究比较了利妥昔单抗联合 CHOP 方案(R-CHOP 组)和单用 CHOP 方案对老年患者的疗效,结果显示 R-CHOP 组和单用 CHOP 组的 10 年 PFS 率分别为 36.5% 和 20.0%($P<0.0001$),中位生存时间分别为 8.4 年和 3.5 年($P<0.0001$),10 年 OS 率 分 别 为 43.5% 和 26.7% ($P<0.0001$);R-CHOP 治疗组在无进展生存期、中位生存时间和总生存率方面均明显优于 CHOP 组,具有明显的生存优势;这个研究确立了 R-CHOP 作为弥漫大 B 细胞性淋巴瘤老年患者一线标准治疗的地位。2004 年 ASCO 会议报道了另一项关于评价利妥昔单抗联合 CHOP 或 CHOP 类似化疗方案用于治疗小于 60 岁的低危弥漫大 B 细胞淋巴瘤的Ⅲ期随机临床研究,该研究

发现利妥昔单抗联合化疗同样适用于 18~60 岁具有良好预后因素的弥漫大 B 细胞性淋巴瘤患者。近年来,还有报道 R-CHOP 方案治疗套细胞淋巴瘤的 CR 率和 OR 率均明显高于 CHOP 方案。

(2)慢性淋巴细胞白血病(CLL):应用利妥昔单抗(美罗华)为主方案治疗 CLL 的研究是国际 CLL8 研究。该研究共纳入 817 例 CLL 患者,分为利妥昔单抗联合化疗组和单用化疗组,结果显示利妥昔单抗联合较单用化疗组显著延长了 DFS 期(42.8 个月 vs 32.2 个月,$P=0.000\ 007$),并显著提高了高危 CLL 的生存率和有效率。可见,利妥昔单抗联合化疗对 CLL 患者有效,而且患者耐受良好。

(3)造血干细胞移植中的应用:利妥昔单抗已被试用于干细胞移植前后的体内净化。2002 年德国 Brugger 等报道的一项多中心 Ⅱ 期临床研究共入组 20 例晚期的滤泡性淋巴瘤(FL)及 10 例套细胞淋巴瘤(MCL)患者,常规化疗缓解后接受了全身照射加大剂量环磷酰胺预处理及自体造血干细胞移植(AH-SCT)。移植后第 8~11 周接受了利妥昔单抗维持治疗。结果显示移植后 6 个月的 CR 率为 57%,移植后 11 个月的 CR 率增加至 88%,而 2 年后 30 例中有 29 例获得 CR,缓解率从移植前的 22% 增至移植后的 53%,证明了利妥昔单抗在干细胞移植中的作用。

【用法】

(1)滤泡性非霍奇金淋巴瘤:每次滴注利妥昔单抗前应预先使用解热镇痛药(如对乙酰氨基酚)和抗组胺药(如苯海拉明)。还应该预先使用糖皮质激素,尤其如果所使用的治疗方案不包括皮质激素。

初始治疗:作为成年患者的单一治疗药,推荐剂量为 375mg/m²,静脉给药,每周 1 次,22 天的疗程内共给药 4 次。与化疗联合时,利妥昔单抗的推荐剂量是 375mg/m²,连续 8 个周期(每周期 21 天)。每次先口服皮质类固醇,然后在化疗周期的第 1 天给药。

初次滴注:推荐起始滴注速度为50mg/h;最初60分钟过后,可每30分钟增加50mg/h,直至最大速度400mg/h。

以后的滴注:利妥昔单抗滴注的开始速度可为100mg/h,每30分钟增加100mg/h,直至最大速度400mg/h。

复发后的再治疗:首次治疗后复发的患者,再治疗的剂量是375mg/m²,静脉滴注4周,每周1次,连续4周。

(2)弥漫大B细胞性非霍奇金淋巴瘤:利妥昔单抗与CHOP化疗联合使用。推荐剂量为375mg/m²,每个化疗周期的第1天使用。化疗药在利妥昔单抗应用后使用。

(3)治疗期间的剂量调整:不推荐利妥昔单抗减量使用。利妥昔单抗与标准化疗合用时,标准化疗药剂量可以减少。

【毒副反应】

在临床试验中有超过50%的患者报道了输注相关反应的体征和症状,并主要在首次输注时发生。以下症状与利妥昔单抗输注有关,属输注相关综合征的有低血压、发热、畏寒、寒战、荨麻疹、支气管痉挛、舌或喉部肿胀感(血管性水肿)、恶心、疲乏、头痛、瘙痒、呼吸困难、鼻炎、呕吐、颜面潮红和病变部位疼痛等。

其他报道的反应有消化不良、皮疹、高血压、心动过速、肿瘤溶解综合征。个别病例还报道了心肌梗死、房颤、肺水肿和急性可逆性血小板减少症。

7. **阿仑珠单抗**　阿仑珠单抗(Alemtuzumab,商品名Campath),简称阿仑单抗。是来源于DNA重组的人源化单克隆抗体。2000年5月FDA批准用于治疗慢性淋巴细胞白血病。

【作用机制】

CD52是表达在正常和恶性B、T淋巴细胞、NK细胞、单核细胞、巨噬细胞和男性生殖系统细胞表面的糖蛋白。阿仑单抗可与表面携带CD52抗原的细胞相结合从而启动细胞破坏过程。通过这一方式,阿仑单抗可以清除外周血、骨髓及其他累及器官的淋巴细胞。

【适应证】

恶性淋巴瘤、复发性慢性淋巴细胞白血病,即使对嘌呤类药物无效者,阿仑单抗亦可让疾病缓解。英国科学家应用阿仑单抗和利妥昔单抗治疗复发性淋巴瘤患者,结果总缓解率为52%,其中完全缓解8%,而毒副反应无明显增加,研究表明联合使用阿仑单抗和利妥昔单抗是安全可行的。在其他 T 细胞恶性肿瘤的治疗中,对 22 例Ⅲ~Ⅳ期皮肤 T 细胞淋巴瘤患者静脉输注阿仑单抗 12 周,结果显示阿仑单抗具有非常好的疗效,总有效率达 55%。

【用法】

起始剂量 3mg/d,静脉输液持续 2 小时。如患者可以耐受,剂量可增加至 10mg/d,如还可以耐受,加量至 30mg,隔日用药,每周 3 次,持续 12 周。建议每次剂量不超过 30mg,或者每周累积剂量不超过 90mg。

【毒副反应】

最常见的毒副反应(≥10%):血细胞减少、输液反应、巨细胞病毒(CMV)和其他感染、恶心、呕吐、腹泻和失眠。

8. 贝伐单抗　贝伐单抗(Bevacizumab,商品名 Avastin,安维汀)是一种抗血管内皮生长因子受体(VEGFR)的单抗,属于重组的人源化抗 VEGF 单克隆抗体。2004 年 2 月 26 日获得 FDA 的批准,是美国第一个获得批准上市的抑制肿瘤血管生成的药。

【作用机制】

贝伐单抗以 VEGF 为靶点,与内源性的 VEGF 竞争性结合 VEGF 受体,抑制内皮细胞的有丝分裂,减少新生血管的生成,从而阻断肿瘤生长所需的血液、氧气和其他营养供应,抑制肿瘤的生长,发挥抗肿瘤作用。

【适应证】

(1)转移性结直肠癌(mCRC)的一线、二线及维持治疗:2004 年 Hurwitz 等报道一项Ⅲ期随机临床研究,将入组的 813 例初治 mCRC 患者随机分为两组,分别接受伊立替康/5-FU/亚叶酸钙(IFL)+ 安慰剂和 IFL+贝伐单抗治疗。结果显示,两组的缓解率(RR)分别为34.8% 与 44.8%(P=0.004),中位 PFS 分别为 6.2 个月与10.6 个月(P<0.001),中位 OS 分别为 15.6 个月与 20.3个月(HR=0.66,P<0.001);IFL+ 安慰剂组在 RR、PFS、OS 均低于 IFL+ 贝伐单抗组,结果表明贝伐单抗可显著提高 IFL 的疗效。

贝伐单抗在 mCRC 二线治疗中也获得了良好疗效。2007 年 Giantonio 等报道一项 E3200 试验研究,将829 例既往经 5-FU 和伊立替康治疗无效的 mCRC 患者随机分成三组,分别接受贝伐单抗联合 FOLFOX4 方案、单纯 FOLFOX4 方案和贝伐单抗单药治疗。结果显示贝伐单抗联合 FOLFOX4 方案组、单纯 FOLFOX4 方案组和贝伐单抗单药组的中位 OS 分别为 12.9 个月、10.8 个月和 10.2 个月;中位 PFS 分别为 7.3 个月、4.7个月和 2.7 个月;RR 分别为 22.7%、8.6% 和 3.3%(前两组比较 P<0.0001),结果表明应用贝伐单抗能够使患者受益。

目前已有的临床研究结果支持将贝伐单抗引入转移性结直肠癌的维持治疗中。其中 2013 年 ASCO 会议上报告的 CARIO3 研究共纳入经 XELOX+ 贝伐单抗诱导化疗 6 周期后稳定或有效的转移性结直肠癌患者558 例,随机分为观察组或卡培他滨联合贝伐单抗维持治疗组,维持治疗或观察过程中病情进展者均再次给予 XELOX+ 贝伐单抗治疗,至再次出现进展。CARIO3的研究结果显示,贝伐单抗维持治疗组的 PFS 较观察组延长达 1 倍以上(8.5 个月 vs 4.1 个月,P<0.00001),PFS 也 有 延 长(11.8 个 月 vs 10.5 个 月,P=0.028)。CARIO3 研究结果表明,在 6 周期 XELOX+ 贝伐单抗诱导治疗后,采用卡培他滨 + 贝伐单抗的维持治疗较观察组显著延长了疾病控制时间,且 OS 也有延长,提

示卡培他滨联合贝伐单抗的维持治疗对后续疾病控制时间和 OS 带来了有益的影响。CARIO3 的研究结果支持贝伐单抗联合氟尿嘧啶类药物作为转移性结直肠癌维持治疗的一种新模式。

（2）非小细胞肺癌：贝伐单抗+化疗应用标准是非鳞癌，最近无咯血史的患者。

Ⅲ期临床试验（ECOG 4599）发现，贝伐单抗联合卡铂+紫杉醇化疗治疗晚期或复发 NSCLC 比单独化疗有更长的生存时间（12.3 个月 vs 10.3 个月，HR=0.79，P=0.003）。鳞癌被排除是因为在Ⅱ期临床试验中存在咳血的危险性。另一个Ⅲ期临床试验 AVAIL（BO17704）发现贝伐单抗联合顺铂+吉西他滨化疗治疗 1043 例晚期未治疗或复发 NSCLC 比单独化疗+安慰剂有更长的无疾病进展时间和缓解率，与 ECOG 4599 的发现基本一致。

BEYOND 研究是我国上市前的一项随机、双盲、安慰剂对照、多中心Ⅲ期研究，旨在评价贝伐珠单抗联合 CP（紫杉醇+卡铂）化疗一线治疗中国非鳞 NSCLC 患者的疗效。研究共纳入 276 例转移或复发晚期 NSCLC（ⅢB~Ⅳ期）患者，随机分入贝伐单抗+CP 化疗组或 CP+安慰剂组。结果显示，与单纯化疗组相比，贝伐珠单抗组 PFS 延长 2.7 个月（6.5 个月 vs 9.2 个月，HR=0.40，P<0.0001），疾病进展风险下降 60%，客观缓解率（ORR）增加 1 倍（26.3% vs 54.4%），疾病控制率（DCR）提高 6%（89% vs 95%）。研究表明贝伐珠单抗联合化疗一线治疗晚期非鳞 NSCLC 是可行有效的。

【用法】

（1）总则：贝伐单抗采用静脉输注的方式给药，首次静脉输注时间需持续 90 分钟。如果第一次输注耐受性良好，则第二次输注的时间可以缩短到 60 分钟。如果患者对 60 分钟的输注也具有良好的耐受性，以后的输注都可以用 30 分钟以上的时间完成。

（2）转移性结直肠癌：与 5-FU 为基础化疗方案

联用时,推荐剂量是 5mg/kg 或 10mg/kg,每 2 周给药 1 次。联合 IFL 化疗方案时,推荐剂量为 5mg/kg。联合 FOLFOX4 化疗方案时,推荐剂量是 10mg/kg。联合氟尿嘧啶、伊立替康或氟尿嘧啶、奥沙利铂化疗方案时,推荐剂量为 5mg/kg 每 2 周给药 1 次或 7.5mg/kg 每 3 周给药 1 次。

(3)晚期非鳞非小细胞肺癌:与紫杉醇联合用药,推荐剂量为 15mg/kg,每 3 周给药 1 次。且与紫杉醇联合用药最多 6 个周期,随后给予贝伐单抗单药治疗,直至疾病进展或出现不可耐受的毒性。

【毒副反应】

(1)高血压:高血压是贝伐单抗治疗中最常见的相关毒副反应,发生率为 8%~67%。但是,在所有的临床研究中,并无因高血压致死的病例报道。由于高血压的发生可增加其他毒副反应(如血栓、蛋白尿及出血)的发生风险,因此,临床应用贝伐单抗时,需要重点关注相关高血压的预防和治疗。

(2)蛋白尿:蛋白尿也是贝伐单抗治疗中常见的毒副反应,多为无症状性蛋白尿。其在贝伐单抗低剂量组(每次 <10mg/kg)的发生率为 21%~41%,在高剂量组(每次 >10mg/kg)的发生率为 18%~63%。

(3)血栓栓塞:贝伐单抗的使用进一步增加了血栓栓塞的风险。一项包含 5 个贝伐单抗临床试验、共 1745 例肿瘤患者的 Meta 分析结果显示,贝伐单抗组的动脉血栓事件发生率为 3.8%,对照组为 1.7%;贝伐单抗组脑血管意外和心肌梗死的发生率分别为 2.3% 和 1.4%,而对照组分别为 0.5% 和 0.7%。采用 Kaplan-Meier 生存曲线法分析,加用贝伐单抗后,增加了动脉血栓栓塞事件的发生风险($HR=2.0$,$P=0.031$)。一项包含 15 项随机对照研究、共 7956 例进展期恶性肿瘤患者的 Meta 分析结果表明,贝伐单抗治疗组静脉血栓栓塞的发生率为 11.9%,重度栓塞(CTC 3~5 级)的发生率为 6.3%。与对照组相比,贝伐单抗治疗组静脉血栓栓塞的发生风险明显增加(RR=1.33,*P*<0.001)。

(4)出血:贝伐单抗导致的出血反应可发生于治疗的任何时期,主要为轻度的皮肤黏膜出血和与肿瘤相关的出血。轻度皮肤黏膜出血发生率约为20%~40%;严重出血反应的发生率为0.4%~9.0%。

(5)胃肠道穿孔:贝伐单抗治疗各类适应证肿瘤时,胃肠道穿孔的发生率为0.3%~2.4%,其中转移性结直肠癌患者的胃肠道穿孔发生率可达2%。虽然贝伐单抗引起胃肠道穿孔的发生率低,但死亡率较高,应引起临床重视。

(6)伤口愈合综合征:转移性结直肠癌的临床试验显示,在贝伐单抗开始治疗前28~60天内接受过大手术的患者中,术后出血或伤口愈合综合征的发生风险并未见增加。但是,如果患者在手术的同时接受贝伐单抗的治疗,则在大手术后的60天内出血或伤口愈合综合征的发生率就会明显升高,发生率达10%~20%。为预防伤口愈合综合征的发生,在术后28天内,不应开始贝伐单抗的治疗。

(7)可逆性后脑白质病综合征(reversible posterior leukoencephalopathy syndrome,RPLS):可逆性后脑白质病综合征是由于大脑半球后区脑白质血管源性水肿而引起的一系列临床症状,包括剧烈头痛、呕吐、意识模糊、双眼视力障碍和癫痫发作等。贝伐单抗引起的可逆性后脑白质病综合征的发生率<0.1%,且文献均为个案报道。

(8)充血性心力衰竭:贝伐单抗引起充血性心力衰竭的总发生率为1.7%,绝大部分患者为无症状的左心室射血功能下降。

(9)其他毒副反应:有临床研究报道,贝伐单抗引起的皮疹发生率为34%~46%,表现为头部及后背部的红色丘疹,主要出现在贝伐单抗的输注过程中,无需处理,输注结束后能自行消失。但在所有的Ⅲ期临床研究中,均无类似的报道。

贝伐单抗引起输注过敏反应的发生率 <3%,严重输注过敏反应发生率 <0.2%。如治疗过程中出现输注过敏反应,应立即停止输注。

贝伐单抗治疗中还有一些罕见的严重毒副反应,包括非穿孔性瘘管形成(食管气管瘘、气管胸腔瘘、胆瘘、阴道瘘及膀胱瘘)、下颌骨坏死、鼻中隔穿孔以及联合酪氨酸激酶抑制剂治疗时可能发生的微血管病溶血性贫血。

其他毒副反应有乏力、疼痛、腹泻、消化不良、口腔炎和厌食等。

9. 雷莫芦单抗　雷莫芦单抗(Ramucirumab,商品名 Cyramza)是一种人免疫球蛋白 G1 单克隆抗体。2014 年 4 月 21 日 FDA 首次批准单独用于治疗晚期胃癌或食管胃交界腺癌,2014 年 12 月 12 日 FDA 启动优先审批程序批准新增适用症,用于治疗转移性非小细胞肺癌。

【作用机制】

雷莫芦单抗是特异性阻断血管内皮生长因子受体 2(VEGFR2)及下游血管生成相关信号转导通路的人源化单克隆抗体。通过特异性结合 VEGFR2 阻止 VEGF 受体配体 VEGF-A、VEGF-C 和 VEGF-D 的结合,来阻止 VEGF 受体 2 的激活。而 VEGF 介导的血管生成和多种疾病的发病机制相关,其中就包括了晚期胃癌。

【适应证】

(1)晚期胃癌或食管胃交界腺癌:REGARD 试验是一项Ⅲ期临床研究,研究对象是含氟尿嘧啶和含铂初始化疗方案使用后疾病进展的局部晚期或转移性胃癌(包括食管胃交界部癌(GEJ))患者。研究目的是比较雷莫芦单抗联合最佳支持治疗(BSC)和安慰剂联合 BSC 的疗效。结果显示使用雷莫芦单抗治疗晚期胃癌对比对照组的 OS 分别为 5.2 个月 vs 3.8 个月($P=0.047$)、PFS 为 2.1 个月 vs 1.3 个月($P<0.0001$)、疾病控制率 49% vs 23%($P<0.0001$),均显示应用雷莫芦

单抗会使患者获益。另一项Ⅲ期临床研究 RAINBOW 试验是在使用含氟尿嘧啶和含铂初始化疗疾病进展的晚期胃癌（包括 GEJ）患者中比较雷莫芦单抗联合紫杉醇和安慰剂联合紫杉醇的疗效。结果显示雷莫芦单抗联合化疗药在晚期胃癌一线疗中使患者的 OS（9.63 个月 vs 7.36 个月，P=0.0169）、PFS（4.40 个月 vs 2.86 个月，P<0.0001）和疾病控制率（28% vs 16%，P=0.0001）均明显获益。

（2）转移性非小细胞肺癌的二线治疗：REVEL 研究是一项大型的国际多中心Ⅲ期临床研究，这项研究纳入了 6 大洲 26 个国家共 1253 例非鳞癌和鳞癌 NSCLC 患者。该研究主要是对比雷莫芦单抗联合多西他赛和安慰剂联合多西他赛用于治疗既往经铂类为基础的化疗后疾病局部进展或远处转移的 NSCLC 患者的疗效。结果表明，雷莫芦单抗组 OS 较安慰剂组延长 1.4 个月。雷莫芦单抗组的中位 OS 和 PFS 均优于安慰剂组，中位 OS 分别为 10.5 个月 vs 9.1 个月（HR=0.857，P=0.0235），中位 PFS 分别为 4.5 个月 vs 3.0 个月（HR=0.762，P<0.0001），雷莫芦单抗组的治疗总体反应率也较高（23% vs 14%，P<0.0001）。

【用法】

（1）胃癌：推荐剂量 8mg/kg，每 2 周一次，持续用药直至疾病进展或出现不可接受的毒性。当联合给药时，紫杉醇给药前给予雷莫芦单抗。

（2）非小细胞肺癌：与多西他赛联用，并于多西他赛前一天给药，雷莫芦单抗剂量 10mg/kg，每 3 周重复，持续用药直至疾病进展或出现不可接受的毒性。

（3）每次输注前，所有患者用抗组胺 H_1 拮抗剂苯海拉明预处理。对出现过 1 或 2 级输注相关反应患者，每次输注前用地塞米松（或等同物）和对乙酰氨基酚预先给药。

【毒副反应】

（1）出血：雷莫芦单抗增加出血尤其是胃肠道出

血的风险,包括严重或致死性出血事件,严重出血的发生率约 2.4%~4.3%。

(2)动脉血栓(arterial thromboembolic events,ATEs):发生率约为 1.7%。主要包括心肌梗死、心脏骤停、脑血管意外和脑梗死。

(3)高血压:发生率约 8%~11%,对药物不能控制的高血压应停用雷莫芦单抗。

(4)输液反应(infusion-related reactions):约 16% 的患者发生输液反应。IRRs 多数发生在首次或第二次雷莫芦单抗输注期间或之后。IRRs 的症状包括寒战/震颤、背痛/痉挛、胸痛和(或)胸闷、畏寒、脸红、呼吸困难、喘息、缺氧和感觉异常。严重者出现支气管痉挛,室上性心动过速和低血压。

(5)胃肠道穿孔:有报道,接受雷莫芦单抗的所有患者中,约有 0.7%~1.7% 的患者出现胃肠道穿孔。

(6)使 Child-Pugh B 或 C 级肝硬化患者病情恶化:患者有 Child-Pugh B 或 C 级肝硬化时,接受单药雷莫芦单抗治疗时,会出现或加重肝性脑病、腹水、肝肾综合征。因此对于存在 Child-Pugh B 或 C 肝硬化的患者要充分评估治疗的潜在获益胜过临床恶化风险时才应使用雷莫芦单抗。

(7)可逆性后脑白质病综合征(reversible posterior leukoencephalopathy syndrome,RPLS):发生率 <0.1%,临床主要表现为急性或亚急性起病,症状包括头痛、精神行为异常、癫痫、皮质盲或其他视觉改变、小脑性共济失调等。停用雷莫芦单抗后几天内症状可停止或改善,但是有些患者可能遗留神经系统后遗症甚至死亡。

(8)影响伤口愈合:手术前不推荐使用。

(二)偶联抗体

从 20 世纪 80 年代中期起,随着基因重组技术的发展,成功地改造了鼠源抗体,利用人 IgG 恒定区来取代鼠单抗的恒定区或将鼠单抗的超变区(CDR)移植到人抗体的可变区,即所谓的人鼠嵌合抗体(chimeric antibody)和人源化抗体(humanized antibody)。称为单克隆抗体(monoclonal antibody,MoAb,mab,Mc Ab),具有性质纯、效价高、特异性强、少或无血清交叉反应等特点,现已被广泛应用于肿瘤的治疗。

抗体疗法关键是选择合适的靶抗原,理想的单抗靶抗原应选择性表达或高表达于肿瘤细胞,而非正常细胞。单抗药物对肿瘤尤其是血液系统恶性肿瘤的治疗已经产生了深远的影响。临床研究证明,单抗单独应用治疗肿瘤是有效的,并且在大多数情况下与常规化疗、放疗、免疫调节药物及其他单抗药物联合应用时具有协同作用。

1. **抗体 – 细胞毒药物偶联物** 抗体 - 药物偶联物作为一种新型药物,结合了抗体的靶向特异性和小分子药物的细胞毒作用,由抗体或抗体片段与"弹头"药物连接而成。偶联物进入体内后,抗体片断能识别肿瘤细胞表面的抗原表位,当肿瘤细胞内吞药物至胞质内时,在胞内特殊环境下,连接体水解释放毒素从而杀死细胞。药物的靶向性使其直接作用于肿瘤细胞,可极大提高化疗疗效,同时减少化疗时产生的毒性反应。

(1)吉姆单抗/奥唑米星(Gemtuzumab Ozogamicin):吉姆单抗 / 奥唑米星(Gemtuzumab Ozogamicin,GO)是人源化抗 CD33 单克隆抗体 IgG4(吉姆单抗)与细胞毒性抗肿瘤药物刺孢霉素的衍生物 N- 乙酰刺孢霉素二甲基酰肼(N-acety-l gamma calicheamicin dimethyl hydrazide)结合而形成的一种新药。它能与白血病细胞表面 CD33 分子特异性结合,快速进入细胞,转运至溶酶体内经水解释放药物,刺孢霉素结合于 DNA 小沟,破坏 DNA 双链结构,导致细胞死亡。吉姆单抗 / 奥唑米星偶联物用于治疗 60 岁以上第一次复发的急性早幼粒细胞白血病(AML)患者。但由于其临床效果不明显且会引起严重的骨髓抑制和肝毒性,已于 2010 年 6 月撤出美国市场。

(2)T-DM1(Ado-trastuzumab emtansin,商品名

Kadcyla):T-DM1是将HER-2抗体曲妥珠单抗与作用于微管的药物美坦辛(DM1)结合得到的偶联物,2013年2月FDA批准用于治疗HER-2阳性转移性乳腺癌患者。

【作用机制】

这种结合物除了将必需的单抗化疗药物定位到HER-2过表达的肿瘤细胞上以外,还可与HER-2结合,通过蛋白质水解作用,释放DM1于靶细胞中,抑制细胞有丝分裂、引起细胞凋亡。

【适应证】

适用于HER-2阳性转移性乳腺癌患者。

Ⅱ期临床试验证明对曲妥珠单抗不敏感或接受曲妥珠单抗无明显疗效的患者再接受T-DM1后获益率高达73%。该药的Ⅲ期临床EMILIA试验纳入991例既往接受曲妥珠单抗和紫杉类治疗的HER-2阳性转移性乳腺癌患者,对比接受T-DM1与卡培他滨和拉帕替尼(标准治疗)的临床疗效,结果表明,T-DM1治疗组与对照组相比,患者的PFS显著增加3.2个月(9.6个月 vs 6.4个月),T-DM1治疗组较对照组总生存期OS显著延长(30.9个月 vs 25.1个月)。T-DM1单药使用相比一线化疗药物卡培他滨和拉帕替尼联用显著改善了无进展生存期和总生存期。

【用法】

推荐剂量是3.6mg/kg静脉输注,每3周(21天)给药,直至疾病进展或出现不能接受毒性。T-DM1剂量不要大于3.6mg/kg。第一次输注:90分钟输注给药,输注期间和开始给药后至少观察90分钟。随后输注:若以前输注耐受良好,30分钟输注,输注期间和输注后至少观察30分钟。

2. 抗体–放射性同位素偶联物 将单克隆抗体与放射性核素进行偶联,则形成抗体 - 放射性同位素偶联物。单克隆抗体可将放射性核素导向肿瘤部位,而周围正常组织的照射量很少;放射性核素不仅可以杀灭能与单抗结合的肿瘤细胞,还可以通过"串扰"(crossfire)作用或旁观者效应对未能结合单抗的肿瘤细胞发挥杀伤作用。

(1) 替伊莫单抗(Ibritumomab tiuxetan,商品名Zevalin):替伊莫单抗是一种鼠抗 CD20 单抗 IgG1 与同位素 ^{90}Y 的偶联物,2002 年经 FDA 批准用于治疗复发难治惰性 NHL 和转化型惰性 NHL,包括对利妥昔单抗(Rituximab)不敏感的滤泡型 NHL。

Witzig 等报道随机比较替伊莫单抗与利妥昔单抗治疗 143 例复发或难治的惰性淋巴瘤的疗效,替伊莫单抗治疗组(73 例)比利妥昔单抗组(70 例)有效率分别为 80% 和 56%(P=0.002),CR 率分别为 30% 和 16%(P=0.04),有统计学意义。反应持续时间为 14.2 个月和 12.1 个月,中位疾病进展时间为 11.2 个月和 10.1 个月,无明显统计学差异。替伊莫单抗治疗组有更高的缓解率,显示了替伊莫单抗的治疗优势。

【用法】

替伊莫单抗分为两个独立包装的 ^{111}In-Zevalin 和 ^{90}Y-Zevalin。治疗步骤为:治疗第 1 天,先予利妥昔单抗 250mg/m^2,然后予 185MBq(5.0mCi)剂量 ^{111}In-Zevalin,以便于肿瘤显像;治疗 7~9 天后,首先单剂量输注利妥昔单抗 250mg/m^2,然后予 ^{90}Y-Zevalin 14.8MBq(0.4mCi/kg)。

Zevalin 治疗剂量取决于患者的体重和血小板计数,如果血小板计数≥150×10^9/L,供应量 14.8MBq/kg;如血小板计数在(100~149)×10^9/L,剂量为 11.1MBq/kg(0.3mCi/kg)。Zevalin 的最大剂量 1184MBq/kg(32mCi/kg)。

【毒副反应】

本品副作用明显,常见毒副反应包括血小板减少、嗜中性粒细胞减少、贫血、瘀斑、胃肠道反应、咳嗽加重、呼吸困难、头晕、关节痛、食欲缺乏、焦虑等。严重毒副反应包括严重输液反应(低血压、血管性水肿、缺氧、支气管痉挛、呼吸窘迫综合征、室颤、心肌梗死、心源性休克)、血小板减少(61%)、中性粒细胞减少

(57%)、严重皮肤黏膜反应。

(2) 托西莫单抗(Tositumomab,商品名 Bexxar):托西莫单抗是一种由鼠抗 CD20 单抗 IgG2 与同位素 ^{131}I 的偶联物。在 2003 年 6 月被美国 FDA 批准用于治疗复发、难治 CD20 阳性低度恶性 NHL 和转化型低度恶性 NHL。

Kaminski 等临床研究证明,托西莫单抗治疗滤泡型非霍奇金淋巴瘤有效率为 95%,痊愈 75%,5 年生存率达 59%。

【用法】

Bexxar 治疗方案分为两个步骤。首先测定 Bexxar 的剂量,然后按已确定的治疗剂量进行治疗。在测定剂量和治疗剂量前 24 小时,应给予碘化钾饱和液和卢戈氏液,并持续至治疗剂量结束后 14 天,以防止甲状腺摄取 ^{131}I。

治疗第 1 天,先给予未标记的 Tositumomab,450mg 静滴 1 小时,继以 ^{131}I-Tositumomab 5mCi(35mg) 静滴 20 分钟,根据放射活性衰减计算患者的 Bexxar 治疗剂量,治疗量随着患者肿瘤负荷及代谢、排泄功能而异。第 7~14 天,给予最适剂量的 ^{131}I-Tositumomab,平均为 3330MBq(90mCi),范围为 1850~7400MBq(50~200mCi),全身吸收剂量(TBD)为 65~75cGy。

【毒副反应】

骨髓抑制十分常见,20% 患者出现 4 级血小板减少或中性粒细胞减少。

恶心,呕吐和其他胃肠道反应:恶心常见,呕吐、腹痛和厌食偶见。

皮肤黏膜反应:瘙痒,皮疹偶见。

二、小分子酪氨酸激酶抑制剂

(一) EGFR 酪氨酸激酶抑制剂

近年来,涉及 EGFR 酪氨酸激酶抑制剂(EGFR-TKIs)治疗晚期非小细胞肺癌(NSCLC)的各类研究层见叠出,证据亦越来越多。指南推荐的 TKIs 治疗范围涵盖了晚期 NSCLC 的一线、二线、三线治疗,甚至维持治疗。指南建议接受 EGFR-TKIs 治疗的患者在治疗前需做 *EGFR* 基因检测,*EGFR* 敏感突变的患者才能从中受益。现在常用的 EGFR-TKIs 主要有:第一代药物吉非替尼、厄洛替尼及埃克替尼;第二代药物阿法替尼。

作用机制:第一代药物属可逆性 EGFR 酪氨酸激酶抑制剂,能选择性作用于 EGFR 酪氨酸激酶,有效抑制酪氨酸激酶活性及下游信号传导,从而抑制肿瘤细胞增殖、侵袭、转移,降低肿瘤细胞黏附能力,促进肿瘤细胞凋亡。而第二代药物属不可逆性 EGFR 酪氨酸激酶抑制剂,能不可逆地与 EGFR-HER2 酪氨酸激酶结合,抑制其酪氨酸激酶活性,进而阻断 EGFR-HER2 介导的肿瘤细胞信号转导,抑制肿瘤细胞的增殖与转移,从而起到抗肿瘤的作用。

1. 吉非替尼　吉非替尼(Gefitinib,商品名易瑞沙)是一种可以口服的苯胺喹唑啉类小分子化合物。2003年5月上市,用于晚期非小细胞肺癌的治疗。

【适应证】

(1)一线治疗:适用于 *EGFR* 敏感突变的晚期非小细胞肺癌患者的一线治疗。2008 年 IPASS 研究奠定了吉非替尼在晚期非小细胞肺癌一线治疗中的地位。这是一项吉非替尼作为晚期非小细胞肺癌的一线治疗与标准一线化疗的疗效比较的Ⅲ期临床试验,结果显示:在腺癌、不吸烟的亚裔晚期 NSCLC 患者中,口服吉非替尼相对于静脉用紫杉醇 / 铂联合化疗方案,具有无进展生存期(PFS)方面的优势($P<0.0001$)。在 *EGFR* 敏感突变的肿瘤患者的亚组分析表明,使用吉非替尼的患者 PFS(9.5 个月 vs 6.3 个月,HR=0.48)显著优于使用化疗的患者($P<0.0001$)。目前所有指南均推荐晚期非小细胞肺癌一线使用吉非替尼前需进行 *EGFR* 基因检测。

（2）二线、三线治疗：早期指南推荐吉非替尼可作为 *EGFR* 状态不明或野生型二、三线治疗。2013 年来自中国的 CTONG 0806 研究是一项多中心、随机对照研究，共入组 157 例 *EGFR* 野生型晚期 NSCLC 患者，比较了二线吉非替尼（81 例）和培美曲塞（76 例）的疗效。培美曲塞组 PFS（4.8 个月 vs 1.6 个月，HR=0.51，$P<0.0001$）、ORR（14.7% vs 13.3%，$P=0.814$）和 DCR（61.3% vs 32.0%，$P<0.001$）均优于吉非替尼，该研究证实，在 *EGFR* 野生型晚期 NSCLC 二线治疗中，培美曲塞优于吉非替尼。因此目前认为选择二线治疗前建议行 *EGFR* 检测，野生型不推荐使用 TKIs。

（3）联合化疗：由于吉非替尼的靶向性及非细胞毒性，与化疗没有叠加毒性，因此人们一直对化疗药物联合吉非替尼治疗 NSCLC 寄予厚望。然而两项大样本的Ⅲ期临床试验 INTACT-1 和 INTACT-2 显示，吉非替尼联合铂类为基础的一线化疗与单独化疗比较在有效率和生存上没有优势。IMPRESS 试验是首个在一线吉非替尼耐药后比较吉非替尼联合化疗相对于单用化疗治疗 *EGFR* 敏感突变的晚期 NSCLC 的Ⅲ期临床研究。该研究从欧洲和亚太 71 个中心纳入 265 例患者，其结果显示，吉非替尼 + 化疗组与单用化疗组的无进展生存（PFS）期分别为 5.4 个月 vs 5.4 个月，$P=0.273$，无统计学意义，两组客观缓解率（ORR）和疾病控制率（DCR）也无显著差异。表明一线吉非替尼治疗的肺癌患者发生耐药、疾病进展后继续在化疗基础上使用吉非替尼治疗，没有临床获益。因此，目前治疗的标准仍是单药治疗。

（4）维持治疗：2011 年来自中国的一项研究（INFORM 研究）证明吉非替尼维持治疗晚期 NSCLC 较安慰剂显著延长无进展生存期，腺癌患者及 *EGFR* 突变患者获益更多。腺癌患者中，吉非替尼组的中位 PFS 为 8.5 个月，安慰剂组的中位 PFS 为 2.6 个月（$P<0.001$），有统计学差异。*EGFR* 敏感突变的患者，吉非替尼组中

位 PFS 为 16.6 个月，安慰剂组为 2.8 个月（*P*<0.001），结果表明吉非替尼的维持治疗可以改善患者的 PFS，尤其是 *EGFR* 敏感突变患者。指南推荐对于 *EGFR* 敏感突变的晚期非小细胞肺癌患者一线治疗若未使用吉非替尼，化疗结束后可换吉非替尼维持治疗。

【用法】

推荐剂量为 250mg，每日 1 次，空腹或与食物同服。不推荐用于儿童或青少年，对于这一患者群的安全性和疗效尚未进行研究。不需要因患者的年龄、体重、性别、种族、肾功能状况以及对因肿瘤肝脏转移引起的中度或重度肝功能不全的患者进行剂量调整。

【毒副反应】

最常见的药物毒副反应（ADRs）为腹泻、皮疹、瘙痒、皮肤干燥和痤疮，发生率 20% 以上，一般见于服药后一个月内，通常是可逆性的。

各身体系统发生的不良事件按发生频率以降序排列（多见：≥10%；常见：≥1% 且 <10%；少见：≥0.1% 且 <1%；罕见：≥0.01% 且 <0.1%；极罕见：<0.01%）。总结如下：

消化系统：多见腹泻，主要为轻度（CTC 1 级），少有中度（CTC 2 级），个别报道严重伴脱水的腹泻（CTC 3 级）。常见恶心，主要为轻度（CTC 1 级）；呕吐，主要为轻度或中度（CTC 1 或 2 级）；厌食，轻度或中度（CTC 1 或 2 级）；口腔黏膜炎，多为轻度（CTC 1 级）；继发于腹泻、恶心、呕吐或厌食的脱水口腔溃疡。少见胰腺炎。

皮肤及附件：多见皮肤反应，主要为轻度或中度（CTC 1 或 2 级）；脓疱性皮疹，在红斑的基础上有时伴皮肤干燥发痒。常见指甲异常。极罕见中毒性表皮坏死松懈症和多形红斑的报道，过敏反应（包括血管性水肿和荨麻疹）。

代谢和营养：常见肝功能异常，主要包括无症状性的轻度或中度转氨酶升高（CTC 1 或 2 级）。

全身反应：常见乏力，多为轻度（CTC 1 级）；脱发；

体重下降;外周性水肿。

眼疾:常见结膜炎和睑炎,主要为轻度(CTC 1 级);弱视。少见可逆性角膜糜烂,有时伴睫毛生长异常。极罕见角膜脱落;眼部缺血/出血。

血液和淋巴:常见出血,如鼻衄和血尿。少见在服用华法林的一些患者中出现 INR(international normalised ratio)升高和(或)出血事件;出血性膀胱炎。

呼吸系统:常见呼吸困难。少见间质性肺病,常较严重(CTC 3~4 级)。

2. 厄洛替尼   厄洛替尼(Erlotinib,商品名特罗凯)是继吉非替尼之后又一个用于晚期 NSCLC 治疗的 EGFR-TKIs。分别于 2004 年 11 月美国 FDA 批准用于 *EGFR* 敏感突变的晚期 NSCLC,2005 年 9 月经 FDA 批准与吉西他滨(GEM)联用于晚期胰腺癌。

【适应证】

(1)晚期 NSCLC 一线治疗:OPTIMAL 研究是第一个前瞻性头对头比较厄洛替尼和含铂两药化疗对 *EGFR* 突变阳性 NSCLC 患者疗效的Ⅲ期临床研究。该研究共入组 165 例 *EGFR* 突变的Ⅲ B~Ⅳ期 NSCLC 患者,结果显示,与化疗相比,厄洛替尼可使 PFS 延长 2 倍(13.1 个月 vs 4.6 个月,HR=0.16,$P<0.0001$)。该研究肯定了厄洛替尼在 *EGFR* 基因突变患者的一线治疗中的疗效。OPTIMAL 研究和另一项西班牙进行的多中心临床研究(EURTAC 研究)共同奠定了厄洛替尼在 *EGFR* 突变 NSCLC 患者中的一线治疗地位。EURTAC 研究选取 2312 例Ⅳ期 NSCLC 患者并筛选出 *EGFR* 基因 19 外显子发生 D746-750 缺失或 21 外显子发生 L858R 突变的患者,给予厄洛替尼治疗。结果显示,165 例患者中,111 例患者治疗有效,其中 20 例完全缓解(CR),16 例疾病进展(PD),治疗总有效率为 73.1%。所有患者 OS 为 24 个月,其中厄洛替尼治疗有效者与治疗无效者、女性与男性、19 外显子缺失者与 21 外显子突变者 OS 均有显著差异,厄洛替尼治疗有效者 OS 长于无

效者(27个月 vs 10个月,$P<0.001$)、19外显子缺失者长于21外显子突变者(27个月 vs 16个月,$P=0.03$)。结果表明,厄洛替尼适用于EGFR基因敏感突变晚期NSCLC患者的一线治疗。

(2) 晚期NSCLC二、三线治疗:厄洛替尼治疗晚期复治NSCLC的Ⅲ期临床试验(BR.21)结果显示厄洛替尼治疗组有效率为8.9%,而安慰剂治疗组有效率 $<$ 0.1%($P<0.001$),治疗组的总生存期高于对照组(6.7个月 vs 4.7个月),中位无进展生存期亦有统计学差异($P<0.001$),显示了厄洛替尼在晚期NSCLC二、三线治疗的疗效。

但由于BR21研究是将二线厄洛替尼与最佳支持治疗进行对比,因此日本学者在DELTA研究中直接比较了二线厄洛替尼和多西他赛治疗晚期NSCLC的疗效,其中150例入组厄洛替尼组(EGFR野生型109例),151例入组多西他赛组(EGFR野生型89例)。对于EGFR野生型患者,厄洛替尼组和多西他赛组PFS分别为1.3个月和2.9个月(HR=1.44,$P=0.013$),多西他赛组的PFS比厄洛替尼组有所延长。TAILOR研究同样是探究野生型EGFR NSCLC患者二线多西他赛和厄洛替尼治疗是否存在生存差异的Ⅲ期临床研究。该研究结果显示,多西他赛组患者中位总生存期(8.2个月 vs 5.4个月),中位无进展生存期(2.9个月 vs 2.4个月)均优于厄洛替尼。这两个试验都表明对于EGFR野生型晚期NSCLC,二线多西他赛治疗仍然是标准治疗。

(3) 晚期NSCLC联合化疗:一项最新的研究(GALGB30406)对比了厄洛替尼单药和厄洛替尼联合卡铂/紫杉醇治疗6周期后以厄洛替尼维持治疗晚期NSCLC的效果,该研究的数据显示,厄洛替尼单药与厄洛替尼联合化疗组的中位PFS为6.7个月与6.0个月,无统计学差异,而对于EGFR敏感突变的患者,厄洛替尼单药与厄洛替尼联合化疗组的中位PFS为16.4个月与 17.2 个月,联合化疗组有延长 PFS 的趋势。所以目前 NCCN 指南推荐对于在化疗时发现 EGFR 基因敏感突变的患者,可在当前化疗中加上厄洛替尼治疗,但推荐级别不高,为 2B 推荐。

(4)晚期 NSCLC 维持治疗:厄洛替尼可用于 NSCLC 患者在含铂两药联合方案一线化疗 4~6 个周期之后的换药维持治疗。SATURN 研究是一项探究厄洛替尼对比安慰剂在晚期非小细胞肺癌患者中疗效的 III 期临床研究。结果显示,厄洛替尼维持治疗较安慰剂能显著改善患者的 DCR(40.8% vs 27.4%,$P<0.001$)、PFS(12.3 个月 vs 11.1 个月,$P<0.0001$)和 OS(12.0 个月 vs 11.0 个月,$P=0.008$),且患者生活质量得到改善,安全性良好。该研究肯定了厄洛替尼在晚期非小细胞肺癌患者维持治疗中的疗效。

(5)晚期胰腺癌:国际多中心 III 期临床试验 PA.3 显示,厄洛替尼与 GEM 联合治疗晚期胰腺癌,临床获益率 57.5%,PFS 3.75 个月,OS 6.37 个月,均优于单用 GEM,结果依次为 49.2%、3.55 个月、5.91 个月。EGFR 表达状态对治疗结果无影响,GEM+ 厄洛替尼现已成为晚期胰腺癌的标准治疗方案,这是首次证实 EGFR 酪氨酸激酶抑制剂联合化疗比单纯化疗更有效。

【用法】

(1)肺癌:厄洛替尼单药用于非小细胞肺癌的推荐剂量为 150mg/d,进食前 1 小时或进食后 2 小时服用。持续用药直到疾病进展或出现不能耐受的毒性反应。无证据表明进展后继续治疗能使患者受益。

(2)胰腺癌:100mg/d,口服,与吉西他滨联用。

【毒副反应】

厄洛替尼报道的较常见的毒副反应为皮疹(49.2%~75%)、腹泻(20.3%~54%)、疲劳乏力(9.0%~73%)、厌食(9.2%)、瘙痒(7.4%~13%)、痤疮(6.2%)、痤疮样皮炎(4.6%)、口腔黏膜炎(17%~22%)、皮肤干燥(4.4%~12%)、体重下降(3.9%~39%)、感染(24%~

39%）、甲沟炎（3.9%）。

其他毒副反应总结如下：

胃肠道异常：厄洛替尼有胃肠道穿孔报告，但不常见（少于1%），部分病例产生致命的后果。消化道出血的病例报道（包括消化器官溃疡出血、呕血、便血、黑便，有些出血与同时服用华法林有关）。

肾功能异常：有报告急性肾衰竭或肾功能不全，包括死亡，伴有或不伴有低血钾症。

肝功能异常：厄洛替尼的临床试验中经常观察到肝功能检查异常（包括 ALT、AST、胆红素升高），PA3 研究中尤其常见。大部分为轻到中度，呈一过性或与肝转移有关。厄洛替尼使用期间报道了肝衰竭（包括死亡）的罕见病例。混杂因素包括先前存在的肝脏疾病或合用肝毒性药物。

眼疾：接受厄洛替尼治疗的患者有非常罕见的角膜溃疡或穿孔的报道。角膜炎和结膜炎在厄洛替尼治疗中经常发生。睫毛生长异常包括：睫毛向内生长、过度生长和睫毛变粗等。

呼吸道、胸部和纵隔异常：厄洛替尼治疗 NSCLC 和其他进展性实体瘤时，有报道患者发生严重的间质性肺病（ILD）样事件包括死亡。鼻衄在 NSCLC 和胰腺癌试验中均有报道。

3. 埃克替尼　埃克替尼（Icotinib，商品名凯美纳）是参照吉非替尼和厄洛替尼的化学结构设计的 EGFR-TKIs，其核心结构部分与前两者相似，但与厄洛替尼更接近，与厄洛替尼最大不同之处是其有封闭的喹啉环，而厄洛替尼是一个开环状态。这是我国第一个批准上市的小分子酪氨酸激酶抑制剂，2011 年 8 月在我国批准上市。

【适应证】

适用于治疗 *EGFR* 敏感突变的局部晚期或转移性非小细胞肺癌（NSCLC）患者的一线治疗。埃克替尼 Ⅲ 期临床试验（ICOGEN 研究）是一项对比埃克替尼和吉非替尼疗效的非劣效性试验。该研究共纳入了399例经过1种或2种含有铂类方案化疗失败,且经组织学或细胞学诊断确认的ⅢB期或Ⅳ期患者,随机分为埃克替尼组和吉非替尼组。结果显示,埃克替尼组与吉非替尼组的中位PFS和ORR分别为4.6个月 vs 3.2个月,27.6% vs 27.2%,二者无统计学差异。埃克替尼、吉非替尼的PFS的HR值为0.84(0.67~1.05),95%的上限小于非劣效界值1.14,非劣效成立,提示埃克替尼与吉非替尼疗效相当。埃克替尼组的中位疾病进展时间(TTP)为5.1个月,显著长于吉非替尼组3.6个月($P<0.05$);两组的中位OS相近,分别为504天(埃克替尼组)和531天(吉非替尼组)。同时,与吉非替尼相比,埃克替尼在安全性方面具有较明显的优势。埃克替尼总的毒副反应发生率为60.5%,明显低于吉非替尼70.4%,且两者之间的差异有统计学意义($P=0.045$)。其中,埃克替尼组与吉非替尼组皮疹的发生率为分别为40%和49.2%;腹泻的发生率埃克替尼组为18.5%,吉非替尼组为27.6%,明显低于吉非替尼($P=0.03$)。表明埃克替尼治疗晚期非小细胞肺癌的PFS不劣于吉非替尼。

【用法】

本品的推荐剂量为每次125mg(1片),每天3次。口服,空腹或与食物同服,高热量食物可能明显增加药物的吸收。

【毒副反应】

埃克替尼毒副反应发生率为46.6%,最常见的毒副反应为皮疹(25.6%),腹泻(9.1%),转氨酶升高(3.2%)。毒副反应以轻中度为主,3级及以上毒副反应少见。

其他频率的毒副反应分类总结如下:

消化系统异常:常见毒副反应包括食欲缺乏、呕吐和腹痛;少见毒副反应包括便秘、口腔黏膜炎、大便干燥、黑便、口干、口腔红肿、呕血、胃溃疡和胃胀。罕见毒副反应有溃疡性口炎。

肾功能异常:少见,有尿蛋白升高、蛋白尿、肌酐升高、尿白细胞升高、尿常规异常、尿素氮升高、排尿疼痛、肾功能损害。

肝功能异常:少见,有胆红素升高和谷氨酰转肽酶(GGT)升高。

呼吸道、胸部异常:少见,有咳嗽、鼻腔干燥、鼻衄、呼吸困难、咯血、上呼吸道感染、鼻内黄痂、肺部感染、咳痰、流涕、声音嘶哑、胸部不适、胸腔积液、间质性肺病(ILD)。皮肤和皮下组织异常:少见,有甲沟炎、皮肤瘙痒、皮肤干燥、脱皮、手足综合征、指甲改变、皮肤皲裂、脱发、皮肤反应、痤疮、面部危险三角区感染、皮肤水疱、四肢皲裂和色素沉着。

眼疾:罕见,有眼痛和干眼病。

血液系统异常:少见,可见白细胞下降、中性粒细胞减少、血红蛋白下降、血小板降低、红细胞下降、贫血、舌部淤血。罕见毒副反应:白细胞增多。

神经系统异常:罕见,有失神和嗜睡。

实验室检查异常:少见,可见低钠血症和血糖升高。

其他少见的毒副反应有疼痛、乏力(1~3级)、发热、头晕、胸闷、过敏、四肢麻木、头痛、味觉改变、下肢水肿、心包积液、心悸、牙齿脱落、肢端肿胀、阳痿,低血压和指端麻木。

4. 阿法替尼 阿法替尼(Afatinib,BIBW 2992,Gilotrif)为新型口服制剂,属于苯胺奎那哇琳化合物,是一种不可逆的 EGFR-HER2 双重酪氨酸激酶受体抑制剂。阿法替尼于 2013 年 7 月获美国 FDA 核准上市,应用于 *EGFR* 外显子 19 缺失突变或外显子 21(L858R)突变的转移性非小细胞肺癌(NSCLC)患者。

【适应证】

(1) *EGFR* 敏感突变的转移型 NSCLC 的一线治疗:LUX-Lung 3 和 LUX-Lung 6 两个Ⅲ期临床试验奠定了阿法替尼在 *EGFR* 突变晚期肺癌中一线治疗的地位。LUX-Lung 3 比较阿法替尼与培美曲塞 / 顺铂,LUX-

Lung 6 比较阿法替尼与顺铂/吉西他滨。两个临床研究均显示与化疗相比,用阿法替尼治疗晚期 *EGFR* 敏感突变的肺癌,可延长无进展生存期,并改善肿瘤相关的症状和总体健康状况。

(2) 化疗失败和吉非替尼/厄洛替尼耐药的二线、三线治疗:LUX-Lung 1 试验显示用阿法替尼治疗化疗和第一代 TKIs(厄洛替尼或吉非替尼)失败的患者可延长无进展生存期,但不会延长总生存期。

(3) 晚期鳞癌患者的二线治疗:LUX-Lung 8 试验是第一项在晚期肺鳞癌患者中直接将两种不同的靶向治疗药物的疗效进行比较的临床试验。纳入的ⅢB/Ⅳ期肺鳞癌患者,之前都接受过≥4 个周期铂类为基础的化疗,后疾病出现进展,而且之前没有接受过 EGFR-TKIs 治疗。这些患者被随机分配接受阿法替尼或者厄洛替尼直至疾病进展。结果显示,与厄洛替尼相比,阿法替尼可显著降低患者的疾病进展风险达 18%,并使肿瘤生长延后(独立性评估结果显示,两组的 PFS 分别为 2.4 个月和 1.9 个月)。此外,阿法替尼还可改善次要终点疾病控制率(两组分别为 46% 和 37%)。阿法替尼治疗组患者的客观应答率(ORR)在数值上高于厄洛替尼治疗组患者(两组分别为 5% 和 3%)。阿法替尼相较于厄洛替尼应用于晚期肺鳞癌患者在无进展生存方面具有明显优势。

【用法】

阿法替尼的最低有效剂量是 20mg 每天 1 次,标准剂量为 40mg 每天 1 次,最大剂量是 50mg 每天 1 次。应空腹服用(进食前 1 小时或后 2 小时)。

【毒副反应】

阿法替尼与其他的表皮生长因子受体酪氨酸激酶抑制剂类似,最常见的副作用为腹泻 78%、皮疹 87%。

其他副作用有恶心呕吐、毛囊炎、皮肤干燥、肝功能异常(丙氨酸氨基转移酶(ALT)和天门冬氨酸氨基转移酶(AST)、碱性磷酸酶、胆红素升高)、血小板减少

6

症、心脏毒性(如左心室射血分数减少)、厌食、疲劳、呼吸困难、咳嗽、鼻衄、胃肠道和非-胃肠道出血、便秘、腹痛、发热、口腔炎、甲沟炎等。

注意事项:

(1)腹泻:腹泻可能导致脱水和肾衰。如给予止泻药无效或严重腹泻伴呕吐、休克时,考虑停药。

(2)大疱性和剥脱性皮肤病:服用阿法替尼片患者中有0.15%患者出现大疱性皮肤病和剥脱性皮肤病。对威胁生命的皮肤反应终止药物。

(3)间质性肺病(ILD):约1.5%患者发生间质性肺病。如被诊断ILD需终止给药。

(4)肝毒性:0.18%患者会发生致命性肝损伤。用药期间应定期监视肝功能。若出现严重肝功能异常,应及时停药。

(5)角膜炎:在0.8%患者中发生。

(6)胚胎毒性:可致胎儿危害。建议女性在使用阿法替尼期间服用使用高效避孕药物并持续至阿法替尼末次给药后2周。

5. **拉帕替尼**　拉帕替尼(Lapatinib,商品名Tykerb)是一种新型酪氨酸激酶抑制剂。2007年美国FDA批准拉帕替尼用于治疗HER-2阳性的晚期乳腺癌患者。

【作用机制】

拉帕替尼为表皮生长因子受体(EGFR,HER-1)和2型人表皮受体(HER-2)的细胞内酪氨酸激酶区域的靶向型激酶抑制剂,可阻断EGFR和HER-2下游信号通路,通过抑制受体自磷酸化作用,对HER-2过度表达的乳腺癌起作用。体外试验和动物实验表明,拉帕替尼可抑制EGFR调控的肿瘤细胞生长。

【适应证】

适用于HER-2过表达的晚期或转移性乳腺癌。

CHERLOB研究评价HER-2阳性乳腺癌患者术前接受以蒽环类为基础化疗方案联合拉帕替尼的疗效和

安全性,初步结果显示 66% 的患者接受了保乳手术,37.5% 的患者达 pCR,且心脏毒性可耐受。一项研究拉帕替尼联合卡培他滨对比单用卡培他滨疗效的国际多中心Ⅲ期临床试验显示,拉帕替尼联合卡培他滨治疗可提高晚期乳腺癌患者的疗效。该研究纳入 321 例 HER-2 过表达的晚期乳腺癌患者,随机分为拉帕替尼联合卡培他滨组和卡培他滨单药组,两组中位肿瘤进展时间分别为 36.9 周和 19.7 周,联合组脑转移的发生明显减少,两组毒副反应发生率相似。

【用法】

推荐拉帕替尼与卡培他滨联合方案,拉帕替尼常用剂量为 1250mg,每日 1 次,第 1~21 天服用,卡培他滨 2000mg/d,第 1~14 天分 2 次服用。饭前 1 小时或饭后 2 小时后服用。如漏服,第 2 天不需剂量加倍。

【毒副反应】

临床试验中观察到的大于 10% 的毒副反应主要为胃肠道反应,包括恶心、腹泻、口腔炎和消化不良等,皮肤干燥、皮疹,其他有背痛、呼吸困难及失眠等。个别患者可出现左心室射血分数下降,间质性肺炎。

(二) ALK 酪氨酸激酶抑制剂

1. 克唑替尼　克唑替尼(Crizotinib,商品名赛可瑞)是一种小分子 ALK 激酶抑制剂。2011 年 8 月美国 FDA 批准了克唑替尼用于 FISH 检测 ALK 重排阳性的局部晚期或转移非小细胞肺癌患者。

【作用机制】

EML4-ALK 融合基因通过下游底物分子的激活、传递,各转导途径的相互交叉、重合,形成了一个错综复杂的信号转导网络,影响细胞增殖、分化和凋亡。克唑替尼通过阻断传导通路从而起到杀死肿瘤细胞的作用。

【适应证】

适用于 ALK 重排阳性的局部晚期或转移性非小细胞肺癌患者。

PROFILE 1014 是关于克唑替尼疗效的一项多中心、随机、开放的Ⅲ期临床研究,共有 343 例初治的晚期非鳞状 ALK 阳性非小细胞肺癌患者入选,随机分为克唑替尼组和化疗组(培美曲塞 + 顺铂 / 卡铂),结果示克唑替尼和化疗组的 ORR(总缓解率)为 74% 和 45%,PFS(无进展生存期)为 10.9 个月和 7.0 个月。结果表明,与化疗相比,克唑替尼治疗使 PFS 延长,克唑替尼的 ORR 也显著高于化疗组。该研究结果确定,克唑替尼可作为晚期 ALK 阳性非鳞状非小细胞肺癌的一线治疗手段。

【用法】

推荐剂量为 250mg 口服,每日两次。若患者在临床治疗中获益应持续用药。胶囊应整粒吞服。克唑替尼胶囊与食物同服或不同服均可。若漏服一粒克唑替尼胶囊,则补服药物需距下次服药 6 小时以上。服药期间不能食用葡萄汁和柚子汁。

【毒副反应】

(1)最常见的毒副反应(≥25%):视觉异常(64%)主要包含复视、闪光感、畏光、视物模糊、视野缺损、视觉损害、玻璃体浮游物、视觉亮度和视敏度降低。消化道异常主要包括恶心(57%)、腹泻(49%)、呕吐(45%)和便秘(38%)。全身异常包括水肿(38%)、疲倦(31%)。

(2)非常普遍的毒副反应(可能大于 10%):肝功能异常主要有 ALT 升高(15%)和 AST 升高(11%)。神经系统异常有神经病变(58%,主要包括烧灼感、感觉迟钝、感觉过敏、感觉减退、神经痛、感觉异常、周围神经病变、外周运动神经病变和外周感觉神经病变)、头昏眼花(24%)、味觉减退(13%)、皮疹(16%)。

(3)普遍的毒副反应(1%~10%):有红细胞、白细胞、血小板减少,心脏异常如心动过缓。所有事件的严重程度均为 1 或 2 级。

(4)不常见的毒副反应(0.1%~1%):有肾脏损伤,有报道服用克唑替尼胶囊进行治疗后发生复杂性肾囊肿的患者有 2 例(1%)。在这些事件中,无尿液分析异常或肾损害报告。

2. 色瑞替尼　色瑞替尼(Ceritinib,商品名 Zykadia)是继克唑替尼之后第 2 个 ALK 激酶抑制剂。于 2014 年 4 月经 FDA 批准上市。

【作用机制】

由于 EML4-ALK 的 ATP 结合位点附近基因突变、基因扩增、信号通路的旁路激活(如 Hsp90、EGFR、K-ras 等信号通路),大部分患者在使用克唑替尼约 8 个月后出现耐药。而色瑞替尼通过剂量依赖性的抑制 ALK 和下游信号通路 ERK、STAT3 和 JAK 的磷酸化,阻断 ALK 依赖的细胞增殖。体外实验表明,色瑞替尼对 ALK 激酶的抑制活性约是克唑替尼的 20 倍。

【适应证】

用于经克唑替尼治疗后病情恶化或对克唑替尼不耐受的间变性淋巴瘤激酶阳性(ALK+)转移性非小细胞肺癌(NSCLC)患者的治疗。

2014 年 ASCO 年会上,Kim 等报道了一项关于色瑞替尼的临床研究。246 例患者每天给予 750mg 的色瑞替尼,ORR 为 60.0%,PFS 为 7.0 个月,患者的中位随访期为 4.5 个月。其中 83 例未接受过克唑替尼治疗患者的 ORR 为 69.6%,163 例接受过克唑替尼治疗患者的 ORR 为 55.4%。对于 83 例未接受过 ALK 抑制剂治疗的患者中,ORR 可达 66.3%,12 个月的 PFS 率为 61.3%。另一项比较色瑞替尼在未接受过 ALK 抑制剂治疗与一线克唑替尼治疗患者的临床试验(PROFILE 1014)结果显示,色瑞替尼与克唑替尼的 ORR 基本相近(69.5% 和 74.0%),但是色瑞替尼组的 PFS 显著延长。肯定了克唑替尼对 ALK 阳性非小细胞肺癌患者的疗效。

【用法】

推荐剂量为 750mg,每天 1 次,空腹服药(不要在进餐的 2 小时内给予)。口服直至疾病进展或不可接受的毒性,与克唑替尼一样,服药期间不能食用葡萄汁和柚子汁。

【毒副反应】

色瑞替尼临床应用耐受性好,毒副反应发生率低,大多数毒副反应级别为 1~2 级。

3~4 级毒副反应包括腹泻(86%)、恶心(80%)、呕吐(60%)、疲乏(52%)、食欲下降(34%)、便秘(29%)、胃肠道反应(16%)、皮疹(16%)。

其他毒副反应为谷氨酸转氨酶(ALT)升高(80%)、门冬氨酸转氨酶(AST)升高(75%)、肌酐升高(58%)、葡萄糖升高(51%)、脂肪酶升高(29%)和胆红素升高(16%)。

警告和注意事项:

(1)严重和持续胃肠道毒性:有 38% 患者由于发生腹泻、恶心、呕吐或腹痛,需要调整色瑞替尼剂量。

(2)肝毒性:至少每月检查肝功能。

(3)间质性肺疾病(ILD)/肺炎:在 4% 患者中发生,在被诊断有治疗相关 ILD 时,患者应永久终止色瑞替尼。

(4)QT 间期延长:色瑞替尼可能致 QTc 间期延长。注意检查心电图和电解质。

(5)高血糖:色瑞替尼可导致高血糖,治疗过程中注意检测血糖。

(6)心动过缓:色瑞替尼可能致心动过缓。定期监测心率和血压。

(三)Bcr-Abl 酪氨酸激酶抑制剂

1. 伊马替尼　甲磺酸伊马替尼(Imatinib,商品名格列卫)是一种酪氨酸激酶受体家族成员的选择性抑制剂。2001 年 5 月获得美国 FDA 的批准,主要用于治疗慢性粒细胞白血病(CML)。2002 年,FDA 通过快速通道批准伊马替尼治疗晚期或转移胃肠道间质瘤。

【作用机制】

伊马替尼通过与 ATP 竞争性结合酪氨酸激酶催化

部位的核苷酸结合位点,使激酶不能发挥催化活性,底物的磷酸化中止。使其不能与下游的效应分子进一步作用。从而导致细胞增殖受抑,诱导细胞凋亡。

【适应证】

(1)慢性粒细胞白血病(CML):伊马替尼已被临床研究证实对 α-干扰素治疗失败慢性病期患者、加速病期患者和髓细胞样胚细胞危象病期的患者均有效。

(2)晚期胃肠道间质瘤(GIST):伊马替尼持续口服治疗已经成为进展期 GIST 的标准一线治疗方案。一项Ⅱ期临床试验(B2222)显示,147 例转移性 GIST 患者接受 400mg 或 600mg 伊马替尼治疗,客观有效率达 68.1%,疾病控制率为 83.7%;54% 的患者临床获益,中位生存期长达 57 个月;147 例患者 9 年 TTP 为 14%。

【用法】

(1)通常成人每日一次,每次 400mg 或 600mg,最高剂量可增至每日 800mg,分早晚两次口服。儿童和青少年每日一次或分两次服用(早晨和晚上)。伊马替尼应在进餐时服用,并饮一大杯水,以使胃肠道紊乱的风险降到最小。

不能吞咽药片的患者(包括儿童),可以将药片分散于不含气体的水或苹果汁中(100mg 片约用 50ml,400mg 约用 200ml)。应搅拌混悬液,一旦药片崩解完全应立即服用。

只要患者持续受益,本品治疗应持续进行。

(2)Ph+CML 患者的治疗剂量

成人:慢性期患者伊马替尼的推荐剂量 400mg/d,急变期和加速期患者 600mg/d,难治复发患者伊马替尼的推荐剂量为 600mg/d。

没有严重药物毒副反应且如果血象许可,在下列情况下剂量可考虑从 400mg/d 增加到 600mg/d,或从 600mg/d 增加到 800mg/d:任何时间出现了疾病进展、治疗至少 3 个月后未能获得满意的血液学反应,治疗 12

个月未获得任何细胞遗传学反应,已取得的血液学和(或)细胞遗传学反应重新消失。

3岁以上儿童及青少年:依据成人的剂量,慢性期260mg/m²(最大剂量400mg),急变期和加速期340mg/m²(最大剂量600mg)。制订儿童患者的每日推荐剂量,计算所得剂量一般应上下调整至整百毫克,12岁以下儿童的剂量一般应上下调整至整50mg。尚无3岁以下儿童治疗的经验。

目前国内外儿童临床数据有限,用药期间需严密监测儿童患者的疗效和安全性,必要时及时调整剂量。

（3）GIST患者的治疗剂量

对不能切除和(或)转移性GIST患者,伊马替尼的推荐剂量为400mg/d。在治疗后未能获得满意的反应,如果没有严重的药物毒副反应,剂量可考虑从400mg/d增加到600mg/d或800mg/d。

对于GIST患者,伊马替尼应持续治疗,除非不能耐受或疾病进展。

对于GIST完全切除术后成人患者辅助治疗的推荐剂量为400mg/d。建议治疗的持续时间至少为36个月,目前伊马替尼辅助治疗的最佳持续时间尚不清楚。

【毒副反应】

最常报告的不良事件(>10%)为中性粒细胞减少(14%),血小板减少(14%),贫血(11%),头痛(11%),消化不良(13%),水肿(56%),体重增加,恶心(51%),呕吐(25%),肌肉痉挛(36%),肌肉骨骼痛(14%),腹泻(25%),皮疹(26%),疲劳(15%)和腹痛(14%)。这些反应的严重程度均为轻度至中度,且只有2%~5%的患者因发生药物相关性不良事件导致治疗永久性终止。在Ph+白血病和实体肿瘤患者间的安全性差异是在Ph+白血病患者中发生骨髓抑制以及在GIST患者中发生胃肠道和肿瘤内出血的发病率和严重程度较高,并且很可能是由于疾病相关的因素造成的。骨髓抑制、胃肠道不良事件、水肿和皮疹是这两个患者群所常见的。

其他胃肠道情况,如胃肠道的梗阻、穿孔和溃疡,似乎多为适应证特异性毒副反应。在暴露于伊马替尼后观察到的并且可能与使用本品有因果关系的其他突出不良事件,包括肝毒性、急性肾衰竭、低磷血症、严重的呼吸系统毒副反应、肿瘤溶解综合征和儿童发育迟缓。

注意事项:

(1) 骨髓抑制:总体而言,在 CML 患者中使用伊马替尼治疗发生的骨髓抑制通常是可逆的,并且在大多数患者中不会造成剂量中断或剂量减少。少数患者需要停药。在 CP-CML(慢性髓性白血病慢性期)中,在最高剂量时出现的血液学毒性似乎最大,而且似乎也取决于 CML 疾病分期,在急变期和加速期伴发的 3 级或 4 级中性粒细胞减少和血小板减少(分别为 44% 和 63%)较新诊断的患者(分别为 16.7% 与 8.9%)高出 4 倍和 6 倍。

(2) 水肿和水液潴留:水肿是在使用伊马替尼治疗各适应证的所有患者中,50% 以上会出现的一种常见的毒性反应。水肿呈剂量相关性,其发生似乎与血浆水平有关。最常见的表现是眶周水肿,下肢水肿在某种程度上不太常见。通常不需要特殊治疗。其他水液潴留事件发生更为少见,但由于解剖部位的位置不同,某些水液潴留可能存在潜在严重性。最常见的水液潴留是胸腔积液,最常见于晚期 CML 和转移性GIST 患者中。

(3) 皮疹和严重皮肤毒副反应:在高达 1/3 的使用伊马替尼治疗各适应证的患者中观察到有皮疹发生。这些皮疹常伴瘙痒,且最常出现的是红斑,前臂、躯体、面部或全身性的斑丘疹或表皮剥脱性皮损。虽然大多数皮疹程度轻微并且是自限性的,但较为严重的罕见病例如 Stevens-Johnson 综合征(一种累及皮肤和黏膜的急性水疱病变),多形性红斑可能需要中断或终止治疗。

(4) 肝毒性:肝功能检查异常,通常为转氨酶轻度升高,但少数患者的胆红素水平升高。一般在治疗的前两个月内发生,但最迟在治疗开始后 6~12 个月也有发生。这些指标水平通常在停止治疗 1~4 周后恢复正常。

(5) 低磷酸盐血症:在治疗各适应证中观察到血清磷酸盐偏低和低磷酸盐血症(高达 3/4 级)较为常见,但尚未确定这一发现的来源和临床意义。

(6) 胃肠道梗阻、穿孔或溃疡:在使用伊马替尼治疗各适应证的一小部分患者中已观察到胃肠道溃疡。肿瘤出血、肿瘤坏死,梗阻和胃肠道穿孔似乎是与疾病相关的,且仅在或更常见于 GIST 患者。在转移性 GIST 的病例中,在肿瘤反应中可能发生肿瘤坏死,很少会导致穿孔。胃肠道梗阻 / 肠梗阻在 GIST 群体(该情况可能是由于转移性 GIST 的肿瘤梗阻造成的)中以及既往 GI 手术粘连的辅助治疗中最常见。

(7) 肿瘤溶解综合征:肿瘤溶解综合征和伊马替尼治疗之间的因果关系被认为是可能的,但是一些病例可能与合并用药及其他独立风险因素相关。

(8) 儿童发育迟缓:伊马替尼可能影响儿童的身材,特别是青春前期儿童。尽管在治疗 CML 时生长发育迟缓病例的信息有限,但儿童生长发育迟缓和伊马替尼治疗之间的因果关系不能被排除。

(9) 严重的呼吸系统药物毒副反应:使用伊马替尼治疗已观察到严重的呼吸系统事件,有时是致命的,包括急性呼吸衰竭,肺动脉高压,肺间质疾病和肺纤维化。在许多病例中,先前存在心脏或肺部疾病可能与诸多严重呼吸系统事件有关。

(10) 实验室检查异常:6.8% 的患者出现 3 或 4 级血清丙氨酸氨基转移酶(ALT)升高,4.8% 出现 3 或 4 级血清天门冬氨酸氨基转移酶(AST)升高。胆红素升高的发生率小于 3%。其能够通过减量或停药(中位持续时间约为一周)来缓解,只有不到 1% 的患者因肝功能实验室检查异常而长期停药。也可见到细胞溶解性、胆汁淤积性肝炎或肝衰竭病例,其中有些是致死性的。

2. **达沙替尼** 达沙替尼(Dasatinib,商品名扑瑞赛,Sprycel)是一种能够抑制多种构型Bcr-Abl酪氨酸蛋白激酶的口服药。2006年2月FDA批准上市。

【作用机制】

该药能抑制Bcr-Abl、SRC激酶家族(SRC、LCK、YES、FYN)、c-KIT、EPHA2和PDGFR-B等多种激酶。通过抑制上述激酶的作用,来抑制CML和Ph+ALL骨髓中白血病细胞的增殖,但正常红细胞、白细胞和血小板仍可继续增殖。在体外,其作用比伊马替尼强325倍。不同于伊马替尼,达沙替尼与激酶分子的活性和非活性形式都能够结合。体外细胞模型显示,22个伊马替尼耐药的*Bcr-Abl*突变中,达沙替尼对其中21个有活性,唯一的例外的是T315I突变。正因为这种特点,使得它对许多伊马替尼耐药的激酶突变都具有活性。

【适应证】

用于Ph染色体阳性(Ph+)慢性粒细胞性白血病慢性期的成年患者。其后又批准用于对包括甲磺酸伊马替尼在内的治疗方案耐药或不能耐受的慢性髓细胞样白血病(CML)所有病期(慢性期、加速期、淋巴细胞急变期和髓细胞急变期)的成年患者。

【用法】

慢性粒细胞性白血病:慢性期,100mg,口服,每天1次,可增加至140mg。

慢性粒或淋巴细胞性白血病进展期或Ph染色体阳性(Ph+)的急性淋巴细胞白血病:初始剂量为70mg,可增加至100mg,口服,每天2次,可与食物同服或空腹服用。

【毒副反应】

达沙替尼治疗的毒副反应大部分为轻度到中度。大部分伊马替尼不耐受的慢性期CML患者能够耐受达沙替尼治疗。最常见的毒副反应包括体液潴留(包括胸腔积液)、腹泻、头痛、恶心、皮疹、呼吸困难、出血、疲劳、肌肉骨骼疼痛、感染、呕吐、咳嗽、腹痛和发热。与药物相关发热性中性粒细胞减少症的发生率为 5%、血小板减少症约 5%、贫血约 3%。

3. 尼洛替尼　尼洛替尼(Nilotinib,商品名达希纳)是一种强效精准的第二代 Bcr-Abl 激酶抑制剂。2007年 6 月 FDA 批准上市。

【作用机制】

尼洛替尼是基于对伊马替尼耐药机制的研究,生产的一种针对 Bcr-Abl 耐药突变的新型 Bcr-Abl 激酶抑制剂。在甲基哌啶部分加入新的结合基团,形成一种高亲和力的以氨基嘧啶为基础的 ATP 竞争性抑制剂。其对 ABL 的抑制力要比伊马替尼高 20~30 倍,能够抑制除 T315I 外引起伊马替尼耐药的 *Bcr-Abl* 突变。

【适应证】

用于对既往治疗(包括伊马替尼)耐药或不耐受的费城染色体阳性的慢性髓性白血病(Ph+CML)慢性期或加速期成人患者。

【用法】

推荐剂量为每日 2 次,每次 400mg,间隔约 12 小时,饭前至少 1 小时或饭后至少 2 小时服用。只要患者持续受益,本品治疗应持续进行。

胶囊应用水完整吞服,不应咀嚼或吮吸,不应打开胶囊。手接触胶囊后应立即清洗。小心不要吸入胶囊中的任何粉末(比如胶囊损坏),也不要让药粉接触皮肤或黏膜。如果发生皮肤接触,用肥皂和水清洗局部。如果眼睛接触了药粉,用水冲洗。如果胶囊中的药粉撒出,应该用手套和可弃去的湿毛巾擦去,置于密封的容器中正确丢弃。

【毒副反应】

本品的主要毒性是骨髓抑制,包括血小板减少症(27%)、中性粒细胞减少症(15%)和贫血(13%)。最常见的药物相关的非血液学毒副反应是皮疹、瘙痒、恶心、头痛、疲劳、便秘和腹泻。这些毒副反应多数是轻度到中度。少见的毒副反应有骨痛、关节炎、肌肉痉挛和外周水肿、胸膜和心包积液、水潴留和心衰、胃肠道出血、中枢神经系统出血和 QT 间期延长。

4. 博舒替尼　博舒替尼(Bosutinib,商品名Bosulif),是一种酪氨酸激酶受体家族成员的选择性抑制剂。FDA 于 2012 年 9 月 4 日批准了博舒替尼用于治疗对伊马替尼等其他治疗耐药或无法耐受的慢性期、加速期或急变期费城染色体阳性慢性髓性白血病(CML)。

【作用机制】

博舒替尼可使 Bcr-Abl 去磷酸化,抑制 CML 细胞增殖,促进其凋亡,且有效浓度比伊马替尼更低,对大多数伊马替尼耐药的 *Bcr-Abl* 突变体有效。

【适应证】

用于治疗对伊马替尼等其他治疗耐药或无法耐受的慢性期、加速期或急变期费城染色体阳性 CML。CORTES 等对伊马替尼治疗失败的 CML 患者进行了两次临床试验评价博舒替尼的有效性。第一次试验纳入299 例对伊马替尼耐药患者,口服博舒替尼至患者出现耐受或疾病进展停药,随访中位时间为 16.5 个月。结果显示,132 例血液学缓解(HR)可评价患者中 103 例(78%)获得完全血液学缓解(CHR);192 例细胞遗传学缓解(CyR)可评价患者中 111 例(58%)获得主要细胞遗传学缓解(MCyR),其中 89 例(46%)为完全细胞遗传学缓解(CCyR);156 例分子生物学缓解(MR)可评价患者中 76 例(49%)获得主要分子生物学缓解(MMR),其中 47 例(30%)为完全分子生物学缓解(CMR)。第二次试验纳入 288 例患者,200 例对伊马替尼耐药,88例对伊马替尼不能耐受且以前没有接受过其他激酶抑制剂治疗,口服博舒替尼,24 周后,89 例(31%)患者获得 MCyR。随访中位时间为 24.2 个月,86% 的患者获得 CHR,53% 的患者获得 MCyR,41% 的患者获得

CCyR,获得 CCyR 的患者中 64% 为 MMR。两年无进展生存率(PFS)为 79%,总生存率为 92%。

【用法】

推荐剂量:口服 500mg,每日 1 次。

【毒副反应】

毒副反应发生率大于 10% 的毒副反应:消化道症状如腹泻、恶心、腹痛、呕吐;血小板减少、贫血、中性粒细胞减少;呼吸道感染、鼻咽炎;疲乏、无力、发热、转氨酶升高、食欲下降、关节痛、背痛、头痛、头晕、呼吸困难、咳嗽、皮疹、瘙痒。

发生率 1%~10% 的毒副反应:发热性中性粒细胞减少、心包积液、耳鸣、胃炎、急性胰腺炎、胃肠道出血、胸痛、肝毒性、肝功能异常、药物过敏、肺炎、流感、支气管炎、QT 间期延长、肌酸磷酸激酶升高、血肌酐升高、低血钾、脱水、肌痛、味觉障碍、急性肾衰竭、胸腔积液、荨麻疹、瘙痒、痤疮。

发生率 0.1%~1% 的毒副反应:心包炎、肝损伤、过敏休克、急性肺水肿、呼吸衰竭、肺性高血压、多形性红斑、剥脱性皮炎、药疹。

(四)BRAF 激酶抑制剂

研究发现基因突变可导致编码氨基酸的改变,从而造成 BRAF 激酶的持续性活化,激活下游的信号传导通路(如 MAPK 和 MEK-ERK 等),从而促进细胞的增殖和肿瘤的侵袭转移。BRAF 激酶抑制剂通过抑制 BRAF 激酶的活性,阻断 BRAF 介导的信号转导通路(如 MEK-ERK 等),从而抑制肿瘤细胞增殖及肿瘤的生长,而起到抗肿瘤的作用。

1. 维罗非尼 维罗非尼(Vemurafenib,商品名 Zelboraf)是第一个应用于黑色素瘤的 BRAF 激酶抑制剂。2011 年 8 月 FDA 批准上市,用于 BRAF V600 突变的晚期转移性或不可切除的恶性黑色素瘤。

【适应证】

BRIM-3 研究是一项对比维罗非尼与达卡巴嗪

（DTIC）在 BRAF 突变晚期黑色素瘤患者中疗效的多中心Ⅲ期随机对照研究。该研究共入组 675 例初治的晚期黑色素瘤突变患者，随机分为威罗非尼组和达卡巴嗪组。其研究结果发表于 2011 年 6 月《新英格兰医学杂志》。维罗非尼组的有效率达到 48.4%，而达卡巴嗪单药组只有 5.5%；6 个月的生存率两组分别为 84% 及 64%；中期分析发现与达卡巴嗪组相比，维罗非尼可使死亡风险降低 63%，统计学有显著差异 $P<0.001$）。表明维罗非尼能够给晚期黑色素瘤患者带来生存获益。

【用法】

推荐剂量为 960mg 口服，每日 2 次，接近 12 小时间隔给药，应用一杯水完整吞服。不应咀嚼或压碎。若毒副反应不能耐受可根据情况适当减量（建议不低于 480mg）或中断治疗或终止治疗。

【毒副反应】

最常见毒副反应（≥30%）是关节痛、皮疹、脱发、疲乏、光敏反应、恶心、瘙痒和皮肤乳头状瘤。

注意事项：

（1）24% 患者中发生皮肤鳞状细胞癌。治疗开始前和当用治疗时每 2 个月进行皮肤学评价。发现癌变可切除，切除后继续治疗可以不调整剂量。

（2）治疗期间和再次开始治疗时曾报道严重超敏反应，包括过敏反应。出现严重超敏反应患者终止用药。

（3）曾报道严重皮肤学反应，包括 Stevens-Johnson 综合征（一种累及皮肤和黏膜的急性水疱病变）和中毒性表皮坏死溶解。出现严重皮肤学反应患者终止治疗。

（4）曾报道 QT 延长。治疗前和调整剂量后监视心电图和电解质。如 QTc 超过 500ms，短暂中断用药。

（5）可能发生肝功能异常。治疗开始前和治疗期间每月注意检测肝功能。

（6）曾报道光敏性。服药时建议患者避免暴露阳光。

（7）曾报道严重眼科反应,包括葡萄膜炎,虹膜炎和视网膜静脉阻塞。

（8）曾报道可诱发原发性恶性黑色素瘤。切除处理,继续治疗无剂量调整。

2. 达拉菲尼　达拉菲尼（Dabrafenib,商品名Tafinlar）是一种应用于黑色素瘤的BRAF激酶抑制剂。2013年5月FDA批准适应证。

【适应证】

BREAK-3研究是比较达拉菲尼和单药DTIC治疗BRAF突变的初治晚期黑色素瘤患者的多中心Ⅲ期随机对照研究,结果显示,达拉菲尼和DTIC的中位PFS分别为5.1个月和2.7个月（HR=0.30,$P<0.0001$）,肯定了达拉菲尼的疗效。

【用法】

推荐剂量是150mg,口服,每天2次。在进餐前1小时或后2小时服用。丢失剂量可在下一次剂量前6小时服用。不要打开、压碎或破坏胶囊。

【毒副反应】

最常见毒副反应（≥20%）是角化过度（7%）、头痛、发热、关节炎、乳头状瘤、脱发、掌跖红肿疼痛综合征和光过敏。

注意事项:

（1）原发性皮肤癌:开始治疗前,治疗期间每3个月和终止用药后6个月应进行皮肤学评价。

（2）在 *BRAF* 野生型黑色素瘤中可能存在促进肿瘤作用:用BRAF抑制剂时可能发生细胞增殖增加。

（3）严重发热反应:达拉菲尼用药期间可能出现发热或使原来发热加重。

（4）高血糖:糖尿病或高血糖患者中监测血糖水平。

（5）葡萄膜炎和虹膜炎:常规监测患者视力症状。

3. 曲美替尼　曲美替尼（Trametinib,商品名

Mekinist)是一种应用于黑色素瘤的 BRAF 激酶抑制剂。2013 年 5 月,被 FDA 批准用于 *BRAF* V600 突变、不可切除或转移性的黑色素瘤患者。2014 年 1 月批准与达沙替尼联合使用治疗 *BRAF* V600 突变的不可切除或转移性的黑色素瘤患者。

【适应证】

在一项国际多中心、随机、对照的临床试验中,将 322 例 *BRAF* V600E 或 V600K 阳性黑色素瘤患者随机分成曲美替尼治疗组和常规化疗组,结果显示,曲美替尼治疗组中位无进展生存期为 4.8 个月,常规化疗组中位无进展生存期为 1.5 个月。结果表明曲美替尼能延长 *BRAF* V600 突变的不可切除的或转移黑色素瘤患者的生存期。

【用法】

推荐剂量是 2mg,口服,每天 1 次,单药或与达拉非尼联用;达菲替尼用法是 150mg 口服,每天 2 次。餐前至少 1 小时和餐后至少 2 小时服用。

【毒副反应】

作为单药应用常见毒副反应(≥20%)包括皮疹、腹泻和淋巴水肿。

与达拉非尼联用时,最常见毒副反应(≥20%)包括发热、畏寒、疲乏、皮疹、恶心、呕吐、腹泻、腹痛、外周性水肿、咳嗽、头痛、关节痛、夜汗、食欲减低、便秘和肌痛。

注意事项:

(1)致癌:当与达拉菲尼联用时可能发生。

(2)出血:与达拉菲尼联用患者可能发生大出血。

(3)血栓栓塞:与达拉菲尼联用患者可能发生深静脉血栓形成和肺栓塞。

(4)心肌病:治疗前、治疗后 1 个月,其后每 2~3 个月应评估左心射血分数。

(5)眼毒性:对任何视力障碍进行眼科评价。

(6)间质性肺疾病(ILD):对新出现和进展性不能

解释的肺部症状应停药。

（7）**严重发热反应**：与达拉菲尼联用时可能发生。

（8）**严重皮肤毒性**：监视皮肤毒性和继发感染。

（9）**高血糖**：在预先存在糖尿病和高血糖患者监视血清糖水平。

（五）多靶点酪氨酸激酶抑制剂

1. **索拉非尼**　索拉非尼（Sorafenib，商品名多吉美）在 2005 年 12 月经美国 FDA 批准上市，用于治疗晚期肾细胞癌。2007 年 11 月又批准其用于治疗不能切除的肝细胞癌。FDA 于 2013 年 11 月批准了索拉非尼用于治疗局部晚期或转移的放射性碘难治性进展期分化型甲状腺癌这一新适应证。

【作用机制】

临床前研究和临床试验提示索拉非尼有广泛的抗肿瘤作用。索拉非尼对 *c-RAF*、野生型和突变型 *b-RAF* 有强效的抑制作用，能抑制 c-RAF 和 b-RAF 的丝氨酸/苏氨酸激酶活性。索拉非尼还能抑制人 VEGFR-2、小鼠 VEGFR-2、VEGFR-3、PDGFR-β、FLT3 和 c-KIT 的酪氨酸激酶活性。索拉非尼的双重抗肿瘤作用是通过抑制上述激酶的活性而实现的。RAF 是促进细胞生长的信号传导通路中的一个重要激酶。大多数生长因子，包括 EGFR、PDGF、c-KIT 和 FLT3，与细胞膜表面的受体结合后首先激活 RAS，RAS 可进一步激活 RAF/MEK/ERK 信号传导通路，人类多种肿瘤的发生和发展与这一信号通路的异常相关。索拉非尼通过抑制 RAF 的活性而抑制了 RAS/RAF/MEK/ERK 信号传导通路，因此能直接抑制肿瘤细胞的生长。此外，索拉非尼能抑制 FLT3 和 C-KIT 这两种受体酪氨酸激酶活性，从而对肿瘤细胞的增殖产生了直接的抑制作用。另一方面，索拉非尼对 VEGF 和 PDGF 这两种受体的酪氨酸激酶活性也有抑制作用，可以阻断肿瘤新生血管的形成和切断肿瘤细胞的营养供应，间接地抑制肿瘤细胞的生长。

【适应证】

（1）晚期肾细胞癌：在一项随机非连续性的Ⅱ临床试验初步观察到，索拉非尼治疗肾细胞癌有显著的疗效。该研究中，202 例晚期肾细胞癌先接受索拉非尼治疗，剂量为 400mg 每日两次。结果显示，索拉非尼组和安慰剂组疾病无进展患者的比例分别为 50% 和 18%（P=0.0087）。索拉非尼治疗组疾病无进展生存期为 163 天，而安慰剂组只有 41 天（P=0.0001），索拉非尼较安慰剂组显著延长了无进展生存期。这一结果在随后的随机对照Ⅲ期临床试验中得到了进一步的证实，在这个Ⅲ期临床试验中，903 例晚期肾透明细胞癌，随机分为索拉非尼组和安慰剂组。结果表明两组的客观有效率分别为 10% 和 2%，临床受益率分别为 84% 和 55%；索拉非尼组无进展生存期较安慰剂组延长了 1 倍，分别为 5.8 个月和 2.8 个月（P<0.000 01），肯定了索拉非尼在晚期肾细胞癌的疗效。

（2）肝癌（HCC）：SHARP 试验是一项国际多中心、双盲、安慰剂对照Ⅲ期临床研究。患者入选标准为组织学证实为晚期肝细胞癌（HCC）、至少有 1 个未经治疗的可测量病灶、Child-Pugh 评分 A 级、先前未接受系统治疗的患者。602 例患者被随机分为索拉非尼组和安慰剂组。结果显示，索拉非尼组与安慰剂组患者的中位总生存时间（OS）分别为 10.7 个月和 7.9 个月，两组患者的中位至疾病进展时间（TTP）分别为 5.5 个月和 2.8 个月。疾病控制率分别为 73.3% 和 67.7%。结果表明，索拉非尼可显著延长晚期 HCC 患者的中位 OS（延长 44%）和 TTP（延长 73%）。SHARP 研究证实了索拉非尼在西方 HCC 患者中的有效性。但亚太地区 HCC 发病机制和治疗理念与西方国家的差异，促使研究者进一步研究索拉非尼在该区域人群中的疗效。而 Oriental 研究是旨在评估索拉非尼在亚太地区（包括中国大陆、中国台湾和韩国）疗效的一项随机、双盲、安慰剂对照Ⅲ期临床研究。结果同样显示索拉非尼可以显著延长亚太地区晚期 HCC 患者的 OS 和 TTP,且索拉非尼毒副反应多为轻、中度,耐受性良好。Oriental 研究与 SHARP 研究结果相似,表明不同种族和不同地域的 HCC 患者接受索拉非尼治疗均显示临床获益。

(3) 甲状腺癌:DECISION 研究是首个表明索拉非尼对局部晚期或转移性放射性碘难治分化型甲状腺癌治疗有效的Ⅲ期临床研究。417 例患者随机分为索拉非尼组或安慰剂治疗组。结果示,索拉非尼组中位无进展生存期为 10.8 个月,安慰剂组为 5.8 个月。在索拉非尼组和安慰剂组分别观察到 12.2% 的患者和 0.5% 的患者肿瘤缩小 30% 及以上。索拉非尼组还有 42% 的患者疾病稳定 6 个月及以上,疾病控制率为 54%,相比之下安慰剂组疾病控制率为 34%。该研究结果表明索拉非尼可有效延长晚期放射性碘难治分化型甲状腺癌患者的无进展生存期。

【用法】

推荐索拉非尼的剂量为每次 400mg 口服,每日两次,服药时间饭前至少 1 小时或饭后至少 2 小时。应持续治疗直至病情进展或出现不可耐受的毒性反应。如毒副反应不能耐受可减量,索拉非尼的用量减为每日一次,每次 400mg;如果还需减少,可两天服用一次,每次 400mg。

【毒副反应】

(1) 皮肤毒性:手足皮肤反应和皮疹是服用索拉非尼最常见的毒副反应。皮疹和手足皮肤反应通常多为 NCI-CTCAE(National Cancer Institute-Common Terminology Criteria for Adverse Events)1~2 级。

(2) 高血压:服用索拉非尼的患者高血压的发病率会增加。高血压多为轻到中度,多在开始服药后的早期阶段就出现,用常规的降压药物即可控制。应常规监控血压,如有需要则按照标准治疗方案进行治疗。对应用降压药物后仍严重或持续的高血压或出现高血压危象的患者需考虑永久停用索拉非尼。

（3）出血：服用索拉非尼治疗后可能增加出血的风险。严重出血并不常见。对合用华法林的患者应常规检测凝血酶原时间、INR 值并注意临床出血迹象。

（4）伤口愈合并发症：服用索拉非尼对伤口愈合的影响未进行专门的研究。需要做大手术的患者建议暂停索拉非尼，手术后患者何时再应用索拉非尼的临床经验有限，因此决定患者再次服用前应先从临床考虑，确保伤口愈合。

（5）心肌缺血和（或）心肌梗死：对于发生心肌缺血和（或）心肌梗死的患者应该考虑暂时或长期终止索拉非尼的治疗。

（6）胃肠道穿孔：胃肠道穿孔较为少见。在使用索拉非尼的患者中报告出现胃肠道穿孔的不足 1%。

2. 舒尼替尼　舒尼替尼（Sunitinib，商品名索坦）是一种新型的多靶点 RTK 抑制剂。美国 FDA 于 2006 年 1 月批准舒尼替尼用于晚期肾细胞癌及伊马替尼治疗失败或不能耐受的胃肠间质瘤的适应证。

【作用机制】

体外研究显示舒尼替尼与 VEGFR2，PDGFRβ 具有很强的抑制性竞争结合力。多种细胞株的研究显示舒尼替尼能抑制多种 RTK 的磷酸化水平。

【适应证】

（1）晚期肾细胞癌：Motzer 等在一项Ⅲ期临床研究中，共纳入 750 例从未接受过治疗的晚期肾细胞癌患者随机分成两组，375 例进入舒尼替尼治疗组，另外 375 例进入 IFN-α 治疗组，结果显示舒尼替尼组 PFS 为 11 个月，IFN-α 组 PFS 是 5 个月（HR=0.42，95%CI：0.32~0.54，$P<0.001$），ORR 舒尼替尼组为 31%，而在 IFN-α 组为 6%（$P<0.001$）。基于临床研究结果，舒尼替尼可以作为晚期 RCC 患者一线治疗方案。

（2）对伊马替尼耐药或不能耐受的胃肠间质瘤（GIST）患者：一项随机、双盲Ⅲ期 GIST 临床试验与安慰剂对照评价舒尼替尼疗效和 TTP，入组的均为对伊马替尼耐药或不能耐受的 GIST 患者。患者以 2∶1 比例进入舒尼替尼组或安慰剂组,中期分析结果显示,舒尼替尼组 207 例,安慰剂组 105 例,中位 TTP 分别为 27.3 周和 6.4 周($P<0.0001$,HR=0.33)。此结果导致研究揭盲,所有安慰剂组都进入舒尼替尼治疗。舒尼替尼组 OS 明显延长,PR 14 例(6.8%),持续 SD>22 周 36 例(17.4%);安慰剂组 PR 0%,SD>22 周 2 例(1.9%)。该研究显示舒尼替尼显著延长了伊马替尼治疗失败的 GIST 患者 TTP 和 OS。

【用法】

本品治疗胃肠间质瘤和晚期肾细胞癌的推荐剂量是 50mg,每日一次,口服;服药 4 周,停药 2 周(4/2 给药方案)。与食物同服或不同服均可。

【毒副反应】

最常见的毒副反应(≥20%)是疲劳(62%)、乏力(26%)、发热(22%)、腹泻(66%)、恶心(58%)、黏膜炎 / 口腔炎(47%)、呕吐(39%)、消化不良(30%)、腹痛(23%)、便秘(13%)、高血压(34%)、外周水肿(24%)、皮疹(29%)、手足综合征(29%)、皮肤颜色改变(25%)、皮肤干燥(23%)、毛发颜色改变(20%)、味觉改变(47%)、头痛(23%)、背痛(28%)、关节疼痛(30%)、肢端疼痛(40%)、咳嗽(27%)、呼吸困难(26%)、厌食(48%)和出血(37%)。潜在严重的毒副反应:肝毒性、左心室功能障碍、QT 间期延长、出血、高血压、甲状腺功能障碍、肾上腺功能障碍。

3. **帕唑帕尼**　帕唑帕尼(Pazopanib,商品名 Votrient)是第二代应用于肾癌的多靶点抑制剂,该药为口服剂型,体内吸收迅速,毒副反应较第一代肾细胞癌靶向治疗药物索拉非尼、舒尼替尼轻。于 2009 年 10 月由 FDA 批准上市,用于治疗晚期肾细胞癌。2012 年 4 月批准用于既往接受化疗的晚期软组织肉瘤。

【作用机制】

帕唑帕尼能够抑制 VEGFR-2、PDGFR 和 Kit 受体的配体诱导的自身磷酸化,阻断信号转导通路,起到抗肿瘤作用。

【适应证】

(1)晚期肾细胞癌:一项随机双盲对比帕唑帕尼和安慰剂疗效的Ⅲ期临床试验,将晚期肾癌患者随机分为帕唑帕尼组和安慰剂组。结果显示帕唑帕尼组的有效率为30%,安慰剂组为3%,中位PFS分别为9.2个月和4.2个月,有统计学意义($P<0.05$),表明帕唑替尼能使晚期肾癌患者受益。

(2)既往接受化疗的晚期软组织肉瘤患者:帕唑帕尼被批准用于软组织肉瘤是基于一个发表在Lancet上的Ⅲ期临床研究,该研究主要比较帕唑帕尼治疗与安慰剂治疗的疗效。研究结果显示,帕唑帕尼与安慰剂相比患者PFS为4.6个月与1.6个月($P<0.001$),帕唑帕尼组PFS有所提高,并有统计学意义。然而,帕唑帕尼和安慰剂组之间的总生存并没有显著差异(12.5个月 vs 10.7个月,$P=0.25$)。结果表明帕唑帕尼能够提高患者的无进展生存期,并有提高患者总生存期的趋势。

【用法】

800mg,口服,每天1次,不和食物一起服药(至少在进餐前1小时或进餐后2小时)。基线中度肝损伤患者,减为200mg每天1次。严重肝损伤患者不建议使用。开始治疗前和治疗期间定期测定肝功能。

【毒副反应】

(1)最常见毒副反应(≥20%)主要有:

1)肝毒性:接受帕唑帕尼治疗患者中报道18%的患者ALT>3倍正常值,4%的患者ALT>10倍正常值。约有2%的患者同时发生ALT>3倍正常值和胆红素>2倍正常值。

2)高血压:40%的患者报道高血压。仅4%患者报道出现3级高血压。大多数高血压病例是用抗高血压药物或减低剂量可处理的。

3）QT 延长和尖端扭转型室速：在帕唑帕尼临床研究中，约有 1% 疗患者常规心电图检查发现 QT 延长，<1% 患者报道尖端扭转型室速。

4）动脉血栓栓塞：在用动脉血栓栓塞例如心肌梗死 / 缺血的发生率 2%，脑血管意外 <1%。

5）出血：13% 患者出现出血。最常见出血为血尿（4%）、鼻衄（2%）、咯血（2%）和直肠出血（1%）。甲状腺功能减退：在临床研究中，在基线时促甲状腺激素（TSH）正常范围内，而在任何基线后随访时，报道约 7% 用帕唑帕尼治疗患者甲状腺功能减退。

6）腹泻：频繁发生腹泻而严重程度主要为轻至中度。应该告知患者如何处理轻度腹泻并且通知他们的医疗保健提供者，如果出现中度至严重腹泻因此可实施适当处理，以尽量减少其影响。

7）蛋白尿：在帕唑帕尼临床研究中，9% 患者中曾报道蛋白尿。

8）脂肪酶升高：在一项单组临床研究中，观察到 27% 患者脂肪酶值增高。4% 患者脂肪酶升高，<1% 患者临床诊断胰腺炎。

（2）其他毒副反应和发生率 <10%（任何级别）为脱发（8%）、胸痛（5%）、味觉障碍（味觉改变）（8%）、消化不良（5%）、面部水肿（1%）、掌足红肿疼痛（手足综合征）（6%）、蛋白尿（9%）、皮疹（8%）、皮肤失色素（3%）和体重减轻（9%）。

4. 凡德他尼　凡德他尼（Vandetanib，商品名 Zactima）是一种口服的小分子多靶点酪氨酸激酶抑制剂。于 2011 年 4 月获美国 FDA 批准，是首个治疗成年晚期甲状腺髓样癌的药物。

【作用机制】
凡德他尼可同时作用于肿瘤细胞的 EGFR、VEGFR 和 RET 酪氨酸激酶，还可选择性的抑制其他的酪氨酸激酶，多靶点联合阻断信号传导通路，从而抑制肿瘤细胞的生长。

【适应证】

凡德他尼适用于治疗不可切除、局部晚期或转移的有症状或进展甲状腺髓样癌患者。多项研究表明凡德他尼与安慰剂对比,能延长甲状腺髓样癌患者的缓解率、无进展生存期及总生存期。

【用法】

推荐的每天剂量为 300mg,持续口服直至疾病进展或不能耐受。如患者漏服一剂,如离下次剂量前小于 12 小时不应服用。

【毒副反应】

最常报到的药物毒副反应(>20%),包括腹泻、皮疹、痤疮、恶心、高血压、头疼、疲乏、食欲减退和腹痛。最常见实验室异常(>20%)包括低血钙、丙氨酸氨基转移酶升高和低血糖。需要引起注意的严重毒副反应是曾有报道出现尖端扭转型室性心动过速、室性心动过速和猝死。

5. **阿西替尼**　阿西替尼(Axitinib,商品名 Inlyta,英立达)是一种多靶点酪氨酸激酶抑制剂,也是一种口服的第二代血管内皮生长因子受体抑制剂。2012 年 1 月 FDA 批准上市用于晚期肾癌。

【作用机制】

选择性作用于 VEGFR1、VEGFR2 和 VEGFR3,通过抑制 VEGF 介导的内皮细胞增殖和存活,起到抑制肿瘤生长的作用。

【适应证】

适用于既往全身治疗失败后的晚期肾细胞癌。

【用法】

该药为片剂,推荐的剂量为每天 5mg,每天 2 次,给药间隔约 12 小时,如患者呕吐或漏失 1 次给药,不应增加服用,应按正常时间服用下一次剂量。

【毒副反应】

最常见(≥20%)毒副反应是腹泻、高血压、疲乏、食欲减低、恶心呕吐、便秘、发音障碍、手 - 足综合征、体重减轻和乏力。

6. 瑞戈非尼　瑞戈非尼(Regorafenib,商品名 Stivarga)是一种针对多靶点的小分子激酶抑制剂。2012 年 9 月,瑞戈非尼获得美国 FDA 批准,用于治疗既往接受过标准治疗的转移性结直肠癌。

【作用机制】

在体外生化或细胞分析 Regorafenib 或其主要的活性代谢物 M-2 和 M-5 抑制 RET、VEGFR1、VEGFR2、VEGFR3、KIT、PDGFR-α、PDGFR-β、FGFR1、FGFR2、TIE2、DDR2、Trk2A、Eph2A、RAF-1、BRAF、BRAFV600E、SAPK2、PTK5 和 Abl 的活性。在体内大鼠肿瘤模型中 Regorafenib 显示抗血管生成活性,以及在一些小鼠移植瘤模型中对人类大肠癌有抑制肿瘤生长以及抗转移活性作用。

【适应证】

适用于既往曾用过氟尿嘧啶、奥沙利铂和伊立替康的化疗方案,一种抗 VEGF 治疗和一种抗 EGFR 治疗过的转移性结肠直肠癌(CRC)患者的治疗。

【用法】

推荐剂量:160mg 口服,每天 1 次,服用 3 周,停 1 周重复。与食物服用。

【毒副反应】

最常见毒副反应(≥30%)是乏力、食欲下降、腹泻、手足皮肤反应(HFSR)、口腔黏膜炎、体重减轻、感染、高血压和发音困难。

三、其他

(一)内源性血管生成抑制因子

1. 重组人内皮抑素(Endostar,商品名恩度)　内皮抑素是 O'Reilly 等于 1997 年首次在患内皮细胞瘤的小鼠血清中分离获得的,由 183 个氨基酸残基组成,相对分子质量为 20kDa。重组人内皮抑素(恩度)是我国研发的一种人源化广谱的抗血管生成药物。2005 年 9 月在我国上市。

【作用机制】

体外实验表明,血管抑素对血管生成的关键步骤(内皮细胞增殖移行管路的形成)具有抑制作用。这也为抗血管生成药物的研发提供了理论基础。我国科学家罗永章等利用基因工程技术采用大肠杆菌作为蛋白表达体系,发明了一种新型血管内皮抑制剂重组人内皮抑素。它通过抑制肿瘤血管内皮细胞生长,阻止肿瘤新生血管的形成和肿瘤细胞的扩散,切断肿瘤细胞血液的供应,使肿瘤细胞营养缺失而萎缩死亡。

【适应证】

联合化疗可用于晚期 NSCLC 患者的一线治疗或二线治疗。

2003 年 4 月开始由孙燕教授牵头进行的一些关于恩度的Ⅲ期临床试验,将晚期 NSCLC 患者分为长春瑞滨 + 顺铂(NP)化疗组及 NP 化疗联合恩度治疗组,结果显示:两组总有效率分别为 19.5% 和 35.4%($P=0.0003$),中位无进展生存期分别为 3.6 个月和 6.3 个月($P=0.0000$),证实了恩度联合长春瑞滨与顺铂具有协同作用,能提高晚期非小细胞肺癌的生存率,延长无进展生存时间,改善了晚期 NSCLC 患者的生存,且安全性好。

【用法】

7.5mg/($m^2 \cdot d$),加入 250~500ml 生理盐水中,匀速静滴 3~4 小时,连续给药 14 天,休息 1 周,继续下一周期治疗,通常可进行 2~4 个周期,在患者耐受的情况下可适当延长使用时间。

【毒副反应】

常见的药物毒副反应主要有心脏毒副反应,少见的药物毒副反应主要有消化系统反应、皮肤及附件的过敏反应。

(1)心脏反应(6.38%):用药初期(第 2~7 天内)少数患者可出现轻度疲乏、胸闷和心慌。心脏毒副反应绝大多数轻中度,其中 6.4‰的患者症状较为明显,但均为可逆性,且多数不影响本品的继续使用,不需要对症治疗即可缓解。因心脏反应而停止治疗的患者仅占 2.1‰。极个别病例因上述症状持续存在而停止用药。常见的心电图改变为窦性心动过速、轻度 ST-T 改变、房室传导阻滞、房性期前收缩、偶发室性期前收缩等,这些心电图异常更容易发生在既往有冠心病或高血压病史患者。为确保患者安全,建议在临床应用过程中定期检测心电图,对有心脏毒副反应的患者使用心电监护,对有严重心脏病史疾病未控者应在医嘱指导下使用。

(2)消化系统反应:偶见腹泻,肝功能异常,主要包括无症状性转氨酶升高、黄疸,主要为轻度及中度,罕见重度。此毒副反应均为可逆,轻度患者无需对症处理,中、重度经减缓滴注速度或暂停药物使用后适当对症处理可缓解,仅有少数病例需对症治疗,但通常不影响药物的继续使用。

(3)皮肤及附件:过敏反应表现为全身斑丘疹,伴瘙痒。此毒副反应为可逆,暂停使用药后可缓解。另有发热或乏力的报道,多为轻中度。

2. 阿柏西普　阿柏西普(Ziv-aflibercept,商品名 Zaltrap)是一种血管生成抑制剂,2012 年 8 月 FDA 批准用于晚期结直肠癌患者的二线治疗。

【作用机制】

阿柏西普是一种血管生成抑制剂,能够抑制 VEGF 的 A 型和 B 型以及胎盘生长因子。通过这些内源性配体的结合,可以抑制其同源受体的结合和激活。这种抑制作用可能会导致新生血管减少,血管通透性降低。

【适应证】

阿西普联合 FOLFIRI 方案(伊立替康、亚叶酸钙、5- 氟尿嘧啶)二线治疗含奥沙利铂方案失败的晚期结直肠癌患者。

阿柏西普对结直肠癌适应证的批准是基于Ⅲ期临床试验 VELOUR,这个试验是比较阿柏西普联合

FOLFIRI 与单用 FOLFIRI 治疗奥沙利铂方案失败的转移性结直肠癌患者的疗效。结果显示在 1226 例患者中,FOLFIRI 方案单独治疗中位无进展生存期为 4.7 个月,联合使用阿柏西普组上升到 6.9 个月。无进展生存期提高 2~3 个月,最重要的是,总生存期从 12.0 个月上升到 13.5 个月(HR=0.817,95% CI:0.714~0.935,$P=0.0032$)。试验表明阿柏西普与 FOLFIRI 方案联合使用中可显著改善总生存期和无进展生存期。

【用法】

4mg/kg,每 2 周一次,1 小时静脉输注。持续应用直到疾病进展或不可接受的毒性。对于反复发作或严重的高血压,应暂停直至血压控制。

【毒副反应】

接受阿柏西普联合 FOLFIRI 方案的患者中,最常见的毒副反应为中性粒细胞减少、腹泻、口腔溃疡、疲劳、高血压、蛋白尿、体重减轻、食欲减退、腹痛和头痛。该药物带有黑框警告,因为具有严重或致命性的出血风险,包括消化道出血,还具有导致消化道穿孔的危险,此外,该药物还影响伤口愈合。

3. **阿帕替尼** 阿帕替尼(Apatinib,商品名艾坦)是中国自主研制的用于治疗晚期胃癌(包括胃 - 食管结合部腺癌)的小分子靶向药物。2014 年 11 月在我国批准上市。

【作用机制】

阿帕替尼是一种血管内皮生长因子受体 -2(VEGFR-2)的小分子激酶抑制剂。通过高度选择性竞争细胞内 VEGFR-2 的 ATP 位点结合,阻断下游信号转导,从而抑制肿瘤新生血管的生成,最终达到治疗肿瘤的目的。

【适应证】

适用于既往至少接受过 2 种系统化疗后进展或复发的晚期胃腺癌或胃 - 食管结合部腺癌患者。阿帕替尼治疗晚期胃癌Ⅲ期临床研究显示,阿帕替尼组的中位总生存期显著延长（195 天 vs 140 天，HR=0.71，95% CI：0.54~0.94，$P<0.016$），中位无进展生存期也显著延长（78 天 vs 53 天，HR=0.44，95% CI：0.33~0.61，$P<0.0001$）。该研究表明阿帕替尼可显著延长二线治疗失败的晚期胃癌患者生存期和无进展生存期。

【用法】

850mg，每日 1 次，口服，餐后半小时服用（每日服药的时间应尽可能相同），以温开水送服。疗程中漏服阿帕替尼的剂量不能补充。连续服用直至疾病进展或出现不可耐受的毒副反应。

【毒副反应】

主要毒副反应包括血液学毒性（白细胞减少、粒细胞减少、血小板减少）和非血液学毒性（蛋白尿、高血压、手足综合征、乏力、声音嘶哑）。需要注意的毒副反应：血压升高、蛋白尿、手足综合征、出血、心脏毒性、肝脏毒性。

（二）激酶抑制剂

依维莫司（Everolimus）是一种口服的 mTOR 激酶抑制剂，于 2009 年 3 月首次在美国 FDA 批准用于晚期转移性肾癌，其后还被批准用于晚期乳腺癌、晚期胰腺神经内分泌肿瘤。

【作用机制】

依维莫司（Everolimus）可与细胞内蛋白 FBP-12 结合，抑制复合产物的形成，使 mTOR 激酶的活性受到抑制。另外依维莫司还能抑制低氧可诱导因子（HIF-1）的表达，减少血管内皮生长因子的表达。

【适应证】

（1）晚期转移性肾癌（mRCC）：RECORD-1 研究是在 65 个国家和地区进行的Ⅲ期、随机、安慰剂对照研究。277 例 mRCC 患者接受依维莫司治疗，139 例接受安慰剂治疗。研究结果显示，对于 VEGF-TKI 治疗失败的患者，依维莫司的疾病控制率达 68.6%，与安慰剂相比，可以将中位 PFS 由 1.9 个月提高至 4.9 个月

（HR=0.33,95% C1:0.25~0.43;P<0.001）。REACT 研究是继 RECORD-1 研究之后在全球开展的依维莫司治疗 mRCC 的扩大应用临床试验。2008 年 7 月至 2010 年 6 月,收集了 1367 例 VEGF-TKIs 耐药或不耐受患者依维莫司治疗的疗效和安全性资料。REACT 研究中,依维莫司总的疾病控制率为 53.3%,51.6% 的患者达到疾病稳定。

（2）激素受体阳性晚期乳腺癌:BOLERO-2 是一项 III 期临床试验,共入组 724 例绝经后 ER 阳性、HER-2 阴性进展期乳腺癌患者,这些患者均为难治性进展期乳腺癌,即初始用来曲唑或阿那曲唑治疗后复发或进展的患者,随机分为两组,一组接受依维莫司 10mg 联合依西美坦,另一组接受安慰剂联合依西美坦作对照。研究的主要终点为 PFS,出现疾病进展即停止随访。中期分析发现联合组 PFS 明显优于安慰剂组,中位 PFS 分别为 7.8 个月和 3.2 个月（P<0.001）。联合组总缓解率（RR）和临床获益率（CBR）均明显高于单药组（12% vs 1%,P<0.0001 和 51% vs 26%,P<0.0001）。 尽管联合组患者出现较多 3~4 级的毒副反应,但不影响生存质量。

（3）神经内分泌肿瘤、恶性淋巴瘤以及结节性硬化症。

【用法】

推荐剂量为 10mg,每日 1 次。空腹或餐中服用均可,药片不能嚼碎,除非出现不能忍受的毒性,可持续治疗。

【毒副反应】

毒副反应（发生率≥3%）的依次为感染（37%）、呼吸困难（24%）、疲乏（31%）、口炎（44%）、肺炎（14%）和虚弱（33%）。最常见实验室异常（发生率≥50%）主要有贫血（92%）、高胆固醇血症（77%）、高甘油三酯血症（73%）、高血糖症（57%）、淋巴细胞减少症（51%）和肌酐升高（50%）。

（三）泛素 - 蛋白酶体抑制剂

硼替佐米（Bortezomib,硼替佐米）是一种硼酸二肽化合物,FDA 分别于 2003 年、2006 年批准硼替佐米用于多发性骨髓瘤、套细胞淋巴瘤的适应证。

【作用机制】

硼替佐米是哺乳动物细胞中 26S 蛋白酶体糜蛋白酶样活性的可逆抑制剂。体外试验证明硼替佐米对多种类型的癌细胞具有细胞毒性。临床前肿瘤模型体内试验证明硼替佐米能够延迟包括多发性骨髓瘤在内的肿瘤生长。

【适应证】

（1）多发性骨髓瘤:SUMMIT 试验是一项研究硼替佐米治疗复发难治性多发性骨髓瘤疗效的临床研究。该试验共入组了 202 例复发难治性多发性 MM 患者,结果示硼替佐米治疗的 CR 率高达 6%,总缓解率达 35%,临床受益率为 59%。在 SUMMIT 延伸试验,23 个月的随访中发现硼替佐米的中位缓解持续时间长达 12.7 个月。APEX 试验入组了 669 例复发的多发性骨髓瘤患者,是一项规模较大的研究硼替佐米在复发多发性骨髓瘤疗效的Ⅲ期临床试验,以大剂量地塞米松作为硼替佐米的对照方案。结果示硼替佐米组缓解率和中位 TTP（疾病进展时间）都显著优于大剂量地塞米松组,分别为 38% vs 18%,以及 6.2 个月 vs 3.5 个月。硼替佐米组显示出了明显的疗效优势。所以,目前指南推荐硼替佐米是复发多发性骨髓瘤患者治疗的 1 类推荐方案。

（2）套细胞淋巴瘤（MCL）:PINNACLE 研究是在美国、英国、德国等 49 个中心进行的一项前瞻、开放、单组临床试验。共纳入 141 例复发难治性 MCL 患者。治疗方案是硼替佐米 $1.3mg/m^2$ 第 1、4、8、11 天静脉推注,每 21 天为 1 个疗程。所有患者在接受评估后,属于 CR 或不确定 CR（CRu）的,则继续治疗 4 个疗程;属于部分缓解（PR）或病情稳定（SD）的,则继续治疗最长 17 个疗程;如仍处于疾病进展(PD)状态,则停止该方案治疗。试验结果显示:所有 141 例患者的中位疗程数为 4 个,总有效率(CR+CRu+PR)为 33%,CR+CRu 为 8%,中位疾病进展时间(TTP)为 6.2 个月,有效患者或 CR 患者中位疗效持续时间分别为 9.2 和 13.5 个月,有效患者的总生存率(OS)达到 94%,并且不良事件少。研究证明,硼替佐米治疗套细胞淋巴瘤是安全有效的。

【用法】

(1) 初治的多发性骨髓瘤患者:本品在联合口服美法仑和口服泼尼松进行治疗时,于 3~5 秒内经静脉推注。每个疗程 6 周,共 9 个疗程。在第 1~4 疗程内,每周给予本品 2 次(第 1、4、8、11、22、25、29 和 32 天)。在第 5~9 疗程内,每周给予本品 1 次(第 1、8、22 和 29 天)。两次给药至少间隔 72 小时。

(2) 复发的多发性骨髓瘤患者

1) 单药治疗推荐剂量:本品的推荐剂量为单次注射 $1.3 mg/m^2$,每周注射 2 次,连续注射 2 周(即在第 1、4、8 和 11 天注射)后停药 10 天(即从第 12~21 天)。3 周为 1 个疗程,两次给药至少间隔 72 小时。对于超过 8 个疗程的维持治疗,可按标准方案给药,也可以按每周 1 次、连续给药 4 周的维持方案(第 1、8、15 和 22 天),随后是 13 天的休息期(第 23~35 天)。

2) 给药方法:本品须用生理盐水完全溶解后在 3~5 秒内通过中央静脉导管或外周静脉注射,随后使用注射用 0.9% 氯化钠溶液冲洗。

【毒副反应】

最常见的不良事件有虚弱(包括疲劳、不适和乏力)(65%)、恶心(64%)、腹泻(51%)、食欲下降(包括厌食)(43%)、便秘(43%)、血小板减少(43%)、周围神经病变(包括周围感觉神经病变和周围神经病变加重)(37%)、发热(36%)、呕吐(36%)和贫血(32%)。

注意事项:

(1) 周围神经病变:使用本品治疗可能会导致周

围神经病变,主要影响感觉神经,但是也有伴或不伴周围感觉神经病变的严重运动神经病变的报道。以前存在周围神经病变症状(脚或手有麻木、疼痛或灼烧感)或周围神经病变体征的患者在使用本品治疗期间神经病变的症状(包括≥3级)可能加重。建议监测此类患者神经病变的症状,如灼烧感、感觉过敏、感觉减退、感觉异常、不适感或神经痛。

(2)低血压:在单药治疗多发性骨髓瘤的Ⅱ期和Ⅲ期试验中,低血压(直立性或体位性及未特殊说明的低血压)的发生率为 11%~12%。此现象在整个治疗过程中均能观察到。如果已知患者有晕厥的病史、服用能导致低血压的药物或者脱水,建议慎用本品。

(3)心脏:有发生急性充血性心衰或恶化,并且/或者发生左心室射血分数降低的报告,其中包括无左心室射血分数降低风险或危险系数极低患者的报告。应对存在危险因素的患者或有心脏疾病的患者进行密切监测。一项单药治疗多发性骨髓瘤的Ⅲ期试验中,硼替佐米组突发心脏疾病的发生率为 15%,地塞米松组为 13%。两组心力衰竭(急性肺水肿、心力衰竭、充血性心力衰竭、心源性休克、肺水肿)的发生率相似,分别为 5% 和 4%。有发生 QT 间期延长的个别案例,但并未确立因果关系。

(4)肝脏:对于那些同时服用多种其他药物的患者和有严重基础疾病的患者有罕见的急性肝衰竭的报告。其他的肝脏不良事件包括转氨酶升高、高胆红素血症和肝炎。停止使用本品,上述改变可能是可逆的。

(5)肺:曾有患者发生病因不明的急性弥漫性浸润性肺部疾病的报告,例如肺炎、间质性肺炎、肺浸润性和急性呼吸窘迫综合征(ARDS)。上述事件中有些是致死性的。对于新出现的肺部疾病症状或症状恶化的患者,应迅速诊断并及时救治。

(6)可逆性后脑白质病综合征(RPLS):本品治疗

的患者曾报告出现 RPLS。RPLS 是一种罕见的、可逆的神经障碍,可表现为癫痫发作、高血压、头痛、昏睡、意识模糊、失明以及其他视觉和神经障碍。脑成像,MRI 最佳(磁共振成像)可用于证实该诊断,出现 RPLS 的患者应停用本品。曾有 RPLS 史的患者重新开始本品治疗的安全性尚不清楚。

(7)血小板减少症:本品可引起血小板减少,通常在每个疗程的第 11 天血小板降到最低值,在下一个疗程开始时恢复到基线水平。血小板计数降低和恢复这种周期性模式在每周 2 次给药的 8 个疗程中保持一致,并且未观察到累积血小板减少的现象。平均血小板计数最低值约为基线的 40%。在每次给药前应对血小板计数进行监测。有因本品引起的血小板降低造成胃肠或大脑内出血的报道,此类患者应考虑输血。

(胡　杨　胡艳萍　魏友英)

参 考 文 献

[1] Davies H,Bignell GR,Cox C,et al.Mutations of the BRAF gene in human cancer[J].Nature,2002,417(6892):949-954.

[2] Goldhirsch A,Gelber RD,Piccart-Gebhart MJ,et al.2 years versus 1 year of adjuvant trastuzumab for HER2-positive breast cancer(HERA):an open-label,randomised controlled trial[J].Lancet,2013,382(9897):1021-1028.

[3] Bang YJ,VanCutsem E,Feyereislova A,et al.Trastuzumab in combination with chemotherapy versus chemotherapy alone for treatmen to HER2-positive advanced gastri cor gastro-oesophageal junction cancer(ToGA):a phase 3,open-label, randomized controlled trial[J].Lancet,2010,376:687-697.

[4] Swain SM,Im YH,Im SA et al.Pertuzumab with Trastuzumab

and Docetaxel in patients from Asia with human epidermal growth factor receptor 2-positive metastatic breast cancer: results from the phase Ⅲ trial CLEOPATRA[J].Oncologist, 2014,19(7):693-701.

[5] Cao Y,Tsien CI,Shen Z,et al.Use of magnetic resonance imaging to assess blood brain/blood-glioma barrier opening during conformal radiotherapy[J].J Clin Oncol,2005,23 (18):4127.

[6] Tania CR,Javier F,Mauricio C,et al.Treatment of high-grade glioma patients with the humanized anti-epidermal growth factor receptor(EGFR)antibody h-R3:Report from a phase I/Ⅱ Itrial[J].Cancer Biol,2006,5(4):375.

[7] Van Cutsem E,Kohne CH,Hitre E,et al.Cetuximab and chemotherapy as initial treatment for metastatic colorectal cancer[J].N Engl J Med,2009,360(14):1408-1417.

[8] Heinemann V,von Weikersthal LF,Decker T,et al.Randomized comparison of FOLFIRI plus cetuxima vesus FOLFIR Iplus bevacizumab as first-line treatment of Kras wild-type metastatic colorectal cancer:German AIO study KRK-0306(FIRE-3)[J].J Clin Oncol,2013,31(Suppl): abstr LBA3506.

[9] Bokemeyer C,Kohne CH,Ciardiello F,et al.Treatment outcome according to tumor RAS mutation status in OPUS study patients with metastatic colorectal cancer(mCRC) randomized to FOLFOX4 with/without cetuximab[J].J Clin Oncol,2014,32(15):3505.

[10] Vermorken JB,Mesia R,Rivera F,et al.Platinum-based chemotherapy plus cetuximab in head and neck cancer[J]. N Engl J Med,2008,359(11):1116-1127.

[11] Douillard JY,Siena S,Cassidy J,et al.Randomized,phase Ⅲ trial of panitumumab with infusional fluorouracil, leucovorin,and oxaliplatin(FOLFOX4)versus FOLFOX4 alone as first-line treatment in patients with previously

untreated metastatic colorectal cancer:the PRIME study[J].
J Clin Oncol,2010,28(31):4697-4705.

[12] McLaughlin P,Grillo-Lopez AJ,Link BK,et al.Rituximab
chimeric anti CD20 monoclonal antibody therapy for
relapsed indolent lymphoma:half of patients respond to a
four-dose treatment program[J].J Clin Oncol,1998,16(8):
2825-2833.

[13] Coffier B,Lepage E,Briere J,et al.CHOP chemotherapy plus
rituximab compared with CHOP alone in elderly patients
with diffuse large-B-cell lymphoma[J].N Engl J Med,
2002,346(4):235-242.

[14] Brugger W,Hirsch J,Grünebach F,et al.Treatment of
follicular and mantle cell lymphoma with rituximab after
high-dose chemotherapy and autologous blood stem cell
transplantation:a multicenter phase Ⅱ study[J].Blood,
2002,100:a2532.

[15] Frankfurt O,Ma S,Gordon L,et al.Phase Ⅱ study of
alemtuzumab-rituximab therapy in previously untreated
patients with chronic lymphocytic leukemia:short-and long-
term outcomes[J].Leuk Lymphoma,2015,56(2):315-323.

[16] Hurwitz H,Fehrenbacher L,Novotny W,et al.Bevacizumab
plus irinotecan,fluorouracil,and leucovonrin for metastatic
colorectal cancer[J].N Engl J Med,2004,350(23):2335-
2342.

[17] Giantonio BJ,Catalano PJ,Meropol NJ,et al.Bevacizumab
in combination with oxaliplatin,fluorouracil,and leucovorin
(FOLFOX4)for previously treated metastatic colorectal
cancer:results from the Eastern Cooperative Oncology Group
Study E3200[J].J Clin Oncol,2007,25:1539-1544.

[18] Koopman M,Simkens LH,Ten Tije AJ,et al.Maintemance
treatment with capecitabine and bevacizumab versus
observation after induction treatment with chemotherapy and
bevacizumab in metastatic colorectal cancer(mCRC):the

phase CAIRO3 study of the Dutch Colorectal Cancer Group (DCCC)[J].J Clin Oncol,2013,31 (Suppl):abstr 3502.

[19] Sandler A,Gray R,Perry MC,et al.Paclitaxel-carboplatin alone or with bevacizumab for non small cell lung cancer[J]. N Engl J Med,2006,355(24):2542-2550.

[20] Zhou C,Wu Y,Chen G,et al.Efficacy and biomarker data from BEYOND:a randomized phase 3 study of first-line chemotherapy ± Bevacizumab in Chinese patients with advanced nonsquamous non-small cell lung cancer[J].Int J Radiat Oncol Biol Phys,2014,90(5):17.

[21] Fuchs CS,Tomasek J,Yong CJ,et al.Ramucirumab mono therapy for previously treated advanced gastric or gastro-oesoph ageal junction adenocarcinoma(REGARD):an international,randomised,multicentre,placebo-controlled, phase 3 trial[J].Lancet,2014,383(9911):31-39.

[22] Wilke H,Van Cutsem E,Oh C,et al.RAINBOW:A global, phase Ⅲ,randomized,double-blind study of ramucirumab plus paclitaxel versus placebo plus paclitaxel in the treatment of metastatic gastro esophageal junction(GEJ) and gastric adenocarcinoma following disease progression on first-line platinum-and fluoropyrimidine-containing combination therapy rainbow IMCLCP12-0922(I4T-IE-JVBE)[J].J Clin Oncol,2014,32(3):123-143.

[23] Krop IE,LoRusso P,Miller KD,et al.A phase Ⅱ study of trastuzumab-dm1(T-DM1),a novel her2 antibody-drug conjugate,in patients previously treated with lapatinib, trastuzumab,and chemotherapy[J].Can Res,2009,69(24): 795s.

[24] Blackwell KL,Miles D,Gianni L,et al.Primary results from EMILIA,a phase Ⅲ study of trastuzumab emtansine (T-DM1)versus capecitabine(X)and lapatinib(L)in HER2-positive locally advanced or metastatic breast cancer (MBC)previously treated with trastuzumab(T)and a taxane

[J].J Clin Oncol,2012,30(18):98.

[25] Witzig TE,Gordon LI,Cabanillas F,et al.Randomized controlled trial of yttrium-90-labeled ibritumomab tiuxetan radioimmunotherapy versus rituximab immunotherapy for patients with relapsed or refractory low-grade,follicular, or transformed B-cell non-Hodgkin's lymphoma[J].J Clin Oncol,2002,20(10):2453-2463.

[26] Kaminski MS,Tuck M,Estes J,Kolstad A,et al.[131]I-tositumomab therapy as initial treatment for follicular lymphoma[J].N Engl J Med,2005,352(5):441-449.

[27] Hainsworth JD,Mainwaring MG,Thomas M,et al.Gefitinib in the treatment of advanced,refractory non-small-cell lung cancer:results in 124 patients[J].Clin Lung Cancer,2003, 4(6):347-355.

[28] Laughner E,Taghavi P,Chiles K,et al.HER2(neu) Signaling increases the rate of hypoxia-inducible factor la (HIF-1a)synthesis:novel mechanism for HIF-1a-Mediated vascular endothelial growth Factor expression[J].Mol Cell Biol,2001,21(12):3995-4004.

[29] Fukuoka M,Yano S,Giaccone G,et al.Multi-institutional randomized phase II trial of gefitinib for previously treated patients with advanced nonsmall cell lung cancer(the IDEAL 1 Trial)[J].J Clin Oncol,2003,21(12):2237-2246.

[30] Pérez-Soler R,Chachoua A,Hammond LA,et al. Determinants of tumor response and survival with erlotinib in patients with non-small-cell lung cancer[J].J Clin Oncol, 2004,22(16):3238-3247.

[31] Perez-Soler R.Phase II clinical trial data with the epidermal growth factor receptor tyrosine kinase inhibitor erlotinib (OSI-774)in non small-cell lung cancer[J].Clin Lung Cancer,2004,6(Suppl 1):S20-S23.

[32] Shepherd FA,Rodrigues Pereira J,Ciuleanu T,et al.National Cancer Institute of Canada Clinical Trials Group.Erlotinib in

previously treated non-small-cell lung cancer[J].N Engl J Med,2005,353(2):123-132.

[33] Mok TS,Leong S,Liu X,et al.Gefitinib vs carboplatin/ paclitaxel in clinically selected chemonaive patients with advanced non-small-cell lung cancer in Asia(IPASS): randomized,open-label,phase Ⅲ study[J].J Thorac Oncol, 2008,3(Suppl 4):S302.

[34] Herbst RS,Giaccone G,Schiller JH,et al.Gefitinib in combination with paclitaxel and carboplatin in advanced nonsmall-cell lung cancer:a phase Ⅲ trial-INTACT 2[J].J Clin Oncol,2004,22(5):785-794.

[35] Zhao H,Fan Y,Ma S,et al.Final overall survival results from a phase Ⅲ,randomized,placebo-controlled,parallel-group study of gefitinib versus placebo as maintenance therapy in patients with locally advanced or metastatic non-small-cell lung cancer(INFORM;C-TONG 0804)[J].J Thorac Oncol,2015,10(4):655-664.

[36] Zhou C,Wu YL,Chen G,et al.Erlotinib versus chemotherapy as first-line treatment for patients with advanced EGFR mutation-positive non-small-cell lung cancer,a multi-centre,open-label,randomised,phase 3 study[J].Lancet Oncol,2011,12(8):735-742.

[37] Rosell R,Gervais R,Vergnenegre A,et al.Erlotinib versus chemotherapy(CT)in advanced non-small cell lung cancer (nsclc)patients(p)with epidermal growth factor receptor (EGFR)mutations:interim results of the european erlotinib versus hemotherapy(eurtac)phase Ⅲ randomized trial[J]. J Clin Oncol,2011,29(Suppl):abstr 7503.

[38] Bezjak A,Tu D,Seymour L,et al.National Cancer Institute of Canada Clinical Trials Group Study BR.21.Symptom improvement in lung cancer patients treated with erlotinib: quality of life analysis of the national cancer institute of Canada clinical trials group study BR.21[J].J Clin Oncol,

2006,24(24):3831-3837.

[39] Janne PA,Wang XF,Socinski MA,et al.Randomized phase Ⅱ trial of erlotinib(E)alone or in combination with carboplatin/paclitaxel(CP)in never or light former smokers with advanced lung adenocarcinoma:CALGB 30406[J].J Clin Oncol,2010,28(Suppl 15):7503.

[40] Wu YL,Kim JH,Park K,et al.Efficacy and safety of maintenance erlotinib in Asian patients with advanced non-small-cell lung cancer:a subanalysis of the phase Ⅲ, randomized SATURN study[J].Lung Cancer,2012,77: 339-345.

[41] Moore MJ,Goldstein D,Hamm J,et al.Erlotinib plus gemcitabine compared with gemcitabine alone in patients with advanced pancreatic cancer:a phase Ⅲ trial of the National Cancer Institute of Canada Clinical Trials Group [J].J Clin Oncol,2007,25(15):1960-1966.

[42] Sun Y,Shi Y,Zang L,et al.A randomized,double-blind phase Ⅲ study of icotinib versus gefitinib in patients with advanced non-small cell lung cancer(nsclc)previously treated with chemotherapy(icogen)[J].J Clin Oncol,2011, 9(Suppl):7522.

[43] Awada AH,Dumez H,Wolter P,et al.A phase I dose finding study of the 3-day administration of BIBW2992,an irreversible dual EGFR/HER-2 inhibitor,in combination with three weekly docetaxel in patients with advanced solid tumors[J].J Clin Oncol,2009,27(18):3556.

[44] Miller VA,Hirsh V,Cadranel J,et al.Afatinib versus placebo for patients with advanced,metastatic non-small-cell lung cancer after failure of erlotinib,gefitinib,or both,and one or two lines of chemotherapy(LUX-Lung 1):a phase 2b/3 randomised trial[J].Lancet Oncol,2012,13(5):528-538.

[45] Katakami N,Atagi S,Goto K,et al.LUX-Lung4:A phase Ⅱ trial of afatinib in patients with advanced non-small-cell lung

cancer who progressed during prior treatment with erlotinib, gefitinib, or both[J].J Clin Oncol,2013,31(27):3335-3341.

[46] Schuler MH, Yang JC, Park K, et al.Continuation of afatinib beyond progression:Results of a randomized, open-label, phase Ⅲ trial of afatanib plus paclitaxel(P) versus investigator's choice chemotherapy(CT)in patients (pts)with metastatic non-small cell lung cancer(NSCLC) progressed on erlotinib/gefitinib(E/G)and afatanib-LUX-Lung5(LL5)[J].J Clin Oncol,2014,32(Suppl):8019.

[47] Yang JC, Shih JY, Su WC, et al.Afatinib for patients with lung adenocarcinoma and epidermal growth factor receptor mutations(LUX-Lung2):a phase 2 trial[J].Lancet Oncol, 2012,13(5):539-548.

[48] Sequist LV, Yang JC, Yamamoto N, et al.Phase Ⅲ study of afatinib or cisplatin plus pemetrexed in patients with metastatic lung adenocarcinoma with EGFR mutations[J].J Clin Oncol,2013,31(27):3327-3334.

[49] Wu YL, Zhou C, Hu CP, et al.Afatinib versus cisplatin plus gemcitabine for first-line treatment of Asian patients with advanced non-small-cell lung cancer harbouring EGFR mutations(LUX-Lung6):an open-label,randomised phase 3 trial[J].Lancet Oncol,2014,15(2):213-222.

[50] FDA approves Tykerb for advanced breast cancer patients [EB/OL].FDA News P07-44, March 13,2007.http://www. fda.gov/bbs/topics/NEWS/2007/NEW01586.Html.

[51] Guarneri V, Frassoldati A, Bottini A.Preoperative chemotherapy plus trastuzumab,lapatinib,or both in human epidermal growth factor receptor 2-positive operable breast cancer:results of the randomized phase Ⅱ CHER-LOB study[J].J Clin Oncol,2012,30(16):1989-1995.

[52] Crino L, Kim D, Riely GJ, et al.Initial phase Ⅱ results with crizotinib in advanced ALK-positive non-small cell lung cancer(NSCLC):PROFILE 1005[J].J Clin Oncol,2011,

29:7514.

[53] Kim D,Mehra R,Tan DS,et al.Ceritinib in advanced anaplastic lymphoma kinase(ALK)-rearranged(ALK+) non-small cell lung cancer(NSCLC):Results of the ASCEND-1 trial[J].J Clin Oncol,2014,32(suppl):8003.

[54] Blanke CD,Rankin C,Demetri GD,et al.Phase Ⅲ randomized, intergroup trial assessing imatinib mesylate at two dose levels in patients with unresectable or metastatic gastrointestinal stromal tumors expressing the kit receptor tyrosine kinase: S0033[J].J Clin Oncol,2008,26(4):626-632.

[55] Quintas-Cardama A,Cortes J.Therapeutic options against BCR-ABL 1T315I-positive chronic myelogenous leukemia [J].Clin Cancer Res,2008,14(14):4392-4399.

[56] Chapman PB,Hauschild A,Robert C,et al.Improved survival with vemurafemb in melanoma with BRAF V600E mutation[J].N Engl J Med,2011,364(26):2507-2516.

[57] Hauschild A,Grob JJ,Demidov LV,et al.Dabrafemb in BRAF-mutated metastatic melanoma:a multicentre,open-label,phase 3 randomised controlled trial[J].Lancet,2012, 380(9839):358-365.

[58] Gibney GT,Zager JS.Clinical development of dabrafenib in BRAF clinical mutant melanoma and other malignancies[J]. Expert Opin Drug Metab Toxicol,2013,9(7):893-899.

[59] Wilhelm SM,Caner C,Tang L,et al.BAY 43-9006 exhibits broad spectrum oral antitumor activity and targets the RAF/MEK/ERK pathway and receptor tyrosine kinases involved in tumor progression and angiogenesis[J].Cancer Res, 2004,64(19):7099-7109.

[60] Ratain MJ,Eisen T,Stadler WM,et al.Final findings from a phase Ⅱ,placebo-controlled,randomized discontinuation trial(RDT)of sorafenib(BAY 43-9006)in patients with advanced renal cell carcinoma(RCC)[J].J Clin Oncol, 2005,23(16S):Abstract 4544.

[61] Eisen T,Bukowski RM,Staehler M,et al.Randomized phase III trial of Sorafenib in advanced renal cell carcinoma(RCC): Impact of crossover on survival[J].Proc ASCO,2006,43:4524.

[62] Lovet JM,Ricci S,Mazzaferro V,et al.Sorafenib in advanced hepatocellular carcinoma[J].N Engl J Med,2008,359(4): 378-390.

[63] Cheng AL,Kang YK,Chen Z,et al.Efficacy and safety of sorafenib in patients in the Asia-Pacific region with advanced hepatocellular carcinoma:a phase III randomized, double-blind,placebo-controlled trial[J].Lancet Oncol, 2009,10(1):25-34.

[64] Marcia S,Brose,Christopher Nutting,et al.Sorafenib in locally advanced or metastatic patients with radioactive iodine-refractory differentiated thyroid cancer:The phase III DECISION trial[J].J Clin Oncol,2013.ASCO Annual Meeting Abstracts.

[65] Motzer RJ,Hoosen S,Bello CL,et al.Sunitinib malate for the treatment of solid tumours:a review of current clinical data [J].Expert Opin Investig Drugs,2006,15(5):553-561.

[66] Motzer RJ,Hutson TE,Tomczak P,et al.Sunitinib versus interferon alfa in metastatic renal-cell carcinoma[J].N Engl J Med,2007,356(2):115-124.

[67] Demetri GD,Van Oosterom AT,Garrett CR,et al.Efficacy and safety of sunitinib in patients with advanced gastrointestinal stromal tumor after failure of imatinib:a randomisedcontrolled trial[J].Lancet,2006,368(9544): 1329-1338.

[68] Sternberg CN,Davis ID,Mardiak J.Pazopanib in locally advanced or metastatic renal cell carcinoma:results of a randomized phase III trial[J].J Clin Oncol,2010,28(6): 1061-1068.

[69] Van der Graaf WT,Blay JY,Chawla SP,et al.Pazopanib for metastatic soft-tissue sarcoma(PALETTE):a randomised,

double-blind, placebo-controlled phase 3 trial[J]. Lancet, 2012, 379(9829): 1879-1886.

[70] 杨林, 王金万, 汤仲明, 等. 重组人血管内皮抑制素 I 期临床研究[J]. 中国新药杂志, 2004, 13(6): 548-553.

[71] 王金万, 孙燕, 刘永煜, 等. 重组人血管内皮抑素联合 NP 方案治疗晚期 NSCLC 随机、双盲、对照、多中心 III 期临床研究[J]. 中国肺癌杂志, 2005, 8(4): 283-290.

[72] Joulain F, Iqbal U, Diamand F, et al. Aflibercept/FOLFIRI (AF) VS placebo/FOLFIRI(PF) in metastatic colorectal cancer (MCRC): post-hoc analysis of survival excluding adjuvant(ADJ)-only patients in the velour trial[J]. Ann Oncol, 2012, 23: 214-214.

[73] Calvo E, Escudier B, Motzer RJ, et al. Everolimus in metastatic renal cell carcinoma: Subgroup panalysis of patients with 1 versus 2 previous vascular endothelial growth factor receptortyrosine kinase inhibitor therapies enrolled in the phase III record-1 study[J]. Eur J Cancer, 2012, 48(3): 333-339.

[74] Grünwald V, Karakiewicz PI, Bavbek SE, et al. An international expanded-access programme of everolimus: addressing safety and efficacy in patients with metastatic renal cell carcinoma who progress after initial vascular endothelial growth factor receptor-tyrosine kinase inhibitor therapy[J]. Eur J Cancer, 2012, 48(3): 324-332.

[75] Beaver JA, Park BH. The BOLERO-2 trial: the addition of everolimus to exemestane in the treatment of postmenopausal hormonereceptor-positive advanced breast cancer[J]. Future Oncol, 2012, 8(6): 651-657.

[76] Richardson PG, Barlogie B, Berenson J, et al. A phase 2 study of Bortezomib in relapsed, refractory myeloma[J]. N Engl J Med, 2003, 348(26): 2609-2617.

[77] Richardson P, Sonneveld P, Schuster M, et al. Bortezomib demonstrates superior efficacy to high-dose dexamethasone

in relapsed multiple myeloma：final report of the APEX study［C］//ASH Annual Meeting Abstracts.2004,104（11）：1479.

［78］Goy A,Bernstein SH,Kahl BS,et al.Bortezomib in patients with relapsed or refractory mantle cell lymphoma：updated time-to-event analyses of the multicenter phase 2 PINNACLE study［J］.Ann Oncol,2009,20（3）：520-525.

第7节 靶向药物的毒副反应及处理

　　针对恶性肿瘤特异性信号通路或分子的靶向治疗应用日益广泛,显著提高了抗肿瘤疗效。在靶向药物的使用过程中,临床肿瘤专家认识到靶向药物独特的不良反应。虽然大多数毒副反应在可控制的范围内,但仍有可能出现较为严重的不良事件,导致治疗中断或危及患者生命。对这些毒性反应进行预防处理,早期识别和及时干预,可以减轻或控制药物毒副作用,提高患者治疗的耐受性,改善患者的生存质量。

一、皮肤毒性

　　许多分子靶向药物可产生明显的皮肤毒性反应,尤其是针对表皮生长因子受体（epidermal growth factor receptor,EGFR）的单抗（如西妥昔单抗、帕尼单抗）、口服 EGFR 酪氨酸激酶抑制剂（tyrosine kinase inhibitor,TKI,包括吉非替尼、厄洛替尼、埃克替尼、阿法替尼等）,以及多靶点酪氨酸激酶抑制剂（multi-kinase inhibitor,MKI,如索拉非尼、舒尼替尼等）。常见的皮肤毒性反应包括毛囊皮脂腺炎症（丘疹脓疱性皮疹或痤疮样皮疹、毛囊炎）、皮肤屏障功能改变（光敏、色素沉着、皮肤干燥、瘙痒、皲裂、手足皮肤反应等）和皮肤附件病变（甲沟炎、多毛症、毛发或睫毛卷曲变细且易断等）。皮肤的改变虽不威胁生命,但可并发局部感染,影响患者美容要求,甚至降低患者的生活质量。临床最常见、最值得关注的是皮疹和手足皮肤反应（hand foot skin reaction，HFSR），对患者的生理、心理及社会活动产生严重影响，严重者会导致药物减量，影响治疗效果。

虽然皮疹对患者影响很大，但临床研究发现皮疹可能是预测疗效的重要标志，尤其在 EGFR-TKIs 治疗中皮疹与疗效密切相关。一组厄洛替尼治疗 57 例晚期非小细胞肺癌（non-small-cell lung cancer，NSCLC）的 Ⅱ 期临床研究显示，0 级皮疹患者的中位生存期为 1.5 个月，1 级和 2~3 级皮疹患者则分别为 8.5 个月和 19.6 个月（$P<0.05$）。随后的两项 Ⅲ 期临床试验即 BR.21 试验（厄洛替尼治疗含铂方案失败的晚期 NSCLC）和 PA.3 试验（厄洛替尼联合吉西他滨一线治疗胰腺癌），进一步证实皮疹与总生存期（overall survival，OS）的密切相关性。在 BR.21 试验中，与无皮疹者相比，发生 1 级及 2 级以上皮疹者的 OS 明显延长（$P<0.001$）。而在 PA.3 试验中，中至重度皮疹与 OS 和无进展生存期（progression free survival，PFS）显著相关（$P<0.001$）。在比较西妥昔单抗联合伊立替康与西妥昔单抗单药治疗转移性结直肠癌的随机 Ⅱ 期试验中，西妥昔单抗治疗后出现皮肤毒性者的有效率显著高于无皮肤毒性者。

手足皮肤毒性是多靶点酪氨酸激酶抑制剂（亦称多激酶抑制剂，MKI）的常见毒副反应，索拉菲尼和舒尼替尼手足皮肤毒性的发生率为 3.8%~13.8%，其中索拉菲尼 3~4 级手足皮肤毒性的发生率为 6%。手足皮肤毒性一般出现于治疗开始的第 2~4 周，并且随着治疗时间的延长，手足皮肤毒性的严重程度也会逐渐减轻。

【发生机制】

皮肤毒性的发生机制不十分清楚，一般认为是基于机制的靶内毒性。

EGFR 在表皮中起着重要作用，可以刺激表皮细胞生长，抑制其分化，保护细胞抵抗紫外线相关损伤，抑制炎症并加速创面愈合。使用 EGFR-TKIs 后，EGFR

信号传导通路受到抑制,最先出现的皮肤病理改变为 T 淋巴细胞在毛囊漏斗部浸润,随后出现浅表毛囊周围炎、毛囊口角化、化脓性毛囊炎或表皮棘层松解伴稀疏的中性粒细胞浸润微脓肿形成。

免疫组化研究发现,在正常皮肤组织中,磷酸化 EGFR 在基底层及基底上层高表达,丝裂原活化蛋白激酶(MAPK)在基底层高表达。EGFR-TKI 可抑制基底角质化细胞的 EGFR 磷酸化,并减少 MAPK 的表达,从而导致角质化细胞的生长抑制、提前分化和异常迁移。体外研究显示,以上改变可同时伴有炎症细胞趋化诱导物的释放,从而诱导白细胞聚集,进而释放蛋白酶类物质导致角质化细胞凋亡,大量凋亡细胞蓄积于真皮层下,进一步导致皮肤损伤,目前认为这是导致皮肤毒性,尤其是皮疹的主要原因。

手足皮肤毒性的发生通常与多激酶抑制剂靶向于血管内皮生长因子受体(vascular endothelial growth factor receptor,VEGFR)和其他血管生成靶点有关。这类药物通过抑制多种受体酪氨酸激酶活性,抑制新生血管形成和肿瘤增殖。例如索拉非尼和舒尼替尼特异性识别和抑制干细胞因子受体、VEGFR、血小板源性生长因子受体 -β(platelet-derived growth factor receptor-β,PDGFR-β),从而抑制新生血管的形成和成熟。索拉非尼还同时抑制 RAF 和 MAPK/ERK 激酶通路中的丝氨酸 / 苏氨酸激酶,以抑制新生血管的形成。

力学效应学假说解释为:MKI 可同时抑制 VEGFR 和血小板源性生长因子,使毛细血管受损,当手足部位遭受直接的压力如行走、洗手或其他日常活动时,受损血管再次遭受压力等机械性损伤,从而出现伴随炎症和水疱的手足皮肤反应。此外,索拉非尼和舒尼替尼对外分泌腺受体的直接影响也与手足皮肤反应的发生有关。PDGFR 和 c-kit 均表达于汗腺管上皮,多激酶抑制剂可抑制这两种受体,引起汗腺管病理生理学的改变,出现皮肤反应。

对手足皮肤毒性的病理研究发现,58.3%活检标本显示水平层成角质细胞坏死。早期(治疗30天内)累及粒-棘层细胞改变;晚期(>30天)导致角质层病理改变。少数出现轻微汗腺毛囊改变,极少数出现鳞状上皮化生。

【临床表现】

以EGFR为靶点的靶向药物导致的皮肤不良反应包括痤疮样皮疹、瘙痒、皮肤干燥、皮肤红斑、毛细血管扩张、手足症候综合征、甲沟炎、毛发改变(如斑秃、脱发、毛发过多、卷曲易断)和色素沉着等,也有出现荨麻疹和过敏的报道。毒性评定及分级见表3-1。

1. **痤疮样皮疹**　痤疮样皮疹是最常见的皮肤反应,发生率为41.4%~79.7%,其中大部分为1~2级轻度皮疹,严重的3~4级皮疹只占5%~20%。皮疹主要分布在面部、下背部、颈部和耳后等,大部分皮疹的发生时间在用药后1周出现,3~5周达到最严重程度,而停药4周内皮疹基本消失,亦可自发性缓解或进展。2006年10月美国芝加哥举行了关于EGFR-TKI皮肤毒性的多学科专题国际论坛,针对痤疮样皮疹制定了一个简化而系统的分级标准。Ⅰ级(轻度):上躯干或头面部等局部皮肤出现脓疱性丘疹,没有对日常生活造成影响,无二重感染;Ⅱ级(中度):皮肤受感染的范围较广,主观症状较轻(瘙痒),无二重感染;Ⅲ级(重度):皮肤受感染的范围很广泛,出现严重的主观症状(伴重度瘙痒和触痛),对日常生活造成严重影响,伴有二重感染或有潜在的二重感染可能。

西妥昔单抗、厄洛替尼和吉非替尼皮疹发生率最高,一项Ⅲ期临床研究的结果显示,西妥昔单抗的皮疹发生率为90%,其中3~4级毒性占4.8%;厄洛替尼为75%,其中3~4级毒性占4.8%;吉非替尼为47%,其中3~4级毒性占4.2%。另有报道,约有8%~17%患者发生中度或严重不良反应从而导致药物剂量调整或治疗中断。

表 3-1 NCI-CTCAE 关于皮肤毒副反应的分级标准

不良事件	分级				
	1 级	2 级	3 级	4 级	5 级
脱发 (定义:在一定年龄的个人,机体特定部位毛发密度较正常态出现降低。)	头发丢失 <50%,远看没有区别,但近看能看出。需要改变发型来掩饰头发丢失,但不需要假发或假发块来掩饰	头发丢失 >50%,症状明显,需要假发或假发块,心理有影响	-	-	-
皮肤干燥 (定义:皮肤变薄,反应迟钝,但是毛孔正常,皮下组织变薄。)	覆盖 <10%,但无红疹和瘙痒	覆盖 10%~30%,伴有红疹和瘙痒;影响工具性日常生活活动	覆盖超过 30%,伴有瘙痒;个人自理能力受限	-	-

续表

不良事件	分级				
	1级	2级	3级	4级	5级
大疱皮肤炎 (定义：皮肤发生以充盈大疱为特点的炎症。)	无症状，大疱面积<10%体表面积	大疱覆盖10%~30%，大疱比较疼痛，影响工具性日常生活活动	大疱覆盖>30%，个人自理能力受限	大疱覆盖超过30%，伴有液体和电解质异常，ICU护理或护理烧伤科护理	死亡
皮肤疼痛 (定义：皮肤部位出现显著不适感。)	轻微疼痛	中度疼痛；影响工具性日常生活活动	重度疼痛；个人自理能力受限	-	-
手足症候综合征 (定义：手掌和脚底出现变红、明显不舒服、肿胀、麻刺感。)	轻微皮肤改变或皮肤炎(红斑、水肿，角化过度，不痛)	皮肤改变(剥落，水疱，出血，肿胀，角化过度)，疼痛；影响工具性日常生活活动	重度皮肤改变(剥落，水疱，出血，水肿，角化过度)，疼痛，个人自理能力受限	-	-

续表

不良事件	分级				
	1级	2级	3级	4级	5级
瘙痒症 (定义:瘙痒的感觉。)	轻度或局限的,经典的;干预	集中的或范围广的,间歇性的,皮肤改变(肿胀,丘疹,脱皮,苔藓样,渗出),口服药,影响工具性日常生活活动	集中或范围广的,连续的,个人自理能力受限,口服免疫抑制剂或可的松	-	-
痤疮样皮疹 (定义:突然爆发丘疹和脓包,主要出现在面部,头皮、上胸部和背部。)	丘疹和脓包<10%体表面积,伴有/不伴有瘙痒和敏感	丘疹和脓包10%~30%体表面积,伴有/不伴有瘙痒和敏感,有心理障碍;影响工具性日常生活活动	丘疹和脓包>30%体表面积,伴有/不伴有瘙痒和压痛,个人自理能力受限,与口服抗生素和抗体药物有关	丘疹和脓包覆盖任何体表面积,伴有/不伴有瘙痒和敏感,有抗生素和抗体药物服用史,危及生命	死亡
斑丘疹 (定义:出现斑疹和丘疹。)	斑丘疹覆盖<10%体表面积,	斑丘疹覆盖面积10%~30%,伴有/不伴有症状(瘙痒、发	斑丘疹覆盖面积>30%,伴有/不伴有症状	-	-

续表

不良事件	分级				
	1 级	2 级	3 级	4 级	5 级
	常见的损害皮肤的表现， 常常影响上半身，向心性 发展，伴有瘙痒。)	伴有/不伴有症 状(瘙痒，发热， 紧寒感)	热，紧寒感；影响工具性日常 生活活动	状，个人自理能力受限	
皮肤色素沉着 (定义:由于过多黑色素的 沉积，导致皮肤变黑。)	色素沉着 <10% 体表面积，没有 心理影响	色素沉着 >10% 面积，伴有心 理影响	-	-	
光敏感性 (定义:增加皮肤对光的敏 感性。)	无痛性红斑，红 疹覆盖 <10% 体 表面积	脆弱的红疹覆盖 10%~30% 体 表面积	红疹 >30% 体表面积， 伴有水疱，光敏感，需 要口服激素治疗；需要 控制疼痛(麻醉剂和 留体类)	危及生命；急性干预	死亡

续表

不良事件	分级				
	1级	2级	3级	4级	5级
指甲改变	变色，脊敏，反甲，凹甲，混浊样改变	部分或整个指甲的缺失或伴甲床疼痛	干扰正常生活	-	-
多毛症（在特定一个区域，特定年龄和种族，毛发长度和密度增加，超过可接受范围。）	毛发厚度，密度，长度增加至需要刮去未掩饰或还没意识到需采取措施	毛发在暴露部位增加过于茂盛，需要不断的刮去。伴有心理损害	-	-	-
中毒性表皮坏死松解症（定义:超过30%面积的皮肤从真皮脱落,该综合征）	-	-	-	脱皮涉及>30%体表面积，伴有红斑，紫癜，表皮脱落，黏膜	死亡

续表

不良事件	分级				
	1级	2级	3级	4级	5级
考虑是与皮肤和黏膜过敏引起。)				脱落	
皮肤病变 - 其他未分类	无症状，轻微症状，仅诊断发现，不需要干预	中度症状；局部 / 非侵入的干预；影响年龄相适应的工具性日常生活活动	重度或医学显著的但不危急的症状，需住院或住院时间延长的，个人自理能力受限	危及生命的，急性干预	死亡

厄洛替尼由于等效剂量高于吉非替尼,多数研究提示皮肤毒性的发生高于吉非替尼。一项荟萃分析显示使用厄洛替尼的患者中 75% 出现了皮疹,皮疹出现的中位时间为 8 天,95% 的皮疹患者在 25 天内出疹,16% 为 3/4 级皮疹。皮肤干燥的发生率约为 29%~35%,瘙痒的发生率为 20%~35%。在另两项临床研究中,厄洛替尼治疗组约 10% 的患者因严重皮疹减量,1%~3% 因停药退出研究。

2. **手足皮肤反应**(hand foot skin reaction,HFSR)典型的临床表现主要有手足刺痛感、烧灼感、麻胀感,手足皮肤出现硬化、起茧、红斑、干裂甚至脱皮等现象,并且大部分患者都是双侧同时发生,一般会同时出现或者接连出现,特别是手足的受力位置最为明显。

HFSR 和传统化疗药导致的手足综合征(hand-foot syndrome,HFS)相似,但又具有自身特点。HFS 可由化疗药 5- 氟尿嘧啶、卡培他滨、多柔比星、环磷酰胺、长春瑞滨和多西他赛等引起。HFSR 和 HFS 的临床特征相似,均为掌跖部位的皮肤反应,且发生率和严重程度与剂量相关。但 HFSR 具有手指或足趾弯曲部位皮肤角化、周围包绕红斑的特征;而 HFS 以对称性麻木、红斑和水肿为特征性改变,由此可鉴别 HFSR 和 HFS。NCI-CTCAE V3.0 对 HFSR 的 3 级分级标准为:1 级为微小皮肤改变无疼痛;2 级为皮肤改变(如水疱、脱屑、出血、水肿)或疼痛,不影响日常生活;3 级为溃疡样皮炎或皮肤改变,伴有疼痛影响日常活动。基本日常活动包括吃饭、穿衣服、起 / 下床、洗澡和上卫生间,与独立生活相关的高级基本日常活动包括做饭、做家务、买东西和打电话等。但工作、锻炼身体、洗刷和从事业余爱好等并没有包含在分级标准的日常活动中。

一项关于索拉非尼皮肤副反应的双盲前瞻性Ⅲ期临床试验表明,91% 患者出现至少 1 次皮肤反应,60% 患者出现 HFSR,5% 患者出现 3 级 HFSR 并导致治药物减量。

3. **甲沟炎及甲裂**　临床表现为痛性甲周肉芽形成或脆性化脓性肉芽肿样改变，伴有红斑、肿胀和外侧甲裂或指端丛样病变，发生率为 6%~12%，一般在治疗的 2~4 个月开始出现，停药后持续数月后消退。毛发改变的临床表现为脱发或毛发更加卷曲、冗细、易断，也可有睫毛粗长或卷曲以及面部多毛，发生率为 5%~6%，开始时间不定，多出现在第 7~10 周或数月之后。皮肤干燥、弥漫性脱皮发生率为 4%~35%。

甲沟炎(指甲、甲周改变)分级：Ⅰ 级：指甲出现点浊、皱褶及脱色现象；Ⅱ 级：指甲部分出现甲床疼痛或完全脱落现象；Ⅲ 级：指甲及甲周发生不良症状及改变后对日常生活造成严重影响，且有继发感染的危险。

【处理措施】

对于靶向药物引起的皮肤反应主要注重预防措施及提前告知患者相关知识，嘱患者减少日晒时间，注意避光。因为小分子酪氨酸激酶抑制剂所致的皮疹大多属于光敏性，可导致暴露于日光部分的皮疹更严重。每天保持身体清洁及干燥部位皮肤的湿润。避免接触碱性和刺激性强的洗漱用品，沐浴后涂抹温和的润肤露或维生素 E 软膏从而预防皮肤干燥。各种指南均推荐使用防晒霜作为 EGFR 抑制剂引起的皮肤毒性的预防措施之一，一般建议使用 SPF>18 的广谱的防晒用品。有趾甲倒刺(逆剥)者，在用药过程中可能会出现甲沟炎及局部增生反应，因此患者在接受 EGFR-TKI 治疗期间需改变足部受力习惯，最好建议穿宽松、透气性好的鞋子。治疗前 1 周开始用温水泡足(在用药中也持续泡足)，泡足后涂抹护肤霜或维生素 E 软膏等以预防足部皮疹的发生。

2014 年，美国临床肿瘤协会(American Society of Clinical Oncology，ASCO)会议上来自加拿大的一项Ⅲ期研究探索了厄洛替尼所致皮疹的最佳处理，研究入组 150 例Ⅲ B/Ⅳ期非小细胞肺癌，既往含铂双药化疗后进展，随机分为厄洛替尼 + 米诺环素预防治疗组(米诺环素 100mg 口服,每天 2 次,直到第 4 周)、厄洛替尼反应治疗组(皮疹发生后根据皮疹严重程度局部使用林可霉素 + 氢化可的松 + 米诺环素)、观察组(出现 >3 级皮疹时才处理),结果发现,预防性使用米诺环素可降低严重(>3 级)皮疹的发生率(9.5% vs 14.3% vs 34.1%;*P*<0.05),并延缓平均发病时间(17.4 天 vs 13.3 天 vs 12天;*P*=0.0147),而降低皮疹发病率可延长 50% 厄洛替尼用药时间,从而使患者有更好的生存获益趋势。

1. **皮疹的处理** 对于轻度毒性,患者一般不需任何形式的处理措施,对于瘙痒者可局部使用复方醋酸地塞米松软膏(皮炎平)、氢化可的松软膏(1% 或 2.5%)等;对皮肤干燥伴瘙痒者,也可用薄酚甘油洗剂(每天 2 次)或苯海拉明软膏涂抹瘙痒局部。2 周后再次评估,若情况恶化或无明显改善则按中度毒性处理。

对于中度毒性,局部使用氢化可的松软膏(2.5%)或红霉素软膏,并口服氯雷他定(阿司咪唑)。对皮肤干燥伴瘙痒者,可予苯海拉明软膏或复方苯甲酸软膏涂抹瘙痒局部。有自觉症状者应尽早口服米诺环素(美满霉素 100mg,每天 2 次)。2 周后再行评估,若情况恶化或无明显改善则按重度毒性处理。

对于重度皮疹,干预措施基本同中度皮疹,但药物剂量可适当增加。若合并感染,则选择合适的抗生素进行治疗,如莫匹罗星(百多邦)、环丙沙星(达维邦)软膏外涂,若症状无缓解,给予米诺环素或头孢呋辛(250mg,每天 2 次)口服。若 2~4 周后不良反应仍未充分缓解,则考虑暂停用药或靶向药物减量或中止治疗。

2. **手足皮肤反应(HFSR)的治疗** 包括支持治疗、药物治疗及调整靶向药物治疗剂量。

所有患者均应由皮肤科医师进行检查评估,并给予支持治疗,包括戴厚手套/袜,避免狭窄鞋靴和过度摩擦,避免皮肤过冷过热、受压和摩擦;给予预防性的足疗;冷敷受损部位,收缩末梢血管,减少药物暴露,暂时缓解疼痛。多激酶抑制剂治疗的前 2 周最易发生

HFSR,应嘱患者休息、避免外伤、按时复查并对患者进行健康宣教。

在皮肤上涂凡士林软膏或芦荟汁、尿素软膏等,这样可以有效地将水分吸附在皮肤上;同时应保持卫生,防寒、防冻、穿柔软、合适的鞋袜、手套,鞋袜不宜过紧,以防摩擦;避免剧烈运动或做用力捆绑的动作,避免接触碱性洗涤剂。若经上述处理后患者症状仍未减轻,此时应遵医嘱予 MKI 减量,并给予维生素 B_6、维生素 E、糖皮质激素等治疗。疼痛剧烈时适当应用镇静、镇痛药,使用前须评估肾功能和出凝血时间。红斑水疱等急性损伤愈合后,须应用抗角化药物,如 40% 尿素软膏、0.1% 他佐罗汀软膏和 5% 氟尿嘧啶软膏等。

根据药物说明书及 2008 年专家组推荐,多激酶抑制剂(MKIs)剂量调整原则见表 3-2。

表 3-2　HFSR 的治疗和剂量调整原则

1 级	任何	继续 MKIs 治疗,给予支持治疗,如避免接触热水,应用滋润油膏,戴厚手套 / 袜,20%~40% 尿素。
2 级	首次	支持治疗同 1 级,增加 0.05% 氯氟美松油膏,2% 利多卡因、可待因,普瑞巴林镇痛;减量 50%,7~28 天,如毒性反应降至 0~1 级,增加至标准剂量;未降至 0~1 级者,暂停 MKIs 至少 7 天直到毒性反应降至 0~1 级,重新开始治疗时用量为 50% 标准剂量;如毒性反应维持在 0~1 级至少 7 天则增加至标准剂量。
	第 2 或 3 次	同首次,重新开始治疗时用量为 25% 标准剂量,增加剂量应根据临床症状。
	第 4 次	根据临床症状决定是否中止 MKI 治疗。
3 级	首次	支持治疗同 2 级,暂停 MKIs 至少 7 天直到毒性反应降至 0~1 级,重新开始治疗时用量为 25% 标准剂量;如毒性反应维持在 0~1 级至少 7 天增加 50% 标准剂量。

续表

| 3级 | 第2次 | 同首次,重新开始治疗时用量为 25% 标准剂量,增加剂量应根据临床症状。 |
| | 第3次 | 根据临床症状决定是否中止 MKIs 治疗。 |

护理上应帮助患者做好生活护理,指导患者不要挠抓局部皮肤及撕去痂结,破溃处经消毒后用无菌油纱覆盖,尽量少换油纱,以免反复损伤伤口而影响愈合。红肿、皲裂处可涂以凡士林软膏。睡觉时指导患者用枕头适当垫高上下肢体,以促进肢体静脉回流。

3. 甲沟炎的处理 对指甲脱色和褶皱等改变,可不做特殊处理。一旦出现甲沟炎,则可应用金银花水泡足或手,或夫西地酸(立思汀)外涂。严重者可外科拔甲治疗。

(戈 伟 任 辉)

参 考 文 献

[1] Seike M,Gemma A.Therapeutic biomarkers of EGFR-TKI[J]. Gan To Kagaku Ryoho,2012,39(11):1613-1617.

[2] Robert C,Soria JC,Spatz A,et al.Cutaneous side-effects of kinase inhibitors and blocking antibodies[J].Lancet Oncol, 2005,6(7):491-500.

[3] Chu D,Lacouture ME,Fillos T,et al.Risk of hand-foot skin reaction with sorafenib:a systematic review andmetaanalysis [J].Acta Oncol,2008,47(2):176-186.

[4] Lokich JJ,Moore C.Chemotherapy associated pahnar-plantar erythrodysesthesia syndrome[J].Ann Intern Med,1984,101 (6):789-800.

[5] Fox LP.Pathology and management of dermatologic toxicities associated with anti-EGFR therapy[J].Oncology(Williston

Park),2006,20(5 Suppl 2):26-34.

[6] Pomerautz RG,Mirvish ED,Geskin LJ.Cutaneous reactions to epidermal growth factor receptor inhibitors[J].J Drugs Dermatol,2010,9(10):1229-1234.

[7] Lynch TJ,Kiln Es,Eaby B,et al.Epidemal growth factor receptor inhibitor-associated cutaneous toxicities:an evolving paradigm in clinical management[J].Oneologist,2007,12(5):610-621.

[8] 雷奕.口服靶向抗肿瘤药物的毒副反应及其护理[J].中国癌症防治杂志,2010,2(2):167-169.

[9] Clark JW,Eder JP,Ryan D,et al.Safely and pharmacokinetics of the dual action raf kinase and vascular endothelial growth factor receptor inhibitor,BAY 43-9006,in patients with advanced refractory solid tumors[J].Clin Cancer Res,2005,11(15):5472-5480.

[10] Perez-Soler R,Chachoua A,Hammond LA,et al.Determinants of tumor response and survival with erlotinib in patients with non-small-cell lung cancer[J].J Clin Oncol,2004,22(16):3238-3247.

[11] Hassel JC,Kripp M,Al-Batran S,et al.Treatment of epidermal growth factor receptor antagonist-induced skin rash:results of a survey among German oncologists[J].Onkologie,2010,33(3):94-98.

[12] Peuvrel L,Bachmeyel C,Reguiai Z,et al.Semiology of skin toxicity associated with epidermal growth factor receptor (EGFR)inhibitors[J].Support Care Cancer,2012,20(5):909-921.

[13] Sail MW,Kaley K,Lamb L,et al.Management of skin toxicities of anti-EGFR agents in patients with pancreatic cancer and other tumors by using electronic communication:effective and convenient[J].JOP,2010,11(2):176-182.

[14] Giaeeone G,Herbst RS,Manegold C,et al.Gefitinib in combination with gemcitabine and cisplatin in advanced

non-small-cell lung cancer:a phase Ⅲ trial-INTACT 1[J].J Clin Oncol,2004,22(5):777-784.

[15] Johmon JR,Cohen M,Sridhara R,et al.Approval summary for erlotinib for treatment of patients with locally advanced or metastatic non-small cell lung cancer after failure of at least one prior chemotherapy regimen[J].Clin Cancer Res, 2005,11(18):6414-6421.

[16] Wacker B,Nagrani T,Weinberg J,et al.Correlation between development of rash and efficacy in patients treated with the epidermal growth factor receptor tyrosine kinase inhibitor erlotinib in two large phase Ⅲ studies[J].Clin Cancer Res, 2007,13(13):3913-3921.

[17] Melosky BL.Pan-Canadian rash trial with EGFR inhibitors Optimal treatment of rash secondary to erlotinib.2014 ASCO Abstract 8013.

[18] Faivre S,Delbaldo C,Vera K,et al.Safety,pharmacokinetic, and antitumor activity of SU11248,a novel oral mullitaroet tyrosine kinase inhibitor,impatients with cancer[J].J Clin Oncol,2006,24(1):25-35.

[19] Moss KG,Toner GC,Cherrington JM,et al.Hair depigmentation is a biological readout for pharmacological inhibition of KIT in mice and humans[J].J Pharmacol Exp Ther,2003,307(2):476-480.

[20] Beldner M,Jacobson M,Burges GE,et al.Localized palmar-plantar epidermal hyperplasia:A previously tinderinked dermatologic toxicity to sorafeninb[J].Oncologist,2007,12 (10):1178-1182.

[21] Prta C,Paglino C,Imarisio I,et al.Uncovering Pandora's vase:The growing problem of new toxicities from novel anticancer agents.The case of sorafenib and sunitimb[J]. Clin Exp Med,2007,7(4):127-134.

[22] Lacouture ME,Reilly LM,Gerami P,et al.Hand foot skin reaction in cancer patients treated with themultikinase

inhibtors sorafenib and sunitimib[J].Ann Oncol,2008,19
(11):1955-1961.

[23] Yanc CH,Lin WC,Chuanc CK,et al.Haud-foot skin reaclion
in patientstreated with sorafenib:A clinicopathological
study.of cutaneous manifestations due to multitargeted
kinase inhibitor therapy[J].Br J Oermatol,2008,158(3):
592-596.

[24] Robert C,Soria JC,Spatz A,et al.Cutaneous side-effects of
kinase inhibitors and blocking antibodies[J].Lancet Oncol,
2005,6(7):491-500.

[25] Wen YQ.Hand foot reaction caused by MKIs sorafenib[J].
Adverse Drug Reactions J,2009,11(3):188-189.

[26] Medrano JV,Marques-mari AI,Guilar CE,et al.Comparative
analysis of the germ cell markers c-KIT,SSEA-1 and
VASA in testicular biopsies from secretory and obstructive
azoospennias[J].Mol Hum Reprod,2010,16(11):811-817.

[27] Sheen YS,Huang CL,Chu CY.Ecerine squamous
syringometaplasia associated with sunitinib therapy[J].J
Eur Acad Dermatol Venereol,2007,21(8):1136-1137.

[28] McLellan B,Kerr H.Cutaneous toxicities of the multikinase
inhibitors sorafenib and sunitinib[J].Dermatol Ther,2011,
24(4):396-400.

[29] 国虹,刘卫东,董桂兰,等.分子靶向药物索拉非尼不良
反应的防治[J].中国临床医生,2010,38(5):33-34.

[30] Spector WD,Katz S,Murphy JB,et al.The blerarehical
relationship between activities of daily living and
instrumental activities of daily living[J].J Chronic Dis,
1987,40(6):481-489.

[31] Avlund K,Schuufz-larsen K,Kreiner S.The measurement of
instrumental ADL:Content validity and construct validity
[J].Aging(Milano),1993,5(5):371-383.

[32] Lacouture ME,Reilly LM,Geramn P,et al.Hand foot skin
reaction in cancer patients treated with the multikinase

inhibitors sorafenib and sunitinib[J].Ann Oncol,2008,19 (11):1955-1961.

[33] Do JE,Kim YC.Capecitabine-induced diffuse palmoplantar keratoderma:Is it a sequential event of hand-foot syndrome [J].Clin Exp Dermatol,2007,32(16):519-521.

[34] Gordon KB,Tajuddin A,Guitart J,et al.Hand-foot syndrome associated with liposome-encapsulated doxorubicin therapy [J].Cancer,1995,75(8):2169-2173.

[35] Ratain MJ,Eisen T,Stadler WM,et al.Phase Ⅱ placebo controlled randomized discontinuation trial of sorafenib in patients with metastatic renal cell carcinoma[J].J Clin Oncol,2006,24(16):2505-2512.

[36] Autier J,Escudier B,Wechsier J,et al.Prospective study of the cutaneous adverse effects of sorafenib,a novel multikinase inhibitor[J].Arch Dermatol,2008,144(7): 886-892.

[37] Nagore E,Insa A,Sanmartin O.Antineoplastic therapy-induced palmar-plantar erythrodysesthesia('hand-foot') syndrome.Incidence,recognition and management[J].Am J Clin Dermatol,2000,1(4):225-234.

[38] Lacouture ME,Wu S,Robert C,et al.Evolving strategies for the management of hand-foot skin reaction associated with the muttitargeted kinase inhibitors sorafenib and sunitinib [J].Oncologist,2008,13(9):1001-1011.

[39] Kara IO,Sahin B,Erkisi M.Palmar-plantar erythrodysesthe-sia due to docetaxel capecitabine therapy is treated with vitamin E without dose reduction[J].Breast,2006,15(3): 414-424.

[40] Yancovitz M,Pasternack FR,Ward KM,et al.Keratosis punctata palmaris et plantaris treated with topical fluorour-acil[J].Arch Dermatol,2006,142(8):1074-1076.

[41] Abushllaih S,Saad ED,Munsell M,et al.Incidence and severity of hand-foot syndrome in colorectal cancer patients

treated with capecitaine:a single-institution experience[J].
Cancer Invest,2002,20(1):3-10.

[42] 邓博,贾立群,李玲.靶向治疗药物多激酶抑制剂导致
的手足皮肤反应研究进展[J].中国药学杂志,2010,45
(23):1793-1794.

二、心脏毒性

靶向药物的心脏毒性包括心律失常(包括 QT 间期
延长)、左心功能衰竭和高血压等。研究表明,分子靶
向药物如曲妥珠单抗(赫赛汀)产生Ⅱ型心脏损伤是可
逆的功能障碍,对患者没有长期的心脏损伤。QT 间期
延长是组蛋白去乙酰化酶抑制剂、ABL 抑制剂、MET 抑
制剂和多靶点酪氨酸激酶抑制剂的不良反应。血管生
成抑制剂和 MEK 抑制剂可诱导高血压。

【发生机制】

目前认为赫赛汀导致的心脏损伤与蒽环类药物导
致的心脏损伤机制有着本质的区别,HER-2 蛋白主要
位于心肌横小管上,HER-2 及其下游信号通路与心脏
功能有着密切的关系,在严重心脏功能衰竭的患者心
肌细胞上 HER-2 表达受到抑制,但关于赫赛汀导致心
脏毒性的机制仍未明确。赫赛汀引起的心脏毒性大部
分是可逆性反应,对赫赛汀引起心源性死亡的患者进
行病理学检查亦未发现不可逆的心脏损伤发生。目前
有研究认为抑制 HER-2 蛋白一方面导致肌原纤维损伤
从而抑制兴奋 - 收缩耦联,另一方面抑制 HER-2 蛋白
将影响 Erk1/2 磷酸化过程,而 MAPK/Erk1/2 信号通路
与心肌纤维细胞稳定性有关。

在心电图上,QT 间期是 RS 波群起点至 T 波终点
的时间间隔,即心室除极开始至心室复极结束的时间
间期。凡能造成内向 Na^+、Ca^{2+} 离子流的增加和外向
K^+ 离子流的减少可导致心肌细胞动作电位延长。心
肌细胞的主要复极电流是由人类果蝇相关基因(the
human etheragogorelated gene,HERG)基因编码。QT 间

期延长可能诱发尖端扭转性室性心动过速(Tdp),导致心脏骤停甚至猝死。

靶向药物导致QT间期延长的发病机制尚不清楚,可能与以下因素有关:① HERG K⁺通道的阻抑:有关分子靶向治疗药物的临床前实验证明了许多分子靶向药物对 HERG K⁺通道有阻抑作用;②肿瘤患者心脏功能的异常:一项回顾性研究显示,160例肾癌及胃肠间质瘤患者中,10.6%的患者基线QT值高于正常上限;③患者的异质性:患者年龄及重要脏器的功能;④药物不良反应:用药过程中,患者出现的恶心、呕吐、腹泻及厌食等,致使电解质紊乱,可直接或间接引起QT间期的延长;⑤癌症患者的某些合并用药:如凡德他尼(ZD6474)与昂丹司琼同时使用时,可协同引起QT间期延长。

靶向药物的高血压发生率、严重性和危险性有剂量依赖性。血管生成抑制剂发生心脏毒性的机制有:①抑制NO信号通路:血管内皮生长因子(VEGF)通过诱导内皮细胞增加NO合成酶释放一氧化氮和前列环素(PGI_2)等物质,促进血管舒张;VEGF被阻断后将会减少NO等血管舒张因子的产生,导致血管阻力和血压升高。另一方面,血管生成抑制剂阻断MAPK和AKT通路,导致血管和血管周细胞的PGI_2和NO释放减少,也可能直接引起高血压。②抑制小动脉新生血管产生:小动脉数目减少,毛细血管和动脉密度的下降可能会使外周血管阻力增加,导致高血压。③引起线粒体损伤和细胞凋亡:舒尼替尼在小鼠动物模型及大鼠心肌细胞培养中可导致心肌线粒体损伤和心肌细胞凋亡,这可能是舒尼替尼引起LVEF(左心室射血分数)下降和CHF(充血性心力衰竭)的一个机制。

【临床表现】

临床试验发现赫赛汀单用时心脏毒性为该药最常见的不良反应,其主要症状包括心悸、气促、心律失常等。心脏毒性的发生率为4%~7%,而与化疗药物联合使用,可使心衰发生率显著升高。特别在赫赛汀与蒽环类药（多柔比星或表多柔比星）和环磷酰胺合用治疗转移乳腺癌的患者中，观察到中至重度的心功能减退（纽约心脏学会（NYHA）分级的Ⅲ/Ⅳ）。在HERA试验中治疗组患者发生严重心脏毒性者比安慰剂组增加了0.5%。B-31和N9831试验的结果显示，3、4级充血性心力衰竭发生率在赫赛汀治疗组分别是4.1%和2.9%。

一项Meta分析总结了乳腺癌患者使用赫赛汀后出现心脏毒性相关事件的大型临床试验，无症状性左心室射血分数（LVEF）下降发生概率为7.5%，1.9%的患者有可能出现CHF（充血性心力衰竭），0.1%的患者因心脏原因发生死亡事件，赫赛汀的使用将CHF发生率增加4倍左右；对于联合蒽环类药物化疗的患者，赫赛汀可使CHF发生率增加4.27倍。

左心功能衰竭Ⅱ型损伤可表现为呼吸困难，咳嗽增加，夜间阵发性呼吸困难，周围性水肿，S3奔马律或射血分数减低。与赫赛汀治疗相关的充血性心衰可能相当严重，并可引起致命性心衰、脑栓塞、死亡。因此在赫赛汀治疗过程中应经常评估左室功能。若患者出现明显的左室功能减退应考虑停用赫赛汀。值得注意的是监测并不能完全发现心功能减退的患者。约2/3有心功能减退的患者因出现症状而接受治疗，大多数治疗后症状好转。

拉帕替尼出现LVEF下降的频率低于赫赛汀，TDM1（Ado-trastuzumab emtansin）降低LVEF的作用也低于赫赛汀；帕妥珠单抗与赫赛汀合用不增加心脏毒性。

Bcr-Abl酪氨酸激酶抑制剂包括伊马替尼、尼洛替尼、达沙替尼、博舒替尼。伊马替尼和尼洛替尼可能会降低左心室射血分数（LVEF）而导致CHF。伊马替尼 >600mg/d时可致无LVEF下降的水肿，高达4%的患者出现QT间期延长。上述副反应尼洛替尼出现较多，可通过空腹服用药物改善。与博舒替尼相比，达沙替尼较少发生QT间期延长。美国FDA因严重动脉粥样硬化而取消普纳替尼的批准。

克唑替尼是一种 ALK/MET 抑制剂,可致 QT 间期延长和外周水肿。

组蛋白去乙酰化酶(HDAC)抑制剂如伏立诺他和罗米地辛,能通过增加细胞内组蛋白的乙酰化程度,抑制肿瘤细胞的增殖,诱导细胞分化和(或)凋亡。HDAC抑制剂已成为肿瘤靶向治疗的研究新热点,其对肿瘤细胞迁移、侵袭、转移的抑制作用和抗肿瘤血管生成作用也被证实。这类药物亦可诱发 QT 间期延长。

多靶点酪氨酸激酶抑制剂可使 QT 间期延长,还可导致腹泻并继发电解质紊乱及动脉血栓事件。

凡德他尼是一种口服的 VEGF、EGFR 和 RET (rearranged during transfection) 酪氨酸激酶抑制剂。临床前研究发现,凡德他尼对 HERG K^+ 通道有阻抑作用。在Ⅰ期临床试验中,凡德他尼对 77 例难治性实体瘤患者中,7 例发生了无症状的 QT 间期延长。日本的一项Ⅰ期临床试验中,61% 的实体瘤患者服用凡德他尼后发生了无症状的 QT 间期延长。Hammer 等的Ⅱ期临床试验研究表明,凡德他尼同昂丹司琼(ondansetron)联合后表现出协同作用,可使 QT 平均增加 22.28 毫秒。在另一项Ⅱ期临床试验中,凡德他尼单药或与细胞毒性化疗药物联合使用,随着剂量及疗效增加,QT 间期也相应延长。

曲美替尼是一种 MEK 抑制剂,可导致 LVEF 下降和 CHF、外周水肿和高血压。

血管生成抑制剂也能降低 LVEF 导致 CHF 以及高血压,另有一罕见风险是可逆性后部脑病综合征和血栓性微血管病。贝伐单抗主要影响血管内皮细胞生成和增殖,可显著增加所有级别高血压的发生率,其对血压的影响具有剂量依赖性,高剂量组的发生率显著高于低剂量组。在低剂量(7.5mg/kg)用药时发生率约为 2.7%~32%,高剂量(15mg/kg)时发生率稍高,约17.6%~36%。恩度的心脏不良反应发生率为 6.38%~13.2%,主要表现为用药初期(2~7 天),少数患者出现轻度的疲乏、胸闷和心悸;心电图可以表现为心肌缺血,一般为轻中度。常见的是窦性心动过速、轻度 ST-T 改变或房室传导阻滞、房性期前收缩和室性期前收缩等。

在接受索拉菲尼治疗的患者中高血压的发生率为17%,舒尼替尼的发生率为15%左右。

【处理措施】

赫赛汀引起的心脏毒性与剂量无关,是可逆性的。以预防为主:①高龄、原有心脏病史、纵隔放射治疗史、冠心病、心肌病、高血压病等均为危险因素,应谨慎使用。HERA 试验中吸烟、高血压、糖尿病、甲状腺功能减退患者使用赫赛汀过程中易发生心脏毒性相关事件。②谨慎联合蒽环类药物。③如果使用蒽环类药物,则先用含蒽环类药物的方案,后用赫赛汀,并严密监测。停用赫赛汀后 22 周内避免蒽环类药物的治疗。④ LVEF 异常时避免使用赫赛汀。

左心功能衰竭 II 型损伤的治疗通常包括利尿药,强心苷类药(地高辛、毛花苷 C 等)和(或)血管紧张素转换酶抑制剂类药。绝大多数药物治疗后症状可恢复,恢复后的患者可继续每周使用赫赛汀,并未产生更多的心脏异常情况。有研究显示,赫赛汀治疗的乳腺癌患者中,4.7% 的患者出现心功能不全,1% 的患者因严重不良反应导致停药。

QT 间期是监测药物心脏毒性的重要指标,QT 间期延长可能导致严重的心律失常而致患者死亡。在停止靶向药物治疗后 QT 间期延长可恢复正常,一般不需要长期治疗,但由于房室传导阻滞和窦房结功能障碍导致的 Tdp(尖端扭转性室性心动过速),必要时可安置永久性起搏器。

抗血管生成剂容易引起高血压,因此在使用前应有充分的考虑,特别是对原有高血压的患者,应充分控制好血压,对于平时血压控制不佳的患者应慎重用药。高血压的降压治疗可以选用血管紧张素转化酶抑制剂(如卡托普利、依那普利和贝那普利等),部分对血管紧

张素转换酶抑制剂过敏或不能耐受的患者可应用血管
紧张素Ⅱ受体阻滞剂治疗（如氯沙坦钾、缬沙坦、伊贝
沙坦及替术沙坦等）。对应用降压药物后仍有严重或
持续的高血压或出现高血压危象的患者需请心内科医
师指导治疗并考虑永久停用。

索拉非尼引起血压升高通常发生于治疗的早期，
因此在治疗的前6周，每周应监测血压，之后应定期监
测血压，加强监护，保持病室安静，减少探视，去除一切
不良刺激及引起血压升高的因素，如情绪激动、焦虑、饱
餐、输液过快和用力等。若仍不能很好地控制血压，如
血压持续升高或出现高血压危象，则可停用索拉非尼。

整个治疗过程中应密切监测血压的变化。发生高
血压后应对其程度（CTCAE，见表3-3）进行充分的评
估，1级观察，2级可以服用一种控制血压的药物，暂停
抗血管生成药物，待血压控制后恢复使用。3级可应用
2种以上控制血压药物，停药抗血管生成药物，如血压
可控，可降低剂量应用，待稳定一段时间后再恢复原量
使用，如控制不佳，则永久停用。4级积极处理高血压，
永久停用。

表3-3　CTCAE高血压反应分级标准

不良反应	1级	2级	3级	4级
高血压	无症状的一过性升高>20mmHg（舒张压），或>150/100mmHg（以往正常范围），不需治疗	复发性或顽固性或有症状的升高>20mmHg（舒张压），或>150/100mmHg（以往正常范围），不需治疗	需治疗或需比以往更强烈的治疗	高血压危象，危及生命

（戈　伟）

参 考 文 献

[1] Bria E, Cuppone F, Milella M, et al.Trastuzumab cardio toxicity: biological hypotheses and clinical open issues[J]. Expert Opin Biol Ther, 2008, 8(12): 1963-1971.

[2] Rohrbach S, Niemann B, Silber RE, et al.Neuregulin receptors erbB2 and erbB4 in failing human myocardium-depressed expression and attenuated activation[J].Basic Res Cardiol, 2005, 100(3): 240-249.

[3] Chien KR.Herceptin and the heart-a molecular modifier of cardiac failure[J].N Engl J Med, 2006, 354(8): 789-790.

[4] Guarneri V, Lenihan DJ, Valero V, et al.Long-term cardiac tolerability of trastuzumab in metastatic breast cancer: the M.D.Anderson Cancer Center experience[J].J Clin Oncol, 2006, 24(25): 4107-4115.

[5] Pentassuglia L, Graf M, Lane H, et al.Inhibition of ErbB2 by receptor tyrosine kinase inhibitors causes myofibrillar structural damage without cell death in adult rat cardiomyo- cytes[J].Exp Cell Res, 2009, 315(7): 1302-1312.

[6] Zipes DP, Camm AJ, Borggrefe M, et al.ACC/AHA/ESC 2006 guidelines for management of patients with ventricular arrhythmias and the prevention of sudden cardiac death: a report of the American College of Cardiology/American Heart Association Task Force and the European Society of Cardiology Committee for Practice Guidelines (Writing Committee to Develop Guidelines for Management of Patients With Ventricular Arrhythmias and the Prevention of Sudden Cardiac Death[J].J Am Coll Cardiol, 2006, 48(5): e247-346.

[7] 申洪昌, 王秀问 . 分子靶向治疗药物对 QT 间期的影响 [J]. 国际肿瘤学杂志, 2008, 35(6): 422-425.

[8] Di Cosimo S.Heart to heart with trastuzumab: a review on cardiac toxicity[J].Target Oncol, 2011, 6(4): 189-195.

[9] Li HP.Nursing of the adverse reactions of Trastuzumab in patients with breast cancer[J].Heilongjiang Med J,2012,36 (4):310-311.

[10] Piceart-Gebhart MJ,Procter M,Leyland-Jones B,et al.Trasmzumab after adjuvant chemotherapy in HER-2-positive breast Cancer[J].N Engl J Med,2005,353(16): 1659-1672.

[11] Rmond EH,Pem EA,Bryant J,et al.Trastuzumab plus adjuvant chemotherapy for operable HER-2-positive breast cancer[J].N Engl J Med,2005,353(16):1673-1684.

[12] Chen T,Xu T,Li Y,et al.Risk o f cardiac dysfunction with trastuzumab in breast cancer patients:a meta-analysis[J]. Cancer Treat Rev,2011,37(4):312-320.

[13] Miller KD,Trigo JM,Wheeler C,et al.A multicentor phase Ⅱ trialof ZD6474,a vascular endothelial growth factor recetor-2 and epidermal growth factor receptor tyrosine kinase inhibitor,in patients with previonsly treated metastatic breast cancer[J].Clin Cancer Res,2005,11(9): 3369-3376.

[14] Holden SN,Eckhardt SG,Basser R,et al.Clinical evaluation of ZD6474,an orally active inhibitor of VEGF and EGF receptor signaling,in patients with solid,malignant tumors [J].Ann Oncol,2005,16(8):1391-1397.

[15] Tamura T,Minami H,Yamada Y,et al.A phase I dese-escalation study of ZD6474 in Japanese patients with solid, malignant tumors[J].J Thorac Oncol,2006,1(9):1002-1009.

[16] Hammett T,Oliver S,Ghahraman P,et al.The pharmcody-namic effect on cardiac repolarization of combination single dose ZD6474 and ondansetron in healthy sujects[J].J Clin Oncol,2005,23(1 Suppl):16S.

[17] Nakagawa K,Kiura K,Shinkai T,et al.A randomized double-blind phase Ⅱa dose-finding study of ZD6474 in

Japanese patients with NSCLC[J].J Clin Oncol,2006,24(20 Suppl):18S.

[18] Syrigos KN,Karapanagiotou E,Boura P,et al.Bevacizumab-induced hypertension:pathogenesis and management[J]. Bio Drugs,2011,25(3):159-169.

[19] Kane RC,Farrell AT,Saber H,et al.Solafenib for the treatment of advanced renal cell carcinoma[J].Clin Cancer Res,2006,12(24):7271-7278.

[20] Suter TM,Procter M,van Veldhuisen DJ,et al.Trastuzumab-associated cardiac adverse effects in the herceptin adjuvant trial[J].J Clin Oncol,2007,25(25):3859-3865.

[21] Cobleigh MA,Vogel CL,Tripathy D,et al.Multinational study of the efficacy and safety of humanized anti-HER2 monoclonal antibody in women who have HER2-overexpressing metastatic breast cancer that has progressed after chemotherapy for metastatic disease[J].J Clin Oncol, 1999,17(9):2639-2648.

[22] Khan IA.Clinical and therapeutic aspects of congenital and acquired long QT syndrome[J].Am J Med,2002,112(1): 58-66.

三、肺毒性

靶向药物的肺毒性包括急性和亚急性肺炎、肺泡出血、咯血、胸膜渗出、肺栓塞和肺动脉高压等。其中间质性肺炎是靶向药物严重的毒副反应之一,因此一旦发现肺部相关症状,临床医师需要特别警惕。

（一）间质性肺炎

间质性肺炎（interstitial lung disease,ILD）是一组主要累及肺间质、肺泡和（或）细支气管的肺部弥漫性疾病。

【发生机制】

使用表皮生长因子受体酪氨酸激酶抑制剂（EGFR-TKIs）发生 ILD 多在 4 周内,其发生机制尚不明确。有研究认为,EGFR-TKIs 在抑制肿瘤组织表皮生长因子受体(EGFR)的同时,也抑制气管上皮细胞的生长及其损伤的修复,使免疫炎症反应失控,导致发生 ILD。也有研究者认为,EGFR-TKIs 可引起肺泡和支气管上皮损伤及慢性炎症,二者均刺激成纤维细胞迁移、增生、产生细胞外基质,从而引起肺纤维化。因此,在用药期间应定期进行胸部 X 线和 CT 检查,对于高龄、吸烟、PS 评分差、有心血管病及放疗史的患者,应慎用 EGFR-TKIs 药物。

西妥昔单抗(Cetuximab,爱必妥)是针对 EGFR 的单克隆抗体,EGFR 由肺泡 II 型细胞表达,参与肺泡壁的修复,西妥昔单抗通过阻碍肺泡损伤的修复而加重肺损害。

索拉非尼(Sorafenib,多吉美)可通过抑制血管内皮生长因子(vascular endothelial growth factor,VEGF)信号通路阻碍肺损伤的修复而引起 ILD。贝伐单抗通过与 VEGF 结合并阻断其生物活性,从而抑制损伤的修复过程。

利妥昔单抗(Rituximab,美罗华)引起 ILD 的发病机制不清楚,可能是与 B 细胞结合后杀伤 B 细胞,导致 T 淋巴细胞释放细胞因子(TNF-α、IFN-α、IL-6、IL-8 等)所致。

【临床表现】

ILD 多急性发病,其主要临床表现为干咳、不同程度的呼吸困难、限制性通气障碍及弥散功能减低,伴低热、血氧饱和度降低,短期内该症状进行性加重,并有死亡病例的报道。放射学检查常显示肺浸润或间质有毛玻璃样阴影。已观察到在出现该症状的患者中,伴有原发性肺纤维化、间质性肺炎、肺尘埃沉着病、放射性肺炎和药物诱导性肺炎的患者死亡率较高。

对于难以确定的肺部病理学改变是由药物并发症所致,还是感染性疾病或是癌症本身所致,都需要通过相应的影像学检查进行排他性诊断。感染、左心功能衰竭和癌症侵犯的表现可通过胸部 CT、支气管镜及支气管活检、微生物检测和支气管肺泡灌洗（bronchoalveolar，BAL）排除。

Saito 等总结的诊断标准为：①近期使用过靶向药物；②临床表现、影像学、病理学分型提示 ILD；③除外其他引起 ILD 的病因；④停药后症状好转；⑤重新使用该药，症状再发。最重要的是排除其他类似的疾病，包括感染性疾病、肿瘤进展、肺栓塞或肺梗死、先前存在的间质性肺炎及放射性肺炎等。血液学、影像学、细菌培养及气管镜检查有助于鉴别诊断。

2014 年，ShiL 等荟萃分析发现：15618 例使用 EGFR-TKIs 药物治疗的 NSCLC，各个级别 ILD 总的发生率约为 1.2%。其中吉非替尼（Gefitinib，易瑞沙）在世界范围内，间质性肺疾病发病率约为 1%，在美国为 0.3%，在日本上市后统计的发生率约为 2%，其中 1/3 的病例死于间质性肺炎。我国近年来有关吉非替尼所致间质性肺炎的报道越来越多，中国专家组认为其发病率低于 5.8%。风险因素包括高龄、PS 评分差、吸烟、诊断癌症时间较短、CT 显示正常肺容积减少、以往间质性肺疾病史、心脏疾病。厄洛替尼（Erlotinib，特罗凯）ILD 的发生率为 0.8% 左右，其中有 30% 的致死率。吉非替尼和厄洛替尼引起 ILD 临床表现的严重性与患者的基础情况密切相关，其以急性或亚急性的呼吸困难起病，伴或不伴咳嗽或低热，病情进展迅速，常常致呼吸衰竭，需使用机械通气。据报道，75% 以上的 ILD 出现在药物使用的 3 个月内，主要集中在 4 周内。EGFR-TKIs 引起的 ILD 虽然少见，但往往是致命的。该类药物引起的急性 ILD 在组织病理学上主要表现为弥漫性的肺泡损伤，与死亡明显相关。

哺乳动物西罗莫司（雷帕霉素）靶蛋白（mTOR）抑制剂的急性或亚急性肺炎发生率为 11%，3~4 级肺炎占 3%，通常无症状，致死率较低。索拉非尼在肾癌和肝癌患者中引起的 ILD 发病率分别为 0.33%（8/2407）

和 0.62%（4/647），其中有 50% 的 ILD 患者死亡。

mTOR 是一种非典型的丝氨酸 / 苏氨酸蛋白激酶。用于治疗晚期肾癌患者的 mTOR 抑制剂依维莫司具有免疫抑制作用，其主要不良反应是非感染性肺炎，发生率约为 14%。通常发生于治疗开始 6 个月，并且最早在 2 个月时行 X 线检查可发现。患者如出现可排除其他非药物原因的非特异性呼吸系统体征和症状，如呼吸急促、胸腔积液、咳嗽或者呼吸困难，应当考虑非感染性肺炎的诊断，对于情况严重的患者，可能需要下调剂量或中断给药，并使用皮质类固醇进行治疗。

Ishiguro 等研究西妥昔单抗的 ILD 发生率为 1.2%，其中因 ILD 所致死亡率为 0.5%，起病的中位时间为 101 天（17~431 天），临床表现为严重的呼吸困难。间质性肺炎病情发展迅速，Okamoto 等报道第 1 例间质性肺炎患者，在吉非替尼治疗后出现呼吸困难症状，X 线及 CT 证实肺内出现片状阴影，而排除感染等疾病，虽给予大剂量激素治疗，仍于 3 天后死亡。目前治疗上仍以糖皮质激素为主，但效果并不理想。

Wagner 对 16 例使用利妥昔单抗治疗的 NHL 患者出现 ILD 的临床特征等进行分析发现，75% 的患者年龄大于 65 岁。4 例患者接受利妥昔单抗单药治疗，12 例同时联合应用了细胞毒药物，用药 4 周期后出现了肺部症状：81% 的患者出现呼吸困难、72% 出现发热、36% 出现咳嗽。高分辨率的胸部 CT 显示所有患者均有弥漫性间质病变（毛玻璃样浑浊、肺泡炎、弥漫性浸润）；肺功能测试主要表现为弥散容量的限制与减少。3 例患者出现了一氧化碳弥散量为 13%~33%；在 2 例患者中发现肺活检的结果与间质性肺炎是一致的，所有的患者均应用了不同剂量的类固醇激素，其中 6 例患者晚期恢复。总体治疗以类固醇激素及广谱抗生素为主，对激素敏感的患者预后均较佳，对激素治疗无效的患者预后极差。Zayen 等就利妥昔单抗引起的 16 例 ILD 进行了研究，发现该药引起的 ILD 很少见，但往往是致命的肺损害,最常见的临床表现包括呼吸困难(81%)、发热(72%)、咳嗽(36%)。

【处理措施】

ILD 的治疗包括停药、支持治疗、皮质激素的应用等。对于给予易出现间质性肺病不良反应的靶向药物治疗时,如吉非替尼、厄洛替尼、mTOR 抑制剂等,应密切监测间质性肺病发生的迹象,如果患者呼吸道症状加重,应中断该靶向药物的治疗,立即进行检查。当证实有间质性肺病时,应停止使用该药,并给予积极的皮质激素治疗和对症治疗(吸氧、平喘)等。

一旦出现新的急性发作或进行性的不能解释的肺部症状如呼吸困难、咳嗽和发热时,在诊断评价时要暂时停止靶向药物治疗。一旦确诊是 ILD,如果必要则停止靶向药物治疗,并给予适当的治疗。

糖皮质激素的疗效依赖于 ILD 的具体分型。靶向药物引起的 ILD 在病理上有诸多分型,如弥漫性肺泡损伤(diffuse alveolar damage,DAD)、非特异性间质性肺炎(nonspecific interstitial pneumonia,NSIP)、机化性肺炎(computerized pneumonia,OP)、嗜酸性粒细胞性肺炎(eosinophilic pneumonia,EP)、过敏性肺炎(allergic pneumonia,HP)。对于 OP、EP、HP 型患者,糖皮质激素有较好的疗效;而对于 DAD,糖皮质激素治疗难以逆转且常常是致命的。

糖皮质激素的用法一般采用初始高剂量的冲击疗法,后序贯为口服激素。但初始剂量的多少并无定论。Kuo 等报道 1 例因吉非替尼引起的间质性肺炎患者,临床表现为低氧血症及严重呼吸衰竭,每天静脉滴注120mg 的甲泼尼龙,其疗效不佳,在更换为每天 500mg甲泼尼龙的第 2 天,患者的低氧血症及呼吸困难症状立即得到明显改善。

当对激素无效或有严重的激素副作用者,可单独使用免疫抑制剂或细胞毒药物(如环孢素 A、环磷酰胺、硫唑嘌呤、甲氨蝶呤等),或与糖皮质激素联合应用,对某些 ILD 甚至是肺纤维化的急性加重具有一定的疗效。Goto 等发现环磷酰胺联合糖皮质激素可以有效治疗吉非替尼引起的 ILD,且可以减少糖皮质激素的用量及其引起的不良反应。

(二)肺泡出血、咯血

靶向药物所致的肺泡出血、咯血较少见,主要见于抗血管内皮生长因子抗体,如贝伐单抗(Bevacizumab,安维汀)和雷莫芦单抗(Ramucirumab,Cyramza),其余靶向药物罕见。贝伐单抗所致的咯血及肺出血发生率约为 2.3%,其中 1.6% 病例发生严重肺出血。最近的 Ⅳ 期临床研究发现当贝伐单抗作为一线用药治疗小细胞肺癌时,出现严重肺出血风险的概率约为 1%。鳞状细胞癌较其他 NSCLC 出现肺出血的概率更高,约为 31%。雷莫芦单抗增加肺出血和胃肠道出血的风险,包括严重和有时致死性肺出血事件,严重出血的发生率约是 2.4%~4.3%。

George 等索拉非尼单药治疗复发或难治性、晚期 NSCLC 的 Ⅱ 期多中心非随机对照试验中,应用索拉非尼 400mg 每天 2 次,直到疾病进展或发生药物相关毒性时停用。52 例患者接受了索拉非尼治疗。1 例患者被认为是药物相关性肺出血。Depuydt 等也报道 1 例患者服用依维莫司后出现弥漫性肺泡出血致死。

【发生机制】

不同靶向药物引起出血的确切机制不明,一般认为贝伐单抗引起的出血可能与以下因素有关:

(1)血管内皮生长因子(vascular endothelial growth factor,VEGF)刺激内皮细胞增殖,导致凝血,或直接激活血小板;而贝伐单抗抑制 VEGF,使受创伤后的内皮细胞更新能力下降,血管更易出血。

(2)VEGF 可以增加纤维蛋白酶原的表达和组织型纤溶酶原的活性,而贝伐单抗抑制 VEGF,可能造成凝血功能障碍。

(3)血小板是 VEGF 的载体,而贝伐单抗抑制

VEGF,可以直接导致血小板功能障碍而干扰止血。

（4）肿瘤相关的出血往往与肿瘤原发病灶的类型及浸润深度相关。

引起出血的高危因素还包括抗炎药物和（或）抗风湿药物治疗、抗凝治疗、既往放疗、动脉粥样硬化和中枢神经系统脑转移。但也有研究认为脑转移和应用阿司匹林和华法林等抗凝药物的使用,并不增加出血的发生率。

【临床表现】

贝伐单抗导致的出血反应可发生于治疗的任何时期,主要为轻度的皮肤黏膜出血和与肿瘤相关的出血。轻度的皮肤黏膜出血大多为1级的鼻衄、牙龈出血或阴道出血,发生率为20%~40%;而与肿瘤相关的肺出血较少见,多发生于肺鳞癌,有时为重度,可致患者死亡。在相关的临床研究中,3~5级出血反应的总发生率为0.4%~5.0%。一项贝伐单抗治疗非小细胞肺癌的Ⅱ期临床研究中,重度出血反应的发生率为9%(6/66),其中发生治疗相关性死亡4例。分析原因,鳞癌是导致出血反应的主要原因。肺鳞癌易发生坏死和空洞,并且肿瘤常临近大血管,在贝伐单抗治疗前或在治疗过程中,可能存在相关的出血风险。为此,在随后进行的Ⅲ期非小细胞肺癌的临床研究中,肺鳞癌及有既往出血病史的患者被排除。

【处理措施】

对于靶向药物引起的出血,重点在于慎重选择患者、用药期间的密切观察和及时处理。关于贝伐单抗应用时的推荐方法有以下几点:

（1）排除组织学为鳞癌、肿瘤紧邻或者侵犯大血管,基线肿瘤空洞形成等危险因素的患者。

（2）排除近期(3个月内)有出血病史(一次出血量多于半茶匙,约2.5ml)的患者。

（3）对于有中枢神经系统转移的患者,在接受贝伐单抗治疗前,需进行针对性预处理(手术或放疗)。

（4）对于出血体质或后天凝血功能障碍的患者,要慎用贝伐单抗。

（5）在使用贝伐单抗治疗过程中需定期检测出、凝血功能。

对于使用贝伐单抗后出现的肺出血,处理原则如下:

（1）一般治疗:停止贝伐单抗的使用,进行吸氧、监护、止血、输血、输液等对症。

（2）大咯血的治疗:大咯血造成的直接危险主要是窒息和失血性休克,间接危险是继发肺部感染或血块堵塞支气管引起肺不张,如为肺结核患者还可通过血行播散。

1）应保持镇静,不要惊慌,令患者取卧位,头偏向一侧,鼓励患者轻轻将血液咯出,以避免血液滞留于呼吸道内。

2）如已知病灶部位则取患侧卧位,以避免血液流入健侧肺内。如不明出血部位时则取平卧位,头偏向一侧,防止窒息。

3）给予镇静,避免精神紧张,给予精神安慰,必要时可给少量镇静药,如口服地西泮。

4）咳嗽剧烈者,可适量给予镇咳药,但一定要慎重,禁用剧烈的镇静止咳药,以免过度抑制咳嗽中枢,使血液淤积气道,引起窒息;密切观察患者的咯血量、呼吸、脉搏等情况,防止休克的发生。

5）勿用力排便,防止用力大便而加重咯血。

6）保持呼吸道通畅,帮助患者清除口鼻分泌物,保持室内空气流通,有条件时给予吸氧。

7）介入栓塞治疗:随着介入治疗的日臻完善,支气管动脉栓塞治疗咯血也是一种可以选择的治疗方法。肺动脉和其他供血给胸部的体循环血管参与大咯血部分病灶的血供,但支气管动脉所占比例大,肺咯血主要源于支气管动脉出血。据报道支气管动脉栓塞治疗大咯血近期疗效可达 73%~98%。介入技术不但可以显示和确认出血的具体情况,更可以立即对出血进行治疗。栓塞治疗疗效明确又容易操作。所以,介入栓塞治疗已成为诊治方案之一。

(三)胸膜渗出

胸膜腔是位于肺和胸壁之间的一个潜在的腔隙,在正常情况下脏层胸膜和壁层胸膜表面上有一层很薄的液体,在呼吸运动时起润滑作用。胸膜腔和其中的液体并非处于静止状态,在每一次呼吸周期中胸膜腔形状和压力均有很大变化,使胸腔内液体持续滤出和吸收,处于动态平衡。任何因素使胸膜腔内液体形成过快或吸收过缓,即产生胸腔积液(pleural effusion,简称胸水)。

【发生机制】

靶向药物的应用会造成胸腔积液(主要为淋巴细胞浸润)和体液潴留。这种不良反应的发生率极低。最常见于达沙替尼(Dasatinib)和博舒替尼(Bosutinib)。达沙替尼治疗的患者有 14%~54% 会发生胸腔积液,博舒替尼治疗的患者报道有 8% 出现胸腔积液。在目前最常应用的3种酪氨酸激酶抑制剂中,尼洛替尼及伊马替尼很少有胸腔积液的报道,使用达沙替尼更易出现胸腔积液。确切机制目前尚不清楚,这可能与达沙替尼较强的多靶点抑制功能相关。达沙替尼不仅对 BCR-ABL 激酶有强大的抑制作用,此外对血小板源性生长因子 -β(platelet-derived growth factor-β,PDGFR-β)、SRC 激酶家族亦有抑制作用。PDGFR-β 是表达于细胞表面的一种受体,它参与血管生成以及组织液静水压的调控。相关实验证明,在实体瘤患者中使用 PDGFR-β 阻断剂可导致体液潴留。亦或是达沙替尼通过对 SRC 激酶家族的抑制作用,使血管通透性发生改变。因为调控血管通透性的血管内皮生长因子直接受 SRC 激酶家族的影响,它们广泛表达于肺部组织。此外,还有一种观点认为,达沙替尼治疗相关的胸腔积液可能是一种免疫相关性反应。淋巴细胞增多症在使用达沙替尼治疗中出现胸腔积液的患者频繁出现。Mustjoki等指出，在使用达沙替尼治疗过程中，伴随淋巴细胞增多症的患者，其胸腔积液的发生率增高。De Lavallade等报道，有明确的自身免疫系统疾病病史或使用达沙替尼期间出现过皮疹与胸腔积液的产生具有密切联系。但是确切的发病机制尚需进一步研究证实。

【临床表现】

胸腔积液主要表现为胸闷、气促、呼吸困难或不能平卧等。疾病处于进展期、有心脏病病史、高血压病史、高胆固醇血症、既往有肺部疾病史等都是造成胸腔积液的危险因素。对有导致胸腔积液高危因素的患者，应在选择药物时优先考虑不使用达沙替尼。若不得不选择该药，需予以密切监控，对于在用药过程中出现胸闷、气促和呼吸困难的患者，及时了解胸腔积液状况。达沙替尼所致的胸腔积液多为渗出液，少数为漏出液。

DASISION研究是一项多中心、开放、随机对照的Ⅲ期临床研究，比较达沙替尼100mg每日1次和伊马替尼400mg每日1次作为一线药物治疗初诊慢性粒细胞白血病患者的疗效。研究共入组26个国家108个医疗中心的519例新诊慢性粒细胞白血病患者，随机分为达沙替尼治疗组（259例）和伊马替尼治疗组（260例），结果发现达沙替尼最常见的副反应是体液潴留（包括胸腔积液），达沙替尼组14%（37例）患者出现胸腔积液（1/2级13.6%，3级0.8%），绝大多数（89%）胸腔积液发生于治疗8周后（中位时间40周），大部分（76%）胸腔积液未复发。对发生胸腔积液患者的基线分析发现，出现胸腔积液者年龄偏大。胸腔积液在中国各期CML患者中发生率较低。胸腔积液的出现并未明显影响患者的治疗情况，出现胸腔积液者的疗程并未减少。

【处理措施】

根据NCI CTCAE4.0分级，可将胸腔积液分为5

级。1级:无症状,仅临床检查或诊断时发现;2级:有症状,需要治疗(如利尿剂或胸腔穿刺);3级:出现呼吸窘迫或缺氧症状:包括2次以上的胸腔穿刺、插管或胸膜固定术;4级:危及生命的呼吸障碍或血流动力学障碍,需要插管或紧急治疗;5级:死亡。对于达沙替尼所致的胸腔积液,应根据其严重程度制定处理措施。无症状的胸腔积液可继续观察,暂不处理。若出现胸闷、咳嗽,NCI CTCAE分级达2/3级者,应予以暂时停药,并予以口服利尿剂及类固醇激素治疗。当患者出现反复的胸腔积液,可予以行胸腔穿刺引流或是留置导管。待胸腔积液消失后,可考虑从低剂量开始服药,研究发现出现胸腔积液者其疗效未受影响。因此,接受达沙替尼一线治疗的初诊患者,胸腔积液主要为轻到中度,常与淋巴细胞增多相关,可以有效控制并不影响疗效,其具体机制还需进一步研究。

降低药物剂量可以减少胸腔积液发生率,每天服用1次100mg达沙替尼可将胸腔积液的概率降到最低,约为14%,而服用更高剂量或者一天服用两次产生积液的概率则为23%~26%。服用达沙替尼第二年胸腔积液的发生概率略微上升。来自芬兰赫尔辛基大学中央医院的一个研究发现,一天服用一次100mg达沙替尼要比两次服用50mg产生胸腔积液的概率低。

(四)肺栓塞

肺栓塞(pulmonary embolism,PE)是指内源性或外源性栓子阻塞肺动脉引起肺循环功能障碍的临床和病理生理综合征,包括肺血栓栓塞症、脂肪栓塞综合征、羊水栓塞、空气栓塞、肿瘤栓塞和细菌栓塞等。肺血栓栓塞症(pulmonary thromboembolism,PTE)是指来自静脉系统或右心的血栓阻塞肺动脉或其分支所致疾病,以肺循环(含右心)和呼吸功能障碍为主要临床表现和病理生理特征,是最常见的PE类型,通常所称的肺栓塞即指PTE。

恶性肿瘤患者是肺血栓栓塞的高危人群,在使用抗 VEGF 药物贝伐单抗时肺栓塞发生率明显升高。一项荟萃分析显示,贝伐单抗联合化疗组血管栓塞发生率为 6.3%,其中静脉血管栓塞发生率为 1%~1.9%。另一个抗 VEGF 药物雷莫芦单抗也有发生肺栓塞的报道。应用于肾癌的多靶点抑制剂帕唑帕尼(Pazopanib,商品名 Votrient)也有罕见的肺栓塞的发生。

【发生机制】

肺栓塞的发病机制尚不十分明确,临床上发现肺栓塞主要见于抗 VEGFR 类靶向药物,因此一般认为抗 VEGF 药物通过抑制血管内皮细胞生成和增殖,可使基质下的促凝血磷脂暴露,导致血栓栓塞发生率升高。急性 PE 导致肺动脉管腔阻塞,血流减少或中断,引起不同程度的血流动力学和气体交换障碍。重者因肺血管阻力突然增加,肺动脉压升高,压力超负荷导致右心室衰竭,是 PE 死亡的主要原因。

【临床表现】

PE 缺乏特异性的临床症状和体征,给诊断带来一定困难,易被漏诊。临床症状取决于栓子的大小、数量、栓塞的部位及患者是否存在心、肺等器官的基础疾病。多数患者因呼吸困难、胸痛、先兆晕厥、晕厥和(或)咯血而被疑诊 PE。胸痛是 PE 常见症状,多因远端 PE 引起的胸膜刺激所致。中央型 PE 胸痛可表现为典型的心绞痛性质,多因右心室缺血所致,需与急性冠脉综合征(acute coronary syndrom, ACS)或主动脉夹层相鉴别。中央型 PE 的呼吸困难急剧而严重,而在小的外周型 PE 通常轻微而短暂。既往存在心衰或肺部疾病的患者,呼吸困难加重可能是 PE 的唯一症状。咯血提示肺梗死,多在肺梗死后 24 小时内发生,呈鲜红色,或数日内发生可为暗红色。晕厥虽不常见,但无论是否存在血流动力学障碍均可发生,有时是急性 PE 的唯一或首发症状。PE 也可以完全没有症状,只是在诊断其他疾病或者尸检时意外发现。

体征:主要是呼吸系统和循环系统体征,特别是呼吸频率增加（超过 20 次 / 分）、心率加快（超过 90 次 / 分）、血压下降及发绀。低血压和休克罕见，但却非常重要，往往提示中央型 PE 和（或）血流动力学储备严重降低。颈静脉充盈或异常搏动提示右心负荷增加；其他呼吸系统体征有肺部听诊湿啰音及哮鸣音、胸腔积液等。肺动脉瓣区可出现第 2 心音亢进或分裂，三尖瓣区可闻及收缩期杂音。急性 PE 致急性右心负荷加重，可出现肝脏增大、肝颈静脉反流征和下肢水肿等右心衰竭的体征。

一项对 1880 例 PE 患者临床分析发现，常见临床表现的频度分别为呼吸困难（50%）、胸膜性胸痛（39%）、咳嗽（23%）、胸骨后胸痛（15%）、发热（10%）、咯血（8%）、晕厥（6%）、单侧肢体疼痛（6%）、单侧肢体肿胀（24%）。

【处理措施】

参照欧洲心脏病学会（ESC）2014 年《急性肺栓塞诊疗指南》及 2015 年《中国急性肺栓塞诊断与治疗指南》，对怀疑急性 PE 的患者推荐采取"三步走"策略，首先进行临床可能性评估，再进行初始危险分层，然后逐级选择检查手段以明确诊断，并采用相应的治疗。

（1）急救处理：肺栓塞一般发病急，需行急救处理。如绝对卧床休息，高浓度吸氧；放置中心静脉压导管，测量中心静脉压，控制输液入量及速度；镇痛，有严重胸痛时可用吗啡皮下注射，休克者避免使用；抗休克治疗；解痉。

（2）抗凝疗法：给予相应抗凝治疗，监测国际标准化比值稳定在 2.0~3.0，或根据患者栓塞面积大小及生命体征情况给予溶栓治疗后维持抗凝治疗。

（3）外科治疗：肺栓子切除术本方法死亡率高，但可挽救部分患者生命，必须严格掌握手术指征；腔静脉阻断术主要预防栓塞的复发，方法有手术夹、伞状装置、网筛法、折叠术等。

同时为防止血栓栓塞的发生，在治疗期间应鼓励患者多下床活动，定时对下肢进行局部按摩，并密切监测患者的血压及血栓栓塞相关症状的情况,特别是年龄大于 65 岁的老年患者。如出现血栓发生的症状和体征,应给予正确的溶栓抗凝治疗。一旦发生血栓栓塞,则应永久停用抗 VEGF 药物。

(五)肺动脉高压

肺动脉高压(pulmonary arteriaJ hypenension,PAH)是一种以各种原因引起的肺动脉压力进行性升高为特点的临床综合征。若不进行相应的治疗,将出现肺血管重塑,最终发展为右心衰竭,病死率高,预后差。

【发生机制】

靶向药物所致的肺动脉高压(PAH)罕见,据报道达沙替尼 PAH 的发生率为 0.45%~1.2%,自 2006 年达沙替尼获批上市以来,共出现相关肺动脉高压事件 12 例,患者出现肺动脉高压症状包括呼吸困难、疲乏、低氧和液体潴留,而后均因为右心导管检查结果确诊为肺动脉高压。Carfilzomib(卡非佐米,一种泛素 - 蛋白酶体抑制剂)治疗的患者也有发生 PAH 的报道,发病机制尚不清楚,但目前主要认为是靶外因素所致。对于靶向药物所致的 PAH,停药后,PAH 有所改善。

【临床表现】

肺动脉高压的症状是非特异的,早期可无症状,随病情进展可有如下表现:

(1)呼吸困难:最早出现,也最常见。表现为进行性活动后气短,病情严重的在休息时也可出现。

(2)乏力、运动耐量减低:与心排量减少,组织灌注不足有关。

(3)晕厥:心排量下降导致脑组织供血不足。

(4)心绞痛或胸痛:右心缺血所致,与右心室肥厚冠状动脉灌流减少,心肌相对供血不足有关。

(5)咯血:肺毛细血管前微血管瘤破裂所致。

(6)声音嘶哑:肺动脉扩张压迫喉返神经所致。

(7)右心衰的症状:食欲缺乏、恶心、呕吐、上腹胀痛,双下肢、会阴、腰骶部水肿,胸腹水,口唇、指尖、耳廓发绀,神经系统症状等。

【处理措施】

对于 PAH 的治疗一般包括以下几点:

(1)一般措施:康复/运动和运动训练、社会心理支持等。

(2)支持治疗:给予吸氧等对症处理,可采用抗凝药物、利尿剂、洋地黄。

(3)药物治疗:目前批准用于治疗肺动脉高压的药物包括:

1)前列环素类:前列环素(PGI_2)是花生四烯酸代谢的生理产物,主要由血管内皮合成,它扩张肺血管,抑制肺血管重塑。在肺动脉高压治疗中起重要作用,可以降低肺动脉压力和肺血管阻力、增加心排量,提高生活质量,延长生存时间。

2)内皮素受体拮抗剂:具有扩张肺血管、抗增殖、改善内皮功能作用,临床应用可改善患者活动耐力,延长患者生存期。

3)5 型磷酸二酯酶抑制剂(PDE5):选择性抑制 PDE5(在肺脏大量表达),增加平滑肌细胞内的 cGMP 浓度,舒张血管平滑肌,扩张肺动脉,降低肺血管阻力,从而降低肺动脉压,增加活动耐力。

(4)手术治疗:行肺动脉血栓内膜剥脱术,这是慢性血栓栓塞性肺高压首选治疗措施,适应证为心功能Ⅲ、Ⅳ级,肺动脉平均压达 30mmHg 以上,血栓位于肺段以上动脉手术能达到者。对于药物治疗无效的肺动脉高压患者者推荐做肺移植手术。

(杨　彬　胡艳萍)

参 考 文 献

[1] Ando M, Okamoto I, Yamamoto N, et al. Predictive factors for

interstitial lung disease,antitumor response,and survival in non small cell lung cancer patients treated with gefitinib[J].J Clin Oncol,2006,24(16):2549-2556.

[2] Matsuno O.Drug-induced interstitial lung disease: mechanisms and best diagnostic approaches[J].Respir Res, 2012,13(1):39.

[3] Lai JI,Wang WS,Lai YC,et al.Acute interstitial pneumonitis in a patient receiving a FOLFOX4 regimen plus cetuximab treated with pulse therapy[J].Int J Clin Pharmacol Ther, 2010,48(7):425-428.

[4] Kang HJ,Park JS,Kim DW,et al.Adverse pulmonary reactions associated with the use of monoclonal antibodies in cancer patients[J].Respir Med,2012,106(3):443-450.

[5] Zhang Y,Yang H,Zhao M,et al.Successful treatment of gefitinib-induced acute interstitial pneumonitis with corticosteroid and non-invasive BIPAP-ventilation[J].J Thorac Dis,2012,4(3):316-319.

[6] Min JH,Lee HY,Lim H,et al.Drug-induced interstitial lung disease in tyrosine kinase inhibitor therapy for non-small cell lung cancer:a review on current insight[J].Cancer Chemother Pharmacol,2011,68(5):1099-1109.

[7] Myung HJ,Jeong SH,Kim JW,et al.Sorafenib-induced interstitial pneumonitis in a patient with hepatocellular carcinoma:a case report[J].Gut Liver,2010,4(4):543-546.

[8] Usui K,Katou Y,Furushima K,et al.Interstitial lung disease during chemotherapy combined with oxaliplatin and/or bevacizumab in advanced colorectal cancer patients[J].Jpn J Clin Oncol,2011,41(4):498-502.

[9] Barber NA,Ganti AK.Pulmonary toxicities from targeted therapies:a review[J].Target Oncol,2011,6(4):235-243.

[10] Saito Y,Gemma A.Current status of DILD in molecular targeted therapies[J].Int J Clin Oncol,2012,17(6):534-541.

[11] Chou CL,Ko HW,Wang CW,et al.Erlotinib-associated

7

nearfatal interstitial pneumonitis in a patient with relapsed lung adenocarcinoma[J].Chang Gung Med J,2010,33(1):100-105.

[12] Horiuchi-Yamamoto Y,Gemma A,Taniguchi H,et al.Drug-induced lung injury associated with sorafenib:analysis of all-patient post-marketing surveillance in Japan[J].Int J Clin Oncol,2012,18(4):743-749.

[13] 王清海,石冰冰,李永强.肾细胞癌新辅助靶向治疗的不良反应及其防治[J].临床药物治疗杂志,2013,11(2):41-43,47.

[14] Min JH,Lee HY,Lim H,et al.Drug-induced interstitial lung disease in tyrosine kinase inhibitor therapy for non-small cell lung cancer:a review on current insight[J].Cancer Chemother Pharmacol,2011,68(5):1099-1109.

[15] Tian Q,Chen LA.Erlotinib achieved partial response in a nonsmall cell lung cancer patient with gefitinib-induced interstitial lung disease[J].Case Rep Oncol,2011.4(3):464-466.

[16] Ishiguro M,Watanabe T,Yamaguchi K,et al.A Japanese postmarketing surveillance of cetuximab in patients with metastatic colorectal cancer[J].Jpn J Clin Oncol,2012,42(4):287-294.

[17] Okamoto I,Fujii K,Matsumoto M,et al.Diffuse alveolar damage after ZD1839 therapy in a patient with non-small lung cancer[J].Lung Cancer,2003,40(3):339-342.

[18] Wagner SA,Mehta AC,Laber DA.Rituximab-induced interstitial lung disease[J].Am J Hematol,2007,82(10):916-925.

[19] Zayen A,Rais H,Rifi H,et al.Rituximab-induced interstitial lung disease:case report and literature review[J].Pharmacology,2011,87(5/6):318-320.

[20] Kuo LC,Lin PC,Wang KF,et al.Successful treatment of gefitinib-induced acute interst itial pneumonitis with high-

dose corticosteroid:a case report and literature review[J].Med Oncol,2011,28(1):79-82.

[21] Sakamoto S,Homma S,Miyamoto A,et al.Cyclosporin A in the treatment of acute exacerbation of idiopathic pulmonary fibrosis[J].Intern Med,2010,49(2):109-115.

[22] Goto Y,Hojo M,Takeda Y,et al.Gefitinib-induced interstitial lung disease-addition of intravenous cyclophosphamide to corticosteroids is a valuable treatment option:A case report [J].Med Oncol,2010,27(3):753-755.

[23] Jayson GC,Parker GJ,Mullamitha S,et al.Blockade of platelet-derived growth factor receptorbeta by CDP860,a humanized,PEGylated di-Fab:leads to fluid accumulation and is associated with increased tumor vaseularized volume [J].J Clin Oncol,2005.23(5):973-981.

[24] MusOoki S,Ekblom M,Arstila TP,et al.Clonal expansion of T/NK-cells during tyrosine kinase inhibitor dasatinib therapy [J].Leukemia,2009,23(8):1398-1405.

[25] De Lavallade H,Punnialingam S,Milojkovie D,et al.Pleural effusionsin patients with chronic myeloid leukaemia treated with dasatinib may have all immune-mediated pathogenesis [J].Br J Haematol,2008,141(5):745-747.

[26] Yoon W,Kim JK,Kim YH,et al.Bronchial and nonbronchial systemic artery emboliza tion for life-threatening hemoptysis:a comprehensive review[J].Radiographics,2002,22(6):1395-1409.

四、内分泌毒性

靶向药物的内分泌毒性最常见的主要是酪氨酸激酶抑制剂引起的甲状腺功能减退。甲状腺功能减退能改变药物动力学和清除率,导致难以预测的影响生活质量的副作用。其他少见的内分泌毒性有高血糖和高脂血症、低镁血症、中枢性腺功能减退等。靶向药物的内分泌毒性对生活质量产生负面影响。与内分泌科医师协同对患者进行治疗是有必要的。

（一）甲状腺功能减退

甲状腺功能异常主要是甲减，多激酶抑制剂（舒尼替尼、伊马替尼、索拉非尼等）治疗的患者中很常见。

舒尼替尼引起甲状腺功能减退症已在前瞻性和回顾性研究中记载，据报道，在舒尼替尼治疗患者中甲状腺功能检查异常率为20%~85%。在索拉非尼治疗患者中也报道发生了甲状腺功能减退。

在一项研究中，伊马替尼治疗慢性粒细胞白血病的患者中，血清TSH的水平在伊马替尼治疗后的第12周较治疗前比较有显著的降低，有统计学意义（$P=0.002$），FT_3在治疗后第4周（$P=0.012$）和第12周（$P=0.007$）有显著的升高，有统计学意义。Degroot等研究发现在伊马替尼治疗甲状腺癌的患者中，59%的患者FT_4发生改变，63%的患者FT_3发生改变。Kim等研究发现25%的患者接受伊马替尼后甲状腺功能发生改变。

一项研究分析，基线甲状腺功能正常的患者中，34例患者接受舒尼替尼治疗，22例患者接受索拉非尼治疗。分析发现接受舒尼替尼中的44%患者和接受索拉非尼中27%的患者发生甲状腺功能减退，且接受治疗后出现甲减的患者的PFS比没有出现甲减的患者的PFS延长，两组有显著的统计学差异（$P=0.01$）。Risesenbeck等研究也表明索拉非尼或舒尼替尼治疗出现甲减的患者较甲状腺功能保持正常的患者的PFS延长，分别为（16.0 ± 0.8）个月与（6.0 ± 0.8）个月（$P=0.032$）。在一组日本患者的前瞻性研究中发现日本患者较西方患者更易发生甲减。

阿西替尼也是多激酶抑制剂，在2012年1月27日获FDA批准治疗对其他药物没有应答的晚期肾癌（肾细胞癌）。在一个Ⅲ期临床试验中，阿西替尼较索拉非引起的甲减发生率更高，分别为19%与8%。

【发生机制】

多激酶抑制剂引起甲状腺功能减退的病因至今还

不明确,目前有几种观点:一种认为是由于破坏甲状腺细胞引起甲状腺炎,有 40% 的患者在出现临床甲状腺功能减退前有一过性的促甲状腺素(TSH)降低,血清游离三碘甲状腺原氨酸(FT_3)、血清游离甲状腺素(FT_4)上升、甲状腺球蛋白水平升高,破坏整个发病过程和慢性淋巴细胞性甲状腺炎的病程非常相似;一种认为是由于舒尼替尼阻断了血管内皮生长因子(VEGF),导致局部甲状腺组织毛细血管缺血、退化、萎缩;其他的可能机制包括抑制甲状腺过氧化物酶的活性、抑制甲状腺摄取碘、抑制干细胞因子受体在正常甲状腺滤泡细胞上的表达、干扰甲状腺激素对垂体的反馈作用等。有研究通过体外实验证实,舒尼替尼对甲状腺过氧化物酶活性有抑制作用,这种作用与抗甲状腺药物甲巯咪唑及丙硫氧嘧啶类似,抑制程度随舒尼替尼血药浓度的升高而增强。也可能与淋巴细胞浸润、碘摄取障碍以及抑制甲状腺过氧化物酶活性有关。在一项研究中,对给予 VEGFR 抑制剂的大鼠各器官血管密度进行研究,发现甲状腺对 VEGFR 抑制剂最敏感,其中甲状腺血管损伤最为明显。有研究显示在 24 例基线甲状腺功能正常的患者治疗过程中甲状腺抗体均为阴性,而甲状腺摄碘率明显下降,提示舒尼替尼并不是通过自身免疫机制引起甲状腺功能减退。总之,对舒尼替尼引起的甲状腺功能减退的分子发病机制还不清楚。

【临床表现】

甲状腺功能减退的症状包括出汗减少、怕冷、乏力、精神萎靡、便秘、体重增加、皮肤苍白、厌食、抑郁和嗜睡等,但也有部分患者不出现临床症状。监测患者的 TSH、T_3、T_4 水平是发现甲状腺功能减退较好的指标。

【处理原则】

对于需要多激酶抑制剂治疗的患者,应先检查患者的甲状腺功能,若甲状腺功能异常,需先行激素替代治疗后再行靶向治疗。若无异常,在靶向治疗后建议监测 TSH、T_3 和 T_4 水平,一般每 1~2 个月检测一次。

对于 TSH 高于正常上限 <10mIU/L 时, 应严密随访; TSH>10mIU/L 和 (或) FT$_3$、FT$_4$ 低于正常值时, 应予甲状腺激素逐步增量替代治疗。也有学者认为经过 2 周的舒尼替尼停药, 部分患者甲状腺功能可能有一定程度的恢复, 导致不能及早发现甲状腺功能减退, 故推荐在每个周期的第 1 天和第 28 天均进行甲状腺功能检测, 更为详细地了解服药周期内激素的变化, 及早发现病情, 及早治疗。

有数据表明, 有些患者的甲状腺功能障碍可能是不可逆转的, 患者将持续需要激素替代治疗下去。

左甲状腺素 (LT$_4$) 是主要的激素替代治疗药物。用法: 成人, 最初每日用 25~100μg, 可每隔 2~4 周增加 25~50μg, 直至维持正常代谢水平为止, 一般维持剂量为 50~200μg; 老年或有心血管疾病患者, 起始量以 12.5~25μg 为宜, 可每 3~4 周增加一次剂量, 每次增加 12.5~25μg。投药后应密切观察患者有否心率加快, 心律失常, 血压改变, 必要时暂缓加量或减少用量。

（二）高血糖和高脂血症

高血糖和高脂血症是靶向药物少见的毒副反应, 常见于 PI3K/AKT/mTOR 通路抑制剂和多激酶抑制剂。

【发生机制】

高血糖和高脂血症是 PI3K/AKT/mTOR 通路的靶向药物 (依维莫司) 的预期副作用, 因为此通路是调节胰岛素受体的下游信号, 靶向药物通过阻断这一通路, 影响血糖、血脂的代谢。而令人感兴趣的是, 临床前的证据发现, 在存在胰岛素抵抗的情况下, 与 PI3K/mTOR 的双重抑制相比, 单独 PI3K 抑制出现的代谢紊乱如高血糖更严重。另外甲状腺功能减退症也可以导致血脂代谢异常, 从而引起高血糖和高脂血症。有研究发现, 服用多激酶抑制剂如伊马替尼、达沙替尼、索拉非尼和舒尼替尼的患者, 可以出现血糖降低或改善糖尿病患者血糖控制的情况。临床前小鼠模型发现, 可能与多激酶靶向药物抑制血小板衍生生长因子受体

(PDGFR),并小部分抑制 c-KIT 有关。另外,化学结构分析表明,伊马替尼因为是法尼酯 X 受体(famesoid X receptor,FXR)的配体,而 FXR 参与葡萄糖和脂质稳态的调节,所以可以影响血糖和血脂。

【临床表现】

空腹血糖正常值在 6.1mmol/L 以下,餐后两小时血糖的正常值在 7.8mmol/L 以下,如果高于这一范围,称为高血糖。高血糖进一步发展成糖尿病,即可出现多饮、多食、多尿和体重减轻的临床症状。

血浆总胆固醇浓度 >5.17mmol/L(200mg/dl) 可定为高胆固醇血症,血浆甘油三酯浓度 >2.3mmol/L(200mg/dl) 为高甘油三酯血症。高脂血症可直接引起一些严重危害人体健康的疾病,如动脉粥样硬化、冠心病、胰腺炎等。在通常情况下,多数患者并无明显症状和异常体征。不少人是由于其他原因进行血液生化检验时才发现有血浆脂蛋白水平升高。

【处理措施】

建议密切监测,同时按标准使用口服降糖药和(或)胰岛素治疗高血糖/糖尿病。鼓励与内分泌学家合作。当甘油三酯或胆固醇水平非常高时,为避免引发心血管疾病及胰腺炎风险,应使用降脂药物。这类药物有苯氧芳酸类降脂药,如氯贝特(Clofibrate)、苯扎贝特(Bezafibrate)、非诺贝特(Fenofibrate)、吉非贝齐(Gemfibrozil)等,另一类羟甲基戊二酰辅酶 A(HMG CoA)还原酶抑制剂,如阿托伐他汀(Atorvastatin)、氟伐他汀(Fluvastatin)等。而对于甲状腺功能减退的患者,纠正甲状腺功能减退将改善高甘油三酯血症。

推荐在使用贝沙罗汀之前使用非诺贝特,而不推荐吉非贝齐。因为吉非贝齐与贝沙罗汀药物相互作用,可以使血浆贝沙罗汀水平升高,进而导致血甘油三酯水平升高。由于这些代谢变化很少马上危及生命,一般只在出现严重临床症状的情况下,或使用血糖和血脂药物后仍不能控制代谢变化时调整剂量或中断治疗。

使用多激酶抑制剂如伊马替尼、达沙替尼、索拉非尼或舒尼替尼后出现的糖尿病患者,应定期监测血糖,因为可能需要减少剂量或暂停用药,以避免症状性低血糖。

(三)低镁血症

低镁血症是抗 EGFR 单克隆抗体的常见代谢异常。7 个随机试验的系统性分析显示,对照组和试验组的总发病率分别为 5.6% 和 27.2%。

【发生机制】

有研究发现肾性丢镁为抗 EGFR 单抗致低血镁症的主要原因。一项前瞻性研究结直肠癌患者使用抗 EGFR 单抗与出现低镁血症关系的临床试验中发现,肾对镁的重吸收缺陷,低镁血症与总的治疗时间呈正相关,与年龄和基线血清镁浓度呈负相关。这种肾性镁消耗,是由于表皮细胞生长因子(EGF)调节跨上皮镁通道,瞬时受体电位离子通道蛋白 6(TRPM6)的活性和分布。此外还发现,EGFR 基因突变可引起孤立性低镁血症,且是可逆的。但是在使用 EGFR-TKIs 的患者中,少见低镁血症,这可能是因为标准剂量不能达到足够的血浆浓度来抑制 EGF 诱导的 TRPM6 密度和跨膜运输。

【临床表现】

血清镁测定 <0.75mmol/L 时可诊断低镁血症。常见临床表现有手足搐搦、痉挛,可以仅出现单个或一小块肌肉,也可出现眼球震颤、抽搐、失语等神经系统症状。另外也可出现心电图异常如 QT 间期延长、ST 段压低、T 波增宽等;心律失常,如室性心动过速、室性颤动,甚至心脏停搏。

【处理措施】

每周静脉补镁并不能维持正常镁水平,因为补镁作用短暂,可能持续不超过 48 小时。因此,严重低镁血症需要更频繁的按时间补充(例如,每日或隔日 1

次),特别是对于有症状或高风险的患者。

（四）其他

有报道克唑替尼治疗的几个男性患者,在治疗初始2~3个星期,突发中枢性腺功能减退,表现为睾丸激素、促卵泡激素(FSH)、促黄体生成素(LH)水平下降。在暂停治疗后可逆,确切机制不明。

在大多数使用靶向药物的患者中,可以发生其他的生化异常,但是这些异常并没有造成临床明显的后遗症。如RAF/MEK抑制剂或MEK抑制剂(达拉非尼、曲美替尼)的早期阶段临床试验中,有18%~50%的患者出现肌酸激酶(CK)升高,大多无症状,有关肌钙蛋白也无异常。另有关实体瘤患者的一个小型前瞻性研究也显示,伊马替尼相比其他TKIs更常出现CK升高。但是相关的症状性肌痛/肌肉痉挛并不常见。

（戈　伟　胡　杨）

参 考 文 献

[1] Wong E,Rosen LS,Malay M,et al.Sunitinib induces hypothyroidism in advanced cancer patients and may inhibit thyroid peroxidase activity[J].Thyroid,2007,17(4):351-355.

[2] Mannavola D,Coco P,Vannucchi G,et al.A novel tyrosine-kinase selective inhibitor sunitinib induces transient hypothyroidism by blocking iodine uptake[J].J Clin Endocrinol Metab,2007,92(9):3531-3534.

[3] Desai J,Yassa L,Marqusee E,et al.Hypothyroidism after sunitinib treatment for patients with gastrointestinal stromal tumors[J].Ann Intern Med,2006,145(9):660-664.

[4] Rini BI.Tamaskar I.Shaheen P.et al.Hypothyroidism in patients with metastatic renal cell carcinoma treated with sunitinib[J].J Natl Cancer Inst,2007,99(1):81-83.

[5] Wolter P, Stefan C, Decallonne B, et al.The clinical implications of sunitinib induced hypothyroidism: a prospective evaluation[J].Br J Cancer,2008,99(3):448-454.

[6] Shinohara N,Takahashi M,Kamishima T,et al.The incidence and mechanism of sunitinibinduced thyroid atrophy in patients with metastatic renal cell carcinoma[J].Br J Cancer,2011, 104:241-247.

[7] Schmidinger M,Vogl UM,Bojic M,et al.Hypothyroidism in patients with renal cell carcinoma: blessing or curse[J]. Cancer,2011,117:534-544.

[8] Riesenbeck LM,Bierer S,Hoffmeister I,et al.Hypothyroidism correlates with a better prognosis in metastatic renal cancer patients treated with sorafenib or sunitinib[J].World J Urol, 2011,29(6):807-813.

[9] Sabatier R,Eymard JC,Walz J,et al.Could thyroid dysfunction influence outcome in sunitinib treated metastatic renal cell carcinoma[J].Ann Oncol,2012,23:714-721.

[10] Tamaskar I,Bukowski R,Elson P,et al.Thyroid function test abnormalities in patients with metastatic renal cell carcinoma treated with sorafenib[J].Ann Oncol,2008,19: 265-268.

[11] Miyake H,Kurahashi T,Yamanaka K,et al.Abnormalities of thyroid function in Japanese patients with metastatic renal cell carcinoma treated with sorafenib: a prospective evaluation[J].Urol Oncol,2010,28:515-519.

[12] Harzstark AL,Small EJ,Weinberg VK,et al.A phase I study of everolimus and sorafenib for metastatic clear cell renal cell carcinoma[J].Cancer,2011,117:4194-4200.

[13] van Doorn L,Eskens FA,Visser TJ,et al.Sorafenib induced thyroiditis in two patients with hepatocellular carcinoma[J]. Thyroid,2011,21:197-202.

[14] 叶定伟,施国海.中国应用舒尼替尼治疗晚期肾癌的IV期临床结果[J].中华泌尿外科杂志,2012,33(4):245-246.

[15] Mashhadi MA, Kaykhaei MA, Mohammadi M, et al.Imatinib therapy in chronic myelogenous leukemia and thyroid function tests[J].Hematol Oncol Stem Cell Res,2014,8 (3):20-23.

[16] de Groot JW,Zonnenberg BA,Plukker JT,et al.Imatinib induces hypothyroidism in patients receiving levothyroxine [J].Clin Pharmacol Ther,2005,78(4):433-438.

[17] Kim TD,Schwarz M,Nogai H,et al.Thyroid dysfunction caused by second-generation tyrosine kinase inhibitors in Philadelphia chromosome-positive chronic myeloid leukemia [J].Thyroid,2010,20(11):1209-1214.

[18] Clemons J,Gao D,Naam M,et al.Throid dysfunction in patients treated with sunitinib or sorafenib[J].Clin Genitourin Cancer,2012,10(4):225-231.

[19] Rini BI,Escudier B,Tomczak P,et al.Comparative effec- tiveness of axitinib versus sorafenib in advanced renal cell carcinoma(AXIS):a randomised phase 3 trial[J].Lancet, 2011,378(9807):1931-1939.

[20] Torino F,Corsello SM,Longo R,et al.Hypothyroidism related to tyrosine kinase inhibitors:an emerging toxic effect of targeted therapy[J].Nat Rev Clin Oncol,2009,6(4): 219-228.

[21] Grossmann M,Premarathe E,Desai J,et al.Thyrotoxicosis during sunitinib treatment for renal cell Carcinoma[J].Clin Endocrinol,2008,69(4):669-672.

[22] Kappers MH,Van JH,Smedts FM,et al.Sunitinib-induced hypothyroidism is due to induction of type 3 deiodinase activity and thyroidal capillary regression[J].J Clin Endocrinol Metab,2011,96(10):3087-3094.

[23] Kappers MH,Van JH,Sluiter W,et al.Hypertension induced by the tyrosine kinase inhibitor sunitinib is associated with increased circulating endothelin-1 levels[J].Hypertension, 2010,56(4):675-681.

[24] Wong E, Rosen LS, Malay M, et al.Sunitinib induces hypothyroidism in advanced cancer patients and may inhibit thyroid peroxidase activity[J].Thyroid,2007,17(4):351-355.

[25] 王清海,石冰冰,李永强.肾细胞癌新辅助靶向治疗的不良反应及其防治[J].临床药物治疗杂志,2013,11(2):41-43.

[26] Kamha T, Tam BY, Hashizume H, et al.VEGF-dependent plasticity of fenestrated capillaries in the normal adult microvasculature[J].Am J Physiol Heart Circ Physiol,2006,290(2):H560-H576.

[27] Mannavola D, Coco P, Vannucchi G, et al.A novel tyrosine-kinase selective inhibitor sunitinib induces transient hypothyroidism by blocking iodine uptake[J].J Clin Endocrinol Metab,2007,92(9):3531-3534.

[28] Bianchi L, Rossi L, Tomao F, et al.Thyroid dysfunction and tyrosine kinase inhibitors in renal cell carcinoma[J].Endocr Relat Cancer,2013,20(5):R233-R24.

[29] Wolter P, Stefan C, Decallonne B, et al.The clinical implications of sunitinib-induced hypothyroidism:a prospective evaluation[J].Br J Cancer,2008,99(3):448-454.

[30] Shinohara N, Takahashi M, Kamishima T, et al.The incidence and mechanism of sunitinibinduced thyroid atrophy in patients with metastatic renal cell carcinoma[J].Br J Cancer,2011,104:241-247.

[31] Rogiers A, Wolter P, Op de Beeck K, et al.Shrinkage of thyroid volume in sunitinib-treated patients with renal cell carcinoma:a potential marker of irreversible thyroid dysfunction? [J].Thyroid,2010,20(3):317-322.

[32] Sakurai K, Fukazawa H, Arihara Z, et al.Sunitinib-induced thyrotoxicosis followed by persistent hypothyroidism with shrinkage of thyroid volume[J].Tohoku J Exp Med,2010,222:39-44.

[33] Harrington LS, Findlay GM, Lamb RF.Restraining PI3K:

mTOR signalling goes back to the membrane[J].Trends BiochemSci,2005,30(1):35-42.

[34] Assaf C,Bagot M,Dummer R,et al.Minimizing adverse side-effects of oral bexarotene in cutaneous T-cell lymphoma:an expert opinion[J].Br J Dermatol,2006,155:261-266.

[35] Louvet C,Szot GL,Lang J,et al.Tyrosine kinase inhibitors reverse type 1 diabetes in nonobese diabetic mice[J].Proc Natl Acad Sci U S A,2008,105:18895-18900.

[36] Nie F,Shen J,Tong JL,et al.Meta-analysis:the efficacy and safety of monoclonal antibody targeted to epidermal growth factor receptor in the treatment of patients with metastatic colorectal cancer[J].J Dig Dis,2009,10:247-257.

[37] Schrag D,Chung KY,Flombaum C,et al.Cetuximab therapy and symptomatic hypomagnesemia[J].J Nail Cancer Inst, 2005,97:1221.

[38] Tejpar S,Piessevaux H,Claes K,et al.Magnesium wasting associated with epidermal growth-factor receptor-targeting antibodies in colorectal cancer:a prospective study[J]. Lancet Oncol,2007,8:387-394.

[39] Groenestege WM,Thebault S,van der Wijst J,et al.Impaired basolateral sorting of pro-EGF causes isolated recessive renal hypomagnesemia[J].J Clin Invest,2007,117:2260-2267.

[40] Thebault S,Alexander RT,Tiel Groenestege WM,et al.EGF increases TRPM6 activity and surface expression[J].J Am Soc Nephrol,2009,20:78-85.

[41] Weickhardt AJ,Rothman MS,Salian-Mehta S,et al.Rapid-onset hypogonadism secondary to crizotinib use in men with metastatic nonsmall cell lung cancer[J].Cancer,2012, 118:5302-5309.

[42] Ascierto PA,Berking C,Agarwala SS,et al.Efficacy and safety of oral MEK162 in patients with locally advanced and unresectable or metastatic cutaneous melanoma harboring BRAFV600 or NRAS mutations[J].J Clin Oncol,2012,30

（suppl）：abstract 8511.

[43] Martinez-Garcia M，Banerji U，Albanell J，et al.First-in-human，phase I dose-escalation study of the safety，pharmacokinetics，and pharmacodynamics of RO5126766，a first-in-class dual MEK/RAF inhibitor in patients with solid tumors[J].Clin Cancer Res，2012，18：4806-4819.

[44] Leijen S，Middleton MR，Tresca P，et al.Phase I dose-escalation study of the safety，pharmacokinetics，and pharmacodynamics of the MEK inhibitor RO4987655（CH4987655）in patients with advanced solid tumors[J]. Clin Cancer Res，2012，18：4794-4805.

[45] Adenis A，Bouche O，Bertucci F，et al.Serum creatine kinase increase in patients treated with tyrosine kinase inhibitors for solid tumors[J].Med Oncol，2012，29：3003-3008.

五、肾毒性

靶向药物的肾毒性主要是蛋白尿、肌酐和尿素氮升高。血管内皮生长因子（VEGF）靶向药物的蛋白尿发生率较高，但很少出现血尿和肾病综合征。贝伐珠单抗蛋白尿发生率为 0.7%~38%，一般无临床症状，在尿检时发现，但多伴有高血压。多激酶抑制剂也有报道会引起蛋白尿及肾功能损害。

【发生机制】

肾小球足细胞（podocyte）是肾小囊脏层上皮细胞，它附着于肾小球基底膜的外侧，连同肾小球基底膜和毛细血管内皮一起构成了肾小球血液滤过屏障。在肾脏，肾小球足细胞和肾小管上皮细胞 VEGF 的表达最为突出，VEGF 受体主要分布在入球小动脉、肾小球和肾小管周围血管内皮细胞。在肾单位逐渐减少时，适当水平的 VEGF 可以促使肾小球和肾小管增生、肥大，进而维持肾小球结构和功能完整，而 VEGF 的缺失会导致残余肾脏的肾小球硬化和肾小管间质纤维化的发展。贝伐珠单抗可能抑制足细胞 VEGF 的表达，下调足细胞裂孔隔膜膜蛋白 Nephrin 表达,引起肾小球内皮细胞肥大、脱落,从而引起多种肾小球、肾小管病变,导致肾小球滤过膜的通透性增高,肾小球滤液中蛋白质增多,超过肾小管的重吸收能力,或导致肾小管上皮细胞内所含的蛋白水解酶丢失,引起肾小管功能障碍,重吸收能力降低,最终导致蛋白尿的形成,严重者可引起肾病综合征。

Eremina 等对 6 例使用贝伐珠单抗治疗的肿瘤患者肾活检揭示,贝伐珠单抗引起的蛋白尿患者中发现存在肾小球血栓性微血管病,并通过动物实验推断,肾小球足细胞所分泌的 VEGF 是维持肾小球内皮细胞正常结构和功能所必需的,具体可能是通过上调抗凋亡基因如 Bcl-2 的表达、增加一氧化氮的生成、诱导衰变加速因子的表达等途径对内皮细胞起到保护作用。当贝伐珠单抗抑制了 VEGF 对内皮细胞的保护作用,可致肾小球的滤过通透性增高、重吸收能力降低,最终形成蛋白尿。

继发性高血压是贝伐珠单抗常见的毒副反应,常与蛋白尿并存。继发性高血压的产生机制可能为:一方面,贝伐珠单抗作为 VEGF 抗体,可使血管内皮的内皮型一氧化氮合酶活性下降,造成一氧化氮合成减少,导致外周血管舒张功能障碍,最终激活肾素 - 血管紧张素 - 醛固酮系统导致高血压。此外,一氧化氮还参与了管球反馈、压力排钠和水钠平衡,其合成减少可能通过钠潴留直接影响肾功能,从而加重高血压的进展。另一方面,贝伐珠单抗还可引起肾小球微循环血栓的形成,使肾小球入球和出球小动脉的血管张力失去平衡,通过肾素 - 血管紧张素系统增加外周循环阻力,从而导致血压升高。并且继发性高血压使肾小球内压增加,导致肾小球滤过膜的通透性增高,肾小球滤液中的蛋白质增多,导致蛋白尿。

肾损害病理表现大多数是以血栓性微血管病为主,典型特征是血浆蛋白渗透到内皮下形成"透明滴"

样结构,而肾小球自身结构损伤轻微。有研究回顾性分析了 4 例使用贝伐珠单抗后行肾活检患者的资料,结果显示血栓性微血管病比例较高,且与剂量呈正相关。Vigneau 等收集了 22 例抗 VEGF 治疗后行肾活检的患者资料,血栓性微血管病占 95.5%。Izzedine 等随访了 29 例接受以 VEGF 为靶点的抗肿瘤治疗后,逐渐出现蛋白尿、高血压或肾功能不全的患者,其中 21 例患者肾活检结果异常,血栓性微血管病占 61.9%,相关肾小球中几乎检测不到 VEGF 水平。其他的肾损害病理表现有肾小球病变、肾间质病变等。

【临床表现】

临床表现按严重性分为临床无症状、一过性、微量蛋白尿和肾病综合征。在治疗组患者中,有多达 8.1% 的患者出现了 3 级蛋白尿,4 级蛋白尿(肾病综合征)的发生率为 1.4%。在贝伐珠单抗临床试验中观察到的蛋白尿与肾脏损伤无关。当尿蛋白水平 ≥2g/24h 时,需要推迟贝伐珠单抗治疗,直到尿蛋白水平恢复到 <2g/24h 后再开始治疗。如果出现了 4 级蛋白尿,就应该永久性地终止贝伐珠单抗治疗。

关于贝伐珠单抗联合化疗治疗非小细胞肺癌的大样本 Ⅲ 期和 Ⅳ 期临床研究显示,3 级以上蛋白尿的发生率为 0.1%~3%。另外,有研究表明单用贝伐珠单抗的患者 3~4 蛋白尿的发生率小于贝伐珠单抗联合其他化疗药物化疗的患者,分别为 2.20% 和 4.79%。另一研究表明,贝伐珠单抗与干扰素联合虽然会使转移性肾细胞癌患者的无进展生存期和缓解率比单用干扰素大大提高,分别为 8.5 个月与 5.2 个月、25.5% 与 13.1%。但联合用药的毒副反应明显增加,包括 3 级高血压、厌食、疲乏和蛋白尿。在联合组发生 3 级和 4 级蛋白尿的患者的比例分别是 13% 和 2%,而单用组没有发生蛋白尿。

有报道多激酶抑制剂索拉非尼治疗肝癌及舒尼替尼治疗肾癌的相关临床试验中也有患者出现相关性蛋

白尿。mTOR 激酶抑制剂依维莫司可引起肌酐、尿素氮升高。舒尼替尼在治疗晚期肾癌的Ⅲ期临床研究中，肌酐上升者达 66%，但大多为 1~2 级，尿酸上升者有41%，其中 3~4 级占 12%，还可以引起电解质紊乱。

【处理措施】

蛋白尿通常呈可逆性，大多数无症状，贝伐珠单抗联合化疗所致的肾损害，大多数患者停药后可缓解。对于接受 VEGF 抑制剂治疗的患者应密切检测肌酐、肾功能、血压和蛋白尿，以便早期发现、及时处理或停药，确保肾脏功能。对蛋白尿 2+~3+ 的患者应行 24 小时尿蛋白定量检测，出现蛋白尿意味着肾小球滤过屏障的结构破坏，蛋白尿的程度决定治疗的措施，中等（尿蛋白 1~3g/24h）或严重（尿蛋白 >3g/24h）者需要请相关专家会诊决定是否使用血管紧张素转换酶抑制剂（ACEI）和血管紧张素受体拮抗剂（ARA）等药物治疗，以及是否应继续应用抗血管生成药物。一旦出现了肾损伤或者肾病综合征，则必须停用该靶向药物，同时进行积极的对症治疗。

（戈　伟）

参 考 文 献

［1］Tesařová P，Tesař V.Proteinuria and hypertension in patients treated with inhibitors of the VEGF signalling pathway-incidence，mechanisms and management［J］.Folia Biol（Praha），2013，59（1）：15-25.

［2］Izzedine H，Massard C，Spano JP，et al.VEGF signalling inhibition-induced proteinuria：mechanisms，significance and management［J］.Eur J Cancer，2010，46（2）：439-448.

［3］Eremina V，Jefferson JA，Kowalewska J，et al.VEGF inhibition and renal thrombotic microangiopathy［J］.N Engl J Med，

2008,358(11):1129-1136.

[4] Advani A,Connelly KA,Advani SL,et al.Role of the eNOS-NO system in regulating the antiproteinuric effects of VEGF receptor 2 inhibition in diabetes[J].Biomed Res Int,2013,2013:201475.

[5] Mourad JJ,des Guetz G,Debbabi H,et al.Blood pressure rise following angiogenesis inhibition by bevacizumab.A crucial role for microcirculation[J].Ann Oncol,2008,19(5):927-934.

[6] Zhao J,Li H,Zhang L,et al.Clinical and pathological analyses of bevacizumab induced renal impairment in four patients[J].Zhongguo Yi Xue Ke Xue Yuan Xue Bao,2012,34(2):153-158.

[7] Vigneau C,Lorcy N,Dolley-Hitze T,et al.All anti-vascular endothelial growth factor drugs can induce 'pre-eclampsia-like syndrome':a RARe study[J].Nephrol Dial Transplant,2014,29(2):325-332.

[8] Izzedine H,Mangier M,Ory V,et al.Expression patterns of RelA and c-mip are associated with different glomerular diseases following anti-VEGF therapy[J].Kidney Int,2014,85(2):457-470.

[9] Grothey A,Sugrue MM,Purdie DM,et al.Bevacizumab beyond first progression is associated with prolonged overall survival in metastatic colorectol cancer:results from a large observational cohort study(BRiTE)[J].J Clin Oncol,2008,26(33):5326-5334.

[10] Reck M,von Pawel J,Zatloukal P,et al.Phase Ⅲ trial of cisplatin plus gemcitabine with either placebo or bevacizumab as first-line therapy for nonsquamous non-small-cell lung cancer:AVAi[J].J Clin Oncol,2009,27(8):1227-1234.

[11] Crinò L,Dansin E,Garrido P,et al.Safety and efficacy of first-line bevacizumab-based therapy in advanced non-

squamous non-small-cell lung cancer(SAIL,MO19390):a phase 4 study[J].Lancet Oncol,2010,11(8):733-740.

[12] Wu S,Kim C,Baer L,et al.Bevacizumab increases risk for severe proteinuria in cancer patients[J].J Am Soc Nephrol, 2010,21(8):1381-1389.

[13] Rini BI,Halabi S,Rosenberg JE,et al.Bevacizumab plus interferon alfa compared with interferon alfa monotherapy in patients with metastatic renal cell carcinoma:CALGB 90206 [J].J Clin Oncol,2008,26(33):5422-5428.

[14] Liu W,Wang L,Liu DQ.The understanding and thinking in adverse events of targeted anticancer drugs[J].Med Philos, 2011,32(2):19-21.

六、消化系统毒性

(一)胃肠道毒性

胃肠道毒副反应在分子靶向药物治疗中很常见,包括恶心、呕吐、食欲减退及腹泻等症状。胃肠道毒性对患者的情绪、社会和体力功能都会产生明显的负面影响,降低患者的生活质量,且降低患者对于治疗的依从性,并可能造成代谢紊乱、营养失调、体重减轻,增加患者对治疗的恐惧感,严重时不得不终止抗肿瘤治疗。

1. **恶心、呕吐**　靶向药物引起的恶心、呕吐比较少见,且多为轻度,经适当处理,患者多能耐受。在 ALK 激酶抑制剂克唑替尼的临床试验中,最常见的毒副反应为恶心与呕吐,多为 1~2 级,大部分患者耐受良好,且采取餐后用药的方式可以减少其发生。此外,常引起呕吐的靶向药物还有伊马替尼、舒尼替尼等。

【发生机制】

靶向药物引起的恶心和呕吐的机制尚不清楚,可能与化疗药物相似,通过各种途径兴奋呕吐中枢引起,详见化疗引起恶心、呕吐部分。

恶心的机制可能与呕吐不完全一样,可能有不同的神经通路,但确切的机制也不清楚。

【临床表现】

抗肿瘤药物所致呕吐主要取决于所使用药物的催吐潜能。一般可将抗肿瘤药物按照如不予以预防处理呕吐发生率分别为 >90%、30%~90%、10%~30% 和 < 10% 而分为高度、中度、低度和轻微 4 个催吐风险等级。表 3-4 为常见分子靶向药物的催吐性分级。

表 3-4 常见的分子靶向药物

级别	药物	
	静脉给药	口服给药
高度催吐危险(呕吐发生率 > 90%)	-	-
中度催吐危险(呕吐发生率 30%~90%)	阿仑珠单抗	伊马替尼
低度催吐危险(呕吐发生率 10%~30%)	硼替佐米 西妥单抗 帕尼单抗 曲妥珠单抗	舒尼替尼
轻微催吐危险(呕吐发生率 < 10%)	贝伐珠单抗	吉非替尼 索拉非尼 厄洛替尼

多种抗肿瘤药物的合并使用以及多周期治疗,会增加恶心、呕吐的发生率。

【处理措施】

靶向药物所致的呕吐均为轻微、低度及中度。对于轻微催吐风险药物临床上通过饮食调节可减轻症状,如建议药物不与食物同服,提倡高蛋白、高热量和清淡饮食及少量多次进食。对于有轻至中度症状者可使用丙氯拉嗪、劳拉西泮、H_2 受体拮抗剂、甲氧氯普安及 5-HT$_3$ 受体拮抗剂(昂丹司琼、格拉斯琼和托烷司琼等)等治疗。对于高度呕吐的患者的治疗及解救性治疗见化疗致恶心、呕吐的处理。

但须强调一点,索拉非尼及舒尼替尼相关的恶心、呕吐,应避免使用 5-羟色胺 3(5-HT$_3$)抑制剂,防止出现 QTc 间期延长及尖端扭转型室速。

2. 腹泻　在临床试验中,靶向药物导致腹泻的发生率为 30%~79%,其中 3%~17% 为 CTCAE 3~4 级的严重腹泻。靶向药物所致的腹泻主要多见于小分子酪氨酸激酶抑制剂,如吉非替尼、厄洛替尼、舒尼替尼等。在使用吉非替尼及厄洛替尼的治疗中,40%~60% 的患者会发生腹泻,其严重程度常与用药剂量相关。

【发生机制】

靶向药物引起腹泻的发病机制尚未完全清楚,可能是药物对肠道细胞的直接毒性所致。另有研究发现,某些靶向药物如 γ 分泌酶抑制剂(尚不成熟,目前在临床研究中),能抑制 Notch 信号传导通路,Notch 信号影响细胞正常形态发生的多个过程,包括多能干细胞的分化、细胞凋亡、细胞增殖及细胞边界的形成,从而促进未分化的肠隐窝细胞转化为分泌性杯状细胞,造成肠道分泌过多,产生腹泻。另外,长期接受索拉非尼治疗的患者,可出现胰岛萎缩,且可并发胰腺外分泌功能不全及顽固性腹泻。

【临床表现】

腹泻的临床表现主要是排便次数明显超过平日习惯的频率,粪质稀薄,水分增加,每日排便量超过 200g,或含未消化食物或脓血、黏液。腹泻常伴有排便急迫感、肛门不适、失禁等症状。

【处理措施】

1 级腹泻一般可以不处理,通常建议患者通过饮食调节减轻症状,应告知患者腹泻多为一过性,以消除患者的紧张及恐惧情绪。饮食宜清淡,减少油腻难消化及刺激性的食物,适当多饮水。记录排便情况,加强病情观察。

2 级腹泻可以继续用药,并予以对症治疗,如果无法耐受可以暂时减量或停用靶向药物,待恢复到1级以下继续应用,可以耐受后恢复至原量。

3级以上的腹泻暂时停药,对症处理后再使用靶向药物。对症处理包括积极使用止泻/抗肠蠕动剂,如洛哌丁胺或地芬诺酯/阿托品,以避免难以控制的腹泻引起危及生命的脱水。对3级以上的腹泻应该进行治疗并考虑住院治疗,进行常规检查如大便培养,筛查难辨梭状芽胞杆菌毒素等。对症处理的药物常用的有洛哌丁胺、复方地芬诺酯等。对难治性病例可以使用奥曲肽,类似于治疗化疗或放射诱发的腹泻。严重腹泻导致肛周皮肤红肿者,每次排便后应予温水冲洗和氧化锌软膏外涂肛周。对于腹泻患者,注意外周血白细胞变化,对于白细胞严重低下者,或伴发感染性腹泻者应及时给予抗生素防治。对于3级以上的腹泻,根据情况考虑靶向药物减量或停用。

（二）肝毒性

据世界卫生组织(WHO)统计,药物性肝损伤(drug-induced liver injury,DILI)已经上升为全球肝病死亡原因的第5位,每年药物引起的肝损伤发病率为(13.9~24)/100万,并随年龄而显著增长,老年人的发病率约为年轻人的2倍。近年来随着抗肿瘤药物,特别是分子靶向药物在临床的广泛使用,其所导致的DILI不可小觑,部分药物的DILI发生率甚至高达50%以上。因此,分子靶向药物所致的肝毒性,已成为临床用药及药物研发过程中一个越来越引起重视的问题。

【发生机制】

靶向药物通过以下途径引起肝脏损害:①直接损伤肝细胞:病理学上可表现为慢性炎症改变、内皮损伤等。靶向引起的肝损害预后差别较大,有些药物肝脏毒性可逆,有些即使停药仍可造成纤维化或肝硬化。②肝脏基础病:如果存在肝脏基础病如肝胆系统肿瘤、病毒性肝炎或营养不良等,会增加靶向药物引起肝损害的可能。为了减轻靶向药物的毒副反应,建议对肝脏基础病同时予以治疗。对于严重肝病的患者,有些药物要避免使用或减量应用。常见的病毒性肝炎是乙肝,其次是丙肝。靶向药物可以激活乙肝病毒复制,因此建议乙肝患者预防性使用抗病毒药物,以降低病毒的激活。目前靶向药物能否激活丙肝病毒的复制尚不明确,研究发现丙肝患者接受大剂量化疗或干细胞移植时,肝功能损害发生率似乎有所增加。另外由于潜在的肝脏疾病改变了靶向药物的代谢,使药物在体内作用的时间延长,因而增加药物毒性。

目前认为靶向药物导致的肝功能损伤的发病机制可能主要通过三个途径导致线粒体通透性改变甚至破裂,最终引起肝细胞的死亡或凋亡。这三个途径是:①药物及其代谢产物直接引起细胞应激(内源性途径);②直接损伤线粒体 β 氧化和呼吸链功能;③激活特异免疫反应(外源性途径)。肝细胞氧化应激是指活性氧(ROS)产生过多和(或)内源性抗氧化能力降低,氧化系统和抗氧化系统平衡紊乱,而致肝细胞损伤的病理过程。研究表明吉非替尼可引起细胞应激,消耗肝细胞内的谷胱甘肽,升高 ROS 水平,激活 MAPK 信号通路,激活核细胞因子 E2 相关因子 2,可激活 JNK 和 P38 激酶,从而引起肝细胞凋亡;研究还发现吉非替尼能诱导肝细胞产生保护性的自噬,另外吉非替尼的中间代谢体(如醌亚胺)具有肝毒性,可以共价键的形式与蛋白结合,触发氧化性应激反应,导致肝损伤。此外,肝硬化患者体内吉非替尼的半衰期更长,清除率降低,肝硬化所致的中重度肝损害患者口服吉非替尼体内药物暴露量增加一倍,从而导致肝毒性增加。

EGFR-TKIs 类药物的肝脏毒性作用除了与细胞应激、免疫反应相关外,近年来也认为与药物代谢酶细胞色素 P450(CYP450)的基因多态性有关。CYP2D6 是 CYP 酶家族重要成员之一,编码 CYP2D6 的基因位于第 22 号染色体,有 9 个外显子,8 个内含子,共编码

497 种氨基酸。目前发现 CYP2D6 约有 80 个突变位点，基因突变可导致酶活性和数量的不同，引起药物代谢个体的差异，最后引起药物疗效或毒副作用的差异。CYP2D6、CYP3A5 弱代谢型介导了吉非替尼的肝毒性，而厄洛替尼不经过 CYP2D6 代谢，且对 CYP3A5 的依赖性低于吉非替尼，所以，厄洛替尼肝功能损伤发生率要低于吉非替尼。有研究提示那些曾经因吉非替尼所致肝脏毒性且 CYP2D6 活性较弱的患者可以安全地使用厄洛替尼。一项回顾性研究发现吉非替尼所致肝损害发生率显著高于厄洛替尼。2014 年 ASCO 公布的 WJOG5108L 研究中是迄今为止唯一的吉非替尼和厄洛替尼头对头对比的 III 期临床研究，采用非劣效性研究比较吉非替尼和厄洛替尼疗效和安全性，结果没能显示吉非替尼疗效非劣效于厄洛替尼，但吉非替尼组肝损伤发生率显著高于厄洛替尼，且有统计学差异。这一结果表明不同 TKIs 由于化学结构不同或代谢路径的差异可能会导致肝损伤发生率的差异。

厄洛替尼对西方人种和中国人种所导致的肝脏毒性似乎有所差异。西班牙 EURTAC 研究表明 *EGFR* 基因突变的西方晚期 NSCLC 患者经厄洛替尼治疗后肝转氨酶升高发生率为 6%，其中 3 级发生率为 2%；而 OPTIMAL 研究显示接受厄洛替尼治疗 *EGFR* 基因突变的中国 NSCLC 患者 ALT 升高率为 37%，其中 3~4 级占 4%。

许多研究表明对于 *EGFR* 基因突变不明的 NSCLC 患者接受吉非替尼治疗后，谷丙转氨酶（ALT）和谷草转氨酶（AST）升高分别占 21%~30% 和 14%~30%，且 3~4 级升高为 2%~5%，其中 AST 3~4 级升高占 11.3%。然而获益更多的 *EGFR* 突变的 NSCLC 患者的毒副反应更高，文献报道 ALT 和 AST 最高均可达 72.6%，其中 3~4 级分别为 28.6% 和 16.7%。但胆红素升高及临床症状均未见报道。也有研究显示使用吉非替尼治疗 26

例 NSCLC 患者后,39% 患者出现肝功能损害,但未发现 *EGFR* 突变状况与肝功能损害发生频率及严重级别有关系。

Frampton 等研究发现克唑替尼导致 ALT 和 AST 升高分别为 14% 和 10%,其中 3~4 级毒性分别为 5% 和 2%;Ⅲ期临床研究 PROFILE1007 发现克唑替尼致转氨酶升高发生率为 38%,3~4 级发生率为 16%,主要表现为无症状的肝酶升高,合并胆红素升高罕见。

达沙替尼是一种新型的经 FDA 批准治疗慢性粒细胞性白血病的小分子多靶点酪氨酸激酶抑制剂,对多种受体的酪氨酸激酶具有抑制作用。有研究对 186 例慢性粒细胞白血病患者服用达沙替尼为期 8 个月的跟踪调查中发现,52% 的患者出现 ALT 升高,其中 2% 的患者升高程度达到 3~4 级,60% 的患者出现 AST 升高,其中 2% 的患者升高程度达到 3~4 级。

伊马替尼是一种用于治疗费城染色体(Bcr-Abl)阳性的成人慢性骨髓性白血病(简称 CML)的急变期、加速期和干扰素治疗失败后的慢性期的口服药物。通过细胞色素 P450 代谢,1%~5% 的患者出现 ALT/AST 升高,多见于治疗第 1 年。有严重肝毒性的报道,中重度肝功能异常时无需减量,最大推荐剂量仍为 500mg/d。

【临床表现】

由于靶向药物所致的肝功能损伤临床表现常缺乏特异性,诊断不易,尤其是对于合并肝病,或同时接受多种抗肿瘤药物治疗的患者。对于符合以下诊断标准前 3 项,或前 3 项中的 2 项加上第 4 项基本可诊断药物性肝损:①用药与实验室指标改变出现的时间存在时序关系;②既往有该药导致肝损伤等的相关报道;③排除其他原因或混杂因素导致的肝损伤;④既往有同种药物用药史,二次用药后再次出现类似肝损表现。

靶向药物导致肝脏毒性的临床表现和其他因素导

致的肝脏毒性一样,表现形式多样,绝大多数患者没有相应的临床症状,主要有肝功能异常、转氨酶升高或胆红素升高等,可伴有乏力、纳差、黄疸等表现,严重者肝功能能衰竭甚至死亡。部分患者在接受靶向药物治疗后由于免疫力低下而激活乙肝、丙肝病毒导致病毒性肝炎。国外曾有报道接受利妥昔单抗联合化疗后出现暴发性乙型肝炎的病例。

（1）引起转氨酶升高的常见药物

1）多激酶抑制剂:阿西替尼、索拉非尼、舒尼替尼、瑞戈非尼、阿帕西普、凡德他尼、帕纳替尼、帕唑帕尼、卡博替尼,发生率为20%~86%,3级以上<1%~12%。

2）mTOR 抑制剂:依维莫司、替西罗莫司,发生率为20%~56%,3级以上占1%~4%。

3）EGFR 酪氨酸激酶抑制剂:吉非替尼、厄洛替尼等,转氨酶升高发生率约38%~43%,其中3级以上约1%~2%。

4）抗 HER-2 的单抗:拉帕替尼(与卡培他滨或来曲唑联用时),转氨酶升高发生率约37%~53%,3级以上2%~6%。

5）BRAF 抑制剂:维罗非尼,致转氨酶升高总体发生率不详,3级以上约0.9%~2.8%。

6）ALK 抑制剂:克唑替尼致转氨酶升高发生率约11%~15%,其中3级以上3%~7%。

7）Bcr-Abl 酪氨酸激酶抑制剂:伊马替尼(Imatinib)、尼洛替尼(Nilotinib)、达沙替尼(Dasatinib)和博舒替尼(Bosutinib)等,可致约12%~53%患者转氨酶升高,3级以上占1%~9%。

8）泛素-蛋白酶体抑制剂:硼替佐米、来那度胺,总体转氨酶升高发生率约13%,3级以上3%。

（2）引起高胆红素血症的常见药物:主要见于多激酶抑制剂,如凡德他尼、阿西替尼,索拉菲尼、舒尼替尼、瑞戈非尼和帕唑帕尼等,胆红素升高发生率约13%~45%,3级以上占0~13%。

【处理措施】

对于靶向药物所致的肝功能损伤主要以预防为主,靶向治疗前应常规进行乙肝病毒筛查,对于 HBsAg 阳性者,即使 HBV-DNA 阴性和 ALT 正常,也应在治疗前一周开始服用拉米夫定,每日 100mg。靶向治疗停止后,应根据患者病情决定停用拉米夫定的时间,对拉米夫定耐药者,可改用其他已批准的能治疗耐药变异的核苷酸类似物。核苷酸类似物停用后可能出现复发,甚至病情恶化,应引起注意。

治疗期间,建议定期检查肝功能。若出现肝功能损伤,应加强护肝治疗,大多数患者的肝功能在停药后可恢复正常。常用的护肝药物有降酶为主的甘草酸制剂(天晴甘美、甘草酸单铵等)、联苯双酯等,促进肝脏解毒的还原性谷胱甘肽、硫普罗宁等,增加膜稳定性的多烯磷脂酰胆碱,利胆药腺苷蛋氨酸(思美泰、喜美欣)等以及改善微循环的丹参等,具体用药参见化疗所致肝毒性的治疗。

对于靶向药物所致的肝功能损伤,剂量调整的建议如下:

(1) 若 AST/ALT<5 倍正常值上限,血清总胆红素水平正常范围,可在减量使用(减少每天用药量或隔日给药)的同时开始保肝治疗。

(2) 若 AST/ALT>5 倍正常值上限,无论血清总胆红素水平正常与否,即应停药并护肝治疗,监测肝功能,当 AST/ALT 降至≤2.5 倍正常值上限,TBIL 水平正常,可减量后重新给药。

(3) 若调整剂量重新给药后反复出现 AST/ALT>5 倍正常值上限升高,应永久停用该药,换用肝毒性小、疗效相似的其他抗肿瘤药物。

EGFR-TKIs 对于 *EGFR* 敏感突变的非小细胞肺癌患者而言其获益是无可替代的,因此对于 TKIs 导致肝损伤的患者停药后是否可以再次用药即 TKIs 的再暴露问题至关重要。Takayuki 等发现,服用吉非替尼发生肝损伤的患者,改用厄洛替尼后,肝损伤情况得到改善。Kijima 等认为吉非替尼诱发肝损伤改用厄洛替尼后未再出现肝损伤的原因与肝代谢酶有关。尽管两者的代谢都主要依赖于 CYP3A4、CYP3A5 和 CYP1A1,但是吉非替尼的肝毒性与 CYP2D6 有关,而厄洛替尼对代谢酶 CYP2D6 和 CYP3A5 的敏感性弱于吉非替尼,肝毒性主要与 CYP 1A2 有关。

目前 EGFR-TKIs 再暴露只有个案报道,尚无大样本研究数据,因此在 EGFR-TKIs 导致肝损伤后换用 TKIs 治疗时需十分谨慎。

(4)血清总胆红素水平 >3 倍正常值上限时应暂停治疗,对于 Gilbert 综合征患者(又称为体质性肝功能不良性黄疸,属一种较常见的遗传性非结合胆红素血症,临床表现特点为长期间歇性轻度黄疸,多无明显症状)以及基线高总胆红素水平的患者可考虑继续治疗。

(5)对严重药物性肝损,视情况在保肝治疗外加用糖皮质激素及对症支持治疗,一旦出现急性肝衰竭,应尽早开始人工肝支持或肝移植。

由于 TKIs 主要通过 CYP3A4 酶代谢,因此当 EGFR-TKIs 与 CYP3A4 酶抑制剂或诱导剂联合应用时需注意剂量调整。如厄洛替尼或吉非替尼与 CYP3A4 酶抑制剂(如酮康唑、伊曲康唑、红霉素、维拉帕米等)联用可能减少厄洛替尼或吉非替尼的代谢,导致吉非替尼和厄洛替尼血药浓度增加,此时需减少 EGFR-TKIs 的剂量以防止发生严重毒副反应。而与 CYP3A4 酶诱导剂(如地塞米松、苯巴比妥、苯妥英、卡马西平、利福平、异烟肼等)联用可能增加 EGFR-TKIs 的代谢,导致吉非替尼和厄洛替尼血药浓度降低,此时可适当增加 EGFR-TKIs 的剂量。

(三)其他

其他分子靶向药物相关的消化道毒性有消化道穿孔、瘘管形成或腹腔脓肿等,多见于抗 VEGF 单克隆抗体贝伐珠单抗;可以并发轻微的腹泻,恶心及呕吐,多见于抗血管生成 TKIs。

胃肠道穿孔是少见却对患者生命具有潜在威胁的毒副反应,其典型症状包括腹痛、恶心、呕吐、便秘和发热等。消化道穿孔并不常见,但后果严重。在贝伐单抗联合化疗药物的治疗中,2%~4% 的患者可发生胃肠道穿孔,有相关荟萃分析指出,与低剂量组治疗相比,其风险在高剂量组治疗中表现得更为明显,而在结直肠癌和肾细胞癌的治疗中发生胃肠道穿孔的风险也明显增高。有研究证实对于有消化道溃疡病史的晚期非小细胞肺癌患者,使用厄洛替尼会增加胃肠道出血的风险。贝伐单抗与厄洛替尼联合用药时亦可增加胃肠道穿孔的风险,已有报道在联合用药治疗卵巢和腹膜肿瘤的临床试验中,患者发生了致死性的胃肠道穿孔。在接受利妥昔单抗联合化疗的非霍奇金淋巴瘤患者中,观察到有胃肠穿孔发生,某些情况下甚至导致死亡。因此,对于靶向药物治疗过程中的急性腹痛要予以高度的重视。

(戈 伟 任 辉)

参 考 文 献

[1] MASCC/ESMO, Antiemetic Guidelines 2013[EB/OL].http://www.Mascc.org/antiemetic-guidelines;2013 MASCCTM. [2014-02-25].

[2] Gaedigk A, Jaime LK, Bertino JS Jr, et al.Idendification of novel CYP2D7-2D6 hybrids:non-functional and functional variants[J].Front Pharmacol,2010,1:121.

[3] van Es JH, van Gijn ME, Riccio O, et al.Notch/gamma-secretase inhibition turns proliferative cells in intestinal crypts and adenomas into goblet cells[J].Nature,2005,435:

959-963.

[4] Tolcher AW,Messersmith WA,Mikulski SM,et al.Phase I study of RO4929097,a gamma secretase inhibitor of Notch signaling,in patients with refractory metastatic or locally advanced solid tumors[J].J Clin Oncol,2012,30:2348-2353.

[5] Krop I,Demuth T,Guthrie T,et al.Phase I pharmacologic and pharmacodynamic study of the gamma secretase(Notch) inhibitor MK-0752 in adult patients with advanced solid tumors[J].J Clin Oncol,2012,30:2307-2313.

[6] Frampton JE.Crizotinib:a review of its use in the treatment of anaplastic lymphoma kinase-positive,advanced non-small cell lung cancer[J].Drugs,2013,73(18):2031-2051.

[7] Fidler MJ,Argiris A,Patel JD,et al.The potential predictive value of cyclooxygenase-2 expression and increased risk of gastrointestinal hemorrhage in advanced non-small cell lung cancer patients treated with erlotinib and celecoxib[J].Clin Cancer Res,2008,14(7):2088-2094.

[8] Nimeiri HS,Oza AM,Morgan RJ,et al.Efficacy and safety of bevacizumab plus erlotinib for patients with recurrent ovarian,primary peritoneal,and fallopian tube cancer:a trial of the Chicago,PMH,and California Phase Ⅱ Consortia[J]. Gynecol Oncol,2008,110(1):49-55.

[9] Frampton JE.Crizotinib:a review of its use in the treatment of anaplastic lymphoma kinase-positive,advanced non-small cell lung cancer[J].Drugs,2013,73(18):2031-2051.

[10] Shaw AT,Kim DW,Nakagawa K,et al.Crizotnib versus chemotherapy in advanced ALK-positive lung cancer[J].N Engl J Med,2013,368(25):2385-2394.

[11] Hochhaus A,Kantarjian HM,Baccarani M,et al.Dasatinib induces notable hematologic and cytogenetic responses in chronic-phase chronic myeloid leukemia after failure of imatinib therapy[J].Blood,2007,109(6):2303-2309.

[12] Han JY,Park K,Kim SW,et al.First-SIGNAL:first-line

single-agent iressa versus gemcitabine and cisplatin trial in never-smokers with adenocarcinoma of the lung[J].J Clin Oncol,2012,30(10):1122-1128.

[13] Takeda K,Hida T,Sato T,et al.Randomized phase Ⅲ trial of platinumdoublet chemotherapy followed by gefitinib compared with continuedm platinum-doublet chemotherapy in Japanese patients with advanced non-small-cell lung cancer:results of a West Japan Thoracic Oncology Group Trial(WJTOG0203) [J].J Clin Oncol,2010,28(5):753-760.

[14] Zhang L,Ma S,Song X,et al.Gefitinib versus placebo as maintenance therapy in patients with locally advanced or metastatic non-small-cell lung cancer(INFORM;C-TONG 0804):a multicentre,double-blind randomised phase 3 trial [J].Lancet Oncol,2012,13(5):466-475.

[15] Mitsudomi T,Morita S,Yatabe Y,et al.Gefitinib versus cisplatin plus docetaxel in patients with non-small-cell lung cancer harbouring mutations of the epidermal growth factor receptor(WJTOG3405):an open label,randomised phase 3 trial[J].Lancet Oncol,2010,11(2):121-128.

[16] Fujiwara Y,Kiura K,Toyooka S,et al.Relationship between epidermal growth factor receptor gene mutations and the severity of adverse events by gefitinib in patients with advanced non-small cell lung cancer[J].Lung Cancer, 2006,52(1):99-103.

[17] Rosell R,Carcereny E,Gervais R,et al.Erlotinib versus standard chemotherapy as first-line treatment for European patients with advanced EGFR mutation-positive non-small-cell lung cancer(EURTAC):a multicentre,open-label, randomized phase 3 trial[J].Lancet Oncol,2013,13(3): 239-246.

[18] Zhou C,Wu YL,Chen G,et al.Erlotinib versus chemotherapy as first-line treatment for patients with advanced EGFR mutation-positive non-small cell lung cancer(OPTIMAL,

CTONG-0802): a multicentre, open-label, randomised, phase 3 study[J].Lancet Oncol,2011,12(8):735-742.

[19] Teo YL,Ho HK,Chan A.Risk of tyrosine kinase inhibitors-induced hepatotoxicity in cancer patients: a meta-analysis [J].Cancer Treat Rev,2013,39(2):199-206.

[20] Dervite I,Hober D,Morel P.Acute hepatitis B in a patient with antibodies to hepatitis B surface antigen who was receiving rituximab[J].N Engl J Med,2001,344(1):68-69.

[21] Dy GK,Adjei AA.Understanding,recognizing,and managingtoxicities of targeted anticancer therapies[J].CA Cancer J Clin,2013,63(4):249-279.

[22] Devarbhavi H,Dierkhising R,Kremers WK,et al.Single-center experience with drug-induced liver injury from India: causes,outcome,prognosis and predictors of mortality[J]. Am J Gastroenterol,2010,105(11):2396-2404.

[23] Chen M,Vijay V,Shi Q,et al.FDA-approved drug labeling for the study of drug-induced liver injury[J].Drug Discov Today,2011,16(15/16):697-703.

[24] ChenJ,Gu R,Wang Q,et al.Gefitinib-induced hepatotoxicity in patients treated for non-small cell lung cancer[J]. Onkologie,2012,35(9):509-513.

[25] Kim YH,Mio T,Mishima M.Gefitinib for Non-small cell lung cancer patients with liver cirrhosis[J].Intern Med, 2009,48(18):1677-1679.

[26] Seki N,Uematsu K,Shibakuki R,et al.Promising new treatment schedule for gefitinib responders after severe hepatotoxicity with daily administration[J].J Clin Oncol, 2006,24(19):3213-3214.

[27] Gridelli C,Rossi A,Maione P,et al.Erlotinib in non-small-cell lung cancer[J].Expert Opin Pharmacother,2007,8 (15):2579-2592.

[28] RamanarayananJ,Scarpace SL.Acute drug induced hepatitis due to erlotinib[J].JOP,2007,8(1):39-43.

[29] Schacher-KaufmannS,Pless M.Acute fatal liver toxicity under erlotinib[J].Case Rep Oncol,2010,3(2):182-188.

[30] Suzumura T,Kimura T,Kudoh S,et al.Reduced CYP2D6 function is associated with gefitinib-induced rash in patients with non-small cell lung cancer[J].BMC Cancer,2012,12:568.

[31] Teng WC,Oh JW,New LS,et al.Mechanism-based inactivation of cytochrome P450 3A4 by lapatinib[J].Mol Pharmacol,2010,78(4):693-703.

[32] Kunimasa K,Yoshioka H,Iwasaku M,et al.Successful treatment of non-small cell lung cancer with gefitinib after severe erlotinib-related hepatotoxicity[J].Intern Med,2012,51(4):431-434.

[33] Kijima T,Shimizu T,Nonen S,et al.Safe and successful treatment with erlotinib after gefitinib induced hepatotoxicity:difference in metabolism as a possible mechanism[J].J Clin Oncol,2011,29(19):e588-590.

[34] Takimoto T,Kijima T,Otani Y,et al.Polymorphisms of CYP2D6 gene and gefitinib-induced hepatotoxicity[J].Clinical Lung Cancer,2013,14(5):502-507.

[35] Melosky B.Supportive care treatments for toxicities of antiegfr and other targeted agents[J].Curr Oncol,2012,19(Suppl 1):59-63.

[36] Forsythe B,Faulkner K.Overview of the tolerability of gefitinib(IRESSA)monotherapy:clinical experience in non-small-cell lung cancer[J].Drug Saf,2004,27(14):1081-1092.

[37] Horak J,White J,Harris AL,et al.The effect of different etiologies of hepatic impairment on the pharmacokinetics of gefitinib[J].Cancer Chemother Pharmacol,2011,68(6):1485-1495.

[38] Miller AA,Murry DJ,Owzar K,et al.Phase I and pharmacokinetic study of erlotinib for solid tumors in patients with hepatic or renal dysfunction:CALGB 60101[J].J Clin Oncol,2007,

25（21）：3055-3060.

七、血液系统毒性

靶向药物的血液系统毒性包括骨髓抑制如中性粒细胞减少、血小板减少、贫血和出血等。周围白细胞低于 4×10^9/L 称为白细胞减少症。中性粒细胞绝对计数低于 2×10^9/L 为中性粒细胞减少症，低于 0.5×10^9/L 为中性粒细胞缺乏症。中性粒细胞减少症患者体温超过 38℃，常称为中性粒细胞减少性发热。血小板低于 100×10^9/L 可诊断为血小板减少症；低于 50×10^9/L 时，存在出血的危险性；低于 20×10^9/L 时，可有自发性出血的高度危险性；低于 10×10^9/L 则极高度危险。发生血液系统毒性的靶向药物主要是索拉非尼、舒尼替尼、mTOR 抑制剂等。

【发生机制】

有多项研究结果提示舒尼替尼导致的毒副反应与其药代动力学以及包括血小板衍生生长因子受体（PDGFR）等药效学途径的多个基因单核苷酸多态性有关，有研究发现 FLT3（rs1933437）、ABCG2（rs2231142）的基因多态性与 3~4 级严重血小板减少具有一定的相关性。

利妥昔单抗导致粒细胞和血小板下降的具体机制虽不明确，但因为两种细胞并不表达 CD20 抗原，抗体的直接杀伤作用不太可能。目前，多数作者认为可能是由于造血细胞与利妥昔单抗-抗原复合物发生了免疫反应所致。

【临床表现】

单靶点酪氨酸激酶抑制剂目前研究最广泛的为表皮生长因子酪氨酸激酶抑制剂如吉非替尼、厄洛替尼和拉帕替尼，其骨髓抑制发生率很低。多靶点酪氨酸激酶抑制剂主要毒副反应有骨髓抑制，表现为白细胞、血红蛋白和血小板减少（表 3-5）。

表 3-5　WHO 抗肿瘤药物血液系统急性及
亚急性毒性反应分级标准

血液系统	0级	1级	2级	3级	4级
血红蛋白(g/L)	≥110	95~109	80~94	65~79	<65
白细胞(10⁹/L)	≥4.0	3.0~3.9	2.0~2.9	1.0~1.9	<1.0
粒细胞(10⁹/L)	≥2.0	1.5~1.9	1.0~1.4	0.5~0.9	<0.5
血小板(10⁹/L)	≥100	75~99	50~74	25~49	<25
出血	无	瘀点	轻度失血	明显失血	严重失血

伊马替尼血液学毒性主要发生在慢性粒细胞白血病(CML)治疗时，表现为白细胞、血小板和血红蛋白的减少，程度与剂量有关。CML 患者使用伊马替尼剂量为 400mg/d 或 600mg/d 持续 18 个月，其白细胞、血小板和血红蛋白重度减少的发生率分别为 14.8%、27.8% 和 37%。

临床上出血事件包括鼻出血、咯血、胃肠道出血、子宫出血和脑出血等，在索拉非尼、舒尼替尼治疗过程中曾出现过这些出血事件。鼻出血是最常见的症状，但一般比较轻微。曾有报道在伊马替尼和舒尼替尼治疗中可致严重的胃肠道出血甚至胃肠穿孔。SHARP 试验是一项研究索拉非尼与安慰剂对照治疗肝癌疗效的国际多中心、双盲Ⅲ期临床研究。在该试验中，索拉非尼组中严重的出血事件及静脉曲张破裂出血的发生率分别为 9% 和 2%。

一项研究索拉非尼与安慰剂对照治疗晚期肾细胞癌患者的Ⅲ期、国际多中心、随机、双盲研究(11213 研究)显示，CTCAE 3 级和 4 级淋巴细胞减少在索拉非尼组的发生率为 13%，安慰剂组为 7%；中性粒细胞减少在索拉非尼组的发生率为 5%，安慰剂组为 2%；贫血在索拉非尼组的发生率为 2%，安慰剂组中为 4%；血小板减少在索拉非尼组的发生率为 1%，安慰剂组为 0。另一项研究索拉非尼与安慰剂对照治疗晚期肝细胞癌的安全性及有效性的国际多中心、随机、双盲临床研究（100554研究）发现淋巴细胞减少在索拉非尼组中的发生率为47%，在安慰剂组中的发生率为42%，CTCAE 3级和4级的淋巴细胞减少在两组中的发生率均为6%；中性粒细胞减少在索拉非尼组中的发生率为11%，在安慰剂组中的发生率为14%；CTCAE 3级或4级的中性粒细胞减少症在两组中的发生率均未超过1%；贫血在索拉非尼组中的发生率为59%，在安慰剂组中的发生率为64%；CTCAE 3级或4级的贫血在两组中的发生率均为3%；血小板减少在索拉非尼组中的发生率为46%，在安慰剂组中的发生率为41%，CTCAE 3级或4级的血小板减少症在索拉非尼组中的发生率报告为4%，在安慰剂组中的发生率小于1%。

舒尼替尼具有与化疗药物类似的血液系统毒性，主要表现为中性粒细胞减少及血小板减少。有研究指出舒尼替尼在与贝伐单抗联用时，血液学毒性加剧，因此并不推荐舒尼替尼与贝伐单抗联合使用。

在舒尼替尼药物研究A6181177中国受试者59例患者中，观察到发生白细胞减少所有等级占62.7%，其中3/4级占13.6%；发生中性粒细胞减少症的所有等级占47.5%，其中3/4级占17%；发生中性粒细胞计数减少的所有等级占27.1%，其中3/4级占8.5%；发生血小板计数减少的患者所有等级占42.4%，其中3/4级占15.3%；发生血小板减少的所有等级占25.4%，3/4级占8.5%；发生血红蛋白减少的所有等级占33.9%，其中3/4级占5.1%；发生贫血的所有等级占25.4%，其中3/4级占3.4%。而研究A6181004均为西方受试者375例，发生中性粒细胞减少症的所有等级为51%，其中3/4级占5%；发生贫血的所有等级为62%，其中3/4级占4%；发生血小板减少的所有等级为40%，其中3/4级占5%。

除以上研究，还有许多研究表明亚洲人群接受舒尼替尼治疗导致的严重血小板减少发生率明显高于欧美人群。

依维莫司是一类口服的大环内酯类抗真菌抗生素西罗莫司衍生物,对多种恶性肿瘤有一定的疗效。在一项Ⅲ期临床试验中发现,应用其治疗舒尼替尼、索拉非尼失败的晚期肾细胞癌患者仍然有较好的疗效。其中依维莫司组中 3~4 级粒细胞减少发生率 14%。

文献报道利妥昔单抗也可导致骨髓抑制,重度抑制较罕见,约 1.3% 的患者出现严重的血小板减少症,1.9% 的患者出现严重的中性粒细胞减少症,1.0% 的患者出现了严重的贫血。Thachil 等报道 1 例毛细胞白血病患者在接受利妥昔单抗治疗后不久即出现严重的血小板下降,并由此导致皮下瘀斑以及消化道出血。虽然利妥昔单抗引起骨髓抑制较罕见,但对于已有骨髓抑制患者和联合其他化疗方案的患者,治疗期间仍需谨慎。

曲妥珠单抗单药治疗中,血液学毒性反应很少出现,3 级白细胞减少、血小板减少和贫血的发生率 <1%,未见 4 级血液学毒性反应。

泛素 - 蛋白酶体抑制剂硼替佐米治疗相关的血小板减少见于大多数患者,一般在用药的第 1~14 天下降,第 11 天降至最低值,在第 15~21 天恢复用药前水平。其中 3 级和 4 级血小板减少的发生率分别为 20% 和 17%。血液学毒性发生率较高,特别是在与其他化疗药物联合使用时。

【处理措施】

由于靶向药物引起骨髓抑制的机制与化疗药物不同,而且靶向药物多是口服持续给药,所以治疗原则与化疗药所致的骨髓抑制有所区别。靶向药物所致骨髓抑制重点在于通过调整靶向药物的剂量缓解骨髓抑制的程度,若出现严重骨髓抑制则需停药。

轻度骨髓抑制(1~2 级)患者,一般不需要靶向药物减量。应叮嘱患者注意休息,避免到公共场合以减少感染机会,同时建议密切监测血象,并根据患者情况对靶向药物剂量进行调整。如患者出现感染,则需要暂时停药,待感染控制后可考虑适当减少靶向药物剂量。当发生 3 级以上骨髓抑制时,应首先停药,给予相关升血治疗,直至恢复至 1~2 级,然后考虑恢复给药,靶向药物的剂量酌情考虑减量或停药。

关于靶向药物引起的白细胞、红细胞和血小板减少的升血治疗参见化疗所致骨髓抑制的处理。

（戈　伟）

参 考 文 献

[1] 连斌,孔燕,梁龙,等.ABcG2/FLl3/VEGFR2 基因多态性与舒尼替尼治疗国人晚期肾透明细胞癌致血小板减少的相关性研究[J].临床肿瘤学杂志,2012,17:726-730.

[2] 江倩,陈珊珊,江滨,等.甲磺酸伊马替尼治疗 Ph 阳性慢性髓性白血病慢性期引起的血细胞减少与遗传学疗效的关系[J].北京大学学报(医学版),2003,35(2):136-140.

[3] Demetri GD,Von2Mehren M,B lanke CD,et al.Efficacity and safety of imtinib mesylate in advanced gastrointestinal stromal tummors[J].N Engl J Med,2002,347(7):472-480.

[4] Llovet JM,Ricci S,Mazzaferro V,et al.Sorafenib in advanced hepatocellular carcinoma[J].N Engl J Med,2008,359:378-390.

[5] Feldman DR,Baum MS,Ginsberg MS,et al.Phase I trial of bevacizumab plus escalated doses of sunitinib in patients with metastatic renal cell carcinoma[J].J Clin Oncol,2009,27(9):1432-1439.

[6] Motzer RJ,Hutson TE,Tomczak P,et al.Sunitinib versus interferon alfa in metastatic renal cell carcinoma[J].N Engl J Med,2007,356:115-124.

[7] Motzer RJ,Hutson TE,Tomczak P,et al.Overall survival and

updated results for sunitinib compared with interferon alfa in patients with metastastic renal cell caicinoma[J].J Clin Oncol,2009,27:3584-3590.

[8] Uemura H,Shinohara N,Yuasa T,et al.A phase Ⅱ study of sunitinib in Japanese patients with metastatic renal cell carcinoma:insights into the treatment,efficacy and safety[J]. Jpn J Clin Oncol,2010,40:194-202.

[9] Hong MH,Kim HS,Kim C,et al.Treatment outcomes of sunitinib treatment in advanced renal cell carcinoma patients: a single cancer center experience in Korea[J].Cancer Res Treat,2009,41:67-72.

[10] Motzer RJ,Escudier B,Oudard S,et al.Efficacy of everolimus in advanced renal cell carcinoma:a double-blind,randomised,placebo-controlled phase Ⅲ trial[J]. Lancet,2008,372:449-456.

[11] Chaiwatanatorn K,Lee N,Grigg A,et al.Delayed-onset neutropenia associated with rituximab therapy[J].Br J Haematol,2003,121:913-918.

[12] Mitsuhata N,Fujita R,Ito S,et al.Delayed onset neutmpenia in a patient receiving rituximab as treatment for refractory kidney transplantation[J].Transplantation,2005,80:1355.

[13] Voog E,Morschhauser F,Solal-Celigny P.Neutropenia in patients treated with rituximab[J].N Engl J Med,2003, 348:2691-2694.

[14] Rigamonti C,Volta C,Colombi S,et al.Severe cytopenia and clinical bleeding associated with rituximab infusion in a lymphoma patient with massive splenomegaly without leukemic invasion[J].Leukemia,2001,15:186-187.

[15] Shah C,Grethlein SJ.Case report of rituximab-induced thrombo-cytopenia[J].Am J Hematol,2004,75:263.

[16] Pamuk GE,Donmez S,Turgut B,et al.Rituximab-induced acute thromboeytopenia in a patient with prolymphocytic leukemia[J].Am J Hematol,2005,78:81.

[17] Thachil J,Mukherie K,Woodcock B.Rituximab-induced haemorrhagic thrombocytopenia in a patient with hairy cell leukaemia[J].Br J Haematol,2006,135:264-275.

[18] Escudier B,Szczylik C,Elsen T,et al.Randomized phase Ⅲ trial of the raf kinase and VEGFR inhibitor sorafenib (BAY4329006)in patients with advanced renal cell cancer [J].J Clin Oncol(Meeting abstracts),2005,23(16S):S380.

[19] Chari A,Mazumder A,Jagannath S.Proteasome inhibition and its therapeutic potential in multiple myeloma[J]. Biologics,2010,4:273-287.

[20] San Miguel JF,Schlag R,Khuageva NK,et al.Bortezomib plus melphalan and prednisone for initial treatment of multiple myeloma[J].N Engl J Med,2008,359(9):906-917.

第8节 | 靶向药物罕见或特殊的毒副反应

分子靶向药物在肿瘤治疗中具有非常重要的作用。一般来讲,分子靶向药物与传统化疗药物相比毒副反应小,但是,随着临床的广泛应用,这类药物的毒副反应日益引起人们的重视。某些毒副反应如腹泻、蛋白尿、高血压、痤疮样皮疹及心脏毒副反应等已为人们所熟知,然而,某些少见毒副反应尚未引起足够重视。

一、神经系统毒性

1. **可逆性后脑白质病综合征** 这是一种罕见的神经疾病,临床表现以迅速进展的颅内高压、癫痫发作、不同程度意识障碍或视觉异常等为主要特征。体格检查可出现视野偏盲、腱反射亢进、病理征阳性等。颅脑MRI表现为双侧大脑半球后部白质为主的水肿改变。治疗首先是去除病因,其次是对症处理。此病预后良好。2006年《新英格兰医学杂志》Glusker 和 Ozcan 分别报道了 2 例癌症患者在使用贝伐珠单抗后出现了可逆性后脑白质病综合征,其机制可能与贝伐珠单抗引起的高血压及其能通过血脑屏障有关。

2. **进行性多灶性白质脑病** 它是一种亚急性脱髓鞘脑病,多发生于免疫力低下的患者,多由乳头状瘤空泡病毒感染引起,临床表现为亚急性或慢性起病、渐进性同向偏盲、精神改变和运动障碍,体格检查可出现偏瘫、感觉异常、视野缺损及其他脑局灶体征。脑脊液检查多正常,脑电图呈弥散性慢波,CT 示皮质下多发性低密度灶,无强化效应,MRI 表现为脑白质脱髓鞘病变。确诊依赖于脑活检病理检查。目前,对于此并发症除抗病毒治疗外,尚无可靠的预防和治疗措施,大部分患者起病后 3~6 个月内死亡。因为多篇文献报道接受利妥昔单抗治疗的患者出现了进行性多灶性白质脑病,所以 FDA 建议医师在给患者使用利妥昔单抗时,如果出现神经症状,应考虑本病的可能性,并考虑请神经科医师会诊,对患者进行 MRI 和腰穿检查。

二、胃肠道穿孔

此并发症在抗 VEGF 的药物治疗中多见。一项纳入了 17 项临床试验、12 294 例患者的荟萃分析指出,贝伐珠单抗比安慰剂显著提高了胃肠道穿孔的风险,总的相对危险度为 2.14。高剂量组、结直肠癌和肾细胞癌的患者中胃肠道穿孔风险更高。贝伐珠单抗与厄洛替尼联合用药时胃肠道穿孔的风险亦增加。在一项贝伐珠单抗联合厄洛替尼治疗晚期卵巢癌的 Ⅱ 期临床试验中,联合治疗组的 13 例患者中,2 例出现了致死性的胃肠道穿孔,试验被迫中止。2009 年 4 月 FDA 发出安全警告,患者服用厄洛替尼后可能出现胃肠穿孔,甚至死亡。患者如果同时使用抗肿瘤血管生成剂、皮质类固醇、非甾体抗炎药和(或)接受紫杉烷类化疗方案,或之前有过消化性溃疡或憩室病史,会存在较高的风险。

三、眼毒性

眼毒性是早期开发 MEK 抑制剂的毒副反应。视觉症状包括视物模糊、虹视、光感改变、畏光、复视、溢泪。目前对其机制仍不清楚。虽然间接证据表明，ERK 的激活对于感光体的生存很重要，MEK 抑制剂导致在氧化应激条件下细胞不分化和凋亡。EGFR 抑制剂的眼毒性通常仅限于角膜异常（角膜结膜炎、角膜溃疡），这可能反映了药物对角膜上皮的直接影响，或对相关腺体和附属器官的间接影响（瘢痕性睑外翻、睑板腺炎、干眼症）。

服用克唑替尼的患者大约 60% 发生视觉副作用，通常表现为在药物摄入几天内的轻微图像残留或闪光幻觉，表现为畏光，尤其是适应低光照条件时。这些都是自限性的，并不需要特殊干预。视觉变化，如视物模糊或光/暗适应延迟，通常也见于 HSP90 抑制剂。临床前的研究发现，在大鼠中，高视网膜/血浆浓度比，药物清除率低导致感光细胞的死亡，可能与患者的临床表现有关。

四、水肿

许多靶向药物均有水肿不良反应，表现为颜面部及肢体水肿。除了药物性因素外，水肿常与其他因素相关，如血清白蛋白水平、营养状态、血管有无阻塞、肝肾功能等。这增加了临床观察靶向药物水肿毒性的难度，也导致临床医师容易忽视靶向药物的水肿毒性。

Brentuximab vedotin 是靶向 CD30 的偶联单抗，在霍奇金淋巴瘤及间变大细胞淋巴瘤中具有明显的抗瘤活性。在经典型霍奇金淋巴瘤中，其水肿毒性发生率为 4%，而在间变大细胞淋巴瘤中，这一数值为 16%，分级均为 1/2 级，无 3/4 级毒性。Ramucirumab（雷莫芦单抗）通过阻断 VEGFR2，与化疗联用可改善多种实体肿瘤的疗效,如胃癌、结直肠癌、肺癌。在贝伐单抗、奥沙利铂及 5-FU 类药物治疗失败的转移性结直肠癌研究中,同 FOLFIRI+ 安慰剂相比,FOLFIRI+Ramucirumab 组水肿毒性发生率明显增加(20% vs 9%),试验组≥3 级水肿毒性的发生小于 1%,对照组无 3 级及以上水肿毒性。新一代蛋白酶体抑制剂 Carfilzomib(卡非佐米)在多发性骨髓瘤中具有良好活性,单药治疗时外周性水肿发生率高达 20%(共 118 例),其中仅 1 例水肿毒性≥3 级。Dabrafenib(达拉非尼)用于伴有 *BRAF* V600E 突变的转移性或不可切除的黑色素瘤。与 Trametinib(曲美替尼)1mg 或 2mg 联合治疗,1/2 级水肿毒性发生率分别为 28% 与 31%,而单用 Dabrafenib 水肿毒性发生率为 17%,无一例患者出现≥3 级水肿毒性。早在 2013 年,FDA 就已批准 Ibrutinib(依鲁替尼)用于慢性淋巴细胞白血病及套细胞淋巴瘤的治疗,它通过抑制布鲁顿激酶发挥抗瘤作用。在套细胞淋巴瘤中,其水肿发生率为 35%,其中 3% 患者水肿毒性≥3 级。Everolimus(依维莫司)抗瘤作用广泛,在肾癌、乳腺癌、淋巴瘤、神经内分泌肿瘤、软组织肿瘤等中具有活性。在晚期激素受体阳性的乳腺癌患者中,同依西美坦 + 安慰剂相比,依西美坦 +Everolimus 组水肿毒性发生率明显增加(所有级别毒性:19% vs 6%;3 级毒性:1% vs 0.4%;无 4 级水肿毒性)。文献亦报道,克唑替尼在 ALK 重排的非小细胞肺癌患者中水肿发生率高达 30%。然而,许多靶向药物的研究并未报道水肿不良反应。纵观靶向药物水肿不良反应的报道,有两点趋向一致:①水肿毒性发生率较常见,平均发生率在 15%~20%;②绝大多数患者水肿毒性分级为 1/2 级,极个别患者表现为 3 级毒性,几乎无 4 级毒性的报道。

在肿瘤患者中观察靶向药物的水肿毒性需要排除相关干扰因素,例如,详细了解患者基础疾病及主要脏器功能等。目前,靶向药物水肿毒性的发生机制尚不十分清楚,靶向药物对血管及其调节神经的作用可能是水肿发生的潜在原因之一。由于此种毒性常属轻中度,因而临床的处理也较简单,如限制补液及水摄入、利尿等。经上述处理后,水肿一般可减轻或消退。由于其发生机制尚未阐明,所以,对于罕见的、严重的水肿毒性尚无治疗经验。

(张 靖)

参 考 文 献

[1] Glusker P, Recht L, Lane B.Reversible posterior leukoencephalopathy syndrome and bevacizumab[J].N Engl J Med, 2006,354(9):980-982.

[2] Ozcan C, Wong SJ, Hari P.Reversible posterior leukoencephalopathy syndrome and bevacizumab[J].N Engl J Med, 2006,354(9):980-982.

[3] Hapani S, Chu D, Wu S.Risk of gastrointestinal perforation in patients with cancer treated with bevacizumab:A meta-analysis[J].Lancet Oncol,2009,10(6):559.

[4] Nimeiri HS, Oza AM, Morgan RJ, et al.Efficacy and safety of bevacizumab plus erlotinib for patients with recurrent ovarian, primary peritoneal, and fallopian tube cancer:A trial of the Chicago, PMH, and California Phase II Consortia[J]. Gynecol Oncol,2008,110(1):49.

[5] Dy GK, Adjei AA.Understanding, recognizing, and managing toxicities of targeted anticancer therapies[J].CA Cancer J Clin,2013,63(4):249-279.

[6] U.S.Food and Drug Administration.Hematology/Oncology (Cancer)Approvals & Safety Notifications.http://www.fda. gov/Drugs/InformationOnDrugs/ApprovedDrugs/ucm279174. htm.[2016-01-28].

[7] Girard N, Audigier-Valette C, Cortot AB, et al.ALK-

rearranged non-small cell lung cancers:how best to optimize the safety of crizotinib in clinical practice[J].Expert Rev Anticancer Ther,2015,15(2):225-233.

第四章

内分泌药物的毒副反应及处理

第9节 内分泌药物的分类与应用

内分泌治疗在肿瘤的综合治疗中占有重要地位,尤其是对激素依赖性肿瘤,治疗效果不逊于化疗和放疗。乳腺癌的内分泌治疗距今已有100多年的历史,双侧卵巢切除去势术、他莫昔芬标准地位的确立、第三代芳香化酶抑制剂向他莫昔芬标准地位的挑战,成为乳腺癌内分泌治疗的3个重要标志阶段。内分泌治疗显著降低了乳腺癌患者的复发风险,延长了患者的无病生存及总生存时间。前列腺癌是男性泌尿生殖系统常见的恶性肿瘤之一。70年以前,Huggins和Hodges最早在前列腺癌中应用激素治疗。当前,激素治疗在前列腺癌中发挥重要作用,并且依然是晚期前列腺癌的一线治疗;同时,对于接受前列腺癌根治性切除术或根治性放疗的患者而言,也经常应用激素治疗作为新辅助或辅助治疗。此外,激素治疗有时也作为局限期前列腺癌患者的主要治疗,特别是老年患者。子宫内膜癌发病率逐年升高,在部分发达国家已经超过宫颈癌而成为最常见的女性生殖道恶性肿瘤。虽然手术仍是子宫内膜癌的主要治疗手段,但是,对于晚期和复发的子宫内膜癌患者,以及需要保留生育功能的患者,内分泌治疗仍有较重要的地位。另外,内分泌治疗在卵巢癌、恶性黑色素瘤、喉癌等肿瘤中亦有一定作用。

肿瘤内分泌治疗药物品种较多,根据作用机制可分为雌激素受体拮抗剂、芳香化酶抑制剂(Aromatase

inhibitor，AIs）、促黄体生成激素释放激素（Luteinizing hormone releasing hormone，LHRH）类似物、雄激素受体拮抗剂和孕激素五类。

一、雌激素受体拮抗剂

1. 他莫昔芬（Tamoxifen，TAM）　目前，TAM 仍然是最基本的内分泌治疗药物。EBCTCG 荟萃分析共纳入 4 万例使用 TAM 进行辅助内分泌治疗的乳腺癌患者，结果显示 TAM 可以降低激素受体阳性乳腺癌患者的复发和死亡风险；服用 TAM 能显著降低对侧乳腺癌的发生，但只能预防那些 ER 受体阳性的乳腺癌患者；ER 受体阳性患者化疗后加 TAM，比单用化疗或单用 TAM 效果都好，而且化疗后序贯 TAM 的效果优于两者同时应用。早期乳腺癌完成术后辅助化疗后接受放疗的患者可以同时使用内分泌治疗。目前 TAM 合适的服药时间为 5 年，但是，几项使用 TAM 超过 5 年的临床试验观察到不一致的结果。NSABPB-14 试验显示，淋巴结阴性的患者服用 10 年 TAM 与服用 5 年相比，不仅无法获得更多的生存益处，而且还有疗效变差的趋势。但 ATLAs 试验结果显示，与服用 TAM 5 年相比，用药 6~10 年患者乳腺癌复发率和死亡率均有下降趋势。因此，TAM 的使用时间仍是一个有争议的话题。TAM 总体毒副反应轻，大多数患者可以耐受 5 年甚至更长时间的治疗。

此外，文献报道他莫昔芬单药一线治疗子宫内膜癌有效率为 10%~20%，但在二线治疗有效率更低。目前他莫昔芬在卵巢癌中的治疗尚无大样本随机对照试验加以验证，ER 状态能否预测他莫昔芬对卵巢癌的治疗效果也尚无结论。最近 Williams 等从循证医学的角度证实他莫昔芬在复发性卵巢癌中的治疗作用。

2. **托瑞米芬**（Toremifene，TOR，商品名法乐通）TOR 是 1995 年上市的新一代雌激素受体拮抗剂，为 TAM 的衍生物，结构上比 TAM 多一个氯原子侧链，对

雌激素受体有更高的亲和力,能显著降低细胞膜上 ER
的数量,有较强的抗雌激素作用,而类雌激素作用轻
微,引发子宫内膜癌的危险只有 TAM 的 1/2~1/3,且有
增加高密度脂蛋白胆固醇作用,有预防骨质疏松、降低
血脂的效果。主要在肝脏代谢,因主要分布在肺,故
对肺转移效果更好。对于绝经后、雌激素受体阳性的
初治乳腺癌患者,TOR 有效率为 50%~60%,对雌激素
受体阳性或不详的转移性乳腺癌有效率 20%~50%,对
TAM 耐药者有效率为 21%~33%。该药是继 TAM 后首
个被美国 FDA 批准用于乳腺癌的雌激素受体调节剂,
已被 WHO 列为非致癌、无基因毒性的药物,也是目前
唯一可以替代 TAM 用于绝经前、后及早、晚期乳腺癌
的药物。常见的毒副反应为面部潮红、多汗、阴道出
血、阴道分泌物增多、疲劳、恶心、皮疹、瘙痒、头晕及抑
郁,一般都较轻微,可以耐受,与托瑞米芬的激素样作
用有关。

3. **雷洛昔芬**(Raloxifene)　雷洛昔芬属于选择性
ER 调节剂,对骨等组织的 ER 激动剂样作用可保护骨
骼和心脏的功能,使骨矿物质密度增加,血中低密度脂
蛋白和总胆固醇水平降低,而其在乳房中呈现的 ER 拮
抗性质则可经由与 ER 结合,从而抑制雌激素依赖性乳
腺癌细胞的生长。雷洛昔芬于 1997 年获 FDA 批准用
于预防绝经后妇女骨质疏松症,1999 年又被批准用于
骨质疏松症治疗。近期完成的一项由美国国家癌症研
究所组织对近 2 万名女性进行的大型临床研究证实,
停经妇女连续 5 年每天服用雷洛昔芬或 TAM 都可使
其患乳腺癌的风险减少近一半。其毒副反应有流感样
症状(13%)、小腿痛性痉挛(7%)、静脉血栓栓塞事件
(包括深静脉血栓、肺栓塞和视网膜静脉血栓,发生率
约 0.7%),恶心、呕吐、腹痛和消化不良、皮疹毒副反应
发生率极低。

4. **氟维司群**(Fulvestrant)　氟维司群是一种对所
有组织雌激素受体均有拮抗作用的非甾体类雌激素受

体抑制剂，对内分泌治疗抵抗性和耐药的患者仍然有效，2002年4月美国FDA批准该药应用于TAM治疗失败的ER阳性绝经后转移性晚期乳腺癌的解救治疗。该药的人体药代动力学试验显示，通过首剂加倍方案：第0天500mg，第14天250mg，第28天250mg，此后每28天250mg，可在1个月内达到有效稳态药物浓度。法国的一项多中心临床研究报道了初步研究结果，共250例他莫昔芬或芳香化酶抑制剂治疗失败的晚期乳癌患者接受氟维司群（250mg，每月1次）治疗，中位治疗4个月，可评价疗效的227例患者中，临床缓解率为38%，中位生存时间19.3个月。虽托瑞米芬、氟维司群这两种雌激素受体拮抗剂在乳腺癌辅助治疗中各有优势，但到目前为止，这些药物的疗效尚未显示优于TAM，而且因价格原因等尚不能完全取代TAM而成为一线辅助治疗药物。最常见的毒副反应为胃肠道反应（恶心、呕吐、便秘、腹泻和腹痛）、头痛、背痛、潮红和咽炎，注射部位反应多为轻微及一过性疼痛和炎症。其他报道的与剂量有关的反应还有血栓栓塞、肌痛、眩晕和白细胞减少，但发生率不到1%。另外，在治疗的前6周里，从激素治疗转为本品治疗者可能出现阴道出血。

二、芳香化酶抑制剂

80%的ER阳性绝经后乳腺癌患者组织内可检测到芳香化酶活性。芳香化酶能使类固醇合成雄激素最后转变成雌激素，而芳香化酶抑制剂的作用机制是通过抑制芳香化酶的活性，阻断卵巢以外组织的雄烯二酮变成雌二醇，并阻断睾酮转化为雌酮。AIs仅适用于绝经后患者。在子宫内膜癌中，芳香化酶抑制剂有效率较低，约为10%，对于病理学为高级别、激素受体阴性患者，预期有效率更低。根据化学结构可分为非甾体类和甾体类药物两类。

1. 非甾体类芳香化酶抑制剂

（1）氨鲁米特（Aminoglutethimide）：是最早开发的

非选择性固醇类化合物,与芳香化酶不可逆结合作为一线药物治疗转移性乳腺癌的客观有效率为35%,二线治疗有效率为25%。由于非特异性阻断肾上腺功能,抑制肾上腺所有类固醇合成,起到药物性肾上腺切除作用。对 ER 阳性患者更有效,对骨转移者的疗效较 TAM 好,对肝转移者疗效较差。因其毒副反应较严重并常导致治疗终止,故现已不常用。

(2)来曲唑(Letrozole,弗隆):属于人工合成的苄三唑类衍生物,选择性、竞争性抑制芳香酶活性,使雌激素水平下降,从而清除雌激素对肿瘤生长的刺激作用,适用于绝经后雌激素和(或)孕激素受体阳性的早期和晚期乳腺癌。来曲唑的体内活性化比氨鲁米特强150~250 倍,每天给予 2.5mg 可抑制 99% 的芳香化酶,选择性高。毒副反应多为轻度或中度,以恶心(2%~9%)、头疼(0~7%)、骨痛(4%~10%)、潮热(0~9%)和体重增加(2%~8%)为主要表现,其他少见的还有便秘、腹泻、瘙痒、皮疹、关节痛、胸痛、腹痛、疲倦、失眠、头晕、水肿、高血压、心律失常、血栓形成、呼吸困难、阴道流血等。

(3)阿那曲唑(Anatrozole,瑞宁得):属于强效的选择性三唑类芳香酶抑制剂。一项多中心Ⅲ期临床试验比较了阿那曲唑与甲地孕酮(MA)治疗既往 TAM 失败患者的疗效,结果显示两药临床获益率相似,但阿那曲唑组在生存率方面明显优于 MA 组,耐受性也更好,故可替代 MA 用作标准二线治疗药物。两项分别在北美及欧洲地区进行的大规模Ⅲ期临床随机、双盲、多中心研究还比较了阿那曲唑和 TAM 治疗绝经后晚期乳腺癌的疗效。这两项研究数据的合并分析结果显示,阿那曲唑治疗绝经后妇女晚期乳腺癌的疗效至少和 TAM 相当。其中对已知为 ER 阳性患者,阿那曲唑组中位至肿瘤进展时间比 TAM 显著延长($P<0.05$)。

2. 甾体类芳香酶化抑制剂

(1)福美坦(Formestane,FMT):第二代芳香化酶抑制剂,属固醇类化合物,通过抑制芳香化酶阻断体内雌激素的合成而发挥治疗作用。肾上腺的合成作用可被福美坦轻易阻断,且无用药后的反馈性分泌现象,能以共价键形式与芳香化酶活性部位产生不可逆的结合使酶失活。一项Ⅲ期临床试验显示,福美坦有效率为28%,缓解持续时间为13~33个月,另有26%患者疾病稳定,疗效显著优于氨鲁米特和醋酸甲地孕酮。福美坦为肌内注射剂,每2周注射1次。毒副反应主要为皮肤发痒、疼痛、刺激、烧灼感、无痛或痛性肿块,偶见皮肤潮红、热感,恶心呕吐。

（2）依西美坦（Exemesane,阿诺新）:可与芳香化酶的底物结合位点不可逆的结合,使芳香化酶失活,从而降低血浆雌激素水平,该品对芳香化酶的抑制作用是氨鲁米特的40倍,与福美坦相近。1999年在英国首次被批准上市,此后又陆续在美国、德国和北欧一些国家上市。依西美坦能与体内芳香酶不可逆地结合,但对肾上腺皮质激素和醛固酮的生物合成均无明显影响。依西美坦用作绝经后女性晚期乳腺癌二线治疗药物的疗效优于醋酸甲地孕酮。另一项Ⅱ期研究对比依西美坦25mg/d与TAM 20mg/d一线治疗疗效,结果显示依西美坦组临床获益率为58%,高于TAM组（31%）,提示依西美坦一线治疗晚期乳腺癌亦有良好疗效。

三、LHRH 类似物

通过负反馈作用抑制下丘脑产生促性腺激素释放激素（Gonadotropin-releasing hormone,GnRH）,同时还能竞争性地与垂体细胞膜上的 GnRH 受体或 LHRH 受体结合,阻止垂体产生促卵泡激素（Follicule-stimulating hormone,FSH）和黄体生成素（Luteinizing hormone,LH）,从而减少卵巢分泌雌激素。其疗效相当于卵巢切除即药物性卵巢去势,用于治疗绝经前乳腺癌。LHRH 类似物的代表性药物为戈舍瑞林,可抑制脑垂体促黄体生成素的合成,从而引起男性血清睾酮和女性血清雌二醇水平的下降,但其用药初期反会暂时增加男性血清睾酮和女性血清雌二醇的浓度。戈舍瑞林适用绝经前期及绝经期妇女乳腺癌,每4周用药1次,可在无组织蓄积的情况下保持有效的血药浓度,在肝、肾功能不全患者中的药代动力学也无明显变化,故不需要调整剂量。患者在初次使用戈舍瑞林后约21天其血清雌二醇浓度开始受到抑制,此后每28天一次的继续治疗可使雌二醇维持在绝经后水平。

本类药物是欧美国家转移性前列腺癌内分泌治疗的一线化学去势药物。LHRH-α 在治疗初期可刺激脑垂体释放 LH,但在 LHRH-α 的持续刺激下,抑制 LHRH 对脑垂体释放 LH 的激动作用,从而使睾酮降至去势水平。目前临床常用的 LHRH-α 包括戈舍瑞林(诺雷德)、亮丙瑞林(抑那通)和布舍瑞林。戈舍瑞林每4周一次皮下植入含药量为 3.6mg 的生物膜胶囊可维持睾酮处于去势水平5周,不同的 LHRH-α 药物疗效类似。LHRH-α 治疗初期可导致一过性睾酮升高,从而引起骨痛、急性尿潴留及脊髓压迫等症状的加重,因此,在 LHRH-α 治疗前1周,应先给予为期2周的抗雄激素治疗。

Zheng 等对1988年以来12项研究共计369例难治性或复发性卵巢癌患者应用 GnRH-α[亮丙瑞林、戈舍瑞林和曲普瑞林)的疗效进行回顾性分析,发现有效率为 5.7%(0~22%)],病情稳定率为 21%;其中 Kavanagh 试验发现亮丙瑞林对高分化卵巢上皮癌疗效优于低分化卵巢癌组,并认为疗效较好的原因可能与促性腺激素受体在高分化肿瘤表达更高有关。

四、雄激素受体拮抗剂

雄激素受体拮抗剂通过利用其与雄激素受体结合,形成拮抗剂-受体复合物,竞争性抑制二氢睾酮,从而拮抗癌细胞对雄激素的摄取,抑制雄激素依赖性前列腺癌的增殖。本类拮抗剂主要分为甾体类与非甾体类两大类。

1. **甾体类** 代表性药物有醋酸环丙孕酮、醋酸甲地孕酮等。本类药物除能阻断雄激素受体外，还具有抑制垂体分泌黄体生成素及肾上腺分泌雄激素的作用。此外，大剂量的醋酸甲地孕酮对前列腺癌细胞具有直接的细胞毒性作用。酸环丙孕酮治疗晚期前列腺癌的总体生存率及癌特异性生存率与氟他胺相仿，但其最佳治疗剂量尚未明确。

2. **非甾体类** 常用的药物有氟他胺和比卡鲁胺（康士德），通过竞争性拮抗雄激素受体而发挥抗肿瘤作用。氟他胺治疗的最大优势在于其不降低血清睾酮水平而能够保持患者的性欲及性功能。与氟他胺相比，比卡鲁胺与雄激素受体的结合力更强，且对突变的雄激素受体仍有拮抗作用，故氟他胺治疗失败者应用比卡鲁胺治疗仍可能有效。一项未经治疗的转移性前列腺癌随机临床研究表明，每天 50mg 比卡鲁胺疗效差于手术或药物去势，常规剂量比卡鲁胺并未达到足够的雄激素剥夺作用。因此，不推荐单用雄激素受体拮抗剂治疗晚期前列腺癌。

五、孕激素

孕激素类药的作用机制包括通过垂体 - 肾上腺轴负反馈抑制垂体促性腺激素释放激素分泌，使 LH 和 FSH 分泌减少；通过抑制促肾上腺皮质激素的分泌，减少肾上腺皮质激素中雌激素的产生；与孕激素受体结合竞争性抑制雌二醇与 ER 的结合，另可通过阻止 ER 在细胞核内的积聚等多途径抑制卵巢功能而发挥抗乳腺癌作用。代表药物为甲孕酮（MBA）。文献报道孕激素疗效与他莫昔芬相同，他莫昔芬治疗失败后孕激素仍有 26%~60% 的有效率，但孕激素治疗失败再用他莫昔芬，则有效率仅 0.5%。故孕激素主要用于转移性乳腺癌的二线治疗，而少用于术后辅助治疗。对骨转移，其疗效和镇痛作用优于他莫昔芬，应为首选。但因其副作用大,不作为乳腺癌的常规内分泌辅助治疗。

大剂量孕激素在子宫内膜癌中亦有良好的疗效。常见用法为:醋酸甲羟孕酮(MPA)200~500mg/d,醋酸甲地孕酮(MA)160~320mg/d,或肌内注射己酸孕酮每周1~3g。但是,用药剂量并非越高越好。研究指出口服MPA 100mg/d与200mg/d有效率相似。对孕激素受体阳性患者,孕激素治疗有效率高达70%,而对于孕激素受体阴性者,孕激素治疗有效率仅为12%。激素受体表达、分化程度和初诊至复发的时间是孕激素疗效的预测指标。尽管高效孕激素对子宫内膜癌有较好的疗效,但长期应用孕激素治疗也会出现耐药现象。有研究通过对子宫内膜增生患者进行孕激素治疗发现,用药3~6个月后靶器官孕激素受体水平下降,从而患者可能会出现对孕激素耐受的现象。

孕激素也用于晚期、复发性或难治性卵巢癌患者的治疗,而且ER及PR的阳性表达可成为选择孕激素治疗的分子标志物。Niwa等对50例FIGO Ⅲ/Ⅳ期卵巢上皮癌患者行肿瘤细胞减灭术,并检测ER和PR,术后1个月开始给予6个疗程化疗。根据患者意愿,22例接受醋酸甲羟孕酮MPA 200mg/d联合化疗,MPA应用2年;28例接受单纯化疗。结果发现联合用药组比单纯化疗组更能延长无进展生存期、总体生存期(P均小于0.05)。

（张　靖　陶卫平）

参 考 文 献

[1] Fisher B,Dignam J,Bryant J,et al.Five versus more than five years of tamoxifen for lymph node-negative breast cancer: updated findings from the National Surgical Adjuvant Breast and Bowel Project B-14 randomized trial[J].J Natl Cancer

Inst,2001,93(9):684-690.

[2] Burdette-Radoux S,Muss HB.A question of duration:do patients with early-stage breast cancer need more than five years of adjuvant endocrine therapy[J].Clin Breast Cancer, 2009,9(Suppl 1):S37-41.

[3] Bross PF,Baird A,Chen G,et al.Fulvestrant in postmenopausal women with advanced breast cancer[J].Clin Cancer Res,2003,9(12):4309-4317.

[4] Dombernowsky P,Smith I,Falkson G,et al.Letrozole,a new oral aromatase inhibitor for advanced breast cancer:double-blind randomized trial showing a dose effect and improved efficacy and tolerability compared with megestrol acetate[J]. J Clin Oncol,1998,16(2):453-461.

[5] Smith IE.Do BIG1-98 and ZOFAST demand a change in guidelines for endocrine therapy[J].Breast Cancer Res, 2009,11(Suppl 3):S18.

[6] Regan MM,Neven P,Giobbie-Hurder A,et al.Assessment of letrozole and tamoxifen alone and in sequence for postmenopausal women with steroid hormone receptor-positive breast cancer:the BIG 1-98 randomised clinical trial at 8.1 years median follow-up[J].Lancet Oncol,2011,12 (12):1101-1108.

[7] Buzdar AU.New generation aromatase inhibitors—from the advanced to the adjuvant setting[J].Breast Cancer Res Treat,2002,75(Suppl 1):S13-S17;discussion S33-35.

[8] Kaufmann M,Bajetta E,Dirix LY,et al.Exemestaneissuperior to megestrol acetate after tamoxifen failure in postmenopausal women with advanced breast cancer:results of a phase Ⅲ randomized double-blind trial.The Exemestane Study Group [J].J Clin Oncol,2000,18(7):1399-1411.

[9] Morales L,Neven P,Paridaens R.Choosing between an aromatase inhibitor and tamoxifen in the adjuvant setting[J]. Curr Opin Oncol,2005,17(6):559-565.

[10] Powles TJ,Hickish T,Kanis JA,et al.Effect of tamoxifen on bone mineral density measured by dual-energy x-ray absorptiometry in healthy premenopausal and postmenopausal women[J].J Clin Oncol,1996,14(1):78-84.

[11] Viale PH.Aromatase inhibitor agents in breast cancer: evolving practices in hormonal therapy treatment[J].Oncol Nurs Forum,2005,32(2):343-353.

[12] Huggins C,Hodges CV.Studies on prostatic cancer The effect of castration,of estrogen and androgen injection on serum phosphatases in metastatic carcinoma of the prostate [J].CA Cancer J Clin,1972,22(4):232-240.

[13] Drewa T,Fritz H,Schroder,et al.Early versus delayed endocrine treatment of T2-T3 pN1-3 M0 prostate cancer without local treatment of the primary tumour:final results of European Organisation for the Research and Treatment of Cancer protocol 30846 after 13 years of follow-up(a randomised controlled trial)[J].Eur Urol,2009,55(5): e82-e83.

[14] Jenkins V,Fallowfield L,Edginton T,et al.Preferences of healthy men for two different endocrine treatment options offered for locally advanced prostate cancer[J].Curr Med Res Opin,2005,21(9):1329-1335.

[15] Nakata S,Furuya Y,Hasumi M,et al.Clinical study on poor PSA response to initial endocrine therapy with MAB or estrogenic drugs for treatment of prostate cancer[J].Nihon Hinyokika Gakkai Zasshi,2007,98(7):803-807.

[16] Schroder FH,Kurth KH,Fossa SD,et al.Earlyversus delayed endocrine treatment of T2-T3 pN1-3 M0 prostate cancer without localtreatment of the primary tumour:final results of European Organisation for the Research and Treatment of Cancer protocol 30846 after 13 years of follow-up(a randomised controlled trial)[J].Eur Urol,2009,55(1):14-22.

[17] Tammela T.Endocrine treatment of prostate cancer[J].J

Steroid Biochem Mol Biol,2004,92(4):287-295.

[18] Tammela TL.Endocrine prevention and treatment of prostate cancer[J].Mol Cell Endocrinol,2012,360(1/2):59-67.

[19] Yuan JQ,Xu T,Zhang XW,et al.Metabolic complications and quality of life inprostate cancer patients after receiving endocrine treatment[J].Zhongguo Yi Xue Ke Xue Yuan Xue Bao,2013,35(1):88-94.

[20] Zietman A.Words of wisdom.Re:Endocrine treatment,with or without radiotherapy,in locally advanced prostate cancer (SPCG-7/SFUO-3):an open randomised phase Ⅲ trial[J]. Eur Urol,2009,55(5):1240.

[21] Denis LJ,Griffiths K.Endocrine treatment in prostate cancer. Semin Surg Oncol,2000,18(1):52-74.

[22] Furuya Y,Akakura K,Tobe T,et al.Prognostic significanceofchanges in prostate-specific antigen in patients with metastasis prostate cancer afterendocrine treatment[J].Int Urol Nephrol,2001,32(4):659-663.

[23] Tanaka N.Clinical usefulness of high sensitive PSA with endocrine treatment in the prostate cancer[J].Nihon Hinyokika Gakkai Zasshi,2002,93(5):602-607.

[24] Kresowik J,Ryan GL,Van Voorhis BJ.Progression of atypical endometrial hyperplasia to adenocarcinoma despite intrauterine progesterone treatment with the levonorgestrel releasing intrauterine system[J].Obstet Gynecol,2008,111 (2 Pt 2):547-549.

[25] Covens AL,Filiaci V,Gersell D,et al.Phase Ⅱ study offulvestrant in recurrent metastatic endometrial carcinoma: a Gynecologic Oncology Group study[J].Gynecol Oncol, 2011,120(2):185-188.

[26] Lentz SS,Brady MF,Major FJ,et al.High-dose megestrol acetate in advanced or recurrent endometrial carcinoma:a Gynecologic Oncology Group Study[J].J Clin Oncol,1996, 14(2):357-361.

[27] Garrett A, Quinn MA.Hormonal therapies and gynaecological cancers[J].Best Pract Res Clin Obstet Gynaecol, 2008, 22 (2):407-421.

[28] Langdon SP, Smyth JF.Hormone therapy for epithelial ovarian cancer[J].Curr Opin Oncol, 2008, 20(5):548-553.

[29] Gompel A, Plu-Bureau G.Ovarian cancer and hormone replacement therapy[J].Lancet, 2007, 370(9591):932.

[30] Greiser CM, Greiser EM, Doren M.Menopausal hormone therapy and risk of ovarian cancer:systematic review and meta-analysis[J].Hum Reprod Update, 2007, 13(5):453-463.

[31] Williams C, Simera I, Bryant A.Tamoxifen for relapse of ovarian cancer[J].Cochrane Database Syst Rev, 2010(3): CD001034.

[32] Ramirez PT, Schmeler KM, Milam MR, et al.Efficacy of letrozole in the treatment of recurrent platinum-and taxane-resistant high-grade cancer of the ovary or peritoneum[J]. Gynecol Oncol, 2008, 110(1):56-59.

第10节 | 内分泌药物的毒副反应及处理

　　虽然内分泌治疗在乳腺癌、前列腺癌、子宫内膜癌等恶性肿瘤的综合治疗中具有重要地位,但其毒副反应亦不容忽视,常是导致内分泌药物停药的一个主要原因。及时发现内分泌药物毒副反应,提前进行干预和对症处理,有利于增加治疗的依从性,切实让患者从既定的内分泌治疗中获益。因此,本节简述了内分泌治疗常见毒副反应的临床表现、机制及治疗方法。

一、潮热

　　潮热是内分泌药物常见的神经系统毒副反应。芳香化酶抑制剂一线解救治疗晚期乳腺癌的较早临床研究发现,阿那曲唑和来曲唑所致潮热发生率与他莫昔芬近似,而依西美坦似乎低于他莫昔芬。随后更大样本量的辅助治疗试验研究提供了更多结果。ATAC试验随访33个月,发现阿那曲唑组和他莫昔芬组潮热发生率分别为34.3%与39.7%($P<0.0001$)。来曲唑的相关研究也显示潮热发生率低于他莫昔芬,分别为20%与24%,但差异无统计学意义。不仅女性患者内分泌治疗可出现潮热并发症,50%~75%的前列腺癌患者接受药物和手术去势后亦出现潮热。虽然潮热不危及生命,但给患者带来不适和痛苦。总之,不论患者接受芳香化酶抑制剂、他莫昔芬及抗雄激素等内分泌治疗,潮热发生率均相对较高,临床需引起足够重视。

【发生机制】

潮热是一种血管舒缩症状,涉及血管扩张和深部体温下降,引起胸部强烈的热感,经常发展至颈部和颜面部。雌激素撤退,而不是循环中绝对的雌激素水平,被认为是潮热的原因,如围绝经期的激素水平变化,导致雌激素对控制体温、睡眠、情绪和激素释放节律的中枢神经区域雌激素受体的刺激减弱有关。在前列腺癌患者中,潮热确切的发生机制不明,通常亦认为与下丘脑的血管运动调节中枢有关,而某些神经递质和激素,包括睾酮水平的变化,能够引起该中枢调节功能的紊乱,引发潮热症状。

【临床表现】

典型症状表现为面部及上半身强烈的潮热感,可伴随有恶心、出汗症状,睡眠中也可发生。症状持续时间从数秒到1小时不等,但大部分小于5分钟。虽然大部分不能明确诱因,部分患者可由于炎热、紧张、身体姿势的改变、热饮等诱发潮热。此种症状在雄激素剥夺治疗过程中一直都会发生,仅有一小部分患者会自行缓解。

【处理措施】

小剂量雌激素(环丙孕酮和甲羟孕酮)可减轻或消除潮红现象,可能与增加内源性内腓肽有关。前列腺癌运用雌激素治疗后约 17%~30% 患者会发生潮热现象,这是出乎意料的现象,因为雌激素本身可用于潮热的治疗。目前认为在雌激素治疗时,热感觉可能与典型的潮热不同,表现为更多的、持续的温热感觉以及出汗,特别是在夜晚。

在更年期的女性中,雌激素替代疗法(联合或不联合孕激素)是用于治疗潮热的最有效方法。然而,雌激素替代治疗是激素受体阳性乳腺癌患者的禁忌,这在 HABITS 研究中已被证实。该研究发现,对于接受激素替代治疗的乳腺癌患者新发乳腺癌时间风险增加。因此,对于接受内分泌治疗的乳腺癌患者可采用其他一些方法用于治疗潮热,包括孕激素,如醋酸甲羟孕酮和甲地孕酮。在一项比较试验中,二者是等效的,均将潮热减少了近 90%。目前在乳腺癌中尚无孕激素治疗安全性的长期随访数据。

雄激素也用于控制乳腺癌患者的潮热症状。例如,脱氢表雄酮是由肾上腺和肝脏产生的内源性雄激素。在一项小样本的队列研究中,绝经乳腺癌患者口服脱氢表雄酮 5 周,将潮热症状减少了约 50%。这项研究由于随访期短,无安慰剂对照,结果的准确性受到限制,但是,研究者发现毒副反应未增加(同基线相比),同时改善了总体生活质量。

去甲肾上腺素和 5-羟色胺是参与体温调节的主要神经递质。选择性 5-羟色胺再摄取抑制剂(SSRIs),如氟西汀、帕罗西汀、文拉法辛、西酞普兰,可以减少伴或不伴乳腺癌的绝经女性潮热频率和严重程度。口干、头痛、恶心、失眠是 SSRIs 治疗的副作用,特别是在高剂量时。虽然西酞普兰抗胆碱能活性较低,但其口干和镇静不良作用比其他 SSRIs 药物更低。一项比较醋酸甲羟孕酮与文拉法辛减少潮热症状的头对头研究显示醋酸甲羟孕酮更有效(79% vs 55%,$P<0.0001$)。然而,应该指出,对于伴有 CYP2D6 基因型的乳腺癌患者,SSRIs 和其他药物如抗抑郁药,经抑制 CYP2D6 活性从

而可能改变他莫昔芬的疗效。因此,在接受他莫昔芬治疗的患者中应注意药物相互作用这一问题。

加巴喷丁是用于控制神经疼痛的药物,也用于减轻乳腺癌患者的潮热症状。在已证实治疗潮热有效的药物中,孕激素、雄激素和加巴喷丁安全性好,耐受良好,而 SSRIs 类药物因为明显的毒副反应受到限制。另外针刺疗法由于能刺激产生内腓肽,已成功地用于血管舒缩症状的治疗。最近的一项报道显示,182 例接受针灸(包括自我针灸)的乳腺癌患者潮热症状得到长期的缓解。部分偏爱中医的患者可选择合适的针灸方法。

二、骨丢失和骨质疏松症

雌激素是骨稳态的关键调节因子,可刺激骨骼生长,抑制骨吸收、骨质减少。正常的绝经所致雌激素缺失促进了骨丢失,他莫昔芬具有组织特异性雌激素激动特性,从而能保护骨质。相反,雌激素剥夺治疗(如芳香化酶抑制剂)常促进绝经后女性骨吸收与骨质疏松,导致骨折发生率增加。五项大型研究结果显示,7.4%~8.1% 的患者接受芳香化酶抑制剂出现骨质疏松,约 6% 的患者接受他莫昔芬治疗后出现骨质疏松;2.4%~11% 的患者接受芳香化酶抑制剂出现骨折,1.2%~7.7% 的患者接受他莫昔芬出现骨折。因此,减少骨吸收是内分泌药物治疗(特别是芳香化酶抑制剂)需要考虑的一个重要问题。

长期以来,女性停经后的骨质疏松症被认为是影响女性健康的一个严重问题。但是,近年研究表明,男性发生骨质疏松症的比例也较高,特别是在性腺功能不全/减退的老年人中,其发生率更高。而且较女性而言,男性似乎更易出现骨质疏松症所致的髋骨骨折并发症。双侧睾丸切除术及 LHRH 类似物的应用均可导致骨质疏松症,可导致每年约 5%~10% 骨矿密度(bone mineral density,BMD)的降低,随之而来的是骨折发生率的明显增高。

【发生机制】

人体的骨骼经常进行重建,是一个动态的器官。骨重塑也称为骨的再生循环,是在同一地点进行骨质的移除和替换。每年有 10% 的骨质代谢重塑,骨骼通过持续的重塑修复自身微损伤,保持结构、荷载和钙的内稳态平衡。成骨细胞和破骨细胞是骨重塑过程中的两种主要细胞,成骨细胞能合成、储存骨基质增加骨重量,而破骨细胞能完成骨的吸收,协调两种细胞的生成与活性,能平衡骨的吸收和形成过程。骨吸收 / 骨形成的比例是波动的,受雌激素、雄激素、甲状旁腺素、降钙素、骨化三醇(活性维生素 D)、生长激素、胰岛素生长因子等众多因素紧密调节。

性激素(雄激素、雌激素)可以影响骨代谢,但其确切机制不明。有研究表明,雄、雌激素都与 BMD 有密切的关系,其中雌激素似乎与之关系更密切,而 BMD 是评价骨质疏松症的关键指标之一。绝经后乳腺癌患者骨质疏松的危险因素包括固有因素和非固有因素,固有因素包括人种(白种人和黄种人患骨质疏松的危险高于黑人)、高龄、绝经和家族史;非固有因素包括低体重、性腺功能低下、吸烟、过度饮酒、饮用过多咖啡、体力活动缺乏、饮食中营养失衡、蛋白质摄入过多或不足、高钠饮食、钙和(或)维生素 D 缺乏(摄入少或阳光照射少)、伴有影响骨代谢的疾病和应用影响骨代谢的药物。

【临床表现】

骨质疏松相关的骨强度下降显著增加了骨质疏松性骨折(脆性骨折)的发生风险,即在受到轻微创伤或日常活动中即可发生骨折,常见的骨折部位有脊柱、髋骨和前臂。骨质疏松性骨折的危害很大,导致患者的病残率和死亡率升高,如发生髋部骨折,1 年之内死于各种并发症者达 20%,约 50% 的生存者致残,生活不能自理,生活质量明显下降。在前列腺癌患者中,骨质疏松症所导致的骨折较其他原因导致的骨折更为常见,其中包括骨转移所致的病理性骨折。与骨折相关的病死率和病残率,特别是髋骨与脊柱的骨折,严重危及患者的生命,影响生活质量,并导致医疗费用大幅上升。

BMD 是骨质量的一个重要标志,反映骨质疏松程度,是预测骨折危险性的重要依据。在临床使用骨密度值时由于不同的骨密度检测仪的绝对值不同,通常使用 T 值判断骨密度是否正常。T 值是一个相对值,正常参考值在 −1 和 +1 之间。依据世界卫生组织推荐的标准,T 值≥−1 属于正常范围,−1~−2.5 属于骨量低下,≤−2.5 为骨质疏松。临床上双能 X 线吸收测定法是测定 BMD 的金标准。

急性停止卵巢功能后循环雌激素水平突然下降,加速骨吸收,最终 BMD 下降。初期 BMD 损失率最高,随着时间的延长 BMD 损伤率减小。对卵巢切除术后患者连续测量 BMD,2 年内脊柱 BMD 丢失了 18%~19%。绝经前女性参与随机临床试验比较戈舍瑞林、戈舍瑞林 / 他莫昔芬、他莫昔芬和安慰剂治疗后骨密度下降率。随访 2 年,戈舍瑞林组全身骨密度下降 5%,戈舍瑞林 / 他莫昔芬治疗组下降 1.4%,他莫昔芬组下降 1.5%,对照组为 0.3%。另外一个随机研究探讨使用唑来磷酸对 BMD 的影响,研究显示每 6 个月使用 4mg 唑来膦酸可维持 BMD。

【处理措施】

防止骨丢失的非药物方法包括力量训练、停止吸烟、限制酒精摄入。对于接受辅助内分泌治疗患者而言,减少骨丢失的药物有钙剂和维生素 D,这已被广泛推荐,虽然尚无足够的循证医学证据。文献已报道,大多数伴有肌肉、骨骼系统症状的乳腺癌患者血清维生素 D 水平较低,而维生素 D 能调节骨母细胞芳香化酶的表达,是维持骨矿质密度必不可少的因子。最近的一项研究结果提示,在健康围绝经期女性中,膳食钙比钙补充剂在维持 BMD 方面更有效,进一步过度补充钙剂是肾结石的一个风险因子。

雌激素因抑制骨吸收而成为预防和治疗女性骨质疏松的一线用药。Eriksson等研究发现,应用雌激素治疗的非转移性前列腺癌,患者的骨密度值无明显改变,表明雌激素对男性骨质有保护作用。雌激素治疗与睾丸切除术对骨及胶原标志物的变化有不同的作用,表明雌激素治疗时骨转化降低。雌激素受体调节剂如雷洛昔芬,可增强雌激素对骨代谢的作用,同时不伴雌激素治疗的相关并发症。文献报道雷洛昔芬显著增加接受抗雄激素治疗的前列腺癌患者骨密度,减低骨吸收标志物。

芳香化酶抑制剂包括非甾体类(阿那曲唑、来曲唑)和甾体类(依西美坦)两类,其治疗可显著提高骨吸收标志物(Ⅰ型胶原氨基末端肽、Ⅰ型胶原羧基末端肽、吡啶啉交联肽)和骨形成标志物(骨性碱性磷酸酶、Ⅰ型前胶原氨基端前肽及骨钙素)的水平。甾体类芳香化酶抑制剂具有独特的雄激素样结构,较非甾体类芳香化酶抑制剂导致的骨丢失少。有研究显示,300例无骨质疏松、激素受体阳性、绝经后早期乳腺癌患者在接受依西美坦治疗后,平均脊柱BMD增加了0.79%,而阿那曲唑治疗后BMD降低了3.72%($P=0.05$)。对于没有骨质疏松且未使用双膦酸盐的绝经后乳腺癌患者,依西美坦组早期骨丢失少于阿那曲唑组($P=0.007$)。另有研究证实,甾体类和非甾体类芳香化酶抑制剂降低雌激素水平和增加骨吸收标志物水平的程度相近,但甾体类依西美坦治疗24周可持续增加血清骨形成标志物、Ⅰ型前胶原氨基端前肽水平,基线校正的0~12周和0~24周Ⅰ型前胶原氨基端前肽水平曲线下面积显著大于阿那曲唑和来曲唑。

双膦酸盐能抑制破骨细胞再吸收,已证明能有效治疗绝经女性骨质疏松,在乳腺癌中亦发挥重要作用。唑来膦酸是一种含氮双膦酸盐类药物,已证明静脉输注能减少转移性乳腺癌患者骨相关事件和肿瘤性高钙血症。

Denosumab 是 RANK-L 受体的抑制剂,能显著抑制破骨细胞活性,在早期前列腺癌中能预防癌症治疗相关的骨质丢失,在晚期疾病中能预防肿瘤转移至骨和骨相关事件。

三、阴道出血与分泌物增加

总体来说,同芳香化酶类药物相比,他莫昔芬所致阴道出血或分泌物增加毒副反应更常见。在 ATAC 临床试验中,阿那曲唑和来曲唑组阴道出血率均显著低于他莫昔芬(5.4% vs 10.2%,$P<0.0001$)。BIG 1-98 临床试验亦有类似的结果,芳香化酶抑制剂与他莫昔芬的阴道出血发生率分别为 3.3% 和 6.6%($P<0.001$)。然而,奥地利乳腺癌和结直肠癌研究组(ABCSG)临床试验 8/瑞宁得 - 他莫昔芬(ARNO)95 临床试验联合分析并未发现阴道出血,分泌物增加总发生率在阿那曲唑和他莫昔芬组之间有显著差异(18% vs 17%)。在 IES 研究中,接受他莫昔芬治疗的患者阴道出血发生率高于甾体类芳香化酶药物(依西美坦)(5.5% vs 4%,$P=0.05$)。MA.17 研究试验发现接受安慰剂治疗患者阴道出血比接受来曲唑治疗更常见(8% vs 6%,$P=0.005$),提示芳香化酶抑制了子宫内膜的增殖。

【发生机制】

他莫昔芬具有弱雌激素作用,可引起子宫内膜增生,甚至导致子宫息肉、子宫内膜癌。子宫内膜的这些改变均可导致阴道出血。阴道分泌物增加通常认为由健康的阴道乳酸杆菌的过度繁殖所致,而绝经后雌激素缺乏、阴道萎缩与阴道碱度增加均可促进乳酸杆菌生长。

【临床表现】

阴道出血不仅影响生活质量,也是绝经后子宫内膜增生或肿瘤的一个可能的征象,并且需要尽快进一步检查。国内一些大规模临床随机试验发现他莫昔芬

10

组发生子宫内膜癌是对照组的 4.5 倍。不仅如此,相关实验研究也证明了他莫昔芬对子宫内膜的增生性作用以及可能的促肿瘤作用。在 ATAC 试验中,同阿那曲唑组相比,他莫昔芬组出现更多的治疗相关性子宫内膜癌,这与子宫切除率显著增加相关(5% vs 1%,$P<0.0001$)。

阴道分泌物增加也是影响生活质量的另一因素。一般在接受他莫昔芬的患者中更常见。在 ATAC 研究中,他莫昔芬组阴道分泌物增加(13.2% vs 3.5%,$P<0.0001$)和合并阴道念珠菌病(4% vs 1%,$P<0.0001$)的患者明显多于阿那曲唑。IES 研究中,同依西美坦组相比,他莫昔芬组有更多的患者因阴道分泌物增加而生活质量受影响(17.1% vs 7.6%,$P<0.001$),虽然其他内分泌症状并未出现显著差别。

【处理措施】

定期监测子宫内膜是较为有效预防和发现子宫病变的方法。常用的方法有经阴道 B 超检查及诊断性刮宫。阴道超声经济、方便、无创并能较清晰地显示子宫内膜,可准确测量子宫内膜厚度。一般绝经后女性以子宫内膜厚度大于或等于 8mm 为诊断子宫内膜增厚的标准。分段诊刮行子宫内膜病理检查是传统的检查方法,准确率比较高。但因子宫内膜癌总的发病率不高,让多数患者承受比较痛苦的分段诊刮术是不值得的,而且分段诊刮属盲刮,并且有出血、感染甚至子宫穿孔的危险,故适用于不具备条件或不适合做宫腔镜的情况。

据报道,他莫昔芬治疗 3 个月便可导致子宫异常(子宫内膜囊肿、息肉,原有的子宫肌瘤增大),而芳香化酶类药物可诱导子宫萎缩甚至可能减少之前由他莫昔芬治疗引起的子宫异常。因此,服用他莫昔芬的患者出现阴道出血和子宫内膜异常变化可从转化到芳香化酶抑制剂中获益。

鉴于阴道分泌物增加与乳酸杆菌过度繁殖及阴道

环境改变有关,可应用抗生素、抗真菌药物来治疗,避免使用过多的冲洗产品。然而,高复发性感染率并不少见,过度使用抗生素或抗真菌药物可导致耐药。维持阴道正常的酸性 pH 值的方法一般可避免感染。

伴阴道出血或分泌物的患者需根据病史、实验室检查和症状的严重程度给予个体化治疗。

四、关节痛

大量研究一致显示芳香化酶抑制剂较他莫昔芬具有更确切的疗效和更好的耐受性。然而,接受芳香化酶抑制剂治疗后,新出现或者原有关节症状加重的发生率高达 61%,此外,关节痛发生率比他莫昔芬高 2%~8%。关节痛已成为芳香化酶抑制剂治疗中断的重要原因之一。

【发生机制】

关节痛在一般人群中是一种常见的主诉症状,与疾病及治疗等多个因素相关,包括骨关节炎、自身免疫性疾病、感染性疾病、化疗和其他药物治疗。既往化疗和高龄是乳腺癌患者出现关节疼痛的两个主要诱发因素。在芳香化酶抑制剂治疗期间出现的肌肉骨骼症状如关节痛至少部分与骨质丢失相关。雌激素缺乏可能是关节疼痛敏感性增加的一个因素,因为已知雌激素是中枢神经系统伤害性冲动传入的调节剂。

【临床表现】

最常发生的症状包括晨僵和手、膝、髋、踝、肩关节的疼痛,这严重影响患者的生活质量。Mao 等对接受芳香化酶抑制剂治疗的绝经后乳腺癌患者的调查发现,最常发生疼痛的关节依次为腕 / 手关节(60.4%)、膝关节(59.7%)、后背(54%)、踝 / 足关节(51.8%)和髋关节(42.5%)。而另一项 92 例早期绝经后乳腺癌患者接受芳香化酶抑制剂辅助治疗的前瞻性研究表明,32% 的患者新发或原有关节痛加重,最常受累的关节包括膝关节(70%)、腕关节(70%)和手的一些小关节(63%)。

此外,在一项 25 例患者的小样本前瞻性研究中,15 例患者在接受治疗的最初 12 个月出现关节痛症状,13 例患者由于骨骼肌系统症状而导致治疗中断。

内分泌治疗的临床研究缺乏统一的骨疾病诊断标准,因而阻碍了对关节痛和其他肌肉骨骼毒副反应的评估。所以,为了更好地定义这些不良事件,已开始应用生活质量来评估骨相关事件,同时也能提供更多的客观指标,如维生素 D 的代谢水平、炎症和风湿性标志物。此外,区分关节痛与关节炎(后者的特点有肿胀、滑膜炎和 C 反应蛋白升高)在选择合理的治疗方法较为重要。

【处理措施】

目前,关节痛和关节炎的治疗方法有许多相同之处。一些非药物和药物方法可用于治疗关节痛,然而尚无一种方法能完全满意地控制关节痛。非药物治疗方法包括减轻体重、阻力运动、物理治疗或职业治疗以及靶区热疗。在药物治疗方法中,非甾体类抗炎药(NSAIDs)和环氧化酶 -2(COX-2)抑制剂有潜在的并发症,因为长期使用对胃肠道、心、肾具有毒性;麻醉性镇痛药有掩盖关节病变进展的缺点;尚未证明氨基葡萄糖治疗关节疼痛是有效的。常规的治疗药物如辣椒素和水杨酸甲酯,姑息性临时治疗关节痛效果好。其他的正在探索的治疗方法包括补充维生素 D,与维持 BMD 的方法有相似之处。然而没有证据表明用于预防骨质疏松症的双膦酸盐可减轻关节痛症状。睡眠障碍(经常伴关节痛)的治疗方法或许可以减少关节痛症状,然而尚无此方面的研究报道。当药物不能控制严重关节痛时,可考虑让患者从芳香化酶抑制剂内分泌治疗转化到其他类药物,如他莫昔芬,但无临床研究提及从芳香化酶抑制剂转换到他莫昔芬后关节痛症状明显缓解。

虽然一些抑制骨丢失的药物能改善关节痛症状,但需要更多的前瞻性研究来探索关节痛的最佳治疗。

五、阴道干燥与性功能障碍

乳腺癌的内分泌治疗往往与性生活质量降低有关。在 ATAC 与 MA.17 研究中发现,同他莫昔芬组相比,阴道干燥在芳香化酶抑制剂治疗组更常见。对于雄激素剥夺治疗的前列腺癌患者而言,性功能障碍是一个主要的副作用,严重影响患者的生活质量。这些症状虽不会危及生命,但影响性功能,降低生活质量,在性活跃的患者中成为持续应用芳香化酶抑制剂及抗雄激素治疗的一个障碍。

【发生机制】

阴道干燥是绝经女性常见的一个主诉症状,与雌激素水平较低相关。同样,内分泌治疗使得雌激素水平锐减,也可导致阴道干燥、瘙痒及性交疼痛。睾酮在性功能方面的作用非常复杂,至今未完全阐明。有研究表明,睾酮在中枢性和周围性的性功能控制方面均发挥作用。雄激素剥夺治疗使得睾酮水平下降,进而导致阳痿等性功能障碍的发生。

【临床表现】

雌激素减少和阴道干燥与两个性功能问题相关(性交疼痛和性欲减退)。ATAC 研究发现,这两个问题在阿那曲唑组中发生率更高。MA.17 研究中,同安慰剂相比,问卷中来曲唑组中性生活质量明显下降。IES 研究也报道了性交疼痛、性欲减退,但二者发生率在芳香化酶抑制剂组与他莫昔芬组无显著性差异。阴道干燥及性功能障碍等症状常见于绝经女性。在评估绝经后内分泌辅助治疗的临床研究中,药物应用之前的常见基线症状包括阴道干燥(≤40%),性欲下降(≤50%)。因此,阴道或外阴症状和性问题常与年龄和绝经相关。但是,他莫昔芬,特别是芳香化酶抑制剂,均可导致这些症状。

【处理措施】

可采用以水为基础的润滑剂和保湿剂来治疗阴道

干燥、性交疼痛。如果不适合应用雌激素,萎缩状态的阴道上皮将不可能逆转。有报道应用阴道雌激素软膏(每周2~3次)或局部可释放小剂量雌激素的阴道环和栓剂具有较好的疗效。安慰剂对照的MA.17临床研究(5年他莫昔芬内分泌治疗后继续采应用来曲唑的辅助治疗)允许采用局部治疗,并且不影响疗效。然而,这些阴道雌激素制剂全身微量吸收的假想使得此种疗法受到了挑战。在一项服用芳香化酶抑制剂的乳腺癌患者中,允许采用雌二醇阴道片剂,结果发现全身雌激素水平显著升高,至少在短期内(2~4周)升高,因此,研究者认为这些制剂应禁用于激素受体阳性乳腺癌。对接受芳香化酶抑制剂治疗的患者是否行阴道雌激素治疗,需要等待随机临床研究的结果。

为克服阴道润滑剂潜在的不足之处,已有研究探索联合盆底肌肉松弛(预防阴道痉挛)、阴道保湿剂(减轻阴道干燥)和橄榄油(性交过程中起润滑作用)方法来减轻阴道干燥,提高性功能。前瞻性研究将采用包括性功能验证方法、生活治疗和情绪预后的自我问卷来评估这种联合干预方法的效果。

药物方法也可用来恢复性欲,虽然这方面的研究在乳腺癌中少见。透皮睾酮已显示增加了手术所致绝经或健康绝经前女性人群的性欲。由于情绪对性生活有影响,因而抗抑郁药也被用于增强性欲。同安慰剂相比,文拉法辛至少在一项研究中提高了乳癌幸存者的性欲。然而,许多研究指出,文拉法辛与其他抗抑郁药(尤其是SSRIs)也与性功能功能障碍相关。因为接受辅助内分泌治疗的乳腺癌患者性功能障碍问题可能被低估,因此患者和医师的良好沟通是解决这些问题的重要方法之一。此外,对于前列腺癌患者而言,有必要让妻子知晓患者虽然睾酮水平下降,但性功能只是减弱了,并未消除,需在性生活中相互配合。将前列腺素E注入阴茎海绵体是维持勃起较为有效的方法。

六、认知功能障碍

对于接受辅助治疗的乳腺癌患者而言,绝大多数关于认知功能障碍的研究集中在化疗方面。一项回顾性横断面研究比较了接受化疗的乳腺癌幸存者与健康女性及仅接受局部治疗的患者(如手术或放疗)的认知功能,发现接受化疗的患者在信息处理速度、运动功能、语言、视觉记忆、执行功能、注意力集中、言语和视觉空间技能等方面均受损。在一项前瞻性纵向设计的临床研究中,同健康对照组相比,接受辅助内分泌治疗的乳腺癌患者认知功能明显下降(18% vs 11%),主要表现在记忆和注意力下降;同基线已处于绝经的患者相比,治疗相关性绝经患者更易出现认知障碍,虽然差异无统计学意义(P=0.084)。然而在这项研究中,大多数患者认知功能并不受辅助化疗影响。另有报道发现,同标准剂量化疗相比,高剂量化疗导致认知功能障碍增加了3倍。同化疗相比,辅助内分泌治疗对乳腺癌患者认知功能的影响较少被关注。Green等研究表明,雄激素剥夺治疗6个月对前列腺癌患者的记忆力、注意力及行为能力均有损害。但是最近Salminen等研究得出了相反的结论,与健康对照组相比,雄激素剥夺治疗12个月后前列腺癌患者的认知能力并没有缺失或下降。作者还指出短期雄激素剥夺治疗对认知能力并没有损害,而且对患者进行治疗方面的教育是有帮助的。

【发生机制】

全身治疗所致认知功能受损的潜在机制仍不清楚。化疗药物的细胞毒性和抑制细胞生长的作用对中枢神经系统以及机体其他部分脏器组织均有影响。雌激素缺乏是另一个机制,这在化疗和芳香化酶抑制剂治疗后较为常见。高剂量化疗对卵巢功能有不可逆作用,可导致过早绝经,一般标准剂量化疗所致的损害是可逆的。由于认知功能下降与正常绝经相关,因此,为了能解释辅助治疗对认知功能的影响,年龄相匹配的健康对照者是必需的。应用正电子发射计算机断层扫描(PET)和磁共振成像检查发现,同健康绝经女性相比,接受他莫昔芬治疗的乳腺癌患者在额叶下面和背外侧显示低代谢,海马体积更小,伴更低的言语记忆评分。相反,质子磁共振波谱检查显示他莫昔芬对老年乳腺癌幸存者的神经功能可能具有保护作用。

【临床表现】

在一项乳腺癌幸存者的回顾性研究中,研究人员发现同仅接受化疗或仅接受外科手术治疗相比,接受化疗和他莫昔芬治疗的乳腺癌幸存者认知功能下降,特别是在言语学习、视觉空间功能、视觉记忆方面。然而,其他研究报道认知功能与是否使用他莫昔芬无关。在 ATAC 亚组研究中,与健康对照组相比,接受阿那曲唑或他莫昔芬的患者出现了口头记忆和处理速度障碍。一项前瞻性纵向研究结果显示,同基线相比,乳腺癌患者接受单次或多次非化疗的辅助治疗(内分泌、放疗与曲妥珠单抗)出现认知功能,主要是记忆力和注意力明显下降。需要注意的是,随着时间延长,认知检测结果可以改善。

方法学问题使得解释上面的研究结果较为困难。虽然大多数研究属于横断面或回顾性设计,治疗相关性的认知功能下降主要是在前瞻性纵向研究基线和随访阶段中评估。目前尚无标准的神经心理学评估标准,已有的评估手段仍然属于自我认知功能评估的方法。最能一致预测神经心理状态的主要因素有年龄、智力和教育,慢性健康问题和绝经状态是次要的预测因素。区分认知功能障碍是由内分泌还是化疗所致较为困难,因为很少有乳腺癌患者仅接受单一治疗,几乎没有患者不接受任何治疗。其他的混杂因素包括手术的认知后遗症和癌症诱导的紧张和抑郁对认知的影响。几项大型预防研究已在罹患乳腺癌的高危人群中随机接受阿那曲唑与安慰剂，或者依西美坦与安慰剂进行比较，持续 5 年检测认知功能为评估芳香化酶抑制剂的认知功能提供了一个较好的时间窗。因为这些研究中健康女性之前未接受手术、放疗或化疗。芳香化酶抑制剂治疗相关的认知下降也许是预防性应用芳香化酶抑制剂的禁忌。

【处理措施】

对于乳腺癌患者出现的认知功能下降的治疗研究甚少。治疗建议之一是重组人促红细胞生成素（rhEPO），rhEPO 主要用于化疗和放疗所致相关性贫血。虽然对于严重贫血的标准治疗是输血，EPO 是一种可有效规避输血相关风险的治疗手段。报道称 EPO 对生活质量和认知功能是有益的。认知功能与中枢神经系统中 EPO 及其受体水平一致。在接受为期 12 周的蒽环类为基础的化疗患者中，同安慰剂相比，随机接受 EPO 组平均血红蛋白水平更高，具有更好的执行控制能力，以及疲乏发生率下降；但在第 6 个月时组间差异不明显。尚无他莫昔芬联合 EPO 的报道。当血红蛋白高于 12g/dl 时应用 EPO 将增加血栓事情风险。血红蛋白水平较高时，EPO 治疗是静脉血栓形成的一个风险。对于接受雄激素剥夺治疗患者如出现认知能力障碍并发症，需同患者解释这些并发症是短暂的，若症状十分严重，可考虑向精神病专家咨询，以及采取相应的治疗方法。

七、心血管不良事件

虽然大多数芳香化酶抑制剂临床试验表明这类药物疗效、耐受性均优于他莫昔芬，他莫昔芬仍然是乳腺癌内分泌治疗重要的组成部分之一。芳香化酶抑制剂作用机制为在绝经患者中抑制雄激素转换为雌激素，这与他莫昔芬的作用机制不同。由于他莫昔芬具有部分激动雌激素受体的特性，使得其可以降低心血管事件风险，如降低总胆固醇水平，而芳香化酶抑制剂并无此方面的作用。同他莫昔芬相比,长期应用芳香化酶抑制剂明显增加心血管毒副反应。两项一线芳香化酶抑制剂对比他莫昔芬研究的综合分析表明,前者显著增加了心血管不良事件(优势比 OR=1.30,95% CI:1.06~1.61,P=0.01)。评估转换研究与一线他莫昔芬的研究综合分析显示,芳香化酶抑制剂与心血管不良事件并无统计学相关性(优势比 OR=1.15,95% CI:0.93~1.41,P=0.20)。然而,同他莫昔芬相比,长期应用芳香化酶抑制剂明显减少静脉血栓风险。三项研究的汇总分析表明,芳香化酶抑制剂血栓风险较他莫昔芬减少了 45%(OR=0.55,95% CI:0.46~0.64,P<0.001)。来自欧洲的研究表明,联合雄激素阻断与磷酸聚雌二醇治疗导致的心血管死亡率无差异,后者仅中度增加非致死性心血管事件的发生。与睾丸切除相比,在开始治疗的 2 年内,磷酸聚雌二醇组发生的心血管系统死亡率为 6%,去势组为 2.3%。

【发生机制】

胆固醇、甘油三酯和低密度脂蛋白升高,以及高密度脂蛋白降低都是发生心血管疾病的危险因素。研究显示,他莫昔芬能够降低低密度脂蛋白和总胆固醇水平,但增加脑卒中和静脉血栓的风险。2009 年 SABCS 会议上,ALEX 试验 4 探索了阿那曲唑、来曲唑和依西美坦对脂质代谢的影响,结果表明血脂升高是心血管疾病的主要风险。甾体和非甾体芳香化酶抑制剂对血脂的影响不同,依西美坦对血脂的负面影响将会升高心血管疾病风险。口服大剂量雌激素将与肝脏的雌激素受体相结合,诱导肝脏的代谢发生变化,包括增加凝血因子和减少抗凝血酶。此外,还发现雌激素治疗会改变肾素 - 血管紧张素系统,增加性激素和皮质激素结合球蛋白以及血小板功能,这些变化会诱发心肌梗死、脑卒中和静脉血栓的形成。与肾素 - 血管紧张素系统改变有关的体液潴留会导致水肿、高血压和心肌失代偿。同时也发现,对于接受口服内分泌治疗药物的患者,GnRH 类似物可能延长 QT 间期,促进心律失常,进而增加心源性疾病发病率和死亡率。

【临床表现】

他莫昔芬与血栓事件增加明显相关。在 BIG1-98 研究中,同他莫昔芬相比,芳香化酶抑制剂来曲唑的血栓事件显著减少($P<0.0001$)。ATAC 及 ABCSG-8/ARNO 95、IES 研究中亦观察到类似的现象。相反,芳香化酶抑制剂显著增加了心脏不良事件,而他莫昔芬具有心脏保护效应。ATAC 研究中,阿那曲唑并未显著增加缺血性心血管事件。IES 研究中,依西美坦将心肌梗死风险增加了 2.5 倍,但差异无统计学意义。虽然 BIG1-98 研究 3~5 级心血管事件总发生率在来曲唑和他莫昔芬组相似,但是,3~5 级心脏毒副反应在来曲唑组更常见($P=0.0003$),伴轻度增高的心源性死亡事件。然而,在 MA.17 研究中,同安慰剂相比,来曲唑并未显著增加心血管事件。在绝经女性中,心血管发病率进行性增加,雌激素缺乏在这个过程中发挥了重要作用。为了准确评估芳香化酶的心脏毒性,年龄匹配的人群对照研究是必需的。

前列腺癌内分泌治疗与心血管疾病之间的相关性最可靠的证据来自 Keating 等的研究。该研究在 SEER 数据库中共选取 73196 例患者,其中 36.3% 的患者接受过抗雄激素治疗,6.9% 患者接受睾丸切除术治疗,平均年龄 74.2 岁,中位观察期 4.55 年。Cox 回归分析表明,口服内分泌治疗显著增加了糖尿病(HR=1.44,$P<0.001$)、冠心病(HR=1.16,$P<0.001$)、心肌梗死(HR=1.11,$P<0.03$)和心源性猝死(HR=1.16,$P<0.004$)的风险;睾丸切除术明显增加糖尿病风险(HR=1.34,$P<0.001$)。

【处理措施】

推荐以下方法用于降低心血管并发症风险。定期监测和评估心血管风险是接受内分泌治疗全程管理的一个重要组成部分,如监测患者的血压、血脂等指标,出现异常时及时与心血管专业医生沟通,处理相关症状。强调改变生活方式,例如戒烟、锻炼饮食控制,控制体重和增加体力活动水平有利于降低心血管疾病风险,必要时应用他汀类药物、β受体阻滞剂和(或)血管紧张素转换酶抑制剂、磺脲类和二甲双胍控制高脂血症、高血压及糖尿病。预防性的应用抗凝剂阿司匹林可以减少雌激素治疗所导致的心血管系统并发症,临床上也有应用华法林预防静脉血栓复发的报道。

八、中医在治疗内分泌药物毒副反应中的作用

乳腺癌患者在服用各种内分泌药物后常出现颜面潮红、烘热汗出、疲倦乏力、头痛头晕、经带异常、骨质疏松、消化道不适等症状,属于中医学"百合病""脏躁""郁症""不寐""断经前后诸症"的范畴。中医分症论治在处理乳腺癌内分泌治疗毒副反应具有独特的疗效,具体如下。

1. **肝肾阴虚** 治宜滋补肝肾。乳腺癌患者经内分泌治疗后常出现腰膝酸痛、眩晕耳鸣、潮热汗出、记忆力衰退、失眠多梦、舌红少津、脉细数等肝肾阴虚症状,临证可用六味地黄丸、知柏地黄丸、滋水清肝饮等滋补肝肾类方药加减运用。李铁等应用知柏地黄丸配合他莫昔芬治疗乳腺癌,结果表明知柏地黄丸能够改善腰膝酸软、疲乏、潮热汗出、失眠及情绪异常等毒副作用,提高生活质量,无明显毒副反应,且加用知柏地黄丸治疗对乳腺癌患者雌激素水平无明显影响,不影响他莫昔芬疗效。陈艳等用滋水清肝饮配合他莫昔芬治疗乳腺癌,结果表明滋水清肝饮能改善他莫昔芬治疗出现的潮热、多汗、心悸、失眠等副反应,其中潮热多汗症状的改善尤为明显。

2. **肝郁气滞** 治宜疏肝解郁。部分患者治疗后则出现诸如心烦易怒、胸中烦热、夜寐不宁、眩晕耳鸣、

目睛干涩、舌红苔薄黄、脉弦数等肝郁气滞症状,临证可用逍遥散、丹栀逍遥散等疏肝解郁类方药加减运用。孙红等用中药舒肝凉血方(由柴胡、牡丹皮、白薇、白芍、五味子等构成)治疗他莫昔芬所致潮热,结果表明舒肝凉血方可显著减轻患者的潮热症状,并能提高睡眠质量。张小玲用逍遥散加味缓解乳腺癌内分泌治疗(他莫昔芬或阿那曲唑)所出现的毒副反应,结果表明乳腺癌内分泌治疗的毒副反应(潮热出汗、关节痛、疲乏、抑郁、骨质疏松、心悸、失眠、阴道干涩)临床缓解率92.86%。张传雷等用丹栀逍遥散合二至丸加减联合他莫昔芬治疗乳腺癌,结果发现丹栀逍遥散合二至丸可明显改善潮热汗出、失眠、疲乏及情绪异常等他莫昔芬的毒副反应,提高患者生活质量。

3. **脾虚湿阻** 治宜健脾化湿。部分乳腺癌患者内分泌治疗后出现恶心呕吐,属于脾虚湿阻证,临证可用四君子汤等健脾化湿类方药加减。邹银水等用黄连党参汤(由黄连、党参、法夏、瓜蒌、白术、淫羊藿等组成)配合来曲唑治疗Ⅱ期乳腺癌,结果表明黄连党参汤能明显减轻来曲唑的恶心、肌肉关节痛、体重增加等毒副反应。

4. **冲任失调** 治宜调摄冲任。乳腺癌患者在内分泌治疗过程中也常会出现月经不调、腰膝酸软或冷痛、不同程度的潮热汗出或乍寒乍热,伴或不伴头晕乏力、皮肤瘙痒等不适。此类患者舌质淡,苔薄白或薄黄,脉沉细或沉弱,属于中医冲任失调证,临证可用二仙汤等调摄冲任的方药加减应用。张瑶等采用二仙汤加减联合他莫昔芬治疗乳腺癌术后患者,结果发现二仙汤缓解他莫昔芬治疗后的潮热、汗出、心烦等类更年期综合征的有效率达93.7%。张晓丽等用旱莲草汤(由旱莲草、女贞子、益母草、仙茅、淫羊藿等组成)治疗乳腺癌内分泌治疗毒副反应,结果发现总有效率达92%。

5. **针灸治疗** 目前,针灸在乳腺癌治疗中的应用还没有得到很多临床医生的重视。2008年,美国底特律的亨利福特医院放射肿瘤学部放射肿瘤学家 Eleanor M.Walker 在第 50 届美国放射学治疗和肿瘤学协会年会上公布了他们的研究结果:针灸可以长期有效地控制由乳腺癌内分泌治疗所致的潮热、盗汗及多汗(血管舒缩症状),且无副作用。研究招募 47 例服用他莫昔芬或阿那曲唑的女性,这些患者每周至少有 14 次阵发性潮热,将其分成两组,疗程 12 周,24 例接受针灸,23 例服用抗抑郁药怡诺思。结果表明,针灸治疗和怡诺思治疗都可以缓解患者的潮热症状,但怡诺思在治疗期间有明显的副作用,如性欲减退、失眠、眩晕、恶心等,而针灸无副作用,且部分患者反应活力增加、思维清晰、有性要求等,对患者的健康更有益。

九、雄激素剥夺治疗的其他毒副反应

1. 贫血 前列腺癌患者的贫血一般为正细胞正色素性贫血。雄激素能够促进红细胞生成素的产生从而刺激红细胞的生成,手术去势或药物去势均可导致体内雄激素水平下降而致贫血的发生。Strum 等分析联合雄激素阻断治疗患者的贫血发生率及严重性,结果发现有高达 90% 的患者血红蛋白至少降低 10%,其中有 13% 的患者血红蛋白下降程度达到或超过 25%,而且在开始雄激素剥夺治疗后的 1 个月即可见到血红蛋白含量的下降。对于此类贫血的治疗,rhEPO 有很好的疗效。对于药物去势患者,停止抗雄激素治疗也会使患者血红蛋白和血细胞比容逐渐恢复。

2. 肌肉减少 肌肉减少是指肌肉重量的减少和力量强度的减弱,可导致患者独立活动能力的减弱、生活自理能力的下降甚至家庭护理需求的增加。许多研究表明,雄激素剥夺治疗的前列腺癌患者的肌肉减少相对于其他老年人是加速的。其发生原因是多方面的,一般认为与合成代谢的激素(如睾酮、生长激素、雄激素等)体内水平的降低及细胞因子(如白介素 -1β、肿瘤坏死因子 α、白介素 -6 等)持续增高都有一定的关系。

一项研究纳入了 79 例患者,结果显示,1 年的内分泌治疗导致 1.8% 患者体重增加,11% 患者脂肪增加,3.8% 患者肌肉质量下降。目前尚缺乏预防和治疗肌肉减少并发症的经验。

3. 男性乳房发育 此症对于雄激素剥夺治疗的前列腺癌患者而言,有时可引起疼痛及心理方面的不适或障碍,并因此可能导致治疗的中断。男性乳房发育常发生于雄激素剥夺治疗所导致的雄激素比例失调时,在雄激素剥夺治疗的第 1 年是可逆的,但是 1 年后,随着乳房内部玻璃样变性及纤维化的发生,则变为不可逆。在使用雌激素治疗的前列腺癌患者中其发生率约为 40%~80%,抗雄激素治疗发生率次之,约为 40%~70%,在 LHRH 类似物及联合雄激素阻断治疗中约为 13%。理论上说,非甾体类抗雄激素治疗引起的男性乳房女性化可用芳香化酶抑制剂治疗,但芳香化酶被抑制后,可能会影响抗肿瘤效果,因此实际应用较少。近来也有报道雌激素受体拮抗剂他莫昔芬用于乳房增大、疼痛的治疗。内分泌治疗前的放疗(外照射)可使乳房对雌激素不敏感,从而预防男性乳房女性化的发生。照射要局限于乳晕,剂量 15~20Gy,照射处皮肤痒和轻度皮疹是主要副反应。有时为解决令人尴尬的乳房和满足患者对现代生活质量的要求,手术治疗也是有效的方法。

4. 精神抑郁 随着年龄的增长及睾酮水平的降低,抑郁症的发生率也逐渐增高。但是抑郁与雄激素之间的关系并未完全阐明。有学者在研究性腺功能不全患者中发现,给予睾酮替代治疗后,以患者的自我评价为标准,心情明显好转。但是也有研究认为,抑郁患者睾酮的水平与对照组相比无显著性差异。抑郁症与雄激素剥夺治疗的关系尚需进一步深入研究。

（张　靖）

参 考 文 献

[1] Howell A,Cuzick J,Baum M,et al.Results of the ATAC（Arimidex,Tamoxifen,Alone or in Combination）trial after completion of 5 years' adjuvant treatment for breast cancer[J].Lancet,2005,365（9453）:60-62.

[2] Thurlimann B,Keshaviah A,Coates AS,et al.A comparison of letrozole and tamoxifen in postmenopausal women with early breast cancer[J].N Engl J Med,2005,353（26）:2747-2757.

[3] Coombes RC,Hall E,Gibson LJ,et al.A randomized trial of exemestane after two to three years of tamoxifen therapy in postmenopausal women with primary breast cancer[J].N Engl J Med,2004,350（11）:1081-1092.

[4] Jakesz R,Jonat W,Gnant M,et al.Switching of postmenopausal women with endocrine responsive early breast cancer to anastrozole after 2 years' adjuvant tamoxifen:combined results of ABCSG trial 8 and ARNO 95 trial[J].Lancet,2005,366（9484）:455-462.

[5] Boccardo F,Rubagotti A,Puntoni M,et al.Switching to anastrozole versus continued tamoxifen treatment of early breast cancer:preliminary results of the Italian Tamoxifen Anastrozole Trial[J].J Clin Oncol,2005,23（22）:5138-5147.

[6] Gnant M,Pfeiler G,Stoger H,et al.The predictive impact of body mass index on the efficacy of extended adjuvant endocrine treatment with anastrozole in postmenopausal patients with breast cancer:an analysis of the randomised ABCSG-6a trial[J].Br J Cancer,2013,109（3）:589-596.

[7] Whelan TJ,Pritchard KI.Managing patients on endocrine therapy:focus on quality-of-life issues[J].Clin Cancer Res,2006,12（3 Pt 2）:1056s-1060s.

[8] Partridge AH.Non-adherence to endocrine therapy for breast cancer[J].Ann oncol,2006,17（2）:183-184.

[9] Fallowfield L, Atkins L, Catt S, et al. Patients' preference for administration of endocrine treatments by injection or tablets: results from a study of women with breast cancer[J]. Ann Oncol, 2006, 17 (2): 205-210.

[10] Atkins L, Fallowfield L. Intentional and non-intentional non-adherence to medication amongst breast cancer patients[J]. Eur J Cancer, 2006, 42 (14): 2271-2276.

[11] Lash TL, Fox MP, Westrup JL, et al. Adherence to tamoxifen over the five-year course. Breast Cancer Res Treat, 2006, 99 (2): 215-220.

[12] Wasan KM, Goss PE, Pritchard PH, et al. The influence of letrozole on serum lipid concentrations in postmenopausal women with primary breast cancer who have completed 5 years of adjuvant tamoxifen[J]. Ann Oncol, 2005, 16 (5): 707-715.

[13] Sloan JA, Frost MH, Berzon R, et al. The clinical significance of quality of life assessments in oncology: a summary for clinicians[J]. Support Care Cancer, 2006, 14 (10): 988-998.

[14] Fallowfield L, Cella D, Cuzick J, et al. Quality of life of postmenopausal women in the Arimidex, Tamoxifen, Alone or in Combination(ATAC) Adjuvant Breast Cancer Trial[J]. J Clin Oncol, 2004, 22 (21): 4261-4271.

[15] Cella D, Fallowfield L, Barker P, et al. Quality of life of postmenopausal women in the ATAC ("Arimidex", tamoxifen, alone or in combination) trial after completion of 5 years' adjuvant treatment for early breast cancer[J]. Breast Cancer Res Treat, 2006, 100 (3): 273-284.

[16] Fallowfield LJ, Bliss JM, Porter LS, et al. Quality of life in the intergroup exemestane study: a randomized trial of exemestane versus continued tamoxifen after 2 to 3 years of tamoxifen in postmenopausal women with primary breast cancer[J]. J Clin Oncol, 2006, 24 (6): 910-917.

[17] Viale PH. Aromatase inhibitor agents in breast cancer:

evolving practices in hormonal therapy treatment[J].Oncol Nurs Forum,2005,32(2):343-353.

[18] Brufsky A.Management of cancer-treatment-induced bone loss in postmenopausal women undergoing adjuvant breast cancer therapy:a Z-FAST update[J].Semin Oncol,2006, 33(2 Suppl 7):S13-S17.

[19] Harrington L,Schneider JI.Atraumatic joint and limb pain in the elderly[J].Emerg Med Clin North Am,2006,24(2): 389-412.

[20] Sarzi-Puttini P,Atzeni F,Capsoni F,et al.Drug-induced lupus erythematosus[J].Autoimmunity,2005,38(7):507-518.

[21] Abu-Khalaf MM,Windsor S,Ebisu K,et al.Five-year update of an expanded phase II study of dose-dense and -intense doxorubicin,paclitaxel and cyclophosphamide(ATC)in high-risk breast cancer[J].Oncology,2005,69(5):372-383.

[22] Mom CH,Buijs C,Willemse PH,et al.Hot flushes in breast cancer patients[J].Crit Rev Oncol Hematol,2006,57(1): 63-77.

[23] Wymenga AN,Sleijfer DT.Management of hot flushes in breast cancer patients[J].Acta oncol,2002,41(3):269-275.

[24] Goldstat R,Briganti E,Tran J,et al.Transdermal testosterone therapy improves well being,mood,and sexual function in premenopausal women[J].Menopause,2003,10(5):390-398.

[25] Jansen CE,Miaskowski C,Dodd M,et al.Chemotherapy-induced cognitive impairment in women with breast cancer: a critique of the literature[J].Oncol Nurs Forum,2005,32 (2):329-342.

[26] Castellon SA,Ganz PA,Bower JE,et al.Neurocognitive performance in breast cancer survivors exposed to adjuvant chemotherapy and tamoxifen[J].J Clin Exp Neuropsy-cholQEEWD-W,2004,26(7):955-969.

[27] Eberling JL,Wu C,Tong-Turnbeaugh R,et al.Estrogen and tamoxifen associated effects on brain structure and function

［J］.NeuroImage,2004,21（1）:364-371.

［28］ Tombal B.A holistic approach to androgen deprivation therapy:treating the cancer without hurting the patient［J］. Urol Int,2009,83（4）:373-378.

［29］ Holzbeierlein JM.Managing complications of androgen deprivation therapy for prostate cancer［J］.Urol Clin North Am,2006,33（2）:181-190,vi.

［30］ Mottet N,Prayer-Galetti T,Hammerer P,et al.Optimizing outcomes and quality of life in the hormonal treatment of prostate cancer［J］.BJU Int,2006,98（1）:20-27.

［31］ Knols R,Aaronson NK,Uebelhart D,et al.Physical exercise in cancer patients during and after medical treatment:a systematic review of randomized and controlled clinical trials ［J］.J Clin Oncol,2005,23（16）:3830-3842.

［32］ Miro C,De Cobelli O,Orecchia R,et al.Skeletal fracture associated with androgen suppression induced osteoporosis: the clinical incidence and risk factors for patients with prostate cancer［J］.J Urol,2002,168（2）:662-663.

［33］ Oefelein MG,Ricchuiti V,Conrad W,et al.Skeletal fracture associated with androgen suppression induced osteoporosis: the clinical incidence and risk factors for patients with prostate cancer［J］.J Urol,2001,166（5）:1724-1728.

［34］ Diamond T,Campbell J,Bryant C,et al.The effect of combined androgen blockade on bone turnover and bone mineral densities in men treated for prostate carcinoma: longitudinal evaluation and response to intermittent cyclic etidronate therapy［J］.Cancer,1998,83（8）:1561-1566.

［35］ Collier A,Ghosh S,McGlynn B,et al.Prostate cancer, androgen deprivation therapy,obesity,the metabolic syndrome,type 2 diabetes,and cardiovascular disease:a review［J］.Am J Clin Oncol,2012,35（5）:504-509.

［36］ Keating NL,O'Malley AJ,Freedland SJ,et al.Diabetes and cardiovascular disease during androgen deprivation therapy:

observational study of veterans with prostate cancer[J].J Natl Cancer Inst,2010,102(1):39-46.

[37] Smith MR.Androgen deprivation therapy and risk for diabetes and cardiovascular disease in prostate cancer survivors[J].Curr Urol Rep,2008,9(3):197-202.

[38] Akaza H.Future prospects for luteinizing hormone-releasing hormone analogues in prostate cancer treatment[J]. Pharmacology,2010,85(2):110-120.

[39] Salminen E,Portin R,Korpela J,et al.Androgen deprivation and cognition in prostate cancer[J].Br J Cancer,2003,89 (6):971-976.

[40] McLeod DG,Iversen P.Gynecomastia in patients with prostate cancer:a review of treatment options[J].Urology, 2000,56(5):713-720.

[41] Morote J,Martinez E,Trilla E,et al.Osteoporosis during continuous androgen deprivation:influence of the modality and length of treatment[J].Eur Urol,2003,44(6):661-665.

第五章

肿瘤辅助治疗药物的毒副反应及处理

第11节 ｜ 双膦酸盐的毒副反应及处理

骨转移（bone metastases，BMets）是恶性肿瘤常见的远处转移之一，其中以前列腺癌、乳腺癌、肺癌、肾癌较常见。骨相关事件（skeletal-related events，SREs）如病理性骨折、脊髓压迫、高钙血症、疼痛及局部放疗和手术等严重影响患者生活质量，使得患者无法继续接受抗肿瘤治疗，同时也给患者带来额外的经济负担，因此临床早期诊断并干预骨转移可有效预防 SREs 的发生，避免不必要的手术和放疗。目前临床上骨转移的治疗多采用多学科综合治疗，包括药物治疗、放疗、骨手术及介入治疗等。其中药物治疗中的双膦酸盐类（Biphosphonates，BPs）因其安全、有效、依从性好以及其潜在的抗肿瘤作用而被临床广泛应用。

BPs 能够选择性抑制破骨细胞活性，抑制骨溶解吸收。经过近 30 年的发展，BPs 已发展至第三代，包括第一代氯屈膦酸、依替膦酸钠、氨羟二膦酸，第二代的帕米膦酸钠、阿仑磷酸钠，第三代的唑来膦酸、伊班膦酸、利塞膦酸等。其中唑来膦酸（Zoledronic acid，ZA）是第三代含氮 Bps，能够调节核因子 κB 受体活化因子及其配体（Receptor activator of nuclear factor-κb ligand，RANK/RANKL）及骨保护素（Osteoprotegerin，OPG）的表达，选择性抑制破骨细胞活性，抑制破骨细胞在骨质吸收部位的聚集,诱导破骨细胞凋亡,抑制骨溶解重吸收,其作用强度为帕米膦酸盐的 1000 倍,是目前药理活性最强的双膦酸盐类药物。BPs 临床常见的毒副反应为发热、流感样症状、低钙血症,较为严重的则是肾功能损害、下颌骨坏死。现就治疗骨转移药物的常见及严重毒副反应的临床表现、发生机制及临床处理措施简述如下。

一、发热、流感样症状

大量临床报道静脉注射含氨基 BPs 易引起类似急性期反应(acute phase response,APR)的毒副反应,包括以发热为主或同时伴有寒战和流感样症状如疲劳、心神不宁、关节肌肉痛和骨痛等一系列症状。研究表明,约 40% 的患者在初次使用含有氨基的 BPs 在 72 小时内可出现上述症状,随着后续使用次数增多,发生率明显下降。鉴于含氨基的 BPs 为目前临床最为常用的治疗骨转移药物,且其急性期反应临床发生率相对较高,有必要进行较全面的了解。

【发生机制】

体外研究表明,所有 BPs 均可使血清白介素 -6(IL-6)和肿瘤坏死因子 -α(TNF-α)出现不同程度的升高。临床观察则发现患者体温升高与血清 IL-6、TNF-α 水平上升存在相关性,帕米膦酸盐的这一作用尤为明显。因此有学者推测 BPs 引起 APR 可能是由于其阻断细胞内甲羟戊酸途径,致使异戊二烯焦磷酸(IPP)和二甲烯丙基焦磷酸酯(DMAPP)堆积,进而刺激 γδT 细胞活化、增殖,释放 TNF-α 和 IL-6 等炎性介质引起体温升高。然而,另一项细胞动物学研究发现不含氨基的第一代 BPs 在发挥抑制溶骨作用的同时可逆转含氨基的 BPs 的促炎作用,其具体作用机制还有待进一步研究。

【临床表现】

常以发热为主要症状,多发生于用药后的 2~3 天,为 37.4~38.3℃之间低热,或伴有疲乏、心悸、关节肌肉疼痛、骨骼疼痛等流感样症状,持续时间不会超过用药后 72 小时。

【处理措施】

临床观察发现 BPs 引起的发热、流感样症状有一定的自限性,反复使用后发生率反而降低。临床可采用乙酰氨基酚类退热处理及补液支持治疗。另外,针对 BPs 的致热原理,也有学者提出他汀类药物可通过抑制 HMG-CoA(甲羟戊酸途径的限速酶)的作用而阻断 BPs 介导的促炎因子的产生,从而起到治疗作用。

二、低钙血症

BPs 在用于治疗骨转移瘤所致高钙血症的同时,也容易引起低钙血症。有研究表明多种 BPs 均可引起低钙血症,其中 ZA 引起的低钙血症往往并不严重,但发生率却高达 39%。也有回顾性统计显示,在使用 ZA 的患者中,低钙血症的发生率高达 69.01%。深入学习低钙血症的发生机制可帮助医务工作者更好的规避这种矫枉过正的现象。

【发生机制】

BPs 主要通过抑制破骨细胞的溶骨活性发挥抑制转移瘤引起的骨质破坏作用。然而这一作用同时破坏了机体正常的骨代谢平衡(即溶骨 - 成骨平衡),造成血清钙水平下降。当甲状旁腺功能正常时,血清钙下降可通过负反馈使得甲状旁腺激素(PTH)分泌增多,PTH 可通过增加远端肾小管的重吸收、骨质释放和肠道吸收(图 5-1)而起到一定的代偿性升高血钙作用;当患者同时合并甲状旁腺功能减退或甲状旁腺术后、维生素 D 缺乏以及肾功能不全时,上述代偿机制部分或全部中断,从而导致低钙血症的发生。

【临床表现】

低钙血症临床表现比较隐匿,往往无明显症状,少

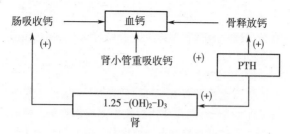

图 5-1　PTH 对血钙的调节

数可表现为口周感觉异常、手足痉挛抽搐和 QT 间期延长，也可表现为全身乏力及酸麻。研究表明，肾功能不全、维生素 D 缺乏均是发生 BPs 相关性低钙血症的高危因素，除此之外，甲状旁腺功能减退、低镁血症、使用类固醇激素以及 3 个以上部位的骨转移也被列为 BPs 介导低钙血症的危险因素。

【处理措施】

使用 BPs 期间补充维生素 D 及钙剂可减少低钙血症的发生。同时在使用 BPs 前应尽量调整血清电解质水平为正常状态，并在治疗过程中定期监测电解质水平。此外，肾功能正常与否可影响电解质的代谢，因此对于肾功能不全的患者在使用 BPs 时应高度警惕低钙血症的发生。

三、肾毒性

早在 2005 年，加拿大卫生部就发布信息提醒医疗卫生人员警惕 ZA 有导致肾衰竭的危险。目前有研究表明，口服 BPs 并不明显影响肾功能，而静脉给药时确实更易引起肾毒性，且与药物使用剂量、输注速度明显相关，尤其是快速静脉给药（一般指时间≤15 分钟）易造成严重肾毒性。Ⅲ期临床研究显示，患者使用 ZA 8mg、静脉滴注时间少于 15 分钟比用 4mg、静滴时间长于 15 分钟时更易出现肾功能损害。临床研究还发现，接近 10% 的患者在使用 ZA（4mg）或帕米膦酸（90mg）的过程中会出现肾功能损害，若患者使用 BPs 的时间超过 2 年,肾功能损害的发生率则将增加至 12.5%。因此美国临床肿瘤学会建议 BPs 静脉输注时间应控制在 2 小时,以避免产生肾功能损害。另外,临床常用的静脉 BPs 中,伊班膦酸盐则较帕米膦酸盐和 ZA 的肾毒性小,主要与其血浆蛋白结合率后两者高,进而减少了肾小管上皮细胞与游离型伊班膦酸盐的接触;另一方面,也与伊班膦酸盐在肾组织中的代谢比 ZA 快,使受损的肾细胞获得更多的修复时间有关。同时,BPs 的肾损害还与肿瘤类别相关,如报道中以多发性骨髓瘤患者最常发生肾衰竭(58.33%),其次是实体类肿瘤(30.56%)。

【发生机制】

从药代动力学方面,BPs 主要通过肾脏排泄,因此存在一定的肾毒性。动物研究显示,在用药后 24 小时内,帕米膦酸二钠的肾清除率与初始剂量呈线性相关,然而,当帕米膦酸二钠初始剂量升高超过某一阈值时,其肾清除率并不随之升高;同时帕米膦酸二钠的肾清除率与肌酐清除率存在一致性;同步组织形态学研究也发现静脉使用帕米膦酸二钠 6 天后可观察到大鼠肾脏近端肾小管出现坏死。这一现象可以很好的解释 BPs 所致肾损害呈剂量-时间相关性。也有学者认为,基于 BPs 抗骨质破坏的主要机制,即通过抑制溶骨细胞代谢的甲羟戊酸途径中法尼基焦磷酸(FPP)合成酶的活化而介导细胞坏死,通过检测发现大鼠肾脏细胞中 FPP 合成酶的 mRNA 含量在使用唑来膦酸和伊班膦酸前后升高近 2 倍,从而推测 BPs 在作用于溶骨细胞(发挥治疗效果)的同时对肾脏细胞也有同样的毒性作用,这可能是 BPs 引起肾毒性的原因之一。

【临床表现】

初步组织学研究观察到帕米膦酸盐所致的肾损害主要表现为塌陷性局灶节段性肾小球硬化(focal segmental glomerulosclerosis,FSGS),具体表现为肾小囊脏层细胞（足细胞）和肾小管上皮细胞的去分化，足细胞表面象征细胞成熟的突触蛋白消失，而细胞增殖蛋白 Ki-67 的表达增多；而 ZA 引起的肾脏毒性则主要表现为急性肾小管坏死（acute tubular necrosis，ATN），即肾小管上皮细胞表面 Na^+-K^+-ATP 酶表达的减少或改变。国外Ⅲ期临床试验发现，有 12% 骨转移瘤患者在使用帕米膦酸（90mg，每 3~4 周一次）治疗 34 个月后出现不同程度的血肌酐水平的升高（≥0.5mg/dl 或超过正常值 2 倍）。关于 ZA 的临床试验也证实了其对肾功能的损害。另有对照研究表明，多发性骨髓瘤和晚期骨转移乳腺癌患者使用 ZA（4mg）后其肾功能损害（血肌酐升高 0.5mg/dl 以上）的发生率稍高于使用帕米膦酸（90mg）者（9.3% vs 8.1%）。此外，有研究将患有多发性骨髓瘤、糖尿病、高血压病、年龄 >65 周岁、既往使用过 BPs 以及非甾体类药物等列为 BPs 介导肾功能损害的潜在高危因素。

【处理措施】

尽管 BPs 所致急性肾衰竭通过透析等治疗往往是可以逆转的，然而临床也有转为慢性肾病者，因此使用 BPs 时需注意避免与肾功能损害作用的药物如增强对比剂、NSAIDs 等同时使用，并在静脉使用时应注意充分水化。同时注意监测肾功能、肌酐清除率，一旦出现如血肌酐水平升高等情况，应及时停药。对于已出现急性肾功能损害（持续性蛋白尿）者需及时进行透析治疗。

四、下颌骨坏死

下颌骨坏死（osteonecrosis of the jaw，ONJ）是静脉使用 BPs 较少出现的严重毒副作用，在长期使用 BPs 的患者中其发病率约为 5%~7.6%。综合文献报道，BPs 所致的 ONJ 具有时间 - 剂量累积效应，即用药时间越长，发病率越高；同时 ONJ 的发生率与 BPs 种类及肿瘤类别明显相关，ZA 最易导致 ONJ，而多发性骨髓瘤患者使用 BPs 时发生 ONJ 的概率相对较高。由于 ONJ 一旦发生将不可逆转，将严重影响患者生活质量，临床需高度注意。

【发生机制】

下颌骨坏死的发生机制尚不明确，分析可能与下列因素有关。

（1）下颌骨微环境的改变：体外研究证明，低浓度的 BPs 就足够对单核细胞、巨噬细胞、成纤维细胞、内皮细胞、上皮细胞产生细胞毒性。而肿瘤患者由于使用化疗、使用糖皮质激素及抗生素治疗更容易出现口腔微环境改变而继发感染。有研究发现使用 BPs 患者的坏死颌骨中放线菌的定植量明显高于对照组。尽管 BPs 能高亲和力地与局部骨质结合，感染细菌仍然能起到抑制成骨、促进骨质溶解作用。另外，如卟啉单胞菌表面蛋白可通过直接调控牙周韧带细胞和成纤维细胞 RNAK-L 和 OPG 的表达而增加破骨细胞的活性。同时，BPs 可削弱机体免疫活性细胞的迁徙和趋化能力，间接促进局部细菌的生长。还有研究发现在使用 BPs 治疗的患者中，血清维生素 D 的水平与颌骨坏死的发生存在相关性，认为可能是由于 BPs 减少了能将维生素 D 转化为骨化三醇的功能性巨噬细胞的数量所致。

（2）有学者基于 BPs 抑制骨代谢的作用，提出 BPs 致下颌骨坏死原因与其减慢甚至阻断骨质重塑有关的假设。

（3）体内外研究均证实了 BPs 抗血管生成的作用。有学者提出下颌骨坏死的发生可能与 BPs 的抗血管生成作用以及 BPs 在体内各部位的分布不均（即 BPs 与下颌骨有较高亲和力）有关。

然而以上假设均不能完全解释 BPs 特异性导致下颌骨坏死而对全身其他骨骼无作用的现象。

【临床表现】

ONJ 主要是累及下颌骨，也有 1/4 的患者仅累及上颌骨,临床主要表现为疼痛(81.7%)、牙齿松动(69.3%)、脱落、牙龈肿胀、牙槽骨暴露等。进而是反复的口腔感染、根尖周围炎、间断或持续排脓,甚至形成口腔瘘管。

【处理措施】

ONJ 一旦发生无好的治疗方法,因此主要以预防为主。BPs 的累积使用剂量以及用药持续时间、拔牙或植牙手术史、牙周病史及感染病史均为 ONJ 发生的高危因素,因此临床应规范 BPs 的使用时间和累积剂量。同时,考虑到感染会增加发生颌骨坏死的风险,肿瘤患者在使用 BPs 的同时需要注意保持良好的口腔卫生并定期口腔科随诊,以预防 ONJ 的发生。

（饶智国）

参 考 文 献

[1] Kurosaka S, Satoh T, Chow E, et al.EORTC QLQ-BM22 and QLQ-C30 quality of life scores in patients with painful bone metastases of prostate cancer treated with strontium-89 radionuclide therapy[J].Ann Nucl Med,2012,26(6):485-491.

[2] Ibrahim T, Mercatali L, Amadori D.A new emergency in oncology:Bone metastases in breast cancer patients[J]. Oncol Lett,2013,6(2):306-310.

[3] Kuchuk M, Kuchuk I, Sabri E, et al.The incidence and clinical impact of bone metastases in non-small cell lung cancer[J].Lung Cancer,2015,89(2):197-202.

[4] Woodward E, Jagdev S, McParland L, et al.Skeletal complications and survival in renal cancer patients with bone metastases[J].Bone,2011,48(1):160-166.

[5] Hirsh V.Targeted treatments of bone metastases in patients with lung cancer[J].Front Oncol,2014,4:146.

[6] Takahashi S.Strategy of therapy for bone metastases of cance [J].Clin Calcium,2014,24 (8): 1145-1152.

[7] Aapro M,Saad F,Costa L.Optimizing clinical benefits of bisphosphonates in cancer patients with bone metastases[J]. Oncologist,2010,15 (11): 1147-1158.

[8] Ressler S,Mlineritsch B,Greil R.Zoledronic acid for adjuvant use in patients with breast cancer[J].Expert Rev Anticancer Ther,2011,11 (3):333-349.

[9] Kohno N,Aogi K,Minami H,et al.Zoledronic acid significantly reduces skeletal complica-tions compared with placebo in Japanese women with bone metastases from breast cancer:A randomized,placebo controlled trial[J].J Clin Oncol,2005,23 (15):3314-3321.

[10] Guarneri V,Donati S,Nicolini M,et al.Renal safety and efficacy of i.v.bisphosphonates in patients with skeletal metastases treated for up to 10 Years[J].Oncologist,2005, 10 (10):842-848.

[11] Rosen LS,Gordon D,Kaminski M,et al.Zoledronic acid versus pamidronate in the treatment of skeletal metastases in patients with breast cancer or osteolytic lesions of multiple myeloma:a phase Ⅲ,double-blind,comparative trial[J]. Cancer J,2001,7 (5):377-387.

[12] Bamias A,Kastritis E,Bamia C,et al.Osteonecrosis of the jaw in cancer after treatment with bisphosphonates: Incidence and risk factors[J].J Clin Oncol,2005,23 (34): 8580-8587.

[13] Thiebaud D,Sauty A,Burckhardt P,et al.An in vitro and in vivo study of cytokines in the acute-phase response associated with bisphosphonates[J].Calcif Tissue Int, 1997,61 (5):386-392.

[14] Sauty A,Pecherstorfer M,Zimmer-Roth I,et al.Interleukin-6 and tumor necrosis factor alpha levels after bisphosphonates treatment in vitro and in patients with malignancy[J].Bone,

11

1996,18(2):133-139.

[15] Dicuonzo G,Vincenzi B,Santini D,et al.Fever after zoledronic acid administration is due to increase in TNF-alpha and IL-6[J].J Interferon Cytokine Res,2003,23(11): 649-654.

[16] Olson K,Van Poznak C.Significance and impact of bisphosphonate-induced acute phase responses[J].J Oncol Pharm Pract,2007,13(4):223-229.

[17] Do WS,Park JK,Park MI,et al.Bisphosphonate-induced severe hypocalcemia-a case report[J].J Bone Metab,2012, 19(2):139-145.

[18] Peter R,Mishra V,Fraser WD.Severe hypocalcaemia after being given intravenous bisphosphonate[J].BMJ,2004,328 (7435):335-336.

[19] Miller PD.The kidney and bisphosphonates[J].Bone,2011, 49(1):77-81.

[20] Cal JC,Daley-Yates PT.Disposition and nephrotoxicity of 3-amino-1-hydroxypropy lidene-1,1-bisphosphonate(APD), in rats and mice[J].Toxicology,1990,65(1/2):179-197.

[21] Luhe A,Kunkele KP,Haiker M,et al.Preclinical evidence for nitrogen-containing bisp hosphonate inhibition of farnesy diphosphate(FPP)synthase in the kidney:implications for renal safety[J].Toxicol In Vitro,2008,22(4):899-909.

[22] Perazella MA,Markowitz GS.Bisphosphonate nephrotoxicity [J].Kidney Int,2008,74(11):1385-1393.

[23] Correia Vde F,Caldeira CL,Marques MM.Cytotoxicity evaluation of sodium alendron ate on cultured human periodontal ligament fibroblasts[J].Dent Traumatol,2006, 22(6):312-317.

[24] Ribatti D,Maruotti N,Nico B,et al.Clodronate inhibits angiogenesis in vitro and in vivo[J].Oncol Rep,2008,19 (5):1109-1112.

[25] Kos M,Brusco D,Kuebler J,et al.Clinical comparison of

11

patients with osteonecrosis of the jaws, with and without a history of bisphosphonates administration[J].Int J Oral Maxillofac Surg,2010,39(11):1097-1102.

[26] Reid IR.Osteonecrosis of the jaw:who gets it,and why[J]. Bone,2009,44(1):4-10.

[27] Balla B,Vaszilko M,Kósa JP,et al.New approach to analyse genetic and clinical data in bisphosphonate-induced osteonecrosis of the jaw[J].Oral Dis,2012,18(6):580-585.

[28] Hansen T,Kirkpatrick CJ,Walter C,et al.Increased numbers of osteoclasts expressing cysteineproteinase cathepsin K in patients with infected osteoradionecrosis and bisp hosphonate associated osteonecrosis-a paradoxical observation[J].Virchows Arch,2006,449(4):448-454.

[29] Bisdas S,Chambron Pinho N,Smolarz A,et al. Biphosphonate-induced osteonecrosis of the jaws:CT andMRI spectrum of findings in 32 patients[J].Clin Radiol,2008, 63(1):71-77.

[30] Fournier P,Boissier S,Filleur S,et al.Bisphosphonates inhibit angiogenesis in vitro andtestosterone-stimulated vascular regrowth in the ventral prostate in castrated rats[J]. Cancer Res,2002,62(22):6538-6544.

[31] Wood J,Bonjean K,Ruetz S,et al.Novel antiangiogenic effects of the bisphosphonate compound zoledronic acid[J]. Pharmacol Exp Ther,2002,302(3):1055-1061.

[32] Verron E,Bouler JM.Is bisphosphonate therapy compromised by the emergence of adverse bone disorders[J].Drug Discov Today,2014,19(3):312-319.

[33] Isla D,Afonso R,Bosch-Barrera J,et al.Zoledronic acid in lung cancer with bone metastases:a review[J].Expert Rev Anticancer Ther,2013,13(4):421-426.

[34] 刘晓梅,张银旭,朱志图,等.负荷量伊班膦酸钠治疗恶性肿瘤转移性骨痛的疗效和安全性分析[J].肿瘤防治

11

研究,2009,36(8):693-695.

[35] Zuradelli M,Masci G,Biancofiore G,et al.High incidence of hypocalcemia and serum creatinine increase in patients with bone metastases treated with zoledronic acid[J]. Oncologist,2009,14(5):548-556.

[36] Chesnut CH 3rd,McClung MR,Ensrud KE,et al.Alendronate treatment of the post menopausal osteoporotic woman:effect of multiple dosages on bone mass and bone remodeling[J].Am J Med,1995,99(2):144-152.

[37] Mortensen L,Charles P,Bekker PJ,et al.Risedronate increases bone mass in an early postmenopausal population: two yearsof treatment plus one year of follow-up[J].J Clin Endocrinol Metab,1998,83(2):396-402.

[38] 赵淑慧.静脉应用唑来膦酸注射液的临床安全性[J]. 实用药物与临床,2014,17(12):1601-1603.

[39] Rosen CJ,Brown S.Severe hypocalcemia after intravenous bisphosphonate therapy in occult vitamin D deficiency[J]. N Engl J Med,2003,348(15):1503-1504.

[40] Maalouf NM,Heller HJ,Odvina CV,et al.Bisphosphonate-induced hypocalcemia:report of 3 cases and review of literature[J].Endocr Pract,2006,12(1):48-53.

[41] Hanamura M,Iwamoto T,Soga N,et al.Risk factors contributing to the development of hypocalemia after zoledronic acid administration in patients with bone metastases of solid tumor[J].Biol Pharm Bull,2010,33(4):721-724.

[42] Perazella MA,Markowitz GS.Bisphosphonate nephrotoxicity [J].Kidney Int,2008,74(11):1385-1393.

[43] Saad F,Gleason DM,Murray R,et al.Long-term efficacy of zoledronic acid for the prevention of skeletal complications in patients with metastatic hormone-refractory prostate cancer[J].Natl Cancer Inst,2004,96(11):879-882.

[44] Chang JT,Green L,Beitz J.Renal failure with the use of zoledronic acid[J].N Engl J Med,2003,349(17):1676-

1679;discussion 1676-1679.

[45] Body JJ,PfisterT,Bauss F.Preclinical perspectives on bisphosphonate renal safety[J].Oncologist,2005,10 Suppl 1:3-7.

[46] Wu S,Dahut WL,Gulley JL.The use of bisphosphonates in cancer patients[J].Acta Oncol,2007,46(5):581-591.

[47] Verron E,Bouler JM.Is bisphosphonate therapy compromised by the emergence of adverse bone disorders[J].Drug Discov Today,2014,19(3):312-319.

[48] Jacobsen C,Metzler P,Obwegeser JA,et al.Osteopathology of the jaw associated with bone resorption inhibitors:what have we learned in the last 8years? [J].Swiss Med Wkly, 2012,142:w13605.

[49] Thumbiger-Math V,Tu L,Huckabay S,et al.A retrospective study evaluating frequency and risk factors of osteonecrosis of the jaw in 576 cancer patients receiving intravenous bisphosphonates[J].Am J Clin Oncol,2012,35(4):386-392.

[50] Hewitt RE,Lissina A,Green AE,et al.The bisphosphonate acute phase response:rapid and copious production of proinflammatory cytokines by peripheral blood gd T cells in response to aminobisphosphonates is inhibited by statins[J]. Clin Exp Immunol,2005,139(1):101-111.

[51] Tanvetyanon T,Stiff PJ.Management of the adverse effects associated with intravenous bisphosphonates[J].Ann Oncol,2006,17(6):897-907.

[52] 于世英,江泽飞,周清华,等.恶性肿瘤骨转移的诊断与治疗[M].第2版.北京:中国协和医科大学出版社, 2011:78-108.

[53] Mercatali L,Ricci M,Scarpi E,et al.RANK/RANK-L/OPG in Patients withBone Metastases Treated with Anticancer Agents and Zoledronic Acid:A Prospective Study[J].Int J Mol Sci,2013,14(6):10683-10693.

11

第12节 | 造血生长因子的毒副反应及处理

骨髓抑制是肿瘤放化疗治疗后最常见的毒副反应。针对这一问题的处理,一方面减轻骨髓毒性的新抗癌药物不断问世,另一方面就是研究发现疗效确切的升血药物。目前升血药物品种很多,可分为三类:一般升白药物、激素类、造血生长因子。

一般升白药物有利血生、鲨肝醇、血宁片、复方皂矾丸、地榆升白片、肌苷、复方阿胶浆等。这类药物对化疗所致骨髓抑制升白作用较差,仅适用于轻度白细胞减少,无明显副作用。

激素类升白药物有泼尼松、地塞米松、去氢甲基睾丸素(大力补)、雌三醇、雌二醇、炔雌醇等。这类药物能促进骨髓内成熟粒细胞向外周血中释放,显效快,有效率高,但对重度骨髓抑制的疗效差,维持时间较短,而且毒副反应多,故临床上很少使用。

造血生长因子类升血药物能够特异性地调控造血系统早期的细胞,使它们发育成熟、具有功能的细胞。目前临床上广泛应用的是这类药物,能有效预防和或治疗化疗后出现的骨髓抑制,保证化疗的正常进行,提高肿瘤患者的治疗效果。这类药物分为针对粒细胞的重组人粒细胞集落刺激因子(G-CSF)、重组人粒细胞/巨噬细胞集落刺激因子(GM-CSF),针对红细胞的重组人促红细胞生成素(EPO),针对血小板的重组人白细胞介素-11(IL-11)、重组人血小板生长因子(TPO)。

G-CSF是由单核-巨噬细胞、血管内皮细胞和成纤维细胞合成的多肽,分子量为19kD。G-CSF能刺激骨髓粒细胞前体,使之分化增殖为成熟粒细胞的集落,临床上用于各种中性粒细胞减少症的治疗。

GM-CSF是分子量为22kD的糖蛋白,主要来源于活化的T细胞、B细胞、单核-巨噬细胞、成纤维细胞和血管内皮细胞。GM-CSF 可以作用于造血干细胞,促进其分化增殖,而所形成的细胞不限于中性粒细胞和单核 - 吞噬细胞系统。体外实验研究发现,随着 GM-CSF 浓度的增加,首先刺激单核 - 巨噬细胞增殖,随后是中性粒细胞,最后是嗜酸性粒细胞和巨核细胞。此外 GM-CSF 还能刺激多能干细胞和早期红细胞的增殖和分化。

EPO 是一种糖蛋白,分子量约 30~39kD,主要由肾小管内皮细胞合成,也可由肝细胞和巨噬细胞产生。EPO 是一种强效的造血生成因子,在 0.05~1U/ml 时即呈剂量依赖效应。EPO 活性单一,只作用于骨髓巨核前体细胞,可刺激红祖细胞及早幼红细胞形成成熟的红细胞集落;对红细胞造血过程的调节需其他细胞因子(如 IL-3、GM-CSF 和 IL-1 等)的协同作用才能完成。EPO 是迄今所知作用最单一、且安全可靠的升血红蛋白制剂。对于肾贫血、再生障碍性贫血、多发性骨髓瘤及阵发性夜间血尿等均有一定疗效,其中肾性贫血是 EPO 的首选适应证。

IL-11 由骨髓基质细胞产生,分子量约为 23kD,是造血微环境中一个多功能的调节因子。IL-11 可刺激浆细胞增殖及 T 细胞依赖的 B 细胞发育;促进巨核细胞的形成及成熟,提高外周血血小板数目;与 IL-3 和 IL-4 协同作用刺激休止期造血干细胞的增殖;影响红细胞的生成及分化;调节肝细胞血浆蛋白基因的表达,诱导急性期蛋白生成。

TPO 是刺激巨核细胞生长及分化的内源性细胞因子,对巨核细胞生成的各阶段均有刺激作用,包括前体细胞的增殖和多倍体巨核细胞的发育及成熟,从而升高血小板数目。

这类药物常见毒副反应有骨骼肌肉疼痛、水肿、高血压、血栓形成、发热等。

一、骨骼肌肉疼痛

骨骼肌肉疼痛是造血生长因子常见的毒副反应,

其中以重组人粒细胞集落刺激因子非格司亭、培非司亭最为多见，发生率约 25%~50%。目前有研究评估两者引起骨痛的发生率无明显差异。这种骨骼肌肉疼痛被定义为治疗相关的骨痛，分为关节痛、腰痛、骨痛、肌肉痛、颈肩痛、非心源性胸痛和四肢痛。有研究观察 G-CSF 对正常个体的作用，结果显示约 83% 的参与者出现了骨疼痛。李舜等以 "G-CSF" 和 "cause or adverse reaction" 为关键词纳入 31 篇文献得出最常见的毒副反应为骨骼肌肉痛、头痛等，而干细胞移植患者较放化疗后治疗患者的毒副反应发生率更高。其他造血生长因子与 G-CSF 相比，发生骨痛的概率较低。而在实践中骨痛实际发生率比在临床试验期要高。

【发生机制】

以 G-CSF 为例，它与表达在中性粒细胞及其祖细胞表面的高亲和性、特异性受体结合，促进粒细胞系造血干细胞的分化和增殖，分化生成粒细胞和功能成熟的嗜中性粒细胞，同时刺激造血干细胞和骨髓中成熟的中性粒细胞向外周血释放。由于骨髓细胞膨胀，骨髓腔内白细胞大量增生压迫附近骨膜、骨皮质和骨关节，致肌肉酸痛、骨痛、腰痛及胸痛。其他几种造血生长因子引起骨痛的机制是类似的，均由骨髓腔内细胞大量增生压迫引起。另外，G-CSF 相关性骨痛的发生可能涉及炎症和组胺释放的多信号通路，包括：骨髓定量和定性扩张、骨髓外周传入神经致敏伤害性刺激、免疫功能的变化、对破骨细胞和成骨细胞的直接刺激等。在免疫功能方面表现为炎性细胞增加，如巨噬细胞和单核细胞，两者释放炎性因子（TNF-α、白细胞介素、内皮素）刺激外周神经重塑。组胺的释放参与了炎症过程，炎性反应导致组胺水平增加，进而可能引起骨水肿而增加对骨骼的压力，加剧神经性疼痛及疼痛感受器传导。

有研究分析骨痛相关性因素，结果发现既往发生过骨痛的患者（与诱发原因无关）使用造血因子后发生骨痛的风险大大增加,另外高龄、欧盟地区、大肠癌是骨痛发生的低风险诱发因素。回顾性分析临床试验中,任何级别骨痛年轻患者(<65 岁)比年老患者(≥65 岁)更常见(66.7% vs 51.2%),3/4 级骨痛的发生率分别为 7.4% 与 6.6%。一些研究评估中老年淋巴瘤患者化疗后使用 G-CSF,结果发现骨痛是 G-CSF 最常见的副作用,但其发病率≤10%。年长者骨痛的发生率较年轻者有所下降,可能是随着年龄的增长,部分骨髓相对膨胀,另外红骨髓越来越多地转化为脂肪髓。年轻患者的疼痛可能会继发于急性骨髓扩展。此外,有研究发现既往有骨质疏松症和(或)骨质减少的病史,与治疗周期中发生骨骼疼痛的风险是相关联的。

【临床表现】

骨骼疼痛是遍及全身的,但最常见的部位是背部(68%)、臀部或骨盆(48%)。Sagara 等对 104 例乳腺癌化疗患者使用 G-CSF 后按 CTCAE V3.0 药物副反应标准评价毒副反应,其中大部分患者出现疼痛,约 60%患者出现背部疼痛,9.6% 出现骨痛,5.8% 出现关节痛。回顾性分析 2012 年 1 月至 12 月接受至少一个剂量培非司亭的 100 例成人肿瘤患者,培非司亭相关骨痛发生率为 19%。患者出现疼痛的程度不同,一项队列研究统计应用 G-CSF 后 59% 的患者出现骨痛,其中 35%为中度疼痛,24% 为重度疼痛。一项关于培非司亭临床试验分析表明,接受化疗和培非司亭后 33%~50% 可以出现任何等级骨痛,重度(3/4 级)骨痛报告的较少(3%~7%)。而骨痛发病率最高的阶段是在治疗的第一周期。造血干细胞采集后应用造血生长因子,骨骼疼痛发生率为 52%~84%,症状为一过性的,一般标准镇痛剂即可控制疼痛。

【处理措施】

G-CSF 引起的骨骼肌肉疼痛在停药后均能迅速消退。根据患者疼痛严重程度,多应用非麻醉性镇痛药物即可控制症状。临床上常用对乙酰氨基酚和非甾体类抗炎剂作为预防和治疗 G-CSF 相关性骨痛的一线治疗药物，阿片类和抗阻胺类药物及减少 G-CSF 使用剂量作为第二线治疗。对于造血干细胞采集后的正常个体预防性使用造血生长因子引起的疼痛，标准镇痛剂即可控制疼痛。但是对于既往经历过骨痛的患者，有报道约 1%~24% 的患者会出现严重的骨痛，这就需要使用麻醉性的镇痛药来缓解疼痛。虽然阿片类药物是有效的，但常常有额外的副作用如镇静、恶心和便秘等。

　　一项试验研究对于正常个体干预非格司亭（6μg/kg，每日 2 次，皮下注射）4~6 天，结果观察到 82% 的受试者出现骨痛，其中约 26% 需要口服止痛药缓解疼痛，但主要使用对乙酰氨基酚即可控制疼痛，并不需要阿片类药物。一项双盲、随机、安慰剂对照试验评价非甾体抗炎药（NSAID）用于 G-CSF 继发性骨痛，结果显示其降低了疼痛强度和持续时间。一项Ⅲ期双盲安慰剂对照的随机临床试验表明萘普生（500mg，每日 2 次，培非司亭使用后 5~8 天）与安慰剂相比可减少患者剧烈疼痛的发生率（从 27% 降至 19.2%），可显著减少培非司亭导致的骨痛，降低骨痛发生率、严重度和持续时间。骨痛时人体内生化过程表现为 PGE_2 和 PGI_2 形成，导致缓激肽和组胺释放，增加水肿。基于生化介导的作用，抗组胺类药物早已被建议用于骨髓水肿诱发的骨痛。

　　有报道认为传统的止痛药，如非类固醇抗炎药（NSAID）和阿片类药物对于继发性严重的骨痛可以说是无效的。有个案报道氯雷他定可以完全缓解骨继发性剧烈疼痛，该患者剧烈骨痛在使用非甾体类药物或羟考酮后并未缓解，同时由于患者无法耐受吗啡，给予 10mg 的氯雷他定 7 天后，疼痛完全缓解。同样的，该结果也反向验证骨痛的发生机制中有组胺的参与。然而，第一代抗组胺药如阿司咪唑等可产生抗胆碱作用如镇静、便秘等。氯雷他定作为第二代抗阻胺药物明显的改善了第一代的副作用。同时,它目前已被证明有抗炎的作用。作为临床上非处方药物,每日一次口服给药的方式也是十分方便的。目前有两个正在进行Ⅱ期临床试验评估氯雷他定作为第一线治疗的效果。

二、水肿

人体内血容量通常维持在正常的范围中,应用造血生长因子后会引起血容量短期内快速增加。而血浆胶体渗透压和晶体渗透压的变化进一步影响体液平衡。水肿是重组白细胞介素 -11(rhIL-11)常见毒副反应。Hatae 等在 rhIL-11 治疗化疗诱发血小板减少的妇科肿瘤患者的临床研究中观察到,rhIL-11 治疗组主要毒副反应为水肿。一个相对较小的临床随机Ⅱ期试验显示,rhIL-11 治疗组 50% 以上患者出现水肿。但其他几类造血生长因子在临床上引起水肿不多见。

【发生机制】

rhIL-11 可诱导血浆容量增加,并刺激肾脏对钠离子的重吸收,造成血液稀释,导致体液潴留,引起水肿。一项有 12 名健康志愿者参加的随机、双盲、安慰剂对照的 Ⅰ 期临床试验,确认 rhIL-11 相关性贫血主要是由于钠潴留引起血浆量增加,导致血液稀释,而不是血红蛋白量的降低。在志愿者的研究中已表明体内约 20% 的血容量增加是由钠潴留造成的。

【临床表现】

水液潴留可直接引起水肿,包括双下肢水肿、胸腔积液、腹腔积液和视乳头水肿等。在非人灵长类动物的临床前研究中,视乳头水肿多与 rhIL-11 相关[1000μg/(kg·d),长达 13 周],但停药后可逆,并未引起眼睛或者中枢神经系统的组织病理学变化。视神经乳头水肿很少发生,通常是轻度的、短暂的。临床上多见于既往存在视乳头水肿或肿瘤累及中枢神经系统的患者。由骨髓增生异常综合征、移植失败、化疗或再生障

12

碍性贫血原因等导致的骨髓衰竭患者,给予 IL-11 升血小板治疗后,下肢水肿为最常见的副作用,约为 1~2 级毒性反应。少数患者因血浆容量增加发生可逆性的稀释性贫血,血红蛋白和血细胞比容水平降低,而在完成治疗后 2 周内血红蛋白水平恢复正常。

【处理措施】

基于 rhIL-11 引起水钠潴留的毒副反应,一项Ⅲ期研究设计 rhIL-11 治疗过程中同时使用利尿剂(氢氯噻嗪 25mg,氨苯蝶啶 37.5mg),然而最终却由于利尿剂诱导的水电解质失衡而终止试验,包括脱水、低钾血症、低钠血症、低镁血症等。有 2 例患者意外死亡,最终发现死亡原因是由于低钾血症,与 rhIL-11 无关。因此基于上述试验,rhIL-11 引起的液体潴留不推荐预防性使用利尿剂。但根据患者水肿症状严重程度可临时适当使用保钾利尿剂,同时在使用过程中密切监测患者血清电解质水平和体液平衡,避免出现因低钾而死亡的情况。

对于出现胸腔积液的患者,一般无明显症状,大部分是无须行胸腔穿刺引流的,部分患者可适当给予利尿治疗。对于既往有胸腔积液病史的患者应密切监测患者出入量。腹腔积液与胸腔积液的处理类似。

视乳头水肿很少发生,对于既往存在视乳头水肿或肿瘤累及中枢神经系统的患者可早期监测,严重时可停药。

为避免体液增加引起充血性心衰,心功能失代偿的患者需谨慎使用。为了尽量减少水肿期间的风险和相关的后遗症,指导患者在治疗期间减少盐的摄入量,同时定期监测体重变化,或者监测 24 小时出入量。轻中度的水肿通过临时的保钾利尿剂可缓解,当然,水肿是可逆的,停药治疗后都可逐渐缓解。

三、心律失常

造血生长因子中 rhIL-11 有一定的心脏毒性,该症状的发生与水肿的发生是密切关联的。而其他几类药物引起心律失常的表现不多见。一项关于 rhIL-11 对化疗血小板减少肿瘤患者的随机安慰剂对照试验发现心血管事件是最显著的毒副反应,如房性心律失常。

【发生机制】

鉴于 rhIL-11 诱导血浆容量增加,引起血液稀释,导致体液潴留,部分患者可以出现心房扩大或房内压增加。心血管毒副反应的发生与体液潴留密切相关,这可能是血浆体积增加后的间接后果,不过心房扩张后不定期下降是确切相关的。有报道 rhIL-11 可增加老年患者心房心律失常易感性。体外实验研究表明 rhIL-11 引起房扑或房颤与年龄相关。以成年大鼠和老年大鼠正常饮食或钠限制性饮食作为对比,结果表明 rhIL-11 可以缩短老年大鼠心房不应期和增加心房容积,而老年大鼠的房颤可以通过钠限制性饮食来逆转。故而得出钠潴留是诱发房颤的最根本原因。

【临床表现】

血容量增加后部分患者出现心血管毒副反应,如心律失常(房性心律失常)、心悸等。患者可无明显症状,或感到心悸、心跳暂停感、头昏、乏力。在Ⅱ期安慰剂对照的试验中发现 12% 的患者发生了房性心律失常,其中 3 例患者既往有心脏相关病史。而既往无心血管病史的患者出现房性心律失常持续时间很短,只能用动态心电图监测,并未给予医疗干预或电复律即恢复成窦性心律。后续的治疗过程中未再复发。

【处理措施】

患者的年龄、房性心律失常病史、心脏疾病史和饮酒史已经被证明与 rhIL-11 引起的心律失常有显著相关性。对于有上述危险因素的患者治疗前需完善心电图、心脏彩超等心脏方面检查,房性心律失常发生后可选择性使用地高辛、维拉帕米等药物,特殊情况使用电复律。但研究发现尚无证据证明 rhIL-11 对心肌有直

12

接影响(PR、QRS、QT间期),停药或药物干预后是可控的。充血性心衰患者谨慎使用,避免诱发更严重的心衰。同时指导患者减少盐的摄入量,监测体重,或者加用保钾利尿剂。

四、高血压

鉴于造血生长因子作用靶点的不同,促红细胞生成素(EPO)主要是由肾红细胞生成素生成的,是一种不可缺少的细胞因子,控制骨髓红细胞的生成。其发生高血压的概率明显高于其他几种药物。据统计,EPO使用后高血压的发生率为6%,主要发生在治疗的最初1个月内。

【发生机制】

20世纪80年代最初发现EPO与高血压之间存在潜在关联。EPO可直接作用于血管平滑肌,使血管张力增加,血细胞比容升高,红细胞增多,血液黏滞度随之增加;也能使内皮素释放增多,一氧化氮生成减少及血管对去甲肾上腺素敏感性增加,故能诱发高血压及高血压脑病。Vaziri总结EPO导致高血压的发生机制:①红细胞计数和血细胞比容的增加;②内源性血管加压;③血管平滑肌离子环境的改变;④响应于内源性血管舒张因子;⑤EPO的直接血管加压作用;⑥刺激血管细胞生长导致动脉血管重塑。有研究发现EPO与NO呈负相关,血清舒血管作用NO水平下降,增加平均血压。EPO对血管直接加压作用目前已被证实,有体外试验发现EPO诱发高血压的一个机制可能是增加了血管平滑肌细胞钙离子的水平。体外研究证明EPO对肾和胎盘血管的收缩有直接影响。此外有研究表明EPO引起的不良血管效应可能依赖于ET-1的表达升高,诱导氧化应激。

Vaziri等行体外试验测定肾衰竭大鼠模型中血压、血细胞比容、细胞内钙离子水平、血管舒张反应,也发现EPO治疗组血细胞比容、钙离子的水平显著增加,抑制 NO 血管舒张反应,但其并未影响血管紧张素Ⅱ或 α1 激动受体。EPO 治疗患者中约 33%~35% 显示外周血管阻力增加和心输出量减少,血液的压力随之升高。EPO 诱导增加血细胞比容之前增加全身及脑血管阻力。

【临床表现】

患者多无特异性的临床表现,一般无明显不适,也有部分患者出现轻度头昏、头痛、眼花和耳鸣等。高血压多发生于 EPO 使用后 2~16 周。一项Ⅲ期临床试验评估 EPO 使用 3 个月后 251 例患者血压变化情况。其中 88 例既往有高血压病史的患者降压药物升级,血压至少增高 10mmHg;71 例既往无高血压病史的患者收缩压至少增高 10mmHg,23 例给予降压药物治疗。此外,18 例(5.4%)患者发作癫痫。据观察部分患者的癫痫发作源于血压控制欠佳。

【处理措施】

EPO 使用时应避免大剂量、短时间内升高红细胞数,采用温和剂量;治疗中要密切监测血红蛋白增加率,血红蛋白水平增长速度在 2 周内不大于 1g/dl,增长速度过快时要及时减量。血压升高一般是一过性的,原有高血压或心血管病者应密切观察其血压变化。降压药物的选择上,一般需结合患者既往病史(如糖尿病)、年龄、心率等。如对年轻心率偏快的患者可选择 β 受体阻滞剂;有糖尿病病史的患者多选择血管紧张素抑制剂等。根据血压控制情况调整药物的剂量或者联合用药。

五、血栓形成

白介素 -11(IL-11)、促红细胞生成素(EPO)、促血小板生成素(TPO)都可引起血栓形成,其中 EPO 还可引起血栓栓塞,但发生率均不高。虽然 EPO 缩短血栓栓塞发生的时间(HR=1.62;95% CI:1.13~2.31;P=0.008)和增加血栓栓塞发生率(7% vs 4%,P=0.008),

但是血栓栓塞事件相关的死亡率仅占对照组和治疗组总体的1%。

【发生机制】

EPO受体位于内皮和骨髓,EPO与受体结合后,增加血小板计数,诱导内皮功能障碍,导致血栓形成。EPO治疗后患者血黏度增加,部分患者血小板计数也增加,血小板体积下降但成分保持不变,聚集功能得到改善。同时,在治疗早期,总蛋白S及游离蛋白S的活性明显降低,出血时间缩短,有发生血栓和栓塞的倾向。而人体内红细胞增加后,细胞寿命不变但破坏增加,引起血钾水平升高。一个多中心、开放的随机对照研究中,EPO治疗血红蛋白低的转移性乳腺癌患者,结果显示EPO对患者总生存率无影响,但诱导平均血红蛋白含量增加,增加血栓栓塞风险。血栓形成是TPO的一个潜在危险,虽然临床试验在治疗组和对照组还没有观察到动脉或静脉血栓事件,但长期使用TPO的患者形成血栓风险很大。

IL-11增加到100μg/kg剂量后患者出现轻微血栓,但是这一改变与IL-11诱导血小板的变化或者凝血指标如凝血酶原时间或部分凝血酶时间改变无关,发生机制尚不明确。

【临床表现】

血栓可以根据体内解剖部位分为静脉血栓、动脉血栓和微血栓。临床上以微血栓多见,多无明显的症状。当患者出现血栓栓塞时,根据栓塞的部位症状表现不同,如肺栓塞可表现为突发性胸痛、呼吸困难、咳嗽、咯血或血性痰、肺动脉瓣区第二音(P2)增强。下肢动脉栓塞时表现为肢体突发性疼痛、皮肤苍白、知觉麻木、麻痹和血管搏动消失等。

【处理措施】

Aapro等人进行亚组分析,建议患者血红蛋白水平低于10g/dl时使用EPO,且维持在Hb<12g/dl,研究表明在这个范围EPO对生存时间或疾病进展无不良影

响。但当治疗开始时 Hb>11g/dl 的患者观察到对生存时间的影响,且血栓栓塞事件的风险增高。对于有心脑血管系统疾病的患者及血液透析的患者,EPO 使用时发生血栓形成和栓塞的风险增加,可适当增加抗凝药物如肝素、阿司匹林加以预防。治疗期间定期需复查血钾及心电图。适量调整饮食,若发生血钾升高,应遵医嘱调整剂量。

而对于 TPO,血栓形成是潜在的副作用,临床应用时应密切检测血小板的变化。临床试验在治疗组和对照组还没有观察到动脉或静脉血栓事件。但其处理可根据患者情况适当加用抗凝药物肝素、阿司匹林等对症处理。

六、其他

一些非特异性的临床症状如发热、过敏反应、头晕、注射部位的疼痛等,一般不需处理,多可自行恢复。

发热是造血生长因子常见的非特异性的毒副反应。在几种药物中无明显区别。症状轻微,多为低热,部分患者还可出现寒战,但多为一过性的,无须特殊处理。有研究观察到 rhIL-11 给药后第 2~3 天患者出现发热性疾病,体温从 37.6℃升至 38.8℃。发热事件多表现为初始发热,随后出现疲劳、嗜睡、畏寒、咳嗽、高热(>39℃)和一过性低血压。不过大多数仅表现为发热。有学者比较感染性疾病与 rhIL-11 引起的发热,前者体内 IL-6 和 CRP 水平明显高于后者,表示 rhIL-11 引起的发热可能不经过 IL-6 及 CRP 途径介导。这类发热的症状不需要使用抗生素,自行缓解。

有报道 G-CSF 可引起皮疹,但很少见,比例低于 7%,其他有毛囊炎和脉管炎等。有个案报道 EPO 可引起皮疹、瘙痒,分析原因 EPO 是含有 165 个氨基酸的糖蛋白,利用脱氧核糖核酸重组技术,由接受了人类红细胞生成素基因的哺乳类动物细胞产生,认为可能与其酸性糖蛋白结构有关,或者与患者当时免疫功能改变,对某些物质敏感性增高相关。有文献报道1例慢性肾衰竭肾性贫血的患者注射EPO 1小时后出现胸闷、呼吸困难,于10小时后出现喉头窒息感,无喘鸣音,约24小时后双下肢出现散在点状皮疹,无皮肤瘙痒、腹痛、关节痛等不适症状。过敏类型为迟发性过敏反应,发生机制不明确,可能与自身免疫功能改变相关。抗H1受体阻滞剂和糖皮质激素治疗有效。

(饶智国)

参 考 文 献

[1] 周继昌.实用肿瘤内科学[M].第2版.北京:人民卫生出版社,2011:440-451.

[2] 孙燕,石远凯.临床肿瘤内科手册[M].第5版.北京:人民卫生出版社,2013:316-326.

[3] Lambertini M,Del Mastro L,Bellodi A,et al.The five "Ws" for bone pain due to the administration of granulocyte-colony stimulating factors(G-CSFs)[J].Crit Rev Oncol Hematol, 2014,89(1):112-128.

[4] Pinto L,Liu Z,Doan Q,et al.Comparison of pegfilgrastim with filgrastim on febrile neutropenia,grade IV neutropenia and bone pain:a meta-analysis of randomized controlled trials[J]. Curr Med Res Opin,2007,23(9):2283-2295.

[5] Bondarenko IM,Bias P,Buchner A.Incidence of bone pain in patients with breast cancer treated with lipegfilgrastim or pegfilgrastim:an integrated analysis from phase II and III studies[J].Support Care Cancer,2016,24(1):267-273.

[6] 李舜,郭益静,陈力.重组人粒细胞集落刺激因子不良反应的文献分析[J].中南药学,2011,9(12):932-936.

[7] Pirker R,Ulsperger E,Messner J,et al.Achieving full-dose,

on-schedule administration of ACE chemotherapy every 14 days for the treatment of patients with extensive small-cell lung cancer[J].Lung,2006,184(5):279-285.

[8] Pawloski PA,Larsen M,Thoresen A,et al.Pegfilgrastim use and bone pain:a cohort study of community-based cancer patients[J].J Oncol Pharm Pract,2015.pii:1078155215585188.

[9] Anderlini P,Przepiorka D,Seong D,et al.Clinical toxicity and laboratory effects of granulocyte-colony-stimulating factor(filgrastim)mobilization and blood stem cell apheresis from normal donors,and analysis of charges for the procedures[J].Transfusion,1996,36(7):590-595.

[10] Tigue CC,McKoy JM,Evens AM,et al.Granulocyte-colony stimulating factor adminis tration to healthy individuals and persons with chronic neutropenia or cancer:an overview of safety considerations from the Research on Adverse Drug Events and Reports project[J].Bone Marrow Transplant,2007,40(3):185-192.

[11] Kirshner JJ,Heckler CE,Janelsins MC,et al.Prevention of pegfilgrastim-induced bone pain:a phase Ⅲ doubleblind placebo-controlled randomized clinical trial of the university of rochester cancer center clinical community oncology program research base[J].J Clin Oncol,2012,30(16):1974-1979.

[12] Romeo C,Li Q,Copeland L.Severe pegfilgrastim-induced bone pain completely alleviated with loratadine:A case report[J].J Oncol Pharm Pract,2015,21(4):301-304.

[13] Sagara Y,Sato K,Fukuma E,et al.The efficacy and safety of FSK0808,Filgrastim Biosimilar:a multicenter,non-randomized study in Japanese patients with breast cancer[J].Jpn J Clin Oncol,2013,43(9):865-873.

[14] Stroncek DF,Clay ME,Petzoldt ML,et al.Treatment of normal individuals with granulocyte colony stimulating

12

factor:donor experiences and the effects on peripheral blood CD34$^+$ cell counts and on the collection of peripheral blood stem cells[J].Transfusion,1996,36(7):601-610.

[15] Lambertini M,Del Mastro L,Bellodi A,et al.The five "Ws" for bone pain due to the administration of granulocyte-colony stimulating factors(G-CSFs)[J].Crit Rev Oncol Hematol, 2014,89(1):112-128..

[16] Bennett A.The role of biochemical mediators in peripheral nociception and bone pain[J].Cancer Surv,1988,7(1):55-67.

[17] Hatae M,Noda K,Yamamoto K,et al.A clinical study of YM 294(rhIL-11)in patients with gynecologic cancer[J].Gan To Kagaku Ryoho,2005,32(4):479-487.

[18] Vadhan-Raj S.Management of chemotherapy-induced thrombocytopenia:current status of thrombopoietic agents [C].Semin Hematol,2009,46(1 Suppl 2):S26-32.

[19] Tepler I,Elias L,Smith JW 2nd,et al.A randomized placebo-controlled trial of recom binant human interleukin-11 in cancer patients with severe thrombocytopenia due to chemotherapy[J].Blood,1996,87(9):3607-3614.

[20] Wilde MI,Faulds D.Oprelvekin:a review of its pharmacology and therapeutic potential in chemotherapy-induced thrombocytopenia[J].Bio Drugs,1998,10(2):159-171.

[21] Ault K,Mitchell J,Knowles C.Recombinant human interleukin eleven(rhIL-11 growth factor)increases plasma volume and decreases urine sodium excretion in normal human subjects(abstract)[J].Blood,1994,84:276a.

[22] Tsimberidou AM,Giles FJ,Khouri I,et al.Low-dose interleukin-11 in patients with bone marrow failure:update of the MD Anderson Cancer Center experience[J].Ann Oncol,2005,16(1):139-145.

[23] Smith 2nd JW.Tolerability and side-effect profile of rhIL-11 [J].Oncology,2000,14(9 Suppl 8):41-47.

[24] Sartiani L,De Paoli P,Lonardo G,et al.Does recombinant

human interleukin-11 exert direct electrophysiologic effects on single human atrial myocytes? [J]J Cardiovasc Pharmacol,2002,39(3):425-434.

[25] Xu J,Ren JF,Mugelli A,et al.Age-dependent atrial remodeling induced by recom binant human interleukin-11: implications for atrial flutter/fibrillation[J].J Cardiovasc Pharmacol,2002,39(3):435-440.

[26] Boyle SM,Berns JS.Erythropoietin and Resistant Hypertension in CKD[C].Semin Nephrol,2014,34(5): 540-549.

[27] Vaziri ND.Mechanism of erythropoietin-induced hypertension[J].Am J Kidney Dis,1999,33(5):821-828.

[28] Sasaki N,Ando Y,Kusano E,et al.A case of erythropoietin induced hypertension in a bilaterally nephrectomized patient [J].ASAIO J,2003,49(1):131-135.

[29] Neusser M,Tepel M,Zidek W.Erythropoietin increases cytosolic free calcium concen tration in vascular smooth muscle cells[J].Cardiovasc Res,1993,27(7):1233-1236.

[30] Vaziri ND,Zhou XJ,Naqvi F,et al.Role of nitric oxide resistance in erythropoietin induced hypertension in rats with chronic renal failure[J].Am J Physiol,1996,271(1 Pt 1):E113-E122.

[31] Bernardi D,Agati L.Cardiovascular adverse reactions after the administration of recombinant human erythropoietin: light and shade[J].Minerva Cardioangiol,2012,60(2): 227-236.

[32] Ioka T,Kusano E.Erythropoetin-induced hypertension[J]. Nihon Rinsho,2006,3:513-516.

[33] Rasmussen P,Kim YS,Krogh-Madsen R,et al.Both acute and prolonged adminis tration of EPO reduce cerebral and systemic vascular conductance in humans[J].FASEB J, 2012,26(3):1343-1348.

[34] Eschbach JW,Abdulhadi MH,Browne JK,et al.Recombinant

human erythropoietin in anemic patients with end-stage renal disease.Results of a phase Ⅲ multicenter clinical trial [J].Ann Intern Med,1989,111(12):992-1000.

[35] Henke M,Laszig R,Rübe C,et al.Erythropoietin to treat head and neck cancer patients with anaemia undergoing radiotherapy:randomised,double-blind,placebo-controlled trial[J].Lancet,2003,362(9392):1255-1260.

[36] Boyle SM,Berns JS.Erythropoietin and resistant hypertension in CKD[C].Semin Nephrol,2014,34(5):540-549.

[37] George JN,Terrell DR.Novel thrombopoietic agents:a new era for management of patients with thrombocytopenia[J]. Haematologica,2008,93(10):1445-1449.

[38] Stohlawetz PJ,Dzirlo L,Hergovich N,et al.Effects of erythropoietin on platelet reactivity and thrombopoiesis in humans[J].Blood,2000,95(9):2983-1989.

[39] Aapro M,Scherhag A,Burger HU.Effect of treatment with epoetin-beta on survival,tumour progression and thromboembolic events in patients with cancer:an updated meta-analysis of 12 randomised controlled studies including 2301 patients[J].Br J Cancer,2008,99(1):14-22.

[40] 杨元勋,钱正刚,李刚.109例重组人促红细胞生成素药物不良反应文献分析[J].药学服务与研究,2014,14(1):45-48.

[41] 石永华,高祥玉.促红细胞生成素的不良反应[J].医药导报,1998,4:74.

[42] 吕晶.重组人促红细胞生成素的不良反应[J].中国药房,2004,15(10):624-625.

[43] Aapro M,Leonard RC,Barnadas A,et al.Effect of once-weekly epoetin beta on survival in patients with metastatic breast cancer receiving anthracycline-and/or taxane-based chemotherapy:results of the Breast Cancer-Anemia and the Value of Erythropoietin(BRAVE)study[J].J Clin Oncol, 2008,26(4):592-598.

[44] Aapro M, Osterwalder B, Scherhag A, et al.Epoetin-beta treatment in patients with cancer chemotherapy-induced anaemia: the impact of initial haemoglobin and target haemoglobin levels on survival, tumour progression and thromboembolic events[J].Br J Cancer, 2009, 101(12): 1961-1971.

[45] Barhoumi T, Briet M, Kasal DA, et al.Erythropoietin-induced hypertension and vascu lar injury in mice overexpressing human endothelin-1: exercise attenuated hypertension, oxidative stress, inflammation and immune response[J].J Hypertens, 2014, 32(4): 784-794.

[46] Liang J, Lei Z, Xu X, et al.Role of interleukin-6 in differ- entiating interleukin-11 induced fever and early bacterial infection[J].Indian J Pediatr, 2014, 81(9): 871-875.

[47] Bustillo I, Kaley K, Saif MW.Rash associated with the use of pegylated filgrastim in a patient with advanced pancreatic cancer[J].Cutan Ocul Toxicol, 2009, 28(4): 181-184.

[48] 郭蔓妮, 高智平.促红细胞生成素临床应用过敏反应(附 5 例报告)[J].今日药学, 1996(1): 33-33.

第13节 | 治疗胃肠反应药物的毒副反 应及处理

13

一、止吐药

常用的止吐药物包括 5-HT$_3$ 受体拮抗剂、多巴胺受体阻滞剂、NK-1 受体拮抗剂、吩噻嗪类、糖皮质激素、精神类药。这些药物本身存在一定的毒副反应,现分述如下。

(一)5-HT$_3$ 受体拮抗剂

5-HT$_3$ 受体拮抗剂分子结构与 5-HT 相似,可有效地、高选择性与 5-HT$_3$ 受体结合,而竞争性抑制 5-HT 与 5-HT$_3$ 受体结合,从而阻滞恶心呕吐发生,其对

5-HT$_1$、5-HT$_2$、5-HT$_4$受体无影响,对 α、β 肾上腺素能受体及组胺 H$_1$、H$_2$ 受体作用极小,对毒蕈碱胆碱能 M 受体亦无作用,因此其毒副反应发生率很低。代表药物有第一代的托烷司琼、昂丹司琼、格拉司琼等,以及第二代长效制剂帕洛诺司琼等,临床应用广泛。

1. **胃肠道反应**　最常见的毒副反应是便秘和腹胀,发生率高达 20%~30%。

【作用机制】

5-HT$_3$ 受体的作用:①来源于迷走神经的肠外在感觉神经通过 5-HT$_3$ 受体介导,将肠感觉信息传递至中枢神经系统。因此,肠神经系统向中枢神经系统的感觉传递需要 5-HT$_3$ 受体的介导;②分布于肠肌神经元的 5-HT$_3$ 受体可介导 5-HT 能中间神经元触的快兴奋性神经传递,使胆碱能神经元释放乙酰胆碱(acetylcholine,ACh)增加,胃肠道平滑肌兴奋性增强,使其收缩幅度、张力、蠕动增加,消化液分泌增加;③介导胃结肠反射。因此,5-HT$_3$ 受体一方面介导了肠感觉向中枢的传递,另一方面也参与了肠道运动、分泌、感知的功能。因此,正是由于 5-HT$_3$ 受体拮抗剂能抑制肠蠕动,减慢肠道转输运时间,减少消化液的分泌,同时由于其作用于中枢神经系统,使患者排便意识减弱,从而导致便秘的发生。第一代 5-HT$_3$ 受体拮抗剂所致便秘发生率较高,据文献报告,有 20%~30% 的患者出现了便秘,恩丹司琼和托烷司琼的便秘发生率分别为 36.7% 和 30%,而第二代的帕洛诺司琼所致便秘发生率仅为 5%。而据我们十年来的临床观察,有多达 70% 的患者在用药 3~5 天后即出现无便意或大便难的症状。

【临床表现】

排便次数减少,无规律,粪质干硬,常伴有排便困难、腹胀、腹部不适或疼痛。

【处理措施】

(1) 便秘的处理:主要是饮食活动指导。多饮水、多吃蔬菜、水果及含纤维多的食物。鼓励患者多活动,促进肠蠕动,预防便秘,养成定时排便习惯,多吃蔬菜、水果,此外还包括肠道益生菌的应用。

药物治疗主要为泻药,可以分为:①容积性泻药:硫酸镁、乳果糖、食物纤维素等;②渗透性泻药:包括盐类、高渗性糖醇类;③刺激性泻药:如蓖麻油、番泻叶、芦荟、便乃通茶等;④润滑性泻药:如液体石蜡、甘油。

其他如西沙比利、针灸、苁蓉通便口服液、补中益气汤加味等。

(2)腹胀:对于轻度腹胀,不需特殊处理;明显腹胀,应行保守治疗,禁食、胃肠减压、肛管排气及应用解痉剂。腹胀严重导致肠麻痹时间较长,可应用全肠外营养,用生长抑素减少消化液的丢失,也可进行高压氧治疗置换肠腔内的氮气,减轻症状。

2. 头痛、头昏　$5-HT_3$ 受体拮抗剂推荐剂量下发生的头昏,头痛多为一过性,停药后大部分可自行改善。发生机制不详。对于发作不频繁、强度也不很剧烈的头痛,可用热敷。严重者在头痛发作时给予解热镇痛药;重症者可用麦角胺咖啡因。密切观察疼痛的部位、性质和程度,以区别颅内转移所致头痛。

3. 其他　昂丹司琼、多拉司琼可能引起 QT 间期延长,并可导致严重心律失常。2012 年 12 月 4 日,美国食品药品管理局(FDA)宣布,由于考虑到心脏问题风险,单一静脉注射 32mg 昂丹司琼已经被撤出市场。最新数据表明,甲磺酸多拉司琼的注射剂能引起致命性的心律失常(尖端扭转型室速)。有心律异常或潜在心脏疾病的患者发生心律失常的风险较高。多拉司琼可导致剂量依赖型 QT、PR 及 QRS 间期延长。2010 年 12 月 17 日,FDA 告知患者和医疗卫生人员,该注射剂型不应再用于预防化疗所致的恶心呕吐。因此在用药过程中严密监测患者的情况,密切关注心电图变化,控制单次剂量,若发生异常及时采取措施处理,保证临床安全用药,避免毒副反应的发生。

极少数患者还可出现血压升高及过敏反应,前者不需要特殊处理,后者行抗过敏处理可改善。

(二)多巴胺受体阻滞剂:胃复安

代表药物有甲氧氯普胺(胃复安),是临床上常用的化疗止吐药,可用于急性呕吐。研究表明,长期反复或大剂量使用,会使胆碱能受体相对亢进而发生神经中枢抑制或锥体外系反应(大剂量发生率达50%),表现为肌震颤、发音困难、共济失调等。亦有引起眼危象、舌肌痉挛及严重的精神症状的报道。

1. 锥体外系症状 椎体外系症状是胃复安比较特殊的副反应,尤易发生在儿童和青年女性,常规剂量(每次10mg,一日3次)服用时发生率为1%,在大剂量静注胃复安时发生率增加为2%~30%,多在用药后48小时内发作。

【发生机制】

在脑黑质纹体中多巴胺受体主要有 D_2 受体和 D_1 受体,胃复安选择性作用于 D_2 受体而起止吐作用,大剂量应用可阻断黑质纹状体中多巴胺 D_2 受体,由 D_1 受体执行的功能占优势,使胆碱能受体相对亢进而导致锥体外系反应。

【临床表现】

急性肌张力障碍:表现为急性阵发性双眼痉挛性偏斜、痉挛性颈斜、下颌偏斜、牙关紧闭、肢体扭转、角弓反张及舌伸缩障碍等,严重者因喉肌痉挛诱发窒息,危及生命。

静坐不宁腿综合征:用药后可立即发生,主要累及下肢,表现为深部肌肉酸痛、不适及关节蚁走感,下地活动或改变体位后症状可缓解。

帕金森综合征:用药后数天出现,老年人易发生,表现为震颤、表情呆板、肌强直、少语和动作迟缓。

迟发性运动障碍:多见于长期服用的老年人。服药后短时间内并无症状,但经历一个月甚至两年才出现运动障碍,表现为口、颊、舌颊和颈肌的不自主运动,不断地用力吸吮、咀嚼、快速伸舌、做鬼脸，以不自主的多动为主。长期服用胃复安 >6 个月，年龄超过 70 岁的老年人，发生率显著增加（>1/1000）。

【处理措施】

首先应停用胃复安，急性肌张力障碍者，大多停药后 2 天内可自行缓解，较重者予以药物治疗，主要有中枢抑制药（如地西泮、苯巴安定、苯海拉明）及抗胆碱药物（如阿托品、东莨菪碱、山莨菪碱、苯海索）等。

苯海拉明 20~40mg 每次静脉注射，地西泮 10~20mg 静脉注射可迅速缓解症状，且具有一定的镇静作用，能改善焦虑等症状，可考虑优先给予。抗胆碱药苯海索口服发挥作用较慢，一般在症状控制后，防止复发给予口服，用法是第一日 2~4mg（1~2 片），分 2~3 次服用，以后视需要及耐受情况逐渐增加至 5~10mg（2.5~5 片）。

帕金森症和迟发性运动障碍者，一般在服用胃复安数月后出现。停药后多不能自行缓解，应用苯海索治疗 5~10 周大多可恢复正常。少数患者是不可逆的。

2. **精神障碍**　胃复安所致精神障碍者较少见，常规剂量治疗数日至数周后（1~13 周）有时会出现精神障碍，但多呈可逆性。

【发生机制】

甲氧氯普胺易透过血脑屏障，阻断中脑 - 边缘叶通路和中脑 - 皮质通路的多巴胺 D_2 受体，因阻断的程度不同而产生精神障碍等毒副反应。

【临床表现】

表现为明显的抑郁、焦虑、恐惧、狂躁、短暂性精神分裂症等，少数患者出现幻觉运动障碍。袁勇报道 1 例 30 岁患者因慢性浅表性胃炎使用胃复安后，患者出现精神萎靡、颈项轻微僵直和上肢肌肉紧张等，并伴有情绪低落、忧郁、常有自责语言、猜疑、失眠和悲观失望，甚至想用安眠药自杀。停服该药并加服苯海索和阿米替林数天后患者锥体外系反应消失，情绪好转，精神障碍症状消失。

【处理措施】

短期用药后迅速出现的神经精神症状,及时停药后症状可消失;但长期服药3个月以上,停药后需2个月~1年才能恢复,可给予苯海索、镇静类药物或维生素 B_1、维生素 B_6 治疗。

3. 其他 困倦和乏力是胃复安的常见副作用,其发生率为4%~10%,多见于药后30分钟至1小时,表现为四肢软弱无力,但多因症状不重而被忽略。另外还可引起顽固性膈逆、胰腺淀粉酶升高等毒副反应。

胃复安大剂量应用时可出现极少但严重的毒副反应,包括引起心律失常(心率减慢、室上性心动过速、房室传导阻滞),气管支气管平滑肌收缩所致的呼吸困难,对尿道括约肌有松弛作用引起的尿失禁,腺体分泌增加所致的腹泻,另引起肠功能紊乱、眩晕、皮疹、月经紊乱、直立性低血压、视力下降、泌乳现象和增加癫痫的发作等。

总之,一旦怀疑是胃复安所致的毒副反应,应立即停药,给予对症处理,使用抗胆碱药(如东莨菪碱、山莨菪碱、苯海索)或中枢抑制药(苯海拉明等)肌内注射,症状即会很快消失。少数有急性心肌损害者可静脉滴注能量合剂和复方丹参等,有助于改善症状。

(三)NK-1 受体拮抗剂:阿瑞匹坦

NK-1 受体拮抗剂作为新一代止吐药,临床应用中耐受性好,与昂丹司琼相比毒副反应无差别。阿瑞匹坦在中国完成了两项临床研究:P169 为一项在中国晚期实体瘤患者中研究阿瑞匹坦联合格拉司琼/地塞米松在预防大剂量顺铂化疗诱导的恶心和呕吐(CINV)中的安全性、耐受性和有效性的Ⅲ期、随机化、多中心、双盲、安慰剂对照、平行分组的临床试验(n=421);P170 为在中国年轻成年健康受试者中进行的阿瑞匹坦(MK-0869)单次和多次给药的药代动力学研究(n=24)。研究结果表明,阿瑞匹坦具有良好的耐受性,安全性/耐受性数据与阿瑞匹坦的已有全球安全性数据库相符。在中国受试者中,未发现新的或非预期的安全性结果。本品采用推荐剂量,在中国患者用于预防和治疗高度呕吐性肿瘤化疗导致的急性或迟发性恶心和呕吐是有效的,安全性可以接受。

【发生机制】

阿瑞匹坦是CYP3A4的抑制剂,与主要或部分经CYP3A4代谢的化疗药物合用时应谨慎。阿瑞匹坦与华法林合用将导致凝血酶原时间国际标准化比值(INR)显著降低,因此,对于长期服用华法林的患者,必须在阿瑞匹坦给药后的2周内严密检测INR,特别是在第7~10天内。阿瑞匹坦主要在肝内代谢,在严重肝功能受损患者(Child-Pugh评分>9)中的药动学和临床数据欠缺,因此在这些患者中使用亦需慎重。阿瑞匹坦其他相关毒副反应的机制少见报道。

【临床表现】

阿瑞匹坦的临床毒副反应多为轻到中度,常见的包括呃逆(4.6%)、困倦(2.9%)、丙氨酸氨基转移酶水平升高(2.8%)、便秘(2.2%)、头痛(2.2%)、厌食(2.0%),其他还包括有恶心、腹泻和脱发等。

【处理措施】

(1)呃逆:可以分别非药物治疗和药物治疗

非药物治疗包括:中断或袭击呼吸,刺激悬雍垂或鼻咽部,反刺激迷走神经,破坏膈神经,洗胃、催吐等。

药物治疗:

1)巴氯芬(Baclofen):为神经性传导抑制剂γ氨基丁酸(GABA)的衍生物,主要作用于脊髓运动神经元的GABA受体,其抗呃逆的作用机制未明,可能是通过对神经传导抑制作用,从而缓解平滑肌、膈肌痉挛;或者通过中枢镇静作用达到抑制呃逆中枢而制止呃逆发作。用法:每次10mg,每日2次,口服;最大剂量为15mg,每日3次。

2)氯丙嗪(Chlorpromazine):多巴胺受体拮抗剂,

25~50mg,每天 3 次口服,曾被 FDA 批准用于治疗难治性呃逆的药物。氯丙嗪抗呃逆的作用可能与其阻断上行网状激活系统,抑制膈神经的兴奋性有关。

3）胃复安（Metoclopramide）：多巴胺受体拮抗剂,可能因其多巴胺拮抗作用,部分作用于胃肠道平滑肌。同时认为该药在大脑中亦能产生多巴胺组织作用,产生类似于氯丙嗪止吐作用的锥体外系反应。

（2）转氨酶升高：多为轻到中度,停药后可恢复正常,可考虑应用保肝类药物。目前保肝药物种类繁多,根据其作用机制可分为抗炎保肝类、细胞修复类、解毒保肝类、利胆保肝类、中草药类、维生素及辅酶类等。由于部分护肝药物也可能存在一定肝脏毒性,一般不主张同时使用三联以上的护肝药物。

（3）便秘、腹胀及头痛处理同 5-HT$_3$ 受体拮抗剂。

（四）吩噻嗪类:氯丙嗪、异丙嗪

因可阻断大量受体,毒副反应包括镇静、坐立不安、腹泻、易激惹。还可导致严重精神系统症状,其中普鲁氯嗪椎体外系反应发生率 >40%。此外,吩噻嗪类还可致严重神经症状,老年人慎用。可致心律失常,包括 QT 间期延长和室上性心动过速。对于正在接受可导致 QT 间期延长的其他药物治疗患者或儿童患者应慎重。中性粒细胞减少发生率约 1/10 000,因此中性粒细胞绝对值低的患者不宜使用。FDA 在 2006 年警告:氯丙嗪静脉给药或不慎动脉内注射可致皮肤坏死甚至截肢。

【处理措施】

（1）直立性低血压:用药后应静卧 1~2 小时,血压过低时可静脉滴注去甲肾上腺素或麻黄碱升压。但不可用肾上腺素,以防血压降得更低。

（2）肝功能异常:停药后可恢复,可加用护肝药物。

（3）锥体外系反应:处理方式同胃复安。

（4）过敏反应:此反应少见,一旦发生应立即停药,并给予抗过敏治疗。

吩噻嗪类药物用量过大的症状和体征有：手脚动作笨拙或行动古怪，严重时倦睡或面色潮红、发热，气急或呼吸困难，心率加快（抗毒蕈碱 M 受体效应），肌肉痉挛，尤其好发于颈部和背部的肌肉。坐卧不宁，步履艰难，头面部肌肉痉挛性抽动或双手震颤（后者属锥体外系的效应）。解救时可对症注射地西泮（安定）和毒扁豆碱。必要时给予吸氧和静脉输液。

（五）糖皮质激素

长期使用可导致严重的毒副反应，包括肾上腺抑制、免疫功能抑制、伤口愈合延迟及胃肠道激惹等。CINV 短期使用耐受良好，无明显有害副作用。单剂量地塞米松潜在毒副反应包括会阴疼痛和血糖升高，对于血糖不稳定的糖尿病患者不推荐使用。此外，儿童和成人即便是使用单剂量地塞米松，也有发生急性肿瘤溶解综合征的风险。

在 CINV 中，地塞米松毒副反应包括失眠、消化不良、焦虑、高血糖、食欲体重增加和痤疮等。严重者甚至可致精神病、消化性溃疡、过敏反应和充血性心衰。10 岁以下儿童患者接受含地塞米松止吐方案治疗可增加骨坏死风险。

有研究用症状调查表来评定患者在进行中度致吐性化疗后一周中地塞米松的副作用。60 例接受口服地塞米松预防 CINV 并完成止吐性化疗的患者接受了问卷调查，调查结果显示，45% 的人有中、重度失眠，27% 有腹胀、消化不良，27% 引起精神亢奋，19% 食欲增加，16% 体重增加，15% 在其后的化疗中出现痤疮。

因此，要尽量减少或者避免长期使用糖皮质激素作为止吐药物。对于用地塞米松有严重毒副反应风险的患者，长期用药应慎重考虑。详细内容参照第五章第六节。

（六）其他止吐药

苯海拉明，抗组胺药，通过中枢抑制发挥较强的镇吐作用，兼有镇静作用。研究表明苯海拉明可阻止钾同道延迟回流,从而导致 QT 间期延长。亦有个例报道该药可致尖端扭转型室性心动过速(Tdp)。

劳拉西泮是中效的苯二氮䓬类镇静催眠药。上述两类药物均可引起中枢神经系统反应,如困倦、无力、共济失调以及反常兴奋等。

氟哌啶醇为丁酰苯类抗精神药,阻断脑内多巴胺受体发挥作用,主要为抗精神病抗焦虑作用,也有较强的镇吐作用,主要毒副反应为锥体外系反应。

二、止泻药

化疗相关性腹泻(CTID)是肿瘤患者化疗引起的一种常见毒副反应,轻者降低患者生活质量,重者可引起发生酸碱失衡、水电解质紊乱等并发症,甚至导致死亡。

引起 CTID 的常见药物有伊立替康(CPT-11)、氟尿嘧啶(5-FU)等,20%~40% 中晚期肿瘤患者应用 CPT-11 化疗后,可发生 3~4 级腹泻。常用的止泻药物包括阿片类、生长抑素奥曲肽等。

(一)洛哌丁胺

洛哌丁胺又名氯苯哌酰胺,其化学结构类似氟哌啶醇和哌替啶,但治疗剂量对中枢神经系统无任何作用。虽然临床上毒副反应少见,但有的毒副反应很严重(如过敏性休克等),因此应引起重视。

洛哌丁胺的毒副反应较轻微,常见有发疹、瘙痒、口干及腹胀、恶心、食欲不振,偶有呕吐,也可有头晕、头痛、乏力。罕见严重毒副反应:过敏性休克、麻痹性肠梗阻、意识障碍、神经系统毒性、便血、尿潴留。禁用于 2 岁以下的儿童,不宜用于 5 岁以下的儿童、伴有高热和脓血便的急性细菌性痢疾、急性溃疡性结肠炎、广谱抗生素引起的假膜性肠炎,应避免用于使用肠蠕动抑制剂的患者。

1. **过敏反应** 洛哌丁胺是一个较安全的药物,口服致过敏性休克极为罕见。Srinivasa 等报道 1 例 34 岁男性患者口服洛哌丁胺后 8 小时发生了过敏反应,虽经积极抢救,但是患者最终死亡。

【发生机制】

过敏反应其发生机制属于抗原-抗体反应、类过敏反应、迟发性超敏反应。

【临床表现】

临床表现为服用洛哌丁胺片后短时间内发生呼吸困难,胸闷、头晕、乏力,面色苍白、皮肤湿冷、血压下降等。

【处理措施】

按过敏性休克进行抢救,首先立即停止使用引起过敏的药物,皮下注射肾上腺素。迅速建立静脉通路,补充血容量,必要时建立两条静脉通路,必要时使用升压药。此外还可给予抗组胺及皮质激素类药物,给予氧气吸入以改善缺氧症状,及时清除呼吸道分泌物,保持呼吸道通畅。当喉头水肿影响呼吸时,应立即准备气管插管,必要时配合实施气管切开。发生心脏骤停,立即进行胸外按压、人工呼吸等心肺复苏的抢救措施。注意保暖,密切观察患者的意识、体温、脉搏、呼吸、血压、尿量及其他临床变化,患者未脱离危险前不宜搬动。

2. 麻痹性肠梗阻 麻痹性肠梗阻是洛哌丁胺的罕见但是严重的毒副反应之一。

【发生机制】

麻痹性肠梗阻是由于其本身药理作用的延伸(加强),即阻止乙酰胆碱和前列腺素的释放,抑制肠蠕动,延长内容物通过的时间,增加肛门括约肌的张力,抑制大便失禁和便急。

【临床表现】

主要有停止排便、排气,腹胀,听诊肠鸣音减弱或消失,全腹膨隆,腹部透视显示低位梗阻或可见液气平面(肠道大量积气),有的患者可伴有嗜睡、血压下降等。

【处理措施】

一旦发生便秘、腹胀、不完全肠梗阻时,应立即停用本品。若发生麻痹性肠梗阻,给予禁食补液,可采取口服缓泻剂、清洁灌肠、肛门排气、留置胃管(从胃管内注药,如多潘立酮、西沙必利、氯波必利等)、静脉注射纳洛酮(洛哌丁胺特异性拮抗剂)、肌注新斯的明等措施,一般在数小时内患者即可恢复排便。

3. 神经系统毒性反应 洛哌丁胺能作用于呼吸中枢,而婴幼儿血脑屏障发育不完善,洛哌丁胺的神经系统毒性主要多见于婴幼儿。

【发生机制】

洛哌丁胺能和阿片受体发生立体专一性结合,致使中脑盖前核的阿片受体兴奋,使其受支配的缩瞳核兴奋而引起瞳孔缩小,作用于脑干的呼吸中枢,可降低呼吸中枢对二氧化碳张力的反应性,从而抑制呼吸。由于婴幼儿血脑屏障发育不完善,对中枢神经系统反应较成人敏感。所以,洛哌丁胺进入机体后易发生阿片样中毒反应,故应禁用于 2 岁以下儿童,5 岁以下儿童慎用。

【临床表现】

贺立新报道 1 例 42 岁、体重只有 41kg 的女性,因不规律腹泻而间断服用洛哌丁胺,4~12mg/d(有时16mg/d,持续 1 个月),结果出现颜面部肌肉发僵、舌头不听使唤、恶心、疲倦、嗜睡、心情抑郁、表情淡漠等临床症状,随后由于断断续续的腹泻而继续间断服用洛哌丁胺使这些症状加重。患者拒绝纳洛酮等解毒药物治疗,1 个月后毒副反应才消失。这是典型的不按体重、超量服药导致的神经毒性反应的病例。

赵红霞报道 1 例 3 岁男孩,因消化不良性腹泻 5 天而口服洛哌丁胺(1mg,一日 3 次,连服 3 天)出现双拳紧握、两眼上翻、四肢强直、高热惊厥,每次发作 3~5 秒,每日发作 20 余次。经抗惊镇静、纳洛酮解毒,6 天后上述症状基本消失。

【处理措施】

如果使用洛哌丁胺出现中毒症状,可按阿片中毒急救,使用纳洛酮。

4. 剥脱性皮炎及药源性剥脱性皮炎 药源性剥脱性皮炎尽管其发生率很低,但是除皮肤病变外,机体各系统、脏器均可受不同程度的影响。但如不及时治疗可因继发感染或全身衰竭而危及生命,病死率高达10%~20%。

【发生机制】

药源性剥脱性皮炎的主要发病机制为抗原抗体反应、类过敏反应、迟发性超敏反应。临床特点为起病迅速,皮损广泛,全身症状严重,常伴有并发症。

【临床表现】

双手表皮剥脱,无皮肤瘙痒,表皮剥脱范围可逐渐扩大,致双手手心表皮大片剥脱。药源性剥脱性皮炎为一种严重的变态反应性药疹,起病急、进展迅速、治疗周期长。

【处理措施】

需严格掌握用药指征,合理用药,避免滥用药物。治疗立即停用可疑的过敏药物及避免接触。易过敏物质,予抗组胺药、钙剂、维生素 C 进行抗过敏治疗,提供足够热量及保持水电解质平衡。大剂量糖皮质激素冲击治疗可迅速控制病情发展。注重皮肤护理,防止继发感染。对于老年患者需注意检测血浆蛋白,加强支持疗法。剥脱性皮炎继发败血症是影响治疗预后的重要因素,因此使用广谱抗菌药物亦为预防和治疗败血症的有效手段。

5. 便血 1 例 64 岁患脑梗死的男性患者,因急性肠炎口服洛哌丁胺片 4mg,4 小时后大便带血,呈红色,量少,停服洛哌丁胺,使用氨苄西林、庆大霉素、谷维素治疗,2 天后稀便次数减少,病情好转,大便正常。患者家属又给予 4mg 洛哌丁胺片,4 小时后再现大便带血。

6. **尿潴留**　1例10岁女孩由于急性胃肠炎口服洛哌丁胺后发生持续24小时的尿潴留,影像学检查无异常发现,通过导尿才恢复。此例提醒儿科医生应注意洛哌丁胺的一种潜在的、罕见的毒副反应。同时男性老年患者服用洛哌丁胺可能更容易出现排尿困难。

总之,使用洛哌丁胺时应注意相关问题。

(1) 用药人群的选择:①洛哌丁胺过敏者禁用,过敏体质、食物和药物过敏史及家族史的患者慎用;②2岁以下儿童禁用;③细菌性痢疾伴发热、肠梗阻、便秘、胃肠胀气、严重脱水、溃疡性结肠炎急性发作期、广谱抗生素引起的假膜性肠炎等患者禁用;④由于洛哌丁胺全部在肝脏代谢,故肝功能障碍者慎用,否则易导致药物在体内积蓄而发生中毒反应;⑤孕妇、哺乳期女性避免使用。

(2) 掌握正确的用药剂量与疗程

1) 伊立替康所致腹泻的治疗

早期腹泻:发生于用药24小时内。通常与胆碱能综合征同时或稍早发生,肠内容物突然排空,可自行缓解或阿托品治疗。

延迟性腹泻:发生于用药24小时后到下一治疗周期开始之前。70%发生于CPT-11用药后4~6天。一旦出现水样排泄物,首剂口服洛哌丁胺4mg,随后每2小时服用2mg,中途不更改剂量,持续至最后一次水样排泄物出现后12小时。如轻微至中等程度之腹泻(每日≤6次,中等痉挛腹痛)在48小时内没有缓解,应立即预防性使用口服广谱抗生素。除抗腹泻治疗外,应注意补充电解质。当腹泻合并严重的中性粒细胞减少(粒细胞计数 $<0.5 \times 10^9/L$)时,应预防性使用广谱抗生素。洛哌丁胺不应用于预防给药,即使前一周期出现过迟发性腹泻的患者也不应预防性使用,因伊立替康发生腹泻的概率变异大,同一患者每次治疗不一定都会发生腹泻。如果出现严重腹泻的患者,可考虑在下

个周期伊立替康用药减量。

2）其他化疗药物（除伊立替康外）引起的腹泻。

3）发生腹泻后急查大便常规，必要时急行大便普通培养和厌氧培养。留取厌氧培养时，应将大便尽量放满试管，这样培养时可以容易从厌氧区域取材接种。治疗上给予活菌制剂，增加肠道内阴性杆菌的数量，如整肠生等。当高度怀疑假膜性肠炎时，禁用止泻药，避免加重肠道中毒症状，可给予万古霉素0.25g，每日3次口服，或甲硝唑口服，注意维持水电解质平衡。

洛哌丁胺是一个安全、有效的止泻药物。虽然临床上毒副反应少见，但有的毒副反应很严重（如过敏性休克、急性肾衰竭等）。因此，应引起临床医务人员的警惕。

（二）奥曲肽

奥曲肽是人工合成的一种生长抑素类似物，可以减少肠系膜血管血流，抑制胰腺和胃肠激素分泌，延长大肠排空时间，并直接作用于黏膜上皮细胞，促进电解质吸收和减少液体分泌。

研究表明，奥曲肽对控制化疗相关的腹泻和类癌综合征相关的腹泻有效。有效率60%~95%，多用皮下注射，持续静脉滴注方式理论上有效，但没有临床研究采用。

当前推荐奥曲肽的剂量为皮下注射100~150μg，每8小时一次或每12小时一次。如果24小时症状未控制，可增加剂量至500μg，每8小时一次。初步研究认为长效奥曲肽可以有效预防CTID，但是由于费用、治疗增加的毒性等原因仅用于曾发生重度CTID者。

奥曲肽的毒副反应较少，主要表现为注射局部的皮肤刺激症状（7.7%），如局部疼痛、瘙痒和烧灼感等，还包括头痛、头晕、恶心呕吐等。奥曲肽毒副反应多为轻度，无需处理可自行缓解。少见的毒副反应有循环系统毒副反应如心律失常、高血压、心绞痛，过敏性休克和低血症。奥曲肽治疗腹泻一旦达到缓解，需要立即停药。

1. **心律失常**　我国有研究统计在1994—2007年国内医药期刊报道的奥曲肽致毒副反应的案例报道，并进行统计、分析，53例病例中心律失常有36例，占67.92%。

【发生机制】

奥曲肽对心脏的窦性节律和异位兴奋灶均有明显抑制作用，引起心率减慢与用药剂量无关，与患者是否存在基础性心脏疾病也无关。这可能与其抑制降钙素的分泌，促使血钙升高有关。当细胞外钙浓度升高时，对快反应自律细胞抑制作用增大，使钠内流减慢，而钾外流相对加速，使自动去极化速度降低，即自律性降低。另外，Bubinski等研究发现在窦房结及房室结组织存在高浓度的生长抑素受体，本品也很可能通过抑制这些受体的功能发挥作用。

【临床表现】

临床表现主要为出现心悸、胸闷，心率下降，可降低至40~50次/分，严重心动过缓可引起晕厥，甚至心脏骤停。

【处理措施】

绝大多数发生心动过缓的患者，经停药及对症处理后能逐渐缓解。在使用本品时应进行心电监测，严格观察心率的变化。可参考普萘洛尔等β受体阻滞剂，根据心率调整剂量的方法，调整奥曲肽用量。

2. **血小板减少**　国内外关于奥曲肽引起血小板减少的报道均为个例报道。

【发生机制】

药物诱发血小板减少症的常见机制为血小板产生抑制和免疫性血小板破坏。药物诱导的骨髓抑制导致血小板下降发生时间较快，而奥曲肽导致血小板减少症则发生较慢，因此推测奥曲肽诱导的血小板下降可能与免疫性血小板破坏有关而非骨髓抑制。但目前尚无相关研究证明奥曲肽引起血小板下降与免疫有关，其机制不明。

【临床表现】

患者入院时检查血小板正常,在使用奥曲肽治疗后,血小板可下降到 50~62g/L。

【处理措施】

一般无须特殊处理,停用奥曲肽后血小板恢复正常,在给予高剂量、长疗程的奥曲肽治疗应监测血小板计数。

3. **其他**

(1)过敏反应:表现为胸闷、气促、颜面潮红,唇部发绀。严重者出现过敏性休克,表现为头晕、心悸、胸闷、气急、咽部异物感、血压骤降。应立即停用奥曲肽,按过敏性休克进行处理,注意补液。

(2)低血糖:奥曲肽导致血糖降低的发病率并不高,临床可表现为突然大汗淋漓,手足麻木,血糖可降至 2.9~3.2mmol/L。发生低血糖时应注意补充吸收快的含糖食品,或静脉输入葡萄糖以纠正低血糖。使用奥曲肽期间应注意加强监测血糖。

三、黏膜保护剂:阿米福汀

阿米福汀,又名氨磷汀,是美国 FDA 批准上市的正常细胞保护剂,广泛用于各种癌症的辅助治疗,可明显减轻化疗药物所产生的骨髓、肾脏、耳及神经系统的毒性,而不降低化疗药物的药效。

阿米福汀在体内经磷酸酶水解脱磷酸后,成为含游离巯基的活性代谢产物 WR-1065,一方面清除组织中化疗药物产生的自由基、过氧化物,另一方面直接与烷化剂、铂类化疗药物的活化代谢产物结合,从而起到减低化疗药物毒性的作用。

阿米福汀选择性地保护正常组织而不影响放化疗的抗肿瘤作用,与其体内代谢特点有关。AKP 是一种 pH 依赖的与细胞膜结合的酶,较低的 pH 可使 AKP 的含量减少,而且使其活性大为降低。阿米福汀在正常组织中可以快速的脱磷酸,游离巯基浓度较高。而在肿瘤组织中阿米福汀常因肿瘤血供不足、乏氧状态且 pH 较低,导致游离巯基浓度较低。阿米福汀及其代谢产物在正常组组织中的浓度可达肿瘤组织中浓度的数百倍,从而起到选择性保护正常组织的作用。

　（一）低血压

　阿米福汀的耐受性较好,偶有出现一过性的血压轻度下降。一过性的血压轻度下降一般 5~15 分钟内缓解,故应用时应采取平卧位,仅有小于 3% 的患者因血压降低明显而需停药,停药的同时应维持补液以升高血压。

【发生机制】

　阿米福汀导致低血压的机制尚不明确。美国 RYAN 等通过动物实验认为使用阿米福汀后出现的低血压是由其代谢产物 WR-1065 介导引起了血管平滑肌的直接舒张所致。国外有学者报道了 15 例注射阿米福汀的患者,在剂量不超过 $550mg/m^2$ 时无一例出现低血压。使用常规剂量阿米福汀后导致血压降低,可能与同时使用影响血管活性的药物相关。因此,我们认为在已服用了影响血管活性的药物时,要慎用阿米福汀,并严密监测血压变化。

【临床表现】

　我国仅一例老年肺癌患者在使用阿米福汀时出现严重低血压的报道。患者入院后血压一般在 120/70mmHg 左右,在开始给予阿米福汀静脉滴注 5 分钟后,血压降至 100/58mmHg,继续输液,血压持续下降,20 分钟后血压降至 70/50mmHg。立即停止输液,停药 20 分钟后,血压恢复至 130/70mmHg。

【处理措施】

　当出现血压下降时,应立即停用阿米福汀,注意补液、必要时使用升压药。服用影响血管活性的药物时,要慎用阿米福汀。在使用阿米福汀时,应密切监测血压的变化。

（二）低血钙、低钙性手足搐搦

小于 1% 的患者使用阿米福汀出现血钙浓度降低，故低钙血症患者应慎用。国内罕见该药物正常剂量下引起抽搐的病例报道。因大部分使用者未出现相关症状，说明书中亦未推荐，没有常规在用药后监测血钙情况。

【发生机制】

阿米福汀能抑制甲状旁腺激素的活性，减少肾小管对钙的重吸收。从这方面来看，低钙血症应该是其常见的毒副反应，但是临床上低血钙的发生非常少见，其原因应该与用剂量强度有关。一般来说，钙离子对可兴奋细胞膜的钠内流有一种竞争性抑制作用，这称为膜屏障功能正常的血钙水平能使神经细胞膜稳定，所以钙离子能防止膜电位的异常放电活动，又能降低神经-肌肉的兴奋性。而静脉滴注阿米福汀后，阿米福汀脱磷酸后，血磷升高，导致血钙下降，膜屏障受到破坏，竞争性抑制减弱，钠通道容易激活，阈电位下移，细胞兴奋性增高，最后导致骨骼肌肌质网的钙释放，迅速提高了肌质内钙浓度，引发兴奋-收缩耦联，所以表现为肌肉抽搐。使用阿米福汀时，一定要注意个体差异，最好用前药查一下血钙，有低血钙倾向者慎重选用。

【临床表现】

大部分低血钙患者未出现相关症状。而当发生低钙性手足搐搦时可表现为指端及口周麻木，手足与面部肌肉痉挛，出现手足搐搦，表现为双侧拇指强烈内收，掌指关节屈曲，指间关节伸展，腕肘关节屈曲，呈鹰爪状，双足强直性伸展。

【处理措施】

当发生低钙性手足搐搦时可予 10% 葡萄糖酸钙 10ml 静推或异丙嗪 12.5mg 肌注，地塞米松 5mg 静推，并注意查血钙。

13

另外使用阿米福汀时,一定要注意个体差异,最好用前药查一下血钙,有低血钙倾向者慎重选用。因低钙性手足搐搦使患者恐惧,建议用药 6 小时后常规检测血钙离子水平 3 天,血钙降低时及时纠正,长期应用建议补钙。

（三）过敏性休克

阿米福汀引起过敏反应并不常见。国内也有阿米福汀引起过敏性休克的个案报道。

【发生机制】

过敏性休克的发生非常少见,机制尚不明确。

【临床表现】

临床表现主要为在患者使用阿米福汀时出现四肢麻木、胸闷、低血压、头晕、恶心,其后出现畏寒、寒战、全身大汗淋漓,面色苍白,手足发紫,脉搏细弱,血压进行性下降等症状。

【处理措施】

当发生过敏时,及时停药,给予吸氧,同时给予肾上腺素、激素等抗休克治疗,并注意补充血容量。

四、抑酸药

目前有两大类抑酸药物,即 H_2 受体拮抗剂（H_2 receptor antagonists, H_2RA）和质子泵抑制剂（pump inhibitors, PPIs）。PPIs 和 H_2RA 对化疗过程中引起的胃黏膜损伤均有明显的预防作用,但 PPIs 对抑制上消化道症状疗效优于 H_2RA。

NCCN 止吐临床实践指南（2014 年）指出,H_2 受体拮抗剂或质子泵抑制剂选择性用于有胃部疾病的患者,当使用顺铂、环磷酰胺等高度催吐药物时,可在化疗期间连用 5 天以内抑酸药物,使用其他化疗方案时,建议当天使用。化疗期间预防性应用 PPIs,建议单次用药即可。同时在化疗患者出现上腹痛及胃灼热症状时可使用 PPIs 进行治疗。

（一）H_2 受体拮抗剂

H_2 受体拮抗剂（H_2RA）属于最安全的一类药物,如雷尼替丁、法莫替丁、西咪替丁,这类药物的应用相当广泛,其不良药物反应的报道很少。

1. **中枢神经系统**　应用 H_2 受体拮抗剂出现中枢神经系统毒副反应的患者,多半是肝、肾功能不全的患者。

【作用机制】

西咪替丁对中枢神经系统毒性比其他质子泵抑制剂要大。H_2 受体拮抗剂中以西咪替丁发生中枢神经系统症状的报道较多,可能与其可透过血脑屏障有关。

【临床表现】

临床表现可变现为烦躁不安,幻听、幻视,精神失常,伤人毁物,也可表现为失眠、心情抑郁、厌世等抑制症状。

【处理措施】

立即停用 H_2 受体拮抗剂,并注意补液,利尿,加速毒物排泄。

2. **肝肾功能损害**　有研究 312 例患者口服雷尼替丁后发生肝功能损害的有 25 例,表现为不同程度的 ALT、GGT 和 IBIL（间接胆红素）升高。有报道使用雷尼替丁后出现血尿、晨尿增多、尿崩症;西咪替丁致肾小管酸中毒、水肿、尿少、尿潴留等。

【作用机制】

H_2 受体拮抗剂主要经肝、肾代谢。

【临床表现】

主要表现为不同程度的 ALT、GGT 和 IBIL 升高,以及出现血尿、晨尿增多、水肿、尿少、尿潴留等。

【处理措施】

肝肾功能损伤一般为轻度,无须特殊处理,停药后可恢复正常。严重者对症处理。肝肾功能不全者及婴幼儿慎用,严重肾功能不全者禁用,孕妇、哺乳期女性禁用。

3. 心血管系统　H_2 受体拮抗剂中以西咪替丁发生心血管系统毒性多见。

【作用机制】

具体作用机制尚不明确。

【临床表现】

主要表现为胸闷、心悸、不适、气促、伴呼吸困难等症状。心电图可表现为各型心律失常,有室性期前收缩、窦性心动过缓、房室传导阻滞、心房颤动等,严重者导致心源性休克。

【处理措施】

应立即停药并纠正心律失常。

4. 过敏反应　H_2 受体拮抗剂引起过敏反应极为少见,临床上仅有个例报道,且多为口服 H_2 受体拮抗剂所致。

【作用机制】

过敏反应的原因认为主要是对该药物分子结构中的呋喃环过敏引起。

【临床表现】

H_2 受体拮抗剂所致过敏反应主要表现为皮肤瘙痒、低热、红色丘疹、猩红热样药疹、荨麻疹型药疹等,出现时间最短为用药后 10 分钟,一般为数天或 1 周不等,另有加重、诱发哮喘的毒副反应,严重者发生过敏性休克。

【处理措施】

经停药(也有服平喘药无效后停药)后恢复正常,故有严重呼吸系统疾患者慎用。

5. 其他　H_2 受体拮抗剂可引起男性乳房发育、阳痿、性欲减退或精子计数减少等。女性可引起乳房胀痛、溢乳等表现,可能与西咪替丁有抗雄性激素的作用有关,停药后,可恢复正常。

H_2 受体拮抗剂还可引起白细胞减少,发热等少见毒副反应。H_2RA 诸多毒副反应机制尚不明确。但是,临床医师应注意观察了解患者用药后消化系统、心血管系统及全身的异常改变,则可避免严重毒副反应的发生。

(二)质子泵抑制剂

临床常用的质子泵抑制剂包括奥美拉唑、兰索拉唑、泮托拉唑、埃索美拉唑等。质子泵抑制剂具有抑制胃酸及细胞保护作用,能有效防治化疗引起的胃肠道黏膜损伤,还具有抗炎、抗氧化等细胞保护作用,可使胃肠道黏膜免受各种致病因素的危害,其中包括化疗药物损害。

质子泵抑制剂能够有效控制患者各种症状、改善生活质量。然而与此同时,质子泵抑制剂引发的毒副反应亦见诸多报道。

1. **消化系统**　质子泵抑制剂引起消化系统毒副反应以上腹痛、腹泻、腹胀、便秘、恶心、呕吐或口干及一过性转氨酶升高。用药期间出现血清转氨酶增高,无肝损害者可不减量或停药,而已有肝损害者则需减量(限制在每日 20mg 以下)或停药。动物实验表明,长期服用奥美拉唑,可引起肝脏重量增加,用本药 $400\mu mol/(L \cdot d)$ 的剂量,两年后约有 8% 的雌性鼠可发生肝脏新生物或增生性结节。

【作用机制】

引起恶心、呕吐反应机制不明确。对肝脏的毒性可能是奥美拉唑的特异性反应。另据国外报道,服用该药后,人 $P450LA_2$ 免疫活性蛋白及 $P450LA_1$ 酶的活性显著增高,出现严重暴发性肝衰竭。

【临床表现】

常见胃肠道毒副反应表现为上腹痛、腹泻、腹胀、便秘、恶心、呕吐或口干等,也可出现血清转氨酶一过性增高。

【处理措施】

对长期服用本品的患者建议定期做胃镜检查,同时给予维生素 C 或维生素 E 以抑制亚硝酸盐的形成,避免胃内细菌过度滋生。另外,肝脏严重受损者更不宜长期用药。

2. 神经系统毒性　质子泵抑制剂引起神经毒性的发生率约为 1.2%~5%。

【作用机制】

其致病机制尚不清楚。

【临床表现】

质子泵抑制剂的神经系统毒副反应主要有头痛（发生率 0.087%）、头晕（发生率 0.043%）、失眠、嗜睡、晕厥、一过性视力障碍（视物模糊、视觉异常）、不适（发生率 0.017%）和无力（发生率 0.0175%）等。

【处理措施】

停药后症状消失，症状重者可予镇静处理。

3. 肾脏毒性　荷兰学者 Hmark 在一篇文章中报告了 7 例质子泵抑制剂引起的急性间质性肾炎的病例。因而肝肾功能不全者和老年患者用药时应特别慎重，并注意观察毒副反应，应减少剂量或改用其他药物。

【作用机制】

发生机制尚不清楚，可能有免疫反应参与（药物与肾小管基底膜的正常成分结合）。因为发生急性间质性肾炎与性别、年龄、潜伏期或恢复时间无关，也不存在剂量 - 反应关系。

【临床表现】

临床通常表现为急性肾衰竭，肾小球、肾血管一般不受累或受累相对较轻。

【处理措施】

急性间质性肾炎应早期应用糖皮质激素治疗。同时应给予支持及对症治疗，维持水、电解质及酸碱平衡，以及加强营养支持，合理给予蛋白质、热量、维生素等。对严重急性肾衰竭（尤其是少尿型）具有透析治疗指征时，应尽快给予血液净化治疗。

4. 肌病（多肌炎）　流行病学调查发现，肌痛的发生率为 0.017%。对 2005 年 3 月为止的 WHO ADR 数据库进行的分析显示,总共 292 例与质子泵抑制剂有关的肌病病例报告中,泮托拉唑 55 例(仅次于奥美拉唑的 168 例)。潜伏期 1~50 天。一般来讲,潜伏期越长预后越差,潜伏期 30 天以上的死亡 3 例,潜伏期 30 天以下死亡者少见;恢复 17 例,未恢复 2 例,恢复但留有后遗症 2 例;去激发试验阳性 11 例,再激发试验阳性 3 例。

【作用机制】

其致病机制仍不清楚,可能的机制包括自身抗体的诱导。确切机制有待进一步研究。

【临床表现】

主要表现为肌无力、皮疹、多关节痛,另外,雷诺现象、吞咽困难、肺部疾病及全身不适、发热、乏力、体重下降等均可出现。

【处理措施】

治疗上,肾上腺皮质激素为首选药物。对用激素治疗无效的患者,可考虑行免疫抑制剂,如甲氨蝶呤、环磷酰胺、苯丁酸氮芥、硫唑嘌呤和环孢菌素等。

5. **血液系统**　质子泵抑制剂引起血液系统毒性非常少见,仅有一些个例报道。

【作用机制】

质子泵抑制剂引起白细胞减少的原因可能与免疫机制参与有关。引起血小板减少的机制可能不是通过抑制骨髓生产血小板所致,很可能是增加血小板的破坏,确切机制需要进一步行研究探讨。

【临床表现】

质子泵抑制剂血液系统的毒副反应较为少见,主要表现在粒细胞缺乏、血小板减少、中性粒细胞减少、全血细胞减少等。

【处理措施】

处理措施主要是对症升血象治疗,必要时输血,同时注意预防出血、感染。

6. **其他**　文献有个例报道应用质子泵抑制剂后出

现心悸、心率加快,停药后症状消失;再次使用又出现心率加快,停药后症状消失。

质子泵抑制剂临床应用广泛,是一种疗效高、安全性可靠、毒副反应发生率较低、患者耐受性较好的药物。但在临床应用中应确切掌握其适应证和剂量,密切观察用药反应,充分发挥其临床疗效,同时防止毒副反应发生。用药时应密切观察,及早发现毒副反应,及时停药或处理。

(易铁男　杨　彬　胡　杨　孙银银)

参 考 文 献

[1] Le TP,Gan TJ.Update on the management of postoperative nausea and vomiting and postdischarge nausea and vomiting in ambulatory surgery[J].Anesthesiol Clin,2010,28(2): 225-249.

[2] Richelson E.Pharmacology of neuroleptics in use in the United States[J].Clin Psychiatry,1985,46(8 Pt 2):8-14.

[3] Jordan K,Roila F,Molassiotis A,et al.Antiemetics in children receiving chemotherapy.MASCC/ESMO guideline update 2009[J].Support Care Cancer,2011,19(Suppl1):S37-S42.

[4] Drotts DL,Vinson DR.Prochlorperazine induces akathisia in emergency patients[J].Ann Emerg Med,1999,34(4 Pt 1): 469-475.

[5] Vinson DR,Drotts DL.Diphenhydramine for the prevention of akathisia induced by prochlorperazine:a randomized, controlled trial[J].Ann Emerg Med,2001,37(2):125-131.

[6] Musselman ME,Browning LA,Parker D Jr,et al.Neuroleptic malignant syndrome associated with the use of prochlorperazine in a patient with a recent history of antipsychotic-induced neuroleptic malignant syndrome[J].Ann Pharmacother,

2011,45(11):e61.

[7] Glare P,Miller J,Nikolova T,et al.Treating nausea and vomiting in palliative care:a review[J].Clin Interv Aging, 2011,6:243-259.

[8] Gan TJ.Mechanisms underlying postoperative nausea and vomiting and neurotrans mitter receptor antagonistbased pharmacotherapy[J].CNS Drugs,2007,21(10):813-833.

[9] Kovac AL.Update on the management of postoperative nausea and vomiting[J].Drugs,2013,73(14):1525-1547.

[10] Flanagan RJ,Dunk L.Haematological toxicity of drugs used in psychiatry[J].Hum Psychopharmacol,2008,23(Suppl 1):27-41.

[11] Wickham R.Evolving treatment aradigms for chemotherapy- induced ausea and vomiting[J].Cancer Contr,2012,19(2 Suppl):3-9.

[12] Woosley RL.Cardiac actions of antihistamines[J].Ann Rev Pharmacol Toxicol,1996,36:233-252.

[13] 王琳,刘翔宇,刘雅茹,等.癌症化疗止吐药物研究现状 及进展[J].实用药物与临床,2009,12(4):276-277.

[14] 范芸,常乃柏,李江涛,等.恩丹司琼与托烷司琼临床止 吐效果的随机观察[J].中国新药杂志,2007,16(10): 799-802.

[15] 张晓静,张频.肿瘤化疗所致恶心呕吐的发生机制和 药物治疗的研究进展[J].癌症进展杂志,2006,4(4): 348-354.

[16] Richardson G,Dobish R.Chemotherapy induced diarrhea [J].Oncol Pharm Pract,2007,13(4):181-198.

[17] Alimonti A,Gelibter A,Pavese I,et al.New approaches to prevent intestinal toxicity of irinotecan-based regimens[J]. Cancer Treat Rev,2004,30(6):555-562.

[18] 陈新谦,金有豫,汤光.新编药物学[M].第16版.北京: 人民卫生出版社,2007:500-501.

[19] Focarelli B,Ausili E,Tabacco F,et al.Loperamide cause of

prolonged urinary relention after acute gastroenteritis[J]. Eur Rev Med Pharmacol Sci,2007,11(1):65-67.

[20] Srinivasa MR,Phelan C.Death due to anaphylactic shock after ingestion of Imodium instants(Loperamide)[J]. Allergy,2007,62(8):965-966.

[21] 田干庆,姬秦萍,闫晋安,等.小剂量易蒙停致麻痹性肠梗阻1例[J].陕西医学杂志,1995,24(9):576.

[22] 贺立新.口服洛哌丁胺致毒性反应1例[J].航空航天医药,2000,11(3):162.

[23] 赵红霞.口服易蒙停引起中枢神经系统中毒反应1例[J].齐鲁护理杂志,1998,4(2):54-55.

[24] 于浩,李莉.洛哌丁胺致剥脱性皮炎及药源性剥脱性皮炎文献分析[J].国际医药卫生导报,2015,21(1):102-104.

[25] 王淑世,崔英.易蒙停致便血1例[J].滨州医学院学报,2000,23(3):231.

[26] Topkan E,Karaoglu A.Octreotide in the Management of Chemoradiotherapy-Induced Diarrhea Refractory to Loperamide in Patients with Rectal Carcinoma[J]. Oncology,2006,71(5/6):354-360.

[27] Zidan J,Haim N,Beny A,et al.Octreotide in the treatment of severe chemotherapy induced diarrhea[J].Ann Oncol, 2001,12(2):227-229.

[28] 陈丽芳,黄淑.53例奥曲肽不良反应文献分析中国医院药学杂志[J].2008,28(18):1626-1628.

[29] 顾掌生,王大力.奥曲肽致严重心律失常11例[J].中国医院药学杂志,2004,24(11):724.

[30] Bubinski R,Kus W,Goch J.Effect of somatostatin on the conduction system of the heart[J].Kardiol Pol,1993,38(4): 258-262.

[31] Hanna WT,Maull KI.Sandostatin-induced thrombocytopenia [J].South Med J,1990,83(1):77.

[32] 尤海生,任晓东,张玮.奥曲肽2例严重不良反应分析

［J］.中国医院药学杂志,2012,32(21):1779-1780.

［33］ Demirkan KP,Fleckenstein JF,Self TH.Thrombocytopenia associated with octreotide［J］.Am J Med Sci,2000,320(4):296-297.

［34］ 余化平,张泓,田经,等.西咪替丁治疗上消化道出血致精神错乱1例［J］.中华消化杂志,1998,18(2):104.

［35］ 陈拥军,包勇.口服雷尼替丁致生精功能降2例［J］.中国医院药学杂志,1996,16(7):330.

［36］ 陈正言.雷尼替丁致药物性肝功能损害25例分析［J］.中国医院药学杂志,1994,14(12):561.

［37］ 张克义,赵乃才.临床药物不良反应大典［M］.辽宁:沈阳辽宁科学技术出版社,2001:224.

［38］ 唐永微.呋喃硝胺的临床研究进展［J］.国外医学.内科学分册,1996,5:22.

［39］ 李勇文.奥美拉唑的临床应用及不良反应［J］.中国药物滥用防治杂志,2001,5(34):231.

［40］ 胡建平.奥美拉唑临床应用过程中的副作用100例分析［J］.中华消化杂志,1993,13(6):360.

［41］ 曾忠荣,黄宗清.泮托拉唑致白细胞减少的病例分析［J］.中国药师,2008,11(10):1225-1226.

［42］ Hmark L,van der Wiel HE,de Groot MC,et al.Proton pump inhibitor-induced acute interstitial nephritis［J］.Br J Clin Pharmacol,2007,64(6):819-823.

［43］ Wilton LV,Key C,Shakir SA.The pharmacovigilance of pantoprazole:the results of postmarketing surveillance on 11 541 patients in England［J］.Drug Saf,2003,26(2):121-132.

［44］ Clark DW,Strandell J.Myopathy including polymyositis:a likely class adverse effect of proton pump inhibitors［J］.Eur J Pharmacol,2006,62(6):473-479.

［45］ 文靖,文宗萍.奥美拉唑致心动过速［J］.药物不良反应杂志,2008,10(3):209.

13

第 14 节 保护心脏及肝脏药物的毒副反应及处理

针对化疗药引起的心脏毒性和肝毒性,临床上会根据患者的情况使用相关护心和护肝的药物,这些药物本身也会有一些毒副反应,下面简单介绍几种常用的药物。

一、右丙亚胺

右丙亚胺(Dexrazoxane,DZR)是消旋雷佐生的 D_2 异构体(2- 二氧丙嗪复合物),一种真核 DNA 拓扑异构酶 II 的抑制剂,也是螯合剂乙二胺四乙酸(EDTA)的亲脂性环状衍生物。可以抑制 Fe^{3+}- 蒽环类螯合物诱导的自由基的产生,进而抑制蒽环类药物的心脏毒性。大量高级别的循证医学证据表明:右丙亚胺(DZR)是唯一可有效地预防蒽环类药物所致心脏毒性的药物,目前在美国和欧盟等国家已被列入临床实践指南并广泛应用。右丙亚胺临床应用中副反应小,常见的毒副反应包括恶心、呕吐、厌食及血液学改变等。

(一)消化道反应

常见的消化道反应包括恶心、呕吐等,其中常见的是恶心,发病率在 10% 以上。这些症状也可能是由蒽环类药物本身引起。

【发生机制】

呕吐中枢和化学感受器触发区(CTZ)可能是产生恶心和呕吐的中枢机制。除 CTZ 的传入信号之外,药物刺激胃和近段小肠黏膜,肠嗜铬细胞释放神经递质刺激肠壁上的迷走神经和内脏神经传入纤维,将信号传入到脑干直接刺激呕吐中枢的神经核,或间接通过 CTZ 启动呕吐反射。来自中枢神经系统的直接刺激时,前庭系统的传入信号也可以诱导呕吐。神经递质及其受体在呕吐形成中也发挥着重要作用。恶心的机制可能与呕吐不完全一样,可能有不同的神经通路,但确切的机制仍不清楚。

【临床表现】

恶心、呕吐反应大多出现在用药数十分钟或数小时内,严重呕吐可导致脱水、电解质紊乱、衰弱和体重减轻,因进食受影响可造成负氮平衡,从而削弱患者对化疗药物的耐受性,导致患者拒绝化疗,治疗依从性降低。

【处理措施】

主要应基于抗肿瘤治疗药物的催吐风险、既往使用止吐药的经历以及患者本身因素。因右丙亚胺多与蒽环类药物联合应用,对于多药联合方案,应基于催吐风险最高的药物来选择止吐药。联合应用若干种止吐药能够更好地控制恶心和呕吐,特别是采用高度催吐化疗药物或方案时。

目前用于止吐的药物主要有 5-HT$_3$ 受体拮抗剂、NK-1 受体拮抗剂、甲氧氯普胺、地塞米松、氯丙嗪等。目前常用 5-HT$_3$ 受体拮抗剂单用或联合地塞米松,可以加用镇静药物如地西泮(安定)、氯丙嗪等。H$_2$ 受体拮抗剂或质子泵抑制剂选择性用于有胃部疾病的患者,但对于治疗预期性呕吐往往无效,应采取松弛疏导的心理治疗方法,或视不同情况予以抗焦虑或抗抑郁药物。在预防和治疗呕吐的同时,还应该注意避免止吐药物的毒副反应。良好的生活方式也能缓解恶心、呕吐,例如少吃多餐,选择健康有益的食物,控制食量,不吃冰冷或过热的食物等。

(二)骨髓抑制

在推荐剂量下右丙亚胺产生的骨髓抑制是轻微的,但可以增加化疗药物的骨髓抑制作用。有临床资料证实,患者 FAC 方案加用右丙亚胺比不加右丙亚胺更易引起严重粒细胞减少、血小板减少。另外骨髓抑制患者加用右丙亚胺比不加右丙亚胺更易引起严重粒细胞减少、血小板减少,故严重的骨髓抑制者应该慎用

14

右丙亚胺。

【发生机制】

该药物有一定的细胞毒性,对生长较活跃的细胞如骨髓造血干细胞有抑制作用。

【临床表现】

最初常表现为白细胞尤其是中性粒细胞减少,其次是血小板减少,严重时血红蛋白降低。患者可表现为感染、发热、出血倾向、疲劳感等。常见的感染部位有呼吸道、皮肤黏膜、肛周、会阴、尿道以及各种导管、引流管放置处,也可伴有口腔炎、中耳炎、支气管炎、肺炎等继发感染。

【处理措施】

(1)粒细胞减少的处理:对于3和4级粒细胞减少,必须使用重组人粒细胞集落刺激因子,一般剂量为300µg/d。对于2级粒细胞减少,若患者既往有3级以上骨髓抑制的病史或化疗后很快出现2级骨髓抑制(两周以内),最好使用,一般用150µg/d,否则可以密切观察,暂时不用。对于1级粒细胞减少,原则上不用。

对于粒细胞减少伴有发热的患者,均使用抗生素;对于4级骨髓抑制的患者,无论有无发热,均必须预防性使用抗生素。理论上抗生素的使用应该以药敏为依据,但实际工作中很难实现,故多为经验性用药。通常用广谱抗生素,特别是需要涵盖革兰阴性菌和厌氧菌,如第三代或第四代头孢菌素。若患者有发热,应在发热消退至少48小时后停用抗生素;若患者为4级粒细胞减少但无发热,待粒细胞上升至正常后即可停药。

(2)血小板减少的处理:若患者有3级血小板减少且伴有出血倾向,则应输注单采血小板;若患者为Ⅳ度血小板减少,无论有无出血倾向,均应输注单采血小板,同时给予重组人促血小板生成素(TPO)。TPO为特异性的巨核细胞生长因子,作用于血小板生成阶段的多个环节,能减少单采血小板的输入量,够缩短血小板降低持续的时间,具体用法为 15 000u/d 皮下注射,7 天为一疗程。当血小板计数超过 50×10^9/L 可停用。对于血小板减少而言,护理与药物同等重要。应注意以下问题:①减少活动,防止受伤,必要时绝对卧床;②避免增加腹压的动作,注意通便和镇咳;③减少黏膜损伤的机会:进软食,禁止掏鼻、挖耳等行为,禁止刷牙,用口腔护理代替;④鼻出血的处理:如果是前鼻腔,可采取压迫止血。如果是后鼻腔,则需要请耳鼻喉科会诊,进行填塞;⑤颅内出血的观察:注意患者神志、感觉和运动的变化及呼吸节律的改变。

二、异甘草酸镁

甘草酸制剂是临床上常用的抗炎类护肝药,特别是新一代的异甘草酸镁在血液系统肿瘤化疗、实体瘤化疗、肝动脉栓塞化疗及分子靶向治疗等多种治疗中防治药物性肝损伤有一定作用。

水电解质紊乱是异甘草酸镁比较常见的副反应,多在增量或长期使用的情况下发生,尤以低血钾、高血压等较为常见。

【发生机制】

甘草酸有类似肾上腺皮质激素作用,可影响水和电解质的代谢,促进钠盐及水在体内的潴留及钾的排泄,长期大量应用有可能引起高血压、低血钾等毒副反应。

【临床表现】

低血钾可表现为恶心、呕吐、厌食等消化系统症状,疲乏、软弱无力、腱反射减弱或消失等骨骼肌症状,以及萎靡不振、反应迟钝等。水钠潴留可表现为水肿、眼睑水肿、头晕等,可有高血压表现,严重者可导致心力衰竭、肾衰竭。

【处理措施】

首先要停止用药。轻度低钾者,鼓励进食富含钾

14

食物,口服补钾以氯化钾为首选,为减少胃肠道反应可将 10% 氯化钾溶液稀释于果汁或牛奶中餐后服用,或改用氯化钾缓释片(补达秀)。严重者需静脉补钾,一般静脉补钾的速度以每小时 20~40mmol/h 为宜,不能超过 50~60mmol/h。如以常规静脉滴注补钾,静注液体以含钾 20~40mmol/L 或氯化钾 1.5~3.0g/L 为宜。对需要限制补液量或不能口服补钾的严重低血钾患者,可将较高浓度的含钾液体通过深静脉穿刺静滴,或精确的静脉微量泵匀速输注。补钾时必须监测肾功能和尿量,当尿量 >700ml/d 或 >30ml/h 则补钾安全。严禁静推补钾。

针对水钠潴留,应控制水、钠的摄入量,避免补液过多,预防病情加重。可口服袢利尿剂如呋塞米,同时联合应用保钾利尿剂螺内酯等,可加用洋地黄类药物如毛花苷 C(西地兰)分次静脉推注,以及扩张血管药物,监测心肺功能,以免导致肺水肿。血压高者可加服钙通道拮抗剂、血管紧张素转换酶抑制剂或血管紧张素受体阻滞剂等降压药,及时复查电解质变化。

三、还原型谷胱甘肽

还原型谷胱甘肽(reduced glutathione,GSH)活性基团巯基具有还原性,有稳定肝细胞膜、增强肝脏酶活性、促进肝脏发挥合成与解毒的功能,是临床上一种常用的解毒抗氧化护肝药。

还原型谷胱甘肽比较常见的毒副反应为过敏反应,可于用药 24 小时内引起速发型过敏反应,也可于再次用药后引起迟发型过敏反应,还有的在使用还原型谷胱甘肽后长达 35 天时发生延迟性过敏反应,提示在临床使用时,如遇到迟发型过敏反应,应注意鉴别。

【发生机制】

临床上以速发型过敏反应发生较多,其机制是,还原型谷胱甘肽或其代谢衍生物作为变应原,初次进入过敏体质的机体刺激其产生特异性 IgE 类抗体。IgE 以 Fc 段与肥大细胞和嗜碱性粒细胞表面的 IgE Fc 受体结合,使其致敏。当相同的变应原再次进入机体,与致敏细胞上的 IgE 特异性结使之脱颗粒、释放和合成活性介质如组胺、激肽原酶等,活性介质与效应器官上相应受体结合后,引起局部或全身病理变化。

【临床表现】

临床上还原型谷胱甘肽的过敏反应表现多样。有的在注射后 5~20 分钟,极少数甚至在数秒内发生,症状出现愈快,反应也就愈严重。通常最初出现的症状是口周和面部刺痛感,接着是发热感、吞咽困难、喉头及胸部发紧感。全身皮肤瘙痒出现前可能会感觉恐惧、无力和全身发汗。患者全身潮红,出现荨麻疹和血管性水肿,水肿主要在眼周和上下唇,偶亦累及咽喉。出现一定程度的声嘶、吸气性呼吸困难、吞咽困难、鼻塞、眼痒、喷嚏和喘鸣。此外,也可出现腹部绞痛、腹泻、子宫收缩等症状。严重时患者进入昏迷、血压下降、心音低钝、心动过速或过缓甚至心律不齐,进而可因呼吸心搏骤停而死亡。

【处理措施】

对于症状较轻的患者,应停用一切可疑致敏药物和与其结构相似的药物,促进体内药物排泄,多饮水、静脉输液等,必要时使用利尿剂。可应用抗过敏药或解毒药、抗组胺药物、大量维生素 C,适当使用钙剂。

对于过敏性休克患者,必须迅速及时、分秒必争的实施就地抢救。

（1）立即停药,就地抢救。患者采取休克卧位,给以氧气吸入并保暖。在患者脱离危险前不宜搬动,并密切观察患者的体温、脉搏、呼吸、血压及瞳孔变化。

（2）给予抗过敏药物：①立即皮下注射 0.1% 盐酸肾上腺素 0.5~1.0ml,症状如不缓解,可每 20~30 分钟皮下或静脉注射 0.5ml,直至脱离危险；②地塞米松 5~10mg 静脉注射或氢化可的松 200mg 加入 50% 葡萄糖液 100ml 静推或加入 5%~10% 葡萄糖液 500ml 内静脉滴注;③抗组胺类药物:选用异丙嗪 25~50mg 或苯海拉明 40mg,肌内注射。

(3) 抗休克治疗:①补充血容量,纠正酸中毒。可给予低分子右旋糖酐 500ml 或 4% 碳酸氢钠加入 5% 葡萄糖液内静脉滴注;②如血压仍不回升,须立即静脉输入 5%~10% 葡萄糖液 200ml,内加入去甲肾上腺素 1~2ml 或多巴胺 20mg。根据血压调节滴速,一般每分钟 30~40 滴(小儿酌减);③加大地塞米松或氢化可的松的剂量,加入葡萄糖液内静脉滴注。

(4) 呼吸受抑制时,可给予尼可刹米、洛贝林等呼吸兴奋剂肌内注射,必要时施行人工呼吸;急性喉头水肿窒息时可行气管切开术;如出现呼吸停止时,应立即进行口对口人工呼吸,并准备气管插管控制呼吸,或借助人工呼吸机被动呼吸。

(5) 心脏骤停时,立即施行体外心脏按压术;心腔内注射 0.1% 盐酸肾上腺 1ml;必要时可行胸腔内心脏按压术。

(6) 肌肉瘫痪松弛无力时,皮下注射新斯的明 0.5~1.0ml,哮喘时禁用。

四、硫普罗宁

硫普罗宁为一种新型含游离巯基的甘氨酸衍生物。硫普罗宁通过为肝脏提供巯基,葡醛内酯提供葡萄糖醛酸等,增强肝脏的氧化、还原、水解等解毒作用。

硫普罗宁的毒副反应有恶心、呕吐、腹泻和食欲减退等胃肠道反应,偶见皮疹、皮肤瘙痒、发热等变态反应。过敏反应是严重的毒副反应,但发生率低,处理见上述章节过敏反应的治疗。以下患者慎用硫普罗宁:老年患者、有哮喘病史的患者、既往曾使用过青霉胺或使用青霉胺时发生严重毒副反应的患者、曾出现过青霉胺毒性反应的患者使用本药应从较小的剂量开始;

重症肝炎或伴高度黄疸、顽固性腹水、消化道出血、合并糖尿病、肾功能不全者。

硫普罗宁比较特殊的副反应有腮腺肿大和肾病综合征,介绍如下。

1. **腮腺肿大** 硫普罗宁致腮腺肿大是一种极少见的毒副反应,多在输注后早期出现,病程较短,有时与过敏反应同时出现,预后较好。

【发生机制】

其确切机制尚不明确,可能与过敏反应有关。过敏反应导致腮腺组织充血水肿,导致腮腺导管受压迫,引起腮腺液分泌障碍,造成腮腺急性肿大,停药及应用 H_1 受体阻断剂后症状缓解。也可能通过阻滞 M 受体与乙酰胆碱的结合,从而使腮腺液分泌减少、浓稠,排出不畅,阻塞腮腺导管,致腮腺肿大。

【临床表现】

可表现为双侧外耳道前下部肿胀疼痛,表面皮肤发红,呈对称性,局部皮温略高,可有触痛,张口受限,可伴有腮腺区或耳前、耳后等颈部淋巴结肿大,腮腺管开口无脓液或其他分泌物流出,行彩超检查可提示双侧腮腺肿大。

【处理措施】

硫普罗宁致腮腺肿大多为一过性,及时停药后症状多可自行好转,必要时可予以苯海拉明 20mg 肌内注射或地塞米松 5mg 肌内注射。停药后腮腺肿大很快消失,对腺体无器质性损伤,但应引起重视,用药期间严格观察患者情况,同时需要注意药物浓度及输药速度,出现异常时及时处理,以免延误病情导致严重后果。

2. **肾病综合征** 肾病综合征也是使用硫普罗宁中很少见的副反应,多在长期大剂量使用时出现,任何年龄段都可能发生。Rizzoni 等认为其发生与硫普罗宁的剂量有关,在剂量 >50mg/(kg·d) 时肾病综合征的发生率可能明显升高。张五星等认为肾病综合征在病理表现上以肾小球微小病变为主。

【发生机制】

硫普罗宁导致肾病综合征的机制仍不明确。因其可治愈性,且多不需要激素治疗,可能与T细胞紊乱引起的原发性肾病综合征不同。可能与药物或其代谢产物直接损伤足细胞或使足细胞代谢紊乱,以致足细胞的形态学改变、基底膜中阴离子位点改变,从而使肾小球滤过膜的分子屏障和电荷屏障受损导致肾功能受损。

【临床表现】

患者病情多进展较快,表现为眼睑及颜面部水肿,尿蛋白 >3.5g/d,血浆白蛋白 <30g/d,伴或不伴高脂血症,严重者可导致肾衰竭。

【处理措施】

(1)一般治疗:首先应立即停药。水肿时应低盐饮食(<3g/d),有严重水肿、低蛋白血症者需卧床休息。

(2)对症治疗:利尿消肿,可选用噻嗪类利尿剂、保钾利尿剂、袢利尿剂、渗透性利尿剂以及提高血浆胶体渗透压等。利尿原则是不宜过快过猛,以免造成血容量不足,加重血液黏滞度,诱发血栓栓塞等并发症。

血管紧张素转换酶抑制剂(ACEI)(如贝那普利)或血管紧张素Ⅱ受体拮抗剂(ARB)(如氯沙坦)除有效控制高血压外,均可通过降低肾小球内压和直接影响肾小球基底膜对大分子的通透性,有不依赖于降低全身血压而减少尿蛋白的作用,但其所用剂量一般比常规降压剂量大。

(3)主要治疗:

糖皮质激素:使用原则和方案一般是:①起始足量:常用药物为泼尼松 1mg/(kg·d),口服 8 周,必要时可延长至 12 周;②缓慢减量:足量治疗后每 2~3 周减原用量的 10%,当减至 20mg/d 左右症状易反复,应更加缓慢减量;③长期维持:以最小有效剂量 10mg/d 维持半年左右。激素可采取全日量顿服或在维持用药间两日量隔日一次顿服,以减轻激素的副作用。

免疫抑制剂:最常用的为环磷酰胺,使用剂量为 $2mg/(kg \cdot d)$,分 1~2 次口服;或 200mg 隔日静脉注射,累积量达 6~8 天后停药。如无激素禁忌,一般不作为首选或单独用药治疗。

对于肾小球微小病变型患者,停药后多可症状缓解,如不缓解,因其对激素治疗较敏感,可单用激素,疗效差者可联用免疫抑制剂,力争达到完全缓解。

(易铁男 任 辉 韩 蓝)

参 考 文 献

[1] Gammella E, Maccarinelli F, Buratti P, et al.The role of iron in anthr-acycline cardio toxicity[J].Front Pharmacol,2014, 5(25):1-6.

[2] Van Dalen EC, Camn HN, Dickinson HO, et al. Cardioprotective interventions for cancer patients receiving anthracyxlines [J].Cochrane Database Syst Rev,2011,6(2):CD003917.

[3] Van Dalen EC, Caron HN, Dickinson HO, et al. Cardioprotective interventions for cancer patients receiving anthracyclines [J].Cochrane Database Syst Rev,2011,15(6):CD003917.

[4] 阚存玲.硫普罗宁致药源性腮腺炎 2 例[J].世界临床药物,2013,34(9):542-543.

[5] 赖明亮,雷招宝.药源性腮腺炎(腮腺肿胀)及其防治[J].药学实践杂志,2009,27(4):311.

[6] Reyeillaud RJ, Blanc G, Daudon M.Nephrotic syndrome and skin disorders appearing during alpha-mercapto-propionyl-glycine treatment of 2 cases of cystinic lithiasis[J].J Urol Nephrol(Paris),1978,84(9):663-667.

[7] Rizzoni G, Pavanello L, Dussini N, et al.Nephrotic syndrome during treatment with a lpha-mercaptopropionylglycine[J].J

14

Urol,1979,122(3):381-382.

［8］张五星,周伟,王昱景,等.成人微小病变肾病42例临床分析［J］.四川医学,2010,31(11):1618-1620.

［9］李敏侠,邱强,魏日胞,等.硫普罗宁致肾病综合征的报告分析［J］.中国药物应用与监测,2012,9(2):100-102.

第15节 化疗解毒药物的毒副反应及处理

一、亚叶酸钙

MTX(甲氨蝶呤)是抗叶酸类抗肿瘤药,广泛用于骨肉瘤、白血病、恶性淋巴瘤等恶性肿瘤的治疗。大剂量MTX化疗可使血药浓度达到较高的水平,进而使MTX扩散到血供较差的实体肿瘤并通过血-脑、血-眼、血-睾丸屏障。但大剂量MTX也引起了骨髓抑制、皮肤黏膜及肝肾功能损伤等诸多毒副反应。亚叶酸钙在细胞毒治疗中用作叶酸拮抗剂(如MTX)的解毒剂,可以限制MTX对正常细胞的损害程度,逆转MTX对骨髓和胃肠黏膜反应,但对已存在的神经毒性则无影响。

亚叶酸钙的毒副反应很少见,偶见皮疹、荨麻疹或哮喘等过敏反应,大剂量给药时胃部有不适感。

过敏反应 药物过敏反应也称药物变态反应,是指机体再次接触某一药物相同抗原或半抗原时,发生的一种以机体生理功能紊乱或组织损伤为主的特异性免疫应答反应。

【发生机制】

通过体外实验证实,亚叶酸钙引起的过敏反应是由IgE介导针对叶酸引起的。作为完全抗原或变应原,其分子量应低于1000Da这个阈值,而叶酸分子量为400Da,因而能够作为一种半抗原引发免疫反应。叶酸能够诱发速发型皮肤反应,表明其能够迅速结合皮肤中的自身蛋白或多肽,从而形成完全抗原。叶酸作为半抗原，可能有以下机制：①共价结合多聚半胱氨酸；②反向性结合可溶性和膜结合型人叶酸结合蛋白，或者结合从日常饮食中吸收的牛叶酸结合蛋白；③生理性依赖于四氢叶酸作为辅酶形成酶蛋白。该研究者用叶酸及其同源物，包括四氢叶酸、甲基四氢叶酸、亚叶酸和甲氨蝶呤，进行皮肤试验，结果发现该患者除甲氨蝶呤外，均可引发阳性反应。叶酸、四氢叶酸、甲基四氢叶酸和亚叶酸的共同点是在喋呤环 *4 位含羟基，而甲氨蝶呤的喋呤环 *4 位含氨基。该研究提示我们，对叶酸敏感性高的患者，也应当考虑对亚叶酸有潜在的致敏性。

【临床表现】

临床可以表现为寒战高热，严重者可出现休克，但较少见。皮疹、荨麻疹少见。有报道静脉滴注 30 分钟亚叶酸钙后出现颜面、胸背部皮肤瘙痒，暗红色丘疹，头昏。测血压 6.5/4.0kPa，脉搏细弱，考虑为过敏反应引起过敏性休克。

【处理措施】

患者一旦发生过敏性休克，首先立即停止使用引起过敏的药物，皮下注射肾上腺素。迅速建立静脉通路，补充血容量，必要时建立两条静脉通路，必要时使用升压药。此外还可给予抗组胺及皮质激素类药物。给予氧气吸入以改善缺氧症状。及时清除呼吸道分泌物，保持呼吸道通畅，当喉头水肿影响呼吸时，应立即准备气管插管，必要时配合实施气管切开。发生心搏骤停，立即进行胸外按压、人工呼吸等心肺复苏的抢救措施。注意保暖，密切观察患者的意识、体温、脉搏、呼吸、血压、尿量及其他临床变化，患者未脱离危险前不宜搬动。

用亚叶酸钙前应询问患者有无药物过敏史，特别注意高敏体质者。对 C 族维生素有过敏史的患者，在化疗时给予亚叶酸须提高警惕，出现过敏反应时应考虑是否亚叶酸引起，并及时处理。即使既往对亚叶酸

15

耐受良好的患者,出现过敏反应时也不应排除由亚叶酸导致。

二、羧肽酶-G2

羧肽酶-G2(carboxypeptidase-G2,CP-DG2)是通过基因重组技术从假单胞菌获得的实验性药物,是一种有效的甲氨蝶呤解毒剂。羧肽酶-G2可使血浆中的MTX中间代谢物的C末端谷氨酸盐,转化为没有活性的代谢产物,如谷氨酸盐和2,4-二氨基-N10-甲基蝶呤酸(DAMPA),而减低细胞外MTX浓度,并通过肾脏快速排泄。

羧肽酶-G2的耐受性较好,其副反应有恶心、呕吐、感觉异常、头面部潮红等轻微副作用,总发生率约7%。Bunchen发现82例使用羧肽酶的患者,仅有2例出现短暂、可逆的毒副作用,一例患者出现脸红和震颤,另一例仅出现脸红,这些症状无须处理即可自行缓解。

三、美司钠

异环磷酰胺(IFO)、环磷酰胺(CTX)对各种恶性肿瘤具有明确的疗效,但IFO和大剂量CTX会导致出血性膀胱炎的发生,发生率为5%~40%。IFO和CTX二者均产生代谢产物丙烯醛,后者经肾排至膀胱,是引起尿路毒性的主要物质。出血性膀胱炎的表现主要为血尿、尿频、尿急、尿痛等症状。美司钠作为特异性的尿路保护剂可显著降低出血性膀胱炎的发生率。

【作用机制】

美司钠(2-羟乙基磺酸钠,Mesna)是一种硫醇成分,在体内经过酶的催化氧化作用迅速变成其代谢物地美司钠。美司钠和地美司钠具有极强的亲水性,因此能被保留在血管中并很快被肾脏清除。美司钠可以与尿液中IFO和CTX代谢产生的具有肾毒性的丙烯醛和4-羟基代谢物发生反应生成稳定的无毒成分并自尿中迅速排出体外,达到预防丙烯醛引起的出血性膀胱炎等泌尿系统的损伤。由于尿路中美司钠的浓度远远高于其他部位,因此美司钠可在尿路局部起到清除毒物的作用,但也意味着对肾毒性以外的细胞毒性没有干扰。

【用法用量】

美司钠半衰期大约为 1 小时,用药后肾脏清除药物立即开始,用药的第一个 4 小时内排泄主要以游离硫化物形式排除,大约 2 小时到达高峰,而后主要以二硫化物的形式排除。膀胱中游离美司钠的尿液生物利用度相当于 50%。由于美司钠的排泄速度较 IFO、CTX 快,因此应重复用药。

静脉冲入的美司钠总剂量为 IFO、CTX 剂量的 60%,可在 0 时段(即应用抗肿瘤制剂的同一时间)、4 小时后及 8 小时后静脉冲入。当进行骨髓移植前大剂量 CTX 化疗时,美司钠的用量应为 CTX 用量的 120% 和 160%。

研究发现持续静脉输注美司钠安全可行,且较传统给药方式降低了治疗费用。持续静脉输注方式给予 IFO 时,在 0 时段给予 IFO 剂量的 20% 的美司钠,再按照 IFO 的同等剂量与其同步输注,在化疗结束后 6~12 小时内应继续输注相当于 IFO 总剂量百分之 50% 的美司钠,以更好地保护尿路系统。

由于美司钠口服给药生物利用度降低,因此美司钠口服给药剂量应增加,但美司钠首剂仍应静脉给予,目前推荐的方法是在 0 时段静脉推注 IFO 剂量 20% 的美司钠,然后在 2 小时后及 6 小时分别口服 IFO 剂量 40% 的美司钠。Goren 等分析 47 个临床研究中给药计划和 IFO 诱导血尿的发生率,这些研究中多采用美司钠首剂静脉给药随后口服给药的联合方法。虽然最佳的给药计划需进一步确定,但口服美司钠是一种有吸引力的静脉给药替代方法。

【毒副反应】

美司钠偶尔有过敏反应,多为不同程度的皮肤及黏膜反应（瘙痒、红斑、水疱）、局部肿胀（风疹样水肿），但有时也会出现高热（体温 >40℃）及心动过速、咳嗽、气促，多于应用美司钠后 4~12 小时出现，但患者血培养均为阴性，为美司钠引起的全身性过敏反应，予以停药对症处理后可缓解。另有研究报道使用美司钠 1 个月后出现以瘙痒为主要症状的暴发性皮炎的个案报道，其红色斑丘疹分布于头颈及胸背部，治疗的关键是早期发现及时终止美司钠的应用。美司钠的副作用与剂量呈相关性，因而药物过量时其副作用也会出现。当一次使用剂量超过 60mg/kg 时，可出现恶心、呕吐、腹泻、痉挛性腹痛等。但在治疗期间这些症状常常难于区分其是来自化疗药物、美司钠或其他药物。针对其副作用无特异的解毒剂，患者应进行全身对症支持疗法。

（龙　成　易铁男　胡　杨）

参考文献

[1] 陈慰峰 . 临床免疫学 [M]. 北京：人民卫生出版社，2001：197.

[2] 於伟民，李廷江，锦红，等 . 亚叶酸钙引起皮肤过敏反应 1 例及其机制探讨 [J]. 实用肿瘤学杂志，2006，20（4）：289.

[3] Widemann BC，Schwartz S，Jayaprakash N，et al.Efficacy of glucarpidase（carboxypeptidase g2）in patients with acute kidney injury after high-dose methotrexate therapy [J]. Pharmacotherapy，2014，34（5）：427-439.

[4] Widemann BC，Balis FM，Murphy RF，et al.Carboxypeptidase-G2，thymidine，and leucovorin rescue in cancer patients with methotrexate-induced renal dysfunction [J].J Clin Oncol，1997，15（5）：2125-2134.

[5] Cavone JL，Yang D，Wang A.Glucarpidase Intervention for

Delayed Methotrexate Clearance[J].Ann Pharmacother, 2014,48(7):897-907.

[6] ORAXAZE9(Glucarpidase)for injection prescribing information.BTG International Inc,January,2012.http://www. accesdate.fda.gov/drugsatfda _docs/label/2012/125327lbl.pdf. [2012-07-19].

[7] Buchen S,Ngampolo D,Melton RG,et al.Carboxypeptidase G2 rescue in patients with methotrexate intoxication and renal failure[J].Br J Cancer,2005,92(3):480-487.

[8] Koukourakis MI.Amifostine in clinical oncology:current use and future applications[J].Anticancer Drugs,2002,13(3): 181-209.

[9] Hensley ML,Hagerty KL,Kewalramani T,et al.American Society of Clinical Oncology 2008 clinical practice guideline update:use of chemotherapy and radiation therapy protectants [J].J Clin Oncol,2009,27(1):127-145.

[10] Lorusso D,Ferrandina G,Greggi S,et al.Phase Ⅲ multicenter randomized trial ifostine as cytoprotectant in first-line chemotherapy in ovarian cancer patients[J].Ann Oncol,2003,14(7):1086-1093.

[11] Lu P,Fan QX,Wang LX,et al.Prophylactic effect of amifostine on oxaliplatin-related neurotoxicity in patients with digestive tract tumors[J].Ai Zheng,2008,27(10): 1117-1120.

[12] Duval M,Daniel SJ.Meta-analysis of the efficacy of amifostine in the prevention of cisplatin ototoxicity[J].J Otolaryngol Head Neck Surg,2012,41(5):309-315.

[13] Kemp G,Rose P,Lurain J,et al.Amifostine pretreatment for protection against cyclophosphamide-induced and cisplatin-induced toxicities:results of a randomized control trial in patients with advanced ovarian cancer[J].J Clin Oncol, 1996,14(7):2101-2112.

[14] Rades D,Fehlauer F,Bajrovie A,et al.Serious adverse

15

effects of amifostine during radiotherapy in head and neck cancer patients[J].Radiother Oncol,2004,70(3):261-264.

[15] Wadler S,Haynes H,Beitler JJ,et al.Management of hypocalcemic effects of WR2721 administered on a daily times five schedule with cisplatin and radiation therapy[J]. J Clin Oncol,1993,11(8):1517-1522.

[16] Ryan SV,Carrithers SL,Parkinson SJ,et al.Hypotensive mechanisms of amifostine[J].J Clin Pharmacol,1996,36 (4):365-373.

[17] Vaira M,Barone R,Aghemo B,et al.Renal protection with amifostine during intraoperative peritoneal chemohyperthermia(IPCH)with cisplatin(CDDP)for peritoneal carcinosis Phase 1 study[J].Minerva Med,2001, 92(4):207-211.

[18] 乔京京,方丽萍,张阳.5例氨磷汀相关低钙性手足搐搦的分析[J].中国现代药物应用,2010,4(1):171-172.

[19] 马亮,郭代红,朱曼,等.注射用氨磷汀导致过敏性休克一例[J].中国药物与临床,2014,14(11):1599.

[20] Coriat R,Mir O,Camps S,Ropert S.Ambulatory administration of 5-day infusion ifosfamide+mesna: a pilot study in sarcoma patients[J].Cancer Chemother Pharmacol,2010,65(3):491-495.

[21] Mace JR,Keohan ML,Bernardy H,et al.Crossover randomized comparison of intravenous versus intravenous/ oral mesna in soft tissue sarcoma treated with high-dose ifosfamide[J].Clin Cancer Res,2003,9(16):5829-5834.

[22] Goren MP.Oral administration of mesna with ifosfamide[J]. Semin Oncol,1996,23(3 Suppl 6):91-96.

[23] Khaw SL,Downie PA,Waters KD.Adverse hypersensitivity reactions to mesna as adjunctive therapy for cyclophospha-mide[J].Pediatr Blood Cancer,2007,49(3):341-343.

[24] Lin CY,Keefe M.Mesna-induced photodistributed dermatosis[J].Clin Exp Dermatol,2012,37(4):358-360.

第16节 | 癌痛治疗药物的毒副反应及处理

一、阿片类药物的毒副反应及处理

阿片类镇痛药的毒副反应是指应用阿片类镇痛药所产生的相关副作用。最常见的是镇静、便秘、恶心和呕吐，此外还包括谵妄、尿潴留、多灶性肌阵挛和呼吸抑制等。这些毒副反应往往与多种因素有关，包括年龄、性别、肝肾功能、药物剂量、药物相互作用等。目前，阿片类药物已广泛用于急性或慢性癌痛患者，然而由于非肿瘤专科或非疼痛专科医生以及癌症患者自身对其毒副反应认识不足，制约着阿片类药物在临床中的合理运用。目前对阿片类药物毒副反应尚缺乏规范的、前瞻性、随机对照的临床研究，为了合理运用阿片类镇痛药，尽可能减少其毒副反应，我们需要对阿片类常见的毒副反应有基本的认识。在充分发挥阿片类药物治疗作用的同时，采取积极有效措施，最大限度地减少或者避免此类药物的毒副反应。

（一）过度镇静

过度镇静通常出现在初次使用阿片类药物、阿片药物剂量大幅增加或联用抗惊厥药、镇静药治疗期间，约 20%~60% 的患者会出现嗜睡或者过度镇静，1~3 天后症状多能自行缓解。

【发生机制】

发生过度镇静与阿片类药物的中枢神经系统抑制作用有关，当相对"过量"的阿片药物与脑部阿片受体结合，引起膜电位超极化，使神经递质释放减少，包括乙酰胆碱、去甲肾上腺素、多巴胺及 P 物质等，从而阻断神经冲动的传递，在产生镇痛作用的同时亦产生镇静作用，这种效应可与镇静药和镇静性催眠药的呼吸抑制作用呈相加作用。

16

【临床表现】

白天嗜睡、头晕或意识模糊等过度镇静状态,通常发生在初次使用吗啡治疗时,但这些症状一旦稳定,大多数患者很快就会消失。部分患者因长期受疼痛困扰而失眠,初始使用阿片类药物镇痛治疗数日内的过度镇静状态可能与理想控制疼痛后补偿睡眠有关。如果患者出现明显的过度镇静症状,首先应排除引起嗜睡及过度意识障碍的其他原因,如中枢神经系统疾病、联用其他镇静药物、高钙血症、脱水、败血症、缺氧等。

【处理措施】

(1)初次使用阿片类药物时剂量不宜过高,剂量递增时不宜过快过大,尤其是对于老年患者、肝肾功能不全患者,可遵循 NCCN 指南阿片类药物滴定原则,合理给予患者处方剂量。

(2)少数患者在用药最初几天,疼痛得到缓解后可能出现嗜睡,数日后症状自行消失,与疼痛控制后患者的睡眠状况改善有关,一般不需要处理。

(3)一旦发生过度镇静作用,应减少阿片类药物剂量,或改变用药途径。必要时可给予中枢兴奋剂:哌醋甲酯,2.5~5mg,口服,每日 2 次;或右旋苯丙胺,2.5~5mg,口服,每日 2 次。

少数情况下,患者的过度镇静症状持续加重,此时应警惕出现药物过量中毒及呼吸抑制等严重毒副反应。对于合并使用其他中枢镇静药、中枢神经系统疾病、高钙血症、脱水、败血症、缺氧等其他情况,应积极针对患者全身情况和病因进行相应处理。

(二)恶心和呕吐

对于许多患者,恶心和呕吐都是最初使用阿片类药物最普遍的副作用,有 1/2~2/3 的口服吗啡患者会产生恶心和呕吐,一般发生于用药初期,尽管程度不尽相同,但一般都较容易控制。症状大多在 4~7 天内缓解,随着用药时间的延长会逐渐耐受。少数患者则会出现难以控制的严重恶心呕吐反应。

【发生机制】

阿片类止痛药引起恶心和呕吐的机制有以下三个方面：①直接兴奋位于延髓的呕吐中枢和化学感受器触发区（CTZ）；②增加前庭功能的敏感性；③作用于胃肠道阿片受体，增加胃肠平滑肌和括约肌的兴奋作用，使张力提高，延迟胃的排空。

【临床表现】

由于阿片类药物对延髓呕吐中枢化学感应区有兴奋作用，故易引起恶心和呕吐，多发生于用药初期，症状多在数日内缓解。患者是否出现恶心和呕吐反应及其严重程度有很大的个体差异。对于许多患者，需注意与其他导致呕吐的因素相鉴别：①引起恶心和呕吐的药物，如非甾体消炎药（NSAIDs）等；②合并便秘、中枢神经系统病变、高钙血症等并发症；③同时进行化疗、放疗等治疗。

【处理措施】

（1）根据可能的病因选择药物：抗组胺药物对于前庭功能敏感性升高所致呕吐有治疗作用；抗精神病类药物如氟哌啶醇对于中枢性呕吐有较好的止吐效果；胃动力药及 5- 羟色胺受体阻滞剂可治疗外周胃肠道受体所致呕吐反应。应注意的是胃复安在高剂量时可作用于中枢多巴胺受体，有引起锥体外系反应的可能，因此不主张大剂量的胃复安用于阿片类药物所致恶心呕吐反应的预防治疗。具体用法如下：①抗组胺药：苯海拉明，25~50mg，口服或静脉给药，每 4~6 小时重复；氯苯甲嗪，12.5~25mg，口服，每 6~8 小时重复；②抗精神病药物：氟哌啶醇，0.5~2mg，口服，每日 2~4 次；普鲁氯嗪，5~10mg，口服或静脉给药，每 6~8 小时重复或 25mg 直肠给药，每 12 小时重复；异丙嗪，12.5~25mg，口服、静脉或直肠给药，每 4~6 小时重复；③胃动力药：胃复安，5mg~10mg，口服或静脉，每日 4 次；④ 5-HT$_3$ 受体拮抗剂：格拉司琼，1mg，口服或静脉给药，每日 2 次；昂丹司琼，4mg，口服或静脉给药，每日 2~4 次。

16

（2）症状持续 1 周以上者,应重新评估恶心和呕吐的病因、严重程度。可从以下方面进行药物调整:①减少阿片类药物用量,加用辅助镇痛药物如非甾体消炎药、三环类抗抑郁药、抗惊厥药、皮质激素类等;②换用其他阿片类镇痛药,芬太尼透皮贴剂较口服吗啡的恶心呕吐发生率低;③改变给药途径,研究发现吗啡经皮下注射给药较口服给药恶心率降低。

（三）便秘

【发生机制】

阿片类药物可作用于胃肠道和脊髓等多部位,引起便秘的原因包括以下几个方面:①阿片类药物与肠道内 μ 阿片受体结合,阻断了肠道动力所需的节律肠壁收缩运动而损伤了肠道功能,使肠蠕动缓慢,肠液分泌减少、吸收增多;②降低肠肌层丛中兴奋性和抑制性神经元的活性,使患者对引起排便反射的刺激不敏感;③增加肠壁平滑肌的肌张力并抑制协调性蠕动,从而使非蠕动性收缩增加。

便秘是阿片类药物最常见的毒副反应,发生率约 90%~100%,也是阿片类药物唯一一长期不能耐受的毒副反应。前瞻性研究表明口服吗啡患者中约 40%~70% 会出现便秘,患者不会因长期用药而对阿片类药物所致便秘产生耐受,一旦开始应用阿片类镇痛药物,医师就应该为其处方预防便秘的发生。

【临床表现】

无论是口服阿片类药物,还是非口服给药（静脉、经直肠、经皮肤黏膜）,患者均会出现便秘症状,伴有胃排空能力下降、腹痛、肠痉挛、腹胀并导致肠蠕动频率下降,造成粪便干硬,排便疼痛,肠道排空不完全。阿片类药物引起的便秘,可因下列因素加重:代谢紊乱（如糖尿病、高血钙症、低钾血症、尿毒症、甲状腺功能减退）、脱水、高龄、体力活动减少 / 卧床、水和(或)纤维性食物摄入少、机械性肠梗阻、自主神经紊乱,某些具有抗胆碱能作用的药物如昂丹司琼、利尿剂、抗惊厥药、铁剂、长春碱以及某些降压药等均可以加重便秘。

【处理措施】

由于阿片类药物对肠平滑肌作用的耐受性产生非常缓慢，所以治疗过程中肠道功能紊乱将持续存在，影响排便功能。必须预测便秘副作用，预防性使用适当的缓泻剂治疗。

（1）多饮水，多吃蔬菜水果等含纤维素的食物，适当运动。

（2）缓泻剂类药物

1）容积性泻药：甲基纤维素，口服，每日 1~3 次；聚卡波非，口服，每日 1~4 次。

2）渗透性泻药：乳果糖，口服，每日 15~60ml；聚乙烯二醇，口服，17g，加约 250ml 水，每日 1 次；山梨醇，口服，每日 15~60ml。

3）碱盐泻药：柠檬酸镁，口服，约 250ml，每日 1 次；氢氧化镁，口服，每日 15~60ml，必要时重复给药；磷酸钠，灌肠。

4）刺激性泻药：比沙可啶，10~15mg，口服，每日 1~3 次；栓剂，10mg，直肠给药，每日 1 次；番泻叶，2~4 片，口服，每日 2 次。

5）大便软化剂（单独给药无效，需联合其他缓泻药）：多库酯钠，100~400mg，口服，每日 1~2 次。

（3）阿片受体拮抗剂：甲基纳曲酮，0.15mg/kg，皮下注射，每日 1 次。

（4）阿片类药物转换：芬太尼在中枢与胃肠道系统的药物分布比例是 1∶1.1，吗啡则为 1∶3.4，因此芬太尼便秘的发生率低于口服缓释吗啡及口服缓释羟考酮。若吗啡便秘副反应大，可考虑转换为芬太尼透皮贴剂治疗。

（四）尿潴留

吗啡引起膀胱括约肌痉挛导致尿潴留的发生率 <5%，但在同时使用镇静药的患者中，尿潴留的发生率可能高达 20%，腰麻术后发生率增加至 30%。

【发生机制】

分为外周与中枢作用,阿片类药物增加平滑肌张力,会引起膀胱痉挛、增加括约肌张力导致尿潴留。同时,研究表明,静脉注射吗啡结合脊髓阿片受体抑制骶副交感神经发放冲动,使输尿管收缩,膀胱逼尿肌松弛的同时括约肌张力增加,膀胱容量增大,膀胱内压不能克服尿道括约肌阻力而导致尿潴留。目前认为阿片类药物引起尿潴留的机制是以脊髓机制为主。

【临床表现】

尿潴留时膀胱内充满尿液而不能排出,临床表现为排小便困难,可伴有膀胱区胀痛,查体膀胱区叩诊呈浊音。

尿潴留不仅发生于手术后,常规口服使用阿片类药物后也可能发生,在老年患者中常见。可发生于经脊髓(硬膜外、鞘内)给予阿片类药物的患者,亦可发生于口服或舌下服用的患者。

【处理措施】

(1)预防措施包括避免膀胱过度充盈,给患者良好的排尿时间和空间;避免同时使用镇静药。

(2)阿片受体拮抗剂:纳洛酮 0.1~0.2mg,肌内注射或静脉注射;甲基纳曲酮 0.3mg/kg,皮下注射,每日 1 次,但会影响镇痛效果。

(3)抗胆碱酯酶药和拟胆碱药:新斯的明 0.5~2mg,肌内注射或静脉注射;氯贝胆碱 10~30mg 口服,每日 3 次。

(4)α 受体阻滞剂:特拉唑嗪 2mg,口服。

(5)导尿仍是目前治疗尿潴留的常用方法,当药物治疗无效时可采用。目前提倡周期性导尿,尽量缩短尿管留置时间。

(6)其他:可以采取流水诱导法、热水冲会阴部法和(或)膀胱区按摩法诱导自行排尿。

(五)谵妄

阿片类镇痛药引起谵妄罕见。谵妄是一种急性的混乱状态,导致意识和理解力紊乱,与过度镇静相似,往往发生于初次使用阿片类药物或者药物剂量大幅度增加时。

【发生机制】

阿片类药物产生谵妄的病理生理机制与镇静类似,与阿片类药物及其代谢产物对大脑及脊髓部位的阿片受体作用效应有关。

【临床表现】

临床表现为意识模糊、定向力丧失、感觉错乱、躁动不安和言语杂乱等,尤其常见于初始治疗前就存在认知障碍的患者。临床上主要见于老年患者及肾功能不全的患者使用哌替啶时易出现中枢神经毒性反应,同时由于哌替啶的镇痛作用强度仅为吗啡的1/10,代谢产物去甲哌替啶,清除半衰期长,长期用药易蓄积,因此世界卫生组织已不推荐使用哌替啶作为癌症疼痛治疗。

谵妄可发生于急性感染的发热期,也可见于某些药物中毒、代谢障碍、循环障碍等。对于晚期患者随着疾病进展,可能会发生不同程度的意识障碍、重症感染、脑转移及水、电解质平衡紊乱等,也是常见导致患者意识障碍的原因,所以需要鉴别这些非阿片药物所致的谵妄。

【处理措施】

(1)联用辅助性药物,以减少阿片类药剂量;药物剂量递增时遵循滴定原则;对于老年、肝肾功能不全、联用其他镇静药物以及代谢紊乱的患者尤为谨慎。

(2)应避免使用哌替啶治疗慢性癌痛。

(3)药物治疗:可加用神经兴奋药物如氟哌啶醇0.5~2.0mg,口服,每日2次;喹硫平25~50mg,口服,每日2次;利培酮0.25~1mg,口服,每日2次。

(六)呼吸抑制

呼吸抑制是阿片类药物最严重的毒副反应,常见于阿片类药物过量以及联合使用其他镇静药物的患者,但在慢性癌痛患者使用控缓释制剂中呼吸抑制的发生率远远低于急性疼痛注射给药者。对呼吸抑制的耐受往往发生于治疗后的几天或几周,在治疗初期、药物增量期及活性产物堆积期等整个治疗过程中都应予以关注。

【临床表现】

阿片类药物所致的呼吸抑制表现为呼吸次数减少(<8次/分),呼吸变深变慢,呈潮式样呼吸,瞳孔缩小如针尖样大小,严重时可出现呼吸暂停、深昏迷、循环衰竭甚至死亡。

【发生机制】

高密度的阿片受体分布于多个脊髓上位的脑部呼吸中枢,包括孤束核、疑后核和疑核,这些部位有化学感受区,参与介导阿片药物导致的呼吸抑制作用。阿片类药物结合 μ 受体后,干扰脑桥和脊髓中控制呼吸节律的呼吸中枢,通过对脑干呼吸中枢的直接作用,产生剂量相关的呼吸抑制,如大剂量使用阿片类药物可引起窒息。

【处理措施】

(1)疼痛是呼吸抑制最大的天然拮抗剂,只要有疼痛存在,就不会出现严重的呼吸抑制,刺激疼痛、唤醒患者是阿片类中毒呼吸抑制的徒手抢救最便捷的方法。

(2)保持呼吸道通畅,吸氧可减少致死性低氧血症的发生,必要时采用气管插管、机械通气控制呼吸。

(3)谨慎使用阿片类药物拮抗剂:纳洛酮 0.4mg 加入 10ml 生理盐水中缓慢静脉推注,滴速为 1ml (0.04mg)/30 秒,必要时每 2 分钟增加 0.1mg,直至症状改善。若持续用药 10 分钟仍无效,而纳洛酮总量已达到 1mg,则应排除阿片药物中毒,考虑其他导致呼吸抑制的原因。由于控缓释制剂作用时间长,纳洛酮作用时间短,患者自主呼吸恢复后应观察 24 小时,做好重复给纳洛酮的准备。口服用药中毒者,必要时洗胃。

16

（七）肌阵挛

肌阵挛和震颤的发生与阿片类药物的使用有关，肌阵挛多数较轻，且呈自限性，但有些情况下可持续存在并加剧，严重困扰患者及其家庭。

【发生机制】

肌阵挛的发病机制尚未阐明，可能与代谢产物的堆积有关。吗啡和双氢吗啡酮的主要降解产物为吗啡 -3- 葡萄糖苷酸和双氢吗啡酮 -3- 葡萄糖苷酸。3- 葡萄糖苷酸类代谢产物镇痛作用较弱，有研究推测它可能会减弱其原型和 6- 葡萄糖苷酸的镇痛作用，也可能和耐受性的产生有关。

【临床表现】

从局部抽动到全身痉挛，并且不自主运动会加重原有疼痛的程度。大剂量使用阿片类药物的患者发生肌阵挛的概率更大，处于昏睡状态和浅睡眠状态时更易发生。临床上多见于对患者使用大剂量阿片类药物，毒性代谢产物的堆积以及同时应用多种方式给药（如口服、皮下给药、静脉注射、椎管内给药），都能增加肌阵挛发生的风险。给药方式的选择并不会对肌阵挛的发生率造成影响，而剂量过大和毒性代谢产物堆积是其发生的主要原因。与肌阵挛发生关系最为密切的是 3- 葡萄糖苷酸类物质，去甲哌替啶和去甲吗啡也和肌阵挛的发生有关。

【处理措施】

目前尚无确切的预防措施，在某些病例，选择避免代谢产物堆积的最佳药物可能有益。同时，更换至其他阿片类药物，避免单一药物连续使用，加大非阿片类镇痛剂的用量，或实施介入治疗可能会降低肌阵挛的发生频率或程度。

尚缺乏关于肌肉阵挛治疗的前瞻性随机试验研究。常规治疗方法通常包括减小剂量、避免单一药物持续应用或者使用其他种类镇痛药物。如果肌肉阵挛持续存在且已排除了其他因素，建议使用苯二氮䓬类

(如地西泮、氟西泮、氯氮䓬等)、肌松药、可乐定、乙酰胆碱酯酶抑制药、丙戊酸、巴氯芬、丹曲林。

（八）药物依赖

阿片类镇痛药的主要作用是减轻疼痛,适当剂量下可显著缓解疼痛,改善机体各方面功能。除了这些积极作用外,也存在一些负面效应,如成瘾性(心理依赖)、躯体依赖、耐受、滥用、替换和戒断症状甚至死亡。

阿片成瘾:成瘾规范的定义与其普遍的含义相似,即为了体验药物的精神效应而迫切地或无节制地去获取该药的行为。"成瘾"与"躯体依赖"的含义不同。虽然对于连续用药一段时间的患者而言,骤然停药将出现戒断反应,但没有发生强迫行为或成瘾所特有的精神依赖的情况。

躯体依赖:被定义为一种适应状态,如果骤然停药、突然减量、血药浓度下降和(或)使用了拮抗药时,均将导致药物类别特异性(drug-class-specific)的戒断反应。

耐受:长期暴露于药物作用而产生的一种适应状态,身体将发生适应性变化导致药物的一种或多种效应减弱。

【发生机制】

中枢神经系统内存在着奖赏系统(rewarding system),主要位于中脑-前脑-锥体外系。中脑边缘多巴胺系统是药物奖赏效应产生的神经解剖基础。目前认为,腹侧被盖区(VTA)-伏隔核(NAC)通路是阿片类药物产生奖赏效应的主要调控部位。所有天然的奖赏性刺激都是通过作用于脑内奖赏系统,最终引起NAC区多巴胺释放量增加,产生奖赏效应。而阿片类药物能够直接或间接地通过多巴胺系统介导产生奖赏效应,从而形成依赖性。VTA及NAC是精神依赖性最重要的两个核团,蓝斑核(LC)是脑内主要的去甲肾上腺素核团,是最重要的阿片类药物身体依赖性的调控部位。

【临床表现】

成瘾性是指在一个过程中一种行为可以带来愉悦的体验和摆脱体内的不适感。其特点表现为：无法控制自身行为，尽管会产生极大的消极后果，该行为仍反复出现。其目的不是为了镇痛，而是为了达到"欣快感"，这种对药物的渴求行为导致药物的滥用。而对成瘾性的过于担心，是导致医护人员未合理使用阿片药物的重要原因。事实上在对癌性疼痛的治疗中，长期使用阿片类镇痛药尤其是口服或透皮贴剂，按时给药发生成瘾者极其罕见。随着"癌痛规范化治疗"工作的深入开展，阿片类药物医疗消耗量增加的同时，并未增加药物滥用及成瘾的危险。

躯体依赖性会引发药物相关性戒断症状。戒断症状表现为成瘾者因停药、减量或应用拮抗药而产生的一系列临床症状。戒断反应的持续时间和严重程度取决于药物的用量和戒断方式，如使用拮抗药将立即诱发临床症状，而停药或减量可在48小时之后发生戒断反应。初始症状包括：多动、瞳孔散大、流泪、流涕、哈欠、立毛、喷嚏、流汗、失眠和攻击行为。严重症状包括肌痉挛、背部疼痛、腹部绞痛、发热和发冷、失眠、恶心呕吐、腹泻、呼吸急促、高血压、低血压、心动过速、心动过缓和心律失常等。

尽管目前尚无关于阿片药物戒断反应的特异性检测实验，但是在症状发作之前使用阿片受体拮抗药或激动/拮抗药，可作为一种推断证据。如果症状缓慢出现，且有阿片药使用的病史，或药物尿液筛选实验呈阳性，则对诊断有帮助。另外，应考虑到其他物质戒断的可能性，如酒精或苯二氮䓬类药，同时包括精神疾病或其他中毒状态。

【处理措施】

癌症患者的药物滥用并不常见。耐受和依赖的存在以及对于耐受和依赖可能发生的恐惧，都不应该干扰阿片类镇痛药的正确应用，一旦患者不需要镇痛药

16

而又未发生撤药症状,就可以停用阿片类镇痛药。

药物滥用或成瘾的诊断一旦确立,应尽早采取相应治疗措施或心理咨询。采取何种治疗方式取决于个人的基本情况。有些情况下,首先采用心理咨询的方式。按照处方药物治疗十分重要,替代处方药重复给药原则也可以充分治疗。另外一些情况可能需要接受强制的药物戒断治疗或参照物质滥用处理程序执行。如果长期接受阿片类药物治疗的患者想终止治疗,应考虑多种办法停药以预防或减轻戒断症状。

缓慢、逐渐减少药物用量可以减轻戒断症状。戒断症状大约在末次应用吗啡之后的 12 小时开始,48~72 小时达峰,数日后缓解。短效阿片类药物产生的临床症状更加迅速、更为严重。长效阿片类药物戒断症状的产生较缓慢、稍缓和,但会持续更长时间。如果症状严重,可使用可乐定和苯二氮䓬类药物控制,必要时可应用抗胆碱能药物,如普鲁本辛(溴丙胺太林)可减轻胃痉挛,阿托品可减轻腹泻。多数情况下,戒断症状需住院治疗,1~2 周可缓解,此后,辅助用药应缓慢减量。

(九)内分泌效应

有关阿片类药物的内分泌系统副作用的研究已经持续了一个多世纪,但是在医学教育和讨论阿片类药物风险中很少提及。所有长期接受阿片类治疗的慢性疼痛患者都有产生此并发症的风险。其发生与药物的种类无关,但与剂量有关,接受大剂量阿片类药物治疗的患者发生内分泌并发症的风险更高。

【发生机制】

阿片类药物作用于下丘脑 - 垂体 - 性腺轴,影响性腺激素的分泌,从而产生相关的并发症。正常激素分泌过程从促性腺激素释放激素(GHRH)的分泌开始,GHRH 促使垂体分泌黄体生成素(LH)和促卵泡激素(FSH),LH 和 FSH 进入循环系统,分别使睾丸和卵巢分泌睾酮和雌激素,下游产物反过来作用于下丘脑和垂体,形成一个复杂的负反馈环。

内源性和外源性阿片样物质通过与下丘脑、垂体及睾丸上的阿片受体结合来调节性腺功能。已有研究表明,改变垂体释放 LH 和 FSH 的过程可影响下丘脑分泌 GHRH。阿片样物质也可直接作用于睾丸,使睾酮和睾丸组织间液的分泌减少,这种临床效应已在阿片类药物成瘾者、美沙酮维持治疗者和接受口服、经皮或者鞘内阿片药物治疗的非癌痛患者中得到证实。目前一些关于毒品导致性腺功能减退的研究表明,吸食海洛因和用美沙酮戒毒的受试对象用药 4 小时后总睾酮水平显著降低。另外,这种影响与剂量显著相关,即随着阿片类药物的用量增加,总睾酮水平降低程度也随之增加。

研究表明,在接受鞘内阿片类药物治疗的慢性非癌痛患者中,无论男性或女性,较低的 LH 水平及正常或较低的 FSH 水平与性腺功能减退有关。激素水平异常伴随着男性性欲减退或阳痿、女性月经不规律或停经。不仅如此,男性性功能下降往往伴有骨密度的明显下降,在无其他影响骨密度的因素存在时,此现象仍可发生。

长期应用阿片类药物和发生肾上腺皮质功能减退之间的关系尚不明确,但是阿片类药物可以直接抑制下丘脑、垂体及肾上腺皮质激素的释放。

【临床表现】

此类并发症包括中枢性功能下降、肾上腺皮质功能低下、生长激素缺乏。性腺功能低下表现为性欲低下、性功能障碍、不孕不育、抑郁、焦虑、乏力、肌肉萎缩、闭经、月经不规律、溢乳、骨质疏松、骨折。肾上腺皮质功能低下包括慢性进展性的乏力、虚弱、厌食、恶心呕吐、体重下降、皮下和黏膜色素沉着、低血压、偶发性低血糖。临床表现依据皮质功能低下的发病时间和程度而有所差异,轻者仅表现为乏力,重者可突发休克。成人生长激素缺乏的临床表现尚不明确。

16

【处理措施】

所有长期应用阿片类药物治疗慢性疼痛的患者，都应对其性腺功能减退症状进行评估，但目前尚缺乏实验室诊断标准。应常规监测用药者的激素水平，尤其是对使用大剂量药物的患者。实验室检查项目应包括：总睾酮、游离睾酮、雌二醇、LH 和 FSH，同时还应监测骨密度。监测骨密度对于高危患者尤其重要，因为性腺功能减退患者可能除了骨折之外没有其他症状。对阿片类药物引发的性腺功能减退、肾上腺皮质功能降低和生长激素缺乏，除了避免多种阿片类药物联合应用外，并无其他特殊预防手段。使用最低有效剂量对于避免内分泌毒副反应的发生是至关重要的。

阿片类药物引发的性腺功能减退的治疗方法尚不成熟。减少药物用量、多种药物交替使用或停药与激素替代都是此并发症的治疗方法，但尚无确定的标准和依据来衡量何种办法最优。

（十）其他毒副反应

1. **皮肤瘙痒** 阿片类药物引起的皮肤瘙痒约占 2%~10%，一般发生在硬膜外或脊柱内注射阿片类药物，其可能机制为中枢介导的组胺释放。出现皮肤瘙痒一般是阿片类药物的毒副反应，而非过敏反应。对于该反应的处理目前仍缺乏前瞻性的临床研究。通常使用抗组胺药治疗，如西替利嗪、苯海拉明、氯雷他定等。此外，阿片药物的转换、减量以及冷敷、湿敷等非药物治疗对某些患者有效。帕罗西丁在某些研究中也认为有效。

2. **异常痛觉过敏** 阿片类药物长期给药后在动物和人类都有可能发生阿片诱导的异常痛觉过敏现象。这种痛觉过敏与神经损伤或疾病引起的神经病理性疼痛的特征类似，其机制与谷氨酸受体（NMDAR）有关，并存在神经病理性痛与神经元机制的相互作用。当递增阿片剂量却仍达不到有效的镇痛或出现阿片毒性反应时，应考虑该现象的发生，此时增加剂量只会加重疼痛。NMDA 受体拮抗剂如氯胺酮能有效地缓解炎性和神经病理性疼痛，减轻阿片诱导的异常痛觉过敏与阿片耐受。在癌痛的治疗中虽较少单独应用，但是与吗啡等阿片类联合应用可以取得较好的协同作用。

3. 多汗　多汗是口服阿片类药物的常见毒副反应，但是鲜有文献予以关注。一篇关于美沙酮的报道指出，美沙酮多汗发生率高达 45%，原因可能与肥大细胞脱颗粒有关，应用抗组胺药能减轻此症状。在多数患者，多汗并不影响其生活，故无须特殊治疗。

4. 口干　口干是长期使用阿片类药物极为常见的并发症，常伴有严重牙齿问题。一项研究表明，84% 的患者在药物治疗过程中间断或持续的存在上述问题，65% 的受试者存在口干症状。口干与阿片类药物及其代谢产物的直接作用有关，具体机制尚不明确，可能与神经调节机制受到干扰和副交感神经冲动激活相关腺体的毒蕈碱受体和肾上腺素受体有关。治疗措施包括减少阿片类药物的用量、避免单一药品持续使用、避免应用可加重口干的抗胆碱药物和抗惊厥药物。对症治疗措施为补液、使用人工唾液、应用口香糖或刺激唾液分泌的糖果等。此外，也可应用毛果芸香碱及氯化氨甲酰甲胆碱等促进唾液分泌的药物。

综上，随着阿片类药物用量的增长，许多可预期和不可预期的毒副反应也随之大幅度地增加。总体来说，对于阿片类药物的毒副反应处理应遵循以下原则：①减量，必要时停药；②症状处理；③药物轮换；④改变给药方式。只有在给药前向患者及家属充分告知药物的毒副反应（知情同意），同时对疼痛程度和性质做出正确的评估，遵循阿片类药物滴定原则并及时调整用药，才能最大限度地发挥阿片类药物的作用。

16

（陈　元　付　强）

参 考 文 献

[1] NCCN Guidelines Version 1.2015 Adult Cancer Pain.http://www.nccn.org professionals/physician_gls/pdf/pain.pdf.

[2] Swegle JM,Logemann C.Management of common opioid-induced adverse effects[J].Am Fam Physician,2006,74(8):1347-1354.

[3] McNicol E,Horowicz-Mehler N,Fisk RA,et al.Americal Pain Society.Management of opioid side effects in cancer-related and chronic noncancer pain:a systematic review[J].J Pain,2003,4(50):231-256.

[4] Cherny N,Ripamonti C,Pereira J,et al.Expert Working Group of the European Association of Palliative Care Network.Strategies to manage the adverse effects of oral morphine:an evidence-based report[J].J Clin Oncol,2001,19(9):2542-2554.

[5] Ford AC,Brenner DM,Schoenfeld PS.Efficacy of pharmacological therapies for the treatment of opioid-induced constipation:systematicreview and meta-analysis[J].Am J Gastroenterol,2013,108(10):1566-1574.

[6] Brennan MJ.The effect of opioid therapy on endocrine function[J].Am J Med,2013,126(3 Suppl 1):S12-S18.

[7] Boom M,Niesters M,Sarton E,et al.Non-analgesic effects of opioids:opioid-induced respiratory depression[J].Curr Pharm Des,2012,18(37):5994-6004.

二、非甾体类抗炎药物的毒副反应及处理

非甾体抗炎药物(non-steroidal anti-inflammatory drugs,NSAIDs)的应用历史相当悠久,早在古埃及就有记载杨柳树的皮和叶有镇痛作用。在古代希腊、罗马时期,就有用柳树皮浸出液治疗炎症、疼痛等病症,后来证明起作用的成分是水杨酸。1838年从柳树皮中提取得到水杨酸,1860年德国拜耳公司化学合成了水杨

酸,1875 年首次将水杨酸钠用于治疗,这便是最早的一种 NSAIDs。阿司匹林于 1899 年问世,较大剂量有抗炎作用,被证明是有效的解热镇痛药,开始应用于治疗疼痛、关节炎和发热等。1949 年保泰松作为抗炎药在临床应用,但因严重的毒副作用目前已被淘汰。1964年开发的吲哚美辛具有抗炎作用,且副作用明显轻于保泰松,但仍然会产生诸多毒副反应。此后,有许多抗炎作用较强、副作用较低的 NSAIDs 陆续上市,如 20 世纪 60 年代的布洛芬、吲哚美辛,70 年代的双氯芬酸、萘普生,80 年代的萘丁美酮、吡罗昔康,90 年代初的美洛昔康、尼美舒利,90 年代末的塞来昔布以及 21 世纪初的伐地考昔。100 多年来,NSAIDs 已有百余种上千个品牌上市,广泛用于骨关节炎、类风湿关节炎、多种发热和各种疼痛症状的缓解,是全球使用最多的药物种类之一。

NSAIDs 是癌痛治疗的基本用药,不同的 NSAIDs有相似的作用机制,均通过抑制中枢和外周环氧化酶(COX),阻断花生四烯酸转化为前列腺素和白三烯,减少炎症介质引起的疼痛刺激向中枢传递,达到镇痛效果。COX 分为 COX-1(结构酶或固有酶)和 COX-2(诱导酶)两种同工酶。COX-1 作用于全身各处,尤其是胃、小肠、肾和血小板;COX-2 为炎症或大肠肿瘤及疼痛部位所诱导,正常情况下仅在肾和脑中有少量分布。该类药物具有镇痛和抗炎作用,常用于轻度疼痛,或与阿片类药物联合用于中重度疼痛。药物无耐受性及依赖性,但有"天花板"效应,即当药物超过常用剂量时可导致毒副反应增加,但疗效并不增加。此类药物蛋白结合率常达 90%~95%,故不主张同时使用两种 NSAIDs药物,尚无证据表明哪种药物镇痛效果最好。

长期大剂量使用 NSAIDs 可能出现消化道损伤、血液系统损害、肝肾功能损伤及心脏毒性等毒副反应。据美国 FDA 的统计,使用 NSAIDs 达 3 个月或以上者,上消化道溃疡、出血及穿孔发生率为 1%~2%,如用药一年则发生率达 2%~5%。另据 ARAMIS 统计,美国每年有 10.7 万余例患者因 NSAIDs 的毒副反应住院治疗,还导致约 1.65 万人死亡,这与艾滋病导致的死亡人数(16 685 例)几乎相同,占全美死因的第 15 位。据澳大利亚统计,在长期使用 NSAIDs 的患者中,有高达 20%的人会发生胃溃疡,其中 1/10 死亡。这些使人们对于这类药物的安全性、药理作用等方面进行重新认识。

NSAIDs 在用药初期大多无明显毒副反应,但长期大剂量用药可能出现消化道溃疡、血小板功能障碍、肝肾功能损伤及心脏毒性等毒副反应。其毒副反应的发生与用药剂量及持续时间有关,长期大剂量使用时危险性明显增加。

【发生机制】

1. **消化道损伤** NSAIDs 消化道损害主要的和最严重的表现是胃十二指肠糜烂、溃疡及威胁生命的胃肠穿孔和出血,也可引起上腹疼痛、恶心、消化不良、食管炎及结肠炎等。

(1)破坏胃黏膜屏障:绝大多数 NSAIDs 是弱有机酸,能直接损伤胃黏膜。此外,一些药物如阿司匹林和吲哚美辛刺激胃酸分泌而损伤胃黏膜屏障。

(2)抑制前列腺素:前列腺素(PGs)具有胃黏膜保护作用,由于 NSAIDs 能抑制环氧合酶和前列腺合成酶,使 PGs 减少,削弱胃黏膜保护作用,引起胃黏膜损伤。

(3)胃黏膜缺血性损伤:在花生四烯酸代谢中,NSAIDs 抑制了环氧化酶代谢途径,使脂氧酶代谢过程中产生大量氧自由基,直接损伤血管,造成胃黏膜缺血性损伤。

NSAIDs 对胃肠道的相对危险性指数从小到大排列依次为:布洛芬 1、双氯芬酸 2.3、双氯尼酸 3.5、阿司匹林 4.8、舒林酸 6、萘普生 7、吲哚美辛 8、吡罗昔康 9、酮洛芬 10.3、托美汀 11。年龄的危险指数如以 20~29 岁为 1.0,则 50~59 岁为 1.6,60~69 岁为 3.1,70~80

岁为 5.6。高龄(年龄 >60 岁)、既往有消化道溃疡病史、过量饮酒史、重要器官功能不全、长期大剂量用此类药物或同时使用糖皮质激素或同时服用两种以上 NSAIDs 都是高危患者。

2. **对血液系统的影响** NSAIDs 可引起多种血液系统损害,包括各种血细胞减少和缺少,其中以粒细胞减少和再生障碍性贫血较为常见,一般发生率不高。COX-1 抑制剂抑制前列腺素,同时也抑制了血栓素 A_2 的生成,引起抗血小板聚集及使凝集的血小板解聚的作用,临床上可致出血。但除阿司匹林外,其他 NSAIDs 对血小板的影响是可逆的。

3. **对肝脏、肾脏的损害** 多数 NSAIDs 可致肝损害,从轻度转氨酶升高到严重的肝细胞坏死。服用 NSAIDs 致肝病的危险是未用 NSAIDs 者的 2.3 倍。长期使用水杨酸类药物可使血药浓度增加,当超过肝代谢能力时致肝中毒。大剂量长期使用对乙酰氨基酚可导致严重肝脏损害,尤以肝坏死常见。这是由于对乙酰氨基酚经肝细胞色素 P450 氧化酶代谢产生过量活性代谢产物 N- 乙酰对苯醌亚胺所致。

NSAIDs 抑制肾脏合成前列腺素,使肾血流量减少,肾小球滤过率降低而导致肾功能异常,个别敏感个体可致急性肾衰。合并心力衰竭、低血容量或肝硬化者,可增加肾衰竭发生的危险性。

4. **对血管系统的影响** 已经证实 COX 抑制剂可抑制 PGI_2 产生,但对 TXA_2 的影响较小,从而使两者的平衡失调,促进血栓形成和血管收缩,增加心血管事件的发生率。PGI_2 具有抑制氧自由基和抑制血小板活化的作用。有研究显示塞来昔布能降低血管内皮 C 反应蛋白浓度,改善冠心病患者血管内皮功能,同时能改善肾小球、肾间质和肾小管的病理改变,防止巨噬细胞在肾小管内的聚集。因此,其心肾毒副反应较之已撤市的罗非昔布明显降低。多数 NSAIDs 对血压正常者有轻度升压作用,可能与其阻断花生四烯酸代谢的环氧

16

合酶途径,导致前列腺素(PG)生成减少有关。NSAIDs
对多数抗高血压药物的药效也有部分或完全的拮抗。
约1%患者发生明显的药物相互作用,对老年患者或肾
素活性低的高血压患者危险性更大。

非选择NSAIDs药物也有程度不等的心血管毒副
反应,甚至其程度可能与特异性COX2抑制剂相当,
在使用此药物时,应具体观察个别患者的反应,心血
管毒副反应与消化道毒副反应一样,有剂量和时间依
赖性。

【临床表现】

对乙酰氨基酚治疗剂量毒副反应少见,偶见恶心、
呕吐、腹痛、厌食、皮疹、粒细胞减少等;不损伤胃肠黏
膜,有消化道溃疡的患者也耐受良好;不影响血浆尿酸
浓度及血小板的凝集功能。但是,乙酰氨基酚有潜在
的肝毒性。

其他NSAIDs常见的毒副反应体现在消化道损伤、
对血液系统的影响、对肝脏、肾脏的损害、对血管系统
的影响等方面。

消化道损伤主要临床表现为胃十二指肠糜烂、溃
疡,胃肠穿孔和出血,也有胃灼热、上腹疼痛、恶心、消
化不良、厌食、食管炎及结肠炎等。

对血液系统的影响主要临床表现为血小板功能障
碍、出血,粒细胞减少和再生障碍性贫血等。

肝损害表现为轻度转氨酶升高,严重者可表现为
肝坏死。

肾损害表现为急性肾衰、肾病综合征、肾乳头坏
死、水肿、高血钾和(或)低血钠等。急性肾衰多发生于
用药后几天内,也有发生在首剂用药后几小时。药物
剂量、疗程及患者病情与肾毒性反应有关,表现为血清
肌酐、尿素氮和血钾升高、尿量减少,但常为非无尿性
肾衰。急性间质性肾炎和肾小球肾炎在女性和老年人
更易发生。停用药物后,蛋白尿可在几周至几月内消
失。肾乳头坏死最为少见,与长期滥用或同时使用两

种以上 NSAIDs 有关。所有 NSAIDs 在高危患者都可以引起水钠潴留,一般发生在用药后 1 周左右,血压可能有一定升高,停药后血压可恢复正常。

COX2 抑制剂的心血管毒副反应如充血性心力衰竭、高血压危象、心悸、肺水肿等应重视,罗非昔布因严重心脏毒性撤市,随后伐地考昔也因合并其他严重毒性反应撤市。但在治疗剂量下 COX2 抑制剂的胃肠道和肾毒性较轻,不过仍可能出现水钠潴留和肾功能受损,并降低降压效果。

NSAIDs 的过敏反应表现为皮疹、荨麻疹、瘙痒及光敏,也有中毒性皮坏死及多型红斑。支气管炎和支气管哮喘患者,可诱发"阿司匹林"哮喘,严重者可致死。多数情况下,超敏反应在用药后 2 小时内发生,且多有既往过敏史,发生的原因与其抑制前列腺素的合成有关。

NSAIDs 引起神经系统副作用的常见症状有头痛、头晕、耳鸣、耳聋、嗜睡、失眠、感觉异常、麻木等,可发生视神经炎和球后神经炎。其他不常见的症状有:多动、兴奋、肌阵挛、震颤、共济失调、幻觉等。

【处理措施】

1. 预防

(1) 高危患者不用或慎用。

(2) 选择胃肠道反应较轻的药物,如布洛芬、对乙酰氨基酚、双氯芬酸、奈普生等;COX-2 抑制剂致消化道及血小板功能障碍毒副反应发生率低于其他 NSAIDs,但其致缺血性心脑血管病的危险性增高,应选择性应用。

(3) 使用所需药物的最小有效剂量,美国 NCCN 癌症疼痛治疗指南规定了此类药物的日限制剂量:布洛芬≤3.2g/d,非诺洛芬≤3.2g/d,舒林酸≤400mg/d,对乙酰氨基酚≤4g/d。西班牙癌症疼痛治疗指南规定的日限制量则为:阿司匹林≤6g/d,对乙酰氨基酚≤6g/d,安乃近≤8g/d。

（4）米索前列醇可预防和减少非甾体类抗炎药所致胃溃疡的发生，但对十二指肠溃疡无预防作用。

（5）重视 NSAIDs 的滥用问题，由于 NSAIDs 应用十分广泛，较易非处方获取药物，出现滥用概率可能相对较高。美国 DAWN 系统对 1990-1996 年全国药品滥用的调查结果显示，非阿片类镇痛药物的滥用病例数占整个药物滥用人数的 8.6%，明显高于阿片类药物滥用的比例（3.8%）。

2. 治疗

（1）胃肠道毒性较重时：考虑停用 NSAIDs，或更换为其他制剂（如选择性 COX-2 制剂），加用制酸剂、H_2 受体拮抗剂、米索前列醇、奥美拉唑等质子泵抑制剂。

（2）肾毒性：若尿素氮（BUN）或肌酐升高 2 倍以上、发生高血压或更为严重的情况，应停止使用 NSAIDs。低血容量、低蛋白血症等合并症也可增加肾毒性，应积极纠正。对于年龄 >60 岁或体液失衡、肾功能不全、同时使用其他肾毒性药物以及经肾排泄的化疗药物的患者，应慎用 NSAID，以防止肾脏毒性反应的发生。

（3）肝损害：过量使用对乙酰氨基酚可导致致死性肝损害，早期使用 N- 乙酰半胱氨酸灌注治疗极为有效，开始使用时按体重给予 140mg/kg 口服，然后以 70mg/kg 每 4 小时一次，共用 17 次。病情严重时可静脉给药，将药物溶于 200ml 葡萄糖注射液中静脉注射。拮抗剂应尽早使用，12 小时内用药疗效较好，超过 24 小时药效较差。也可使用血液透析，协助药物的排出。对晚期肝损害者有效的办法仅有肝移植术。

（4）监测副反应：定期检查血常规及大便潜血。治疗前后及治疗期间检查肝肾功能。

使用非阿片类药物时，由于"天花板"效应的存在，若需长期使用 NSAIDs，或日用剂量已达到限制性用量时，应考虑更换为阿片类镇痛药；如为联合用药，则只增加阿片类镇痛药的剂量。

三、神经病理性疼痛辅助药物的毒副反应及处理

国际疼痛学会将神经病理性疼痛（neuropathic pain，NP）定义为神经系统损伤或功能紊乱所致的疼痛，常伴有感觉异常或运动障碍，是一种较为常见的慢性疼痛。NP 包括外周神经痛（peripheral pain）及中枢痛（central pain），诊断神经病理性疼痛的关键是重视患者对疼痛性质的感受及描述，详细分析疼痛病因及病史。治疗神经病理性疼痛的药物有阿片类、非阿片类药物和辅助镇痛药物，以阿片类与辅助类药物联合治疗为主。辅助性药物可用于三阶梯治疗的任何一个阶段，联合用药可更有效地缓解某些疼痛，同时还能减少镇痛药物剂量。辅助用药从小剂量起始，一周内观察疗效，无效者在不增加毒副反应的前提下增加剂量，或更换药物。常用辅助药物包括：三环类抗抑郁药、抗惊厥药物、肾上腺皮质激素等。

（一）三环类抗抑郁药（TCAs）的毒副反应及处理

三环类抗抑郁药（TCAs）主要用于辅助缓解中枢或外周神经损伤所致的麻木样痛、烧灼样疼痛，代表药物有阿米替林、多塞平、丙咪嗪、去甲替林、地昔帕明等。此类药物的镇痛效应主要有：抗抑郁作用，可改善患者的心情，使疼痛的感觉减轻；增加阿片类药物的镇痛作用，减少阿片类药物剂量，相应减轻阿片类药物毒副反应；直接镇痛作用。对肿瘤导致的神经病理性疼痛有较好的效果，特别是对持续的神经灼痛更为有效。注意抗抑郁药作用于镇痛治疗时，应与阿片类药物及非甾体类抗炎药联合应用。应从小剂量开始，以减少毒副反应和增加用药的顺应性。该类药禁用于青光眼、前列腺肥大、尿潴留、肠麻痹、癫痫、严重心脑血管疾病及孕妇。三环类药物不能与单胺氧化酶抑制剂合用，否则毒性反应增加。这类药物的毒副反应重要是抗胆碱能和心血管系统的

16

毒副反应。

【发生机制】

其常见毒副反应主要与中枢、外周抗胆碱能效应有关。此外，α_1肾上腺素能受体阻断致直立性低血压及窦性心动过速等毒副反应较常见，变态反应罕见。

【临床表现】

（1）外周抗胆碱能效应毒副反应：口干、视物模糊、便秘、排尿困难、尿潴留等。

（2）中枢抗胆碱能毒副反应：多见于药物过量或特殊个体，表现为震颤、肌阵挛、激动、舞蹈症、谵妄、癫痫发作或意识模糊、昏迷，可伴有高热、面色潮红、汗少、心动过速、瞳孔散大等自主神经症状。

（3）心血管毒性：直立性低血压及窦性心动过速等较常见，一般不需特殊处理，平卧休息观察。严重者可见于隐匿性心脏病患者，出现Ⅰ~Ⅲ度房室传导阻滞、心房扑动或室性心律失常。

（4）变态反应：罕见。

（5）其他：体重增加、性欲改变等代谢、内分泌紊乱。致畸作用尚不明确，妊娠期前3个月禁用。

【处理措施】

（1）外周抗胆碱能效应毒副反应：①可减量、换药或停药，从小剂量开始应用，如阿米替林通常从12.5mg起始，每晚睡前服一次，连服3~5天，若患者有镇痛效果且无明显毒副反应，可逐渐增加剂量和次数，一般剂量不应超过150mg/d，分早晚2次服用，睡前剂量可调整高一些。去甲替林和地昔帕明初始剂量每晚10~25mg，可逐渐加量至每晚50~150mg，日最大剂量200mg（合并抑郁时，根据血清水平决定）；②对症处理；③试用新斯的明。

（2）中枢抗胆碱能毒副反应：①停药严密观察；②对症处理：肌阵挛、激动、舞蹈症、谵妄可给予地西泮5~10mg注射；意识模糊、昏迷者可给予毒扁豆碱1mg注射，每小时1~2mg；③一般支持治疗。

（3）心血管系统毒副反应：根据患者具体情况采用停药，心电监护或对症治疗等。

（二）抗惊厥药物的毒副反应及处理

抗惊厥药物主要用于缓解电击样或枪击样疼痛，代表药物为加巴喷丁、普瑞巴林和卡马西平。对神经损伤引起的刺痛和撕裂痛有效，如臂丛神经、骶丛神经受侵引起的疼痛，应与阿片类药物联合应用。不同的抗惊厥药物的作用靶点为不同的受体或神经递质，每个药物在不同的神经病理性疼痛中有不同的功效。卡马西平（Carbamazepine，得理多）对神经疼痛的主要机制是阻断电压依赖性钠通道。普瑞巴林（Pregabalin）、加巴喷丁（Gabapentin，诺立丁）则增加 γ- 氨基丁酸（GABA）作用，阻滞钙离子通道。

【临床表现】

抗惊厥药物最常见的副作用：头晕、嗜睡、思维混乱、乏力、恶心、四肢水肿等，严重者可致精神错乱、皮疹、白细胞减少、肝损伤、骨质疏松及畸胎等。

【发生机制】

抗惊厥药物的毒副反应主要与其抑制中枢神经系统的动作电位传导及部分递质的传递有关（如去甲肾上腺素）。卡马西平长期用药可能发生低钠血症，发生率约为 5%。卡马西平诱导低钠血症的机制不明，可能与药物诱发神经垂体血管升压素分泌、增强血管升压素作用、改变渗透压感受器的敏感度和阈值及对肾小管直接作用等机制有关。

【处理措施】

大多患者小剂量起始，缓慢加量，一般都能耐受。根据疗效逐渐滴定剂量将上述副反应降到最低。如卡马西平适用于神经电灼样剧痛、神经撕裂痛、烧灼痛、化疗药物渗出皮肤痛，从每次 50~100mg 开始，每日 2 次，口服，3~7 天后无严重毒副反应，可将剂量增加至每次 100~200mg，每日 2 次，口服，持续应用并观察治疗效果和毒副反应，随时调整用量。在治疗期间，若出现

16

嗜睡、眩晕、虚弱、失眠、癫痫发作、晕厥或昏迷时,提示可能发生低钠血症,应及时检测血清电解质。

加巴喷丁对于糖尿病的外周神经痛有效,毒性低,可能引起失眠、头昏、共济失调和外周水肿,初始剂量每晚 100~300mg,可增加到每天 900~3600mg,每日分 2 次或 3 次口服。每 3 天剂量增加 50%~100%,最大剂量 3600mg/d。老年人、体弱者和肾功能不全者剂量需缓慢调整。

普瑞巴林初始剂量 75~150mg,每日 2~3 次,可增加到 100mg,每日 3 次,最大剂量 600mg/d。老年人和肾功能不全者减量。普瑞巴林比加巴喷丁更容易在消化道吸收,调整到镇痛剂量仅需 2~3 次,而不像加巴喷丁常需要多次调整。

（三）肾上腺皮质激素的毒副反应及处理

肾上腺皮质激素的代表药物为泼尼松、地塞米松等,具有改善患者情绪、抗炎、镇吐、增加食欲、减轻脑和脊髓水肿的作用。与阿片类药物合用时对臂丛神经、腰骶丛神经疼痛效果较好。对肝脏及其他内脏转移引起的牵拉痛,头颈、腹部、盆腔肿瘤的浸润痛及脉管阻塞的胀痛也有一定的效果;与 $5-HT_3$ 受体拮抗剂昂丹司琼、托烷司琼等联用对阿片类药物引起的恶心呕吐有良好的镇吐效果。还用于神经或骨受侵犯时疼痛危象的急诊处理。使用中应注意皮质激素的毒副反应,特别是与非甾体抗炎镇痛药合用时毒副反应叠加的问题。肾上腺皮质激素长期应用会引起一系列毒副反应,简单论述如下。

【临床表现】

长期用药可能引起医源性库欣综合征(如满月脸、水牛背、痤疮、水肿、低血钾、高血压、糖尿病等)、食欲亢进、体重增加、下肢水肿、紫纹、出血倾向、痤疮、骨质疏松、肌痛、肌无力、肌萎缩、低钾血症、水钠潴留、血糖增高、糖尿病加重等代谢异常症状;欣快感、激动、失眠、疲劳感、不安、谵妄、定向力障碍、抑郁等精神症状;创口愈合不良、口腔念珠菌病、易感染等免疫功能低下症状;溃疡性食管炎、胃溃疡、胃出血、腹泻、便秘等消化系统症状;眼部可能出现视网膜出血、后囊下白内障、眼压增高、眼球突出、青光眼、视神经受损,继发性真菌和病毒感染。嗅觉丧失多见于倍他米松局部注射。偶见发热、硬膜外脂肪增生、过敏反应等。

【发生机制】

肾上腺皮质激素用于生理剂量替代治疗无明显毒副反应,毒副作用多发生于应用药理剂量治疗时,而且与用药疗程、剂量、用药种类、用法及给药途径等密切相关。

(1) 医源性库欣综合征:长期大量应用可引起类肾上腺皮质功能亢进综合征,停药后毒副反应逐渐消失,数月恢复。皮质醇增多症患者引起高血压的原因可能有下列综合因素:①皮质醇加强去甲肾上腺素对血管的收缩作用;②除皮质醇外,还分泌中间代谢产物,如11-去氧皮质酮、皮质酮及18-羟去氧皮质酮使体内水钠潴留,易引起血管痉挛;③皮质醇可加强心肌收缩力,增加搏出量和左心指数;④促进肝脏合成血管紧张素原,在肾素作用下形成血管紧张素 I,再经转化酶催化为血管紧张素 II 而引起血压升高;⑤广泛小动脉硬化,可能是高血压的后果,也可加重高血压。

(2) 精神症状:可能与大量皮质醇减少了 γ-氨基丁酸(抑制性神经递质)的浓度有关。患者大脑皮质处于兴奋状态还与激素对神经系统的直接作用及高血压、动脉硬化、失钾等有关。

(3) 免疫功能低下:长期使用皮质醇增高,促使蛋白质呈负平衡,抑制体液免疫和细胞免疫,抑制抗体形成与炎症反应,使单核吞噬细胞的吞噬作用和杀伤能力减弱;中性粒细胞向血管外移行至炎症区者减少,活动能力减低,吞噬作用减弱;皮质醇增高还可使淋巴细胞溶解并抑制其增生,使抗体产生减少;单核细胞(组织中巨噬细胞的前身)到达炎症区者亦减少,不利于消

16

灭抗原。故患者对感染的抵抗力明显减弱,容易感染某些化脓性细菌、真菌和病毒性疾病。在皮肤黏膜交界处常有真菌感染,如花斑癣、趾甲真菌及口腔念珠菌病等。患者感染往往不易控制,严重者可发展为败血症和脓毒血症。

(4)消化道溃疡:长期应用肾上腺皮质激素可刺激胃酸及胃蛋白酶的分泌,抑制胃黏液分泌,降低胃黏膜的抵抗力,增加儿茶酚胺的缩血管作用而使胃循环障碍,诱发或加剧胃、十二指肠溃疡、消化道出血或穿孔,较少数患者可诱发胰腺炎或脂肪肝。

(5)骨骼肌肉系统:长期应用皮质激素尤其是大剂量皮质激素可促进蛋白质分解、抑制其合成及增加钙磷排泄,导致骨质疏松、肌肉萎缩甚至骨折;抑制成纤维细胞代谢,阻碍肉芽组织形成,延迟伤口愈合;抑制生长因素分泌,可影响生长发育。

(6)反跳现象:突然停药或减量过快,原有症状可迅速出现或加重。与患者对激素产生依赖或病情尚未完全控制有关。

(7)成瘾反应:减量太快或突然停药所致,表现为疲乏不适,情绪消沉,有恐惧感和症状复发感,与患者精神和生理依赖有关。

【处理措施】

以预防为主,肾上腺皮质激素通常以每日一次顿服,早晨给药,防止失眠,提高患者依从性。糖皮质激素的分泌通过 HPA 轴来控制。在 24 小时的生物节律中,凌晨血浆浓度高,到傍晚时该水平只剩 1/4,因此长期用药的患者应在每日上午 10 时左右给药,对 HPA 轴的抑制作用达到最低。

建议采用最低有效药物剂量,疾病控制时及时停药。长期应用肾上腺皮质激素的患者,骤然停药可能发生程度不等的停药反应,故应采用逐步减量的方法停药,防止反跳现象及成瘾现象。治疗如需使用糖皮质激素,需向患者解释,对患者进行皮质激素药物毒副反应的教育,减除其对日后减量或停药的顾虑。医源性库欣综合征,停药后毒副反应逐渐消失,数月恢复,必要时可给予对症治疗,注意补钾。在饮食方面宜采用低盐、低糖、高蛋白饮食,补充钙(1500mg/d)和维生素 D(400IU/d)等。活动性胃、十二指肠溃疡病,血栓性静脉炎,严重精神病,活动性肺结核,较重的高血压,以及抗菌药物控制欠佳的病毒、细菌、真菌感染、妊娠或哺乳期等患者禁用或慎用糖皮质激素。

(冉凤鸣)

参 考 文 献

[1] McNicol E, Horowicz-Mehler N, Fisk RA, et al. Management of opioid side effects in cancer-related and chronic noncancer pain: a systematic review[J]. J Pain, 2003, 4(5): 231-256.

[2] 伍钢,刘莉. 肿瘤科疑难问题解析(主任医师·教授查房丛书)[M]. 南京:江苏科学技术出版社,2009:299-300.

[3] NCCN Adult Cancer Pain Clinical Practice Guidelines in Oncology, version1.2011.

[4] 徐建国. 疼痛药物治疗学[M]. 北京:人民卫生出版社,2007:131-263.

[5] Bruera E, Belzile M, Neumann C, et al. A double-blind, crossover study of controlled-release metoclopramide and placebo for the chronic nausea and dyspepsia of advanced cancer[J]. J Pain Symptom Manage, 2000, 19(6): 427-435.

[6] Reissig JE, Rybarczyk AM. Pharmacologic treatment of opioid-induced sedation in chronic pain[J]. Ann Pharmacother, 2005, 39(4): 727-731.

[7] Prommer E. Modafinil: is it ready for prime time? [J]. J Opioid Manag, 2006, 2(3): 130-136.

[8] 孙燕,石远凯. 临床肿瘤内科手册[M]. 北京:人民卫生

16

出版社,2007:276-281.

[9] 卫生部医政司.卫生部《癌痛规范化治疗示范病房》培训教材[M].北京:国家卫生部,2011.

[10] 卫办医政发〔2011〕161号.卫生部办公厅关于印发《癌症疼痛诊疗规范(2011年版)》的通知.http://www.nhfpc.gov.cn/mohyzs/s3585/201112/53838.shtml.[2011-12-31].

[11] NCCN Adult Cancer Pain Clinical Practice Guidelines in Oncology, version 2013.

[12] 李金祥,Robert Twycross.姑息医学-癌性疼痛与症状处理[M].四川:四川科学技术出版社,2009:106-126.

[13] 李嘉诚基金会全国宁养医疗服务计划办公室.姑息医学:晚期癌症的宁养疗护[M].汕头:汕头大学出版社,2008:0-52.

[14] 陈灏珠.实用内科学[M].北京:人民卫生出版社,2001(11):1099-1103.

第六章

生物免疫治疗的毒副反应及处理

第17节 | 肿瘤生物免疫治疗的分类

肿瘤生物免疫治疗主要是通过调动和增强宿主自身的防御机制,改变宿主对肿瘤细胞的生物学应答而发挥抗肿瘤效应。肿瘤生物免疫治疗在肿瘤治疗领域是发展最快、最富挑战性和潜力的治疗方法。肿瘤生物免疫治疗方法很多,没有标准的分类方法,目前临床上一般将肿瘤生物免疫治疗分为四类:细胞因子、肿瘤疫苗、过继免疫细胞治疗和免疫检查点抑制剂。另外溶瘤病毒免疫疗法目前多处于临床前期研究阶段,相关临床试验显示了良好的安全性和有效性,是近年来肿瘤生物免疫治疗中的一个新热点。

下面简单介绍四类肿瘤生物免疫治疗。

1. **细胞因子** 细胞因子是最早应用于临床的肿瘤生物免疫治疗药物。细胞因子疗法是将某些细胞因子注入体内,通过调节增强一种或多种免疫细胞功能,从而发挥抗肿瘤免疫效应的治疗方法。目前应用于临床的细胞因子有白介素-2(IL-2)、干扰素(IFN)、肿瘤坏死因子(TNF)和粒细胞巨噬细胞集落刺激因子(GM-CSF)等。

2. **肿瘤疫苗** 肿瘤疫苗主要是通过多种形式(多肽、肿瘤细胞、肿瘤相关蛋白或表达肿瘤抗原的基因等)将肿瘤抗原导入患者体内,以促发机体特异性免疫反应以及增强树突状细胞的抗原提呈功能来攻击消灭肿瘤细胞。根据肿瘤疫苗开发策略的不同,目前将其大致分为四种,即肿瘤细胞疫苗、多肽疫苗、树突状细胞疫苗(抗原提呈细胞疫苗)和基因疫苗。

(1)肿瘤细胞疫苗:是从机体肿瘤组织中提取肿瘤细胞,经灭活处理后使瘤细胞丧失致瘤性,但仍保持其免疫原性,然后对机体进行主动免疫。但由于肿瘤细胞中肿瘤抗原表达低下,并缺乏一些免疫辅助因子的表达,因此,通常采用在疫苗中加入诱导免疫应答的细胞因子,或导入细胞因子的编码基因,或导入协同共刺激分子的编码基因,借此来达到增强疫苗免疫原性的目的,从而更有效地诱导抗肿瘤免疫应答。

(2)肿瘤多肽疫苗:是由来自肿瘤特异性抗原、病毒相关抗原、癌基因或抑癌基因突变蛋白的多肽组成的疫苗。

(3)树突状细胞疫苗(DC疫苗):成熟的DC可以通过Ⅱ型组织相容性抗原(MHC-Ⅱ)等途径递呈肿瘤抗原,有效抵制肿瘤细胞的免疫逃逸机制。DC与肿瘤的发生、发展有着密切关系。通过采用患者自体的单核细胞在体外培养诱导生成DC,然后负载相应的肿瘤抗原,制成负载肿瘤抗原的DC,再将这些DC细胞注入体内后刺激体内的肿瘤杀伤性淋巴细胞增殖,能发挥长期肿瘤监视作用和肿瘤杀伤作用,从而达到消灭肿瘤的目的。有效的抗肿瘤免疫反应的核心是产生以CD8$^+$T细胞为主体的细胞免疫应答,这也是DC作为免疫治疗手段的基础。

(4)基因疫苗:又称DNA疫苗,是利用基因工程技术将编码肿瘤特异性抗原的基因结合于表达载体上(重组病毒或质粒DNA),再将疫苗直接注入机体,借助载体本身和机体内的基因表达系统表达出期望的抗原,从而诱导特异性的细胞免疫应答。

3. 过继免疫细胞治疗 过继免疫细胞治疗(adoptive immunotherapy,AIT)是以细胞为基础的免疫治疗。自体或异体的免疫细胞经体外培养、刺激、诱导或基因修饰后,被回输机体,发挥激活或增强机体抗肿瘤免疫应答的作用。过继免疫细胞能直接杀伤肿瘤,不需激活体内免疫系统,从而克服了肿瘤疫苗治疗中需要激活体内免疫系统发挥作用这一重要限制。目前应用于临床的主要过继免疫治疗效应细胞包括:淋巴因子激活的杀伤性细胞(lymphokine-activated killer cell,LAK)、肿瘤浸润性淋巴细胞(tumor-infiltrating lymphocytes,TIL)、细胞因子诱导的杀伤细胞(CYTOKINE-induced killer,CIK)、树突状细胞(dendritic cells,DC)、自然杀伤细胞(natural killer cell,NK 细胞)、γδT 细胞以及基因修饰的 T 细胞(即转导 T 细胞受体和转导嵌合抗原受体的 T 细胞)。为了增强抗肿瘤免疫治疗的疗效,过继免疫细胞疗法还可使用两种或多种细胞的混合物,如 DC/CIK、DC/LAK 联合等。

4. 免疫检查点抑制剂 免疫检查点是指存在于免疫系统中的一些抑制性信号通路,通过这些通路可规避免疫损伤并参与维持自身抗原的耐受。肿瘤通过某些免疫检查点通路可逃避免疫监视。对免疫检查点分子进行阻断是肿瘤免疫治疗的有效策略之一,近年来不断问世的免疫检查点抑制剂其抗肿瘤的有效性已逐步被临床试验所证实,并在肿瘤生物免疫治疗中发挥着越来越重要的作用,是目前肿瘤生物免疫治疗最热门的研究领域。主要包括细胞毒 T 淋巴细胞相关抗原 4(cytotoxic T lymphocyte-associated antigen-4,CTLA-4)抑制剂及 PD-1/PD-Ll 抑制剂,靶向其他免疫检查点的抑制剂也在不断研发和正在进行临床试验中。

(1)CTLA-4 抑制剂:CTLA-4 是表达于活性 T 细胞表面的重要抑制分子,与 CD28 同源,其胞内段含有 1 个免疫受体酪氨酸抑制基序(immunoreceptor tyrosine-based inhibitory motif,ITIM),与配体 B7.1、B7.2 结合后,ITIM 能够激活 SHP 家族(SHP-1、SHP-2 和蛋白磷酸酶 2-A)的磷酸酶产生抑制信号,逆转 TCR 活化最终限制 T 细胞活化。CTLA-4 抑制剂可有效阻断这一途径,进而增强 T 细胞免疫应答发挥抗肿瘤的免疫活性。

17

目前 CTLA-4 的抑制剂临床应用较多的是伊匹单抗（Ipilimumab，易普利姆玛）。

（2）PD-1/PD-Ll 抑制剂：程序性死亡受体 1（programmed death 1，PD-1）是 T 细胞表面另一个重要的抑制性受体，与 CD28 和 CTLA-4 具有同源性，因最初在凋亡的 T 细胞淋巴瘤中发现，并能促进程序性细胞死亡而命名。PD-1 胞内段含有 1 个 ITIM 基序和 1 个免疫受体酪氨酸转换基序（immunoreceptor tyrosine-based switch motif，ITSM）。ITSM 基序介导了 SHP 家族磷酸酶的募集以及对 T 细胞活化信号的抑制。PD-l 有两个结合配体：PD-Ll（B7-Hl，CD274）和 PD-L2（B7-DC，CD273）。PD-Ll 和 PD-L2 表达于许多人类肿瘤，其中 PD-L1 是 PD-1 的主要配体。PD-1/PD-L1 的结合对于调节 T 细胞激活和维持免疫耐受发挥重要作用。研究显示肿瘤细胞可以通过表达 PD-L1 进而与 PD-1 结合抑制 T 细胞活化，逃避免疫细胞的杀伤。临床前研究发现，阻断 PD-1/PD-L1 信号途径可以促进肿瘤抗原特异性 T 细胞的增殖，增强免疫反应，从而提高机体杀伤肿瘤细胞的作用，且 PD-L1 的表达水平可能与患者的预后紧密相关。目前，临床已上市的 PD-1 抑制剂有 Pembrolizumab（Keytruda）和 Nivolumab（Opdivo）。

第18节　肿瘤生物免疫治疗的应用及毒性

目前肿瘤生物免疫治疗在临床上越来越重视，因此了解这些方法的适应证和毒性对临床医师理性选择合适的生物免疫治疗方法具有重要意义。

一、细胞因子

细胞因子（cytokine，CK）白介素 -2（IL-2）、干扰素（IFN）、肿瘤坏死因子（TNF）等在临床用于治疗多种肿瘤，如恶性黑色素瘤、肝癌、肾细胞癌和非霍奇金淋巴瘤等。但由于临床治疗有效的剂量往往较大,而大剂量药物引起的毒副反应严重降低了患者的耐受及其生活质量,临床应用具有一定的局限性。

目前由于细胞因子疗法疗效有限且毒副反应较重,已逐渐被其他更有效的生物免疫治疗方法所取代。现将得到认可的具有抗肿瘤效果的两种细胞因子简单介绍如下。

(一)IFN-α

IFN-α具有直接的抗病毒活性,可以增强主要组织相溶性抗原和肿瘤相关抗原的表达,增强抗体依赖性细胞的细胞毒作用,并具有直接的抗细胞增生作用和抗血管形成的作用。

【临床应用】

美国食品和药物管理局(FDA)已批准重组人干扰素α(IFN-α)用于毛细胞白血病、慢性粒细胞白血病、Kaposi肉瘤和非霍奇金淋巴瘤的治疗,以及高危黑色素瘤患者的术后辅助治疗。IFN-α是第一个进行临床试验的重组细胞因子,ECOG完成的对Ⅱb~Ⅲ期患者术后应用大剂量IFN-α作为辅助治疗的临床研究,第一个月IFN-α 2000万 IU/m²d,静脉给药,每周5天;随后11个月,IFN-α 1000万 IU/($m^2 \cdot d$),皮下注射,每周3次。结果:280例可评价病例,5年生存率从30%提高47%,5年无病生存率从26%提高到37%。这项研究结果,促使FDA在1995年批准高剂量IFN为高危恶黑的术后辅助治疗。

【毒副反应】

(1)全身症状:发热和疲劳的发生率大于80%,头痛和肌痛也很常见。

(2)神经精神症状:不常见,但如果发生则非常严重,10%左右的患者会发生思维混乱,小于1%的患者发生精神错乱。多达45%的患者发生抑郁,自杀少见。预防性使用抗抑郁药可能会减少抑郁症发生的风险,但有严重抑郁症病史的患者禁止使用干扰素。

（3）消化道症状：约 1/3 的患者出现腹泻，2/3 的患者有恶心厌食，IFN 的肝毒性也需引起我们的足够重视。

（4）骨髓抑制：10% 的患者出现血小板和白细胞减少，通过暂停或减量使用 IFN 后可以得到有效控制。一旦出现罕见的血栓性血小板减少性紫癜和溶血性贫血，则需永久停药。

（5）内分泌功能障碍：10%~15% 的患者出现甲亢或甲减。甲亢之后通常可出现长时间的甲减。

（6）其他：极少数患者可出现结节病，还可观察到白癜风、银屑病、红斑狼疮、类风湿关节炎和风湿性多肌痛的发生。存在自身免疫性疾病的患者，在 IFN 治疗之后普遍出现上述疾病加重的情况。

（二）IL-2

是一种由 133 个氨基酸组成的糖蛋白，通过 T 细胞、B 细胞、NK 细胞和巨噬细胞表面的受体而起作用。IL-2 在 T 细胞的生长成熟中起了关键性的作用，它的功能主要包括可增加杀伤性淋巴细胞的细胞毒性，诱导淋巴因子激活的杀伤细胞的生成，促进 B 细胞增生和分泌免疫球蛋白，诱导其他细胞因子分泌。

【临床应用】

FDA 分别于 1992 年和 1998 年批准高剂量（大于 200 万单位）的白介素 -2（IL-2）用于治疗晚期肾细胞癌和黑色素瘤。Rosenberg 首次报道了 25 例晚期黑色素瘤和肾癌患者经大剂量 IL-2 治疗后，有效率达 44%。这一成绩轰动世界并开创了 IL-2 及其所诱导细胞治疗肿瘤的临床应用。1990 年，一项针对转移性黑色素瘤的 II 期临床试验公布了临床数据：47 例患者，使用高剂量的 IL-2 静脉治疗，10 万单位 /kg，4 小时注射一次，连续 5 天，然后隔一周，再注射 5 天。最后评估了 46 例患者的效果，其中 10 例 ORR，2 例 CR，8 例 PR，但这种疗法的毒副反应很大。后来一些临床试验也证实，高剂量 IL-2 可使 15%~20% 的患者达到 ORR，约 6% 的患者会出现长时间的抑制肿瘤情况。根据这些临床研究,1998 年 FDA 批准高剂量的 IL-2 用于治疗转移性黑色素瘤。

【毒副反应】

(1)全身症状:最常见有发热、寒战和疲劳。

(2)胃肠道反应:较常见,如恶心、呕吐、厌食、腹泻、转氨酶升高、胆汁瘀积和高胆红素血症等。

(3)体液潴留:IL-2 可引起血管通透性增加导致体液潴留,导致胸腔积液、肺水肿(偶见)、低血压和肾前性氮质血症等。

(4)低血压:IL-2 所致的低血压多为剂量限制性不良反应,且大多不需要在重症监护室内治疗,仅予以升压药治疗后即可缓解。

(5)骨髓抑制:高剂量的 IL-2 可致贫血、血小板减少、中性粒细胞减少以及凝血功能异常。

(6)神经毒性:少见,表现为轻微的嗜睡、烦躁或发作性的精神病。神经毒性在最后一次给药后 24 小时达到最高峰。

(7)心脏毒性:心肌炎很少见,最常发生于第一周期治疗的第 6 天,多表现为心肌酶升高,通常几天内能缓解且无后遗症。但心肌炎可导致可逆性的心功能不全和室性异位心律,因此患者应进行心电监护直至心肌酶正常,并且应对后续的 IL-2 治疗保持谨慎。

(8)自身免疫性疾病:罕见,如甲亢或甲减。

几乎所有 IL-2 所致的不良反应在暂停或停止用药后可控制。但心肌炎、神经毒性、自身免疫性疾病在 IL-2 停药后仍会恶化或持续一段时间,自身免疫性疾病如甲状腺功能低下,可能需要 6~10 个月的时间恢复,而白癜风在停药后有可能发生恶化。

二、肿瘤疫苗

目前肿瘤疫苗大致分为四种,即肿瘤细胞疫苗、多肽疫苗、树突状细胞疫苗(抗原递呈细胞疫苗)和基因疫苗。由于肿瘤存在免疫逃逸以及抑制性免疫环境，肿瘤细胞较难诱导免疫应答，使得治疗性肿瘤疫苗的研发步履维艰。到目前为止 FDA 仅批准了一种治疗性肿瘤疫苗 Sipuleucel-T（Provenge）用于临床。尽管治疗性肿瘤疫苗研发成功率低，但大量的前期研究结果显示，治疗性肿瘤疫苗能够持续性诱导免疫记忆细胞应答从而减少复发，因此治疗性肿瘤疫苗的研发从未中断。

【临床应用】

前列腺癌疫苗 Sipuleucel-T（Provenge）于 2010 年被 FDA 批准上市，成为第一个获批的 DC 疫苗。Sipuleucel-T 可以调动患者自身的免疫系统对抗疾病。其活性组分包含自体的外周血单核细胞以及前列腺酸性磷酸酶和 GM-CSF 的重组融合蛋白，最终产品也包括 T 细胞、B 细胞、NK 细胞和其他细胞。然而现有研究显示该疫苗仅对一小部分患者有效，且主要是肿瘤体积较小和低度恶性肿瘤患者。目前 Sipuleucel-T 与其他免疫制剂或化疗药联合治疗研究还在继续。

非霍奇金滤泡淋巴瘤的抗癌疫苗 BiovaxID 于 2014 年 1 月获得了欧盟的上市许可申请。BiovaxID 的原理是通过活检采集患者肿瘤样品，获得癌细胞特异性抗原 Idiotype（ID），然后将 ID 偶联到载体蛋白 Keyhole limpet hemocyanin（KLH），注入患者体内刺激 T 细胞应答。此前，BiovaxID 虽然获得了 FDA 的快速通道、孤儿药资格，但一直未能获批上市，2014 年 1 月才向 EMA 递交上市申请。

另一个非常有希望的肿瘤治疗性疫苗是前列腺癌疫苗 Prostvac。Prostvac 以痘病毒作为载体，含有前列腺癌特异性抗原的编码序列和 3 种共刺激因子（B7.1、ICAM-1 和 LFA-3）。Ⅱ期临床研究的结果显示，Prostvac 对去势抵抗性前列腺癌（CRPC）具有高度的抗肿瘤活性，虽然对 PSA 的缓解率和 PFS 与安慰剂组比较无明显差异，但 OS 延长了 8.5 个月（25.1 个月与 16.6 个月，

$P=0.0061$）。基于此项研究结果目前已经启动了一项国际多中心随机Ⅲ期研究，以评估 Prostvac 单用或联合 GM-CSF 治疗转移去势抵抗性前列腺癌的疗效。

【毒副反应】

由于用于制作肿瘤疫苗的目标抗原多种多样、药物配方各不相同、佐剂的使用以及与免疫调节剂联合使用可诱导的自身免疫反应，致使评估肿瘤疫苗的毒副反应十分复杂。

肿瘤疫苗的毒副反应通常较小。最新的回顾性研究显示，在各种肿瘤疫苗临床试验中，其毒副反应的发生与佐剂的使用有关。该回顾性研究包含了 1990—2011 年进行的 239 个Ⅰ期和Ⅱ期研究，共计近 5000 例患者，显示共有 162 个 3 级和 5 个 4 级毒副反应源于肿瘤疫苗接种。尽管许多肿瘤疫苗可诱导抗自身肿瘤相关抗原的免疫反应，但整体毒副反应仍较低。最常见的毒副反应为注射部位局部反应和全身症状如肌痛和流感样症状。有 3 个肿瘤疫苗的试验中出现了剂量限制性毒性，其中 2 个试验使用的是减毒细菌载体（李斯特菌和脑膜炎奈瑟氏菌）。在这 2 项研究中，低血压为剂量限制性毒性，经对症治疗后可缓解。

肿瘤疫苗 Sipuleucel-T 毒副反应轻，注射 24 小时之内常见短暂寒战、疲乏和发热，3 级或 4 级不良反应事件的发生率小于 4%。背部疼痛和畏寒是 Sipuleucel-T 最常见的 3 级或 4 级不良事件，见于 2% 的患者。

肿瘤疫苗可激发Ⅰ型超敏反应，诱导产生细胞毒性 T 细胞；也可促进Ⅱ型超敏反应，诱导产生Ⅱ型辅助 T 细胞以促进抗体的产生；或促进 B 细胞分化成熟为可产生抗体的浆细胞。大多数黑色素瘤疫苗直接针对黑色素细胞分化抗原，使得黑色素瘤疫苗治疗患者可能会发生白癜风，且与疗效相关。

三、过继免疫细胞治疗

自 1992 年美国 FDA 正式将免疫细胞疗法作为

肿瘤基本治疗方法开始,过继免疫细胞治疗(adoptive immuno-therapy,AIT)在临床上得到广泛应用。但由于肿瘤存在免疫逃逸,肿瘤抗原也在不断变化,导致活化的免疫细胞杀伤肿瘤的能力减弱,进而制约了过继免疫细胞治疗的临床应用。目前过继免疫细胞治疗主要用于清除肿瘤残留病灶,预防减少肿瘤复发,多在手术、放化疗后或是放化疗期间使用。尽管过继免疫细胞治疗抗肿瘤作用有限,但随着人类基因工程的开展,过继免疫细胞治疗也取得了长足进步,在某些肿瘤特别是血液系统肿瘤中取得了一定的疗效。以下分别介绍几种过继免疫细胞治疗的应用。

【临床应用】

1. **淋巴因子激活的杀伤性细胞** 淋巴因子激活的杀伤性细胞(lymphokine-activated killer cell,LAK)细胞并非是一个独立的淋巴群或亚群,而是 NK 细胞或 T 细胞体外培养时,在高剂量 IL-2 等细胞因子诱导下成为能够杀伤 NK 不敏感肿瘤细胞的杀伤细胞。目前应用 LAK 细胞过继免疫疗法与直接注射 IL-2 等细胞因子联合治疗某些肿瘤,已获得一定的疗效。

1984 年 11 月 Rosenberg 研究组经 FDA 批准首次应用 IL-2 与 LAK 联合治疗 25 例肾细胞癌、黑色素瘤、肺癌和结肠癌等肿瘤患者。治疗用 LAK 细胞数量在 $(0.6 \sim 18.4) \times 10^{10}$,IL-2 用量$(2.8 \sim 33.2) \times 10^{5}$U/kg。其中 11 例肿瘤缩小超过 50%,1 例黑色素瘤完全消退。1988 年该研究组总结了 IL-2 与 LAK 细胞联合治疗 222 例肿瘤患者,其中 16 例患者肿瘤转移灶完全消退,26 例患者肿瘤消退 50% 以上,该疗法对转移性肾细胞癌、黑色素瘤、结肠癌和非霍奇金淋巴瘤患者的疗效较显著。有报道乳腺癌、膀胱癌局部应用 IL-2 进行治疗也获得明显疗效。

2. **肿瘤浸润性淋巴细胞** 1986 年 Rosenberg 研究组首先报道了肿瘤浸润性淋巴细胞(tumor-infiltrating lymphocytes,TIL),此后研究发现经 IL-2 活化的 TIL 与

LAK 细胞比较,其特点是:①作用效果强 50~100 倍,因此在治疗中可以减少效应细胞和 IL-2 的用量,而且对 LAK 治疗无效的晚期肿瘤仍有一定治疗效果;②主要由 CD8 阳性细胞诱导而来,在动物实验中发现 TIL 杀伤肿瘤作用具有特异性;③宿主的抑制状态有利于 TIL 的杀伤作用,因此治疗时加用环磷酰胺 100mg/kg 可明显提高疗效,可能与免疫抑制药能消除抑制性细胞或因子,增强过继免疫治疗作用有关,因而可减少 IL-2 的用量,降低毒副反应;④可从手术切除肿瘤组织、肿瘤引流淋巴结和癌性胸腹水中获得淋巴细胞,经加 IL-2 培养后,其生长、扩增能力强于 LAK 细胞。已有报道应用 TIL 治疗 14 例转移性肾癌等晚期肿患者,其中 4 例肿瘤缩小 50% 以上,副作用明显低于 IL-2/LAK 疗法。

3. **细胞因子诱导的杀伤细胞** 细胞因子诱导的杀伤(cytokine-induced killer,CIK)细胞是将人外周血单个核细胞在体外用多种细胞因子如抗 CD3 单克隆抗体、IL-2 和 IFN-γ 等共同培养一段时间后获得的一群异质性细胞。CIK 细胞兼具有 T 淋巴细胞的抗瘤活性和 NK 细胞的非 MHC 限制性杀瘤优点,CIK 细胞被认为是新一代抗肿瘤过继细胞免疫治疗的优选细胞。作用特点有:①能够迅速执行杀伤肿瘤细胞的功能,其抗瘤作用可持续 2 周 ~1 个月;②通过整个免疫网络的激活,调整宿主的防御机制,达到控制肿瘤生长乃至使其消退的目的;③一部分记忆细胞在体外也得到了扩增,一旦遇到新的肿瘤细胞出现,能够迅速在体内活化,杀伤靶细胞。

1999 年,德国的 Schmidt Wolf 等首次报道 CIK 细胞治疗 10 例转移性肾癌、结直肠癌和淋巴瘤患者的临床试验,其中 1 例滤泡型淋巴瘤患者获得完全缓解,3 例疾病稳定。目前大样本研究主要来自亚洲,Hui 等报道了 127 例肝细胞癌者分为 3 组,第 1 组 41 例接受 3 个周期的 CIK 细胞治疗,第 2 组 43 例接受 6 周期治疗,第3组43例作为对照不接受CIK细胞治疗。结果发现,接受CIK细胞治疗的患者治疗后1、3、5年的无瘤生存率较对照组明显升高,但总生存率差异无统计学意义。来自Weng等的研究共纳入85例肝细胞癌患者,试验组接受CIK细胞回输治疗,对照组无CIK细胞治疗,治疗组患者1年和18个月复发率较对照组显著降低。在另一项156例胃癌研究中发现,与单纯化疗相比,自体CIK细胞治疗联合化疗可以显著改善2年和5年总生存率。这些临床试验表明CIK细胞免疫治疗对多种实体瘤的治疗具有较好的应用前景。但由于这些研究中存在样本异质性、评估方法差异等,有待于建立全球统一的CIK细胞临床试验规范。相信随着对CIK细胞免疫治疗的不断认识和拓展,其必将为肿瘤患者带来希望。

4. 树突状细胞免疫治疗 1973年,DC由Steinman等从小鼠脾组织中分离发现,因其表面树突样或伪足样突起被称为树突状细胞。DC是体内功能最强的专职抗原递呈细胞(antigen presenting cells,APC),能高效地摄取、加工和递呈抗原。由于DC具有强大的抗原递呈功能,研究人员利用DC把肿瘤靶抗原传递给淋巴细胞,从而提高了抗肿瘤效应,即产生了树突状细胞免疫疗法。最新数据显示在一个Ⅱ期临床试验中,AGS-003被证实能够使转移性肾细胞癌(mRRC)患者长期缓解。该研究显示舒尼替尼联合AGS-003可使52% mRCC患者OS延长至30个月以上,而舒尼替尼组仅有约13%患者OS超过30个月。AGS-003联合舒尼替尼组中43%患者出现客观缓解(均为PR),81%患者达到临床获益(PR+SD),MST为30.2个月。此外,多数患者出现了免疫学缓解(即记忆性T细胞增多,这与生存期延长相关)。此项研究得出的鼓舞性数据引发了人们对DC免疫疗法的广泛关注。

目前DC免疫疗法多采用肿瘤细胞裂解物、独特性抗体、抗原肽、肿瘤DNA/RNA等负载DC或采用肿瘤细胞与 DC 融合的技术,制备成 DC 治疗性药物,以及联合 CIK、LAK 协同抗肿瘤。无论采用自体或异基因 DC,大多数临床前期试验都取得了较好的免疫学缓解和较明显的患者生活质量改善,同时表现出了良好的耐受性。但由于 DC 免疫治疗过程繁杂,影响因素多,造成了临床难以推广应用,未来还需进一步就增强 DC 细胞疗法的功效以及减少宿主免疫耐受等问题进行深入研究,以期解决其临床推广应用的问题。

5. **嵌合抗原受体修饰的 T 细胞免疫治疗**(CAR-T)嵌合抗原受体修饰的 T 细胞是近年来肿瘤免疫治疗领域兴起的一项新的生物免疫技术。它是一种模拟 T 细胞受体功能的人工受体,由靶点识别(抗原)结构域、铰链和跨膜区以及胞内信号结构域三部分串联而成。靶点识别结构域负责与肿瘤抗原或受体结合,铰链和跨膜区负责将结合信号传递至胞内,胞内信号结构域负责将结合信号转化为 T 细胞的活化信号以激活 T 细胞杀伤肿瘤细胞。

经过 10 余年的深入研究,CAR 技术已从第 1 代发展至第 3 代,与第 1 代 CAR 相比较,第 3 代 CAR 主要增加了更多的信号域序列使之具有更强大、更持久的活性。CAR-T 免疫疗法因其无须抗原呈递细胞,不受人类白细胞抗原(HLA)限制,克服了肿瘤细胞的免疫逃逸,解决了宿主免疫耐受等问题,使其抗肿瘤的免疫作用更强大持久。CAR-T 免疫疗法目前最成功的是在血液系统肿瘤中的应用。利用抗 CD20、VEGF、WT1 等单链抗体构建的 CAR-T 细胞或 NK 细胞显示出良好疗效。在一项应用 CD19-CAR-T 治疗复发难治性急性 B 淋巴细胞白血病的临床试验中,5 例患者全部获得完全缓解,微小残留灶全部消失。另一项应用 CD19-CAR-T 治疗 139 例复发难治性急性淋巴细胞白血病的研究获得了 90% 以上的有效率。由于 CAR-T 细胞技术的巨大成功,2014 年 FDA 评定以 CD19 为靶点的 CAR-T 细胞疗法(CTL019)为肿瘤的"突破性疗法"。

尽管 CAR-T 免疫疗法取得了令人鼓舞的效果,但也存在一定的问题和挑战。由于 CAR-T 的强大免疫效应,患者中出现了因细胞因子释放综合征最终导致死亡的严重不良事件。此外,由于 CAR-T 细胞治疗费用昂贵,以及 T 细胞转染的最佳方法、应用时机和联合用药等问题还在探索阶段,CAR-T 免疫治疗的临床广泛应用尚待时日。

【毒副反应】

过继免疫细胞治疗可产生复杂或严重的治疗相关毒副反应,需要引起重视。

在一些 T 细胞回输后不久的患者身上可以观察到一种叫细胞因子释放综合征(cytokine release syndrome,CRS)的不良反应。这种综合征的临床表现类似败血症,常伴有发热、少尿、低血压、心动过速以及血管渗漏等临床症状,严重时可出现多器官功能衰竭。CRS 在使用高剂量 IL-2 的患者中也可出现。所以当 T 细胞回输治疗联合全身 IL-2 治疗时,CRS 出现的较早且有可能由于 IL-2 直接造成。在无全身使用 IL-2 的情况下,这些症状可能会延缓出现,多在 T 细胞回输后 5~7 天出现。CRS 即使出现昏迷、呼吸衰竭以及严重的肾衰竭,通常经对症治疗后多可完全缓解。最近一项研究发现,CD19 CAR 治疗的白血病患者中,所有患者都发生了不同程度的 CRS,其中 27% 的重度 CRS 需要升压治疗。

肿瘤反应性 T 细胞在体外经 IL-2 刺激后可大量扩增,在回输前通过非清髓性的化疗可提高回输细胞的成功率以及保持抗肿瘤免疫疗效的持久性。但这种以损耗自身正常淋巴细胞为目的的预处理化疗可致 7~10 天的白细胞和血小板下降,大多情况下血细胞可恢复。在造血功能恢复之前,虽然严重不良反应事件罕见且可控,但患者有合并败血症和出血的风险。在涉及淋巴细胞损耗的过继免疫细胞治疗中,脓毒血症是主要死因,占治疗相关死亡率的 1%~2%。

18

在靶向黑色素瘤分化抗原-1（MART-1）的CAR修饰T细胞治疗黑色素瘤患者的临床试验中，一些患者出现了皮疹、葡萄膜炎或听力减退，严重者甚至出现多器官功能衰竭而死亡。以结直肠癌的癌胚抗原为靶点的过继细胞治疗的3例患者都发生了严重的可能危及生命的结肠炎。提示CAR修饰T细胞治疗在抗肿瘤的同时伴随着免疫效应细胞对正常组织的攻击，尤其是当肿瘤相关抗原在健康组织也有表达时。其他文献报道的与自身免疫反应有关的毒性有急性肺水肿、缺氧、肺损伤以及致命的心脏毒性等。

毒副反应制约了这类针对肿瘤抗原的T细胞疗法的发展，过继免疫细胞治疗仍需不断发展的新技术来克服其严重的毒副反应。

四、免疫检查点抑制剂

目前上市的免疫检查点抑制剂主要包括CTLA-4抑制剂及PD-1/PD-L1抑制剂，靶向其他免疫检查点的抑制剂正在研发和临床试验中。

（一）CTLA-4的抑制剂

Ipilimumab：是全人源化抗体，通过阻断CTLA-4与APC表面的协同刺激分子B7结合，解除抑制性信号，促进T细胞激活。

【临床应用】

（1）2011年3月25日，FDA批准Ipilimumab，用于一线或二线治疗不可手术的Ⅲ期或Ⅳ期恶性黑色素瘤。

适应证的获批主要基于以下两个Ⅲ期临床试验。一项随机双盲Ⅲ期临床试验中，676例患者接受Ipilimumab治疗（3mg/kg，每3周4次），对照组接受多肽疫苗或多肽疫苗加Ipilimumab，发现Ipilimumab单药的总体反应率10.9%，总生存Ipilimumab加多肽疫苗组为10.0个月，Ipilimuma组为10.1个月，多肽疫苗组为6.4个月，Ipilimumab治疗的1年生存率为45.6%、2年达 23.5%。另一项随机对照的Ⅲ期临床试验中,氮烯咪胺(DTIC)联合 Ipilimurnab(剂量为 10mg/kg,每 3 周 4 次)治疗后给予 Ipilimumab 维持治疗,对比 DTIC 联合安慰剂治疗转移性黑色素瘤患者,发现 Ipilimumab 组的生存率高于 DTIC 组,再次证实 Ipilimumaab 在转移性黑色素瘤患者中的疗效。

目前,Ipilimumab 在黑色素瘤辅助治疗的Ⅲ期研究有两个:第一个研究是 EORTC 18071,入组在 2008 年至 2011 年之间的 951 例黑色素瘤患者,随机分配接受 Ipilimumab 治疗(475 例)或安慰剂治疗(476 例)。所有患者都接受了治疗意向分析。在中位随访时间为 2.74 年的随访中,Ipilimumab 组的中位无复发生存期为 26.1 个月,安慰剂组为 17.1 个月(HR=0.75,95% CI:0.64~0.90,P=0.0013);Ipilimumab 组 3 年无复发生存率为 46.5%,安慰剂组为 34.8%。第二个由美国学者进行的 Ipilimumab 与 IFN 头对头研究正在进行中(临床试验注册号:NCT01608594)。

(2)2015 年 9 月 30 日 FDA 批准 Ipilimumab 与 Nivolumab 联合用于 BRAF V600 野生型不可切除或者转移性黑色素瘤的治疗。

(3)在恶性黑色素瘤以外的其他肿瘤中,Ipilimumab 应用最多的是治疗转移性前列腺癌。

前列腺癌的多中心随机双盲Ⅲ期试验(CA184-043)纳入了 2009 年 5 月至 2012 年 2 月的 799 例转移性去势抵抗性前列腺癌(mCRPC)患者,在多西他赛治疗后疾病进展(≥1 处骨转移),在接受针对骨转移的放疗(8Gy/f)后,1:1 随机每 3 周给予 Ipilimumab 10mg/kg 或安慰剂 4 次,无进展的患者每 3 个月给予 Ipilimumab 或安慰剂维持治疗,直至疾病进展、毒性反应不耐受或死亡。结果显示,Ipilimumab 治疗组(399 例)的中位总生存(OS)期较安慰剂组(400 例)无显著差异(11.2 个月 vs 10.0 个月,P=0.053),比例风险假设评估显示有统计学意义(P=0.0031)。分段风险模型显

示 0~5 个月的风险比(HR)为 1.46;Ipilimumab 组 3~4
级免疫相关不良反应发生率更高(26% vs 3%),有 1%(4
例)患者死亡。

(4) Ipilimumab 在肺癌中的一项Ⅱ期临床研究是
Ipilimumab 联合卡铂 + 紫杉醇(CP)治疗Ⅲb 期/Ⅳ期
NSCLC 或广泛期 SCLC 患者的随机、双盲、Ⅱ期临床试
验(CA184-041),该研究显示 CP 方案序贯 Ipilimumab
可延长 NSCLC 患者的无进展生存(PFS)(5.1 个月 vs
4.2 个月)以及免疫相关无进展生存(irPFS)(5.7 个
月 vs 4.6 个月),OS 也有延长趋势,而联合使用 CP 方
案和 Ipilimumab 则无显著差异。Ipilimumab 联合 CP
方案作为广泛期 SCLC 一线治疗也得出类似结论。该
研究还发现鳞状细胞癌患者的 PFS 和 OS 获益更明
显。Ipilimumab+ 顺铂 / 卡铂 + 依托泊苷 vs 顺铂 / 卡
铂 + 依托泊苷治疗晚期小细胞肺癌的Ⅲ期研究正在进
行中。

目前 Ipilimumab 正在多个肿瘤中开展临床试验,
我们期待这些临床试验结果能为 Ipilimumab 的临床应
用提供有力的指导。

【毒副反应】

Ipilimumab 的毒副反应与剂量有关。当剂量从
3mg/kg 增加至 10mg/kg 时其 3~4 级药物相关严重不良
事件从 5% 增加至 18%,而 0.3mg/kg 剂量时其 3~4 级
不良反应发生率为 0,且无治疗相关的死亡病例。在
Ipilimumab 的大型Ⅱ期临床研究中,10mg/kg 剂量组
3~4 级 irAEs 的发生率为 22%。

Ipilimumab 治疗的患者中,3~4 级结肠炎的发生率
为 6%~14%。结肠炎通常发生于治疗后的第 4~6 周,
并且多在 6 周内恢复,但恢复时间也可能延长,且存在
结肠穿孔和梗阻的风险;另外有报道可出现不累及结
肠的肠炎,严重的可出现小肠梗阻;肝炎和内分泌紊乱
多见于 Ipilimumab 3~4 次给药后。

Ipilimumab 罕见的毒副反应有症状性肺炎(1%)。

与症状性肺炎相反,CT 或 X 射线发现的无症状性肺炎不需要特殊治疗,停药后立即好转。Ipilimumab 罕见的毒副反应还包括神经毒性、血流动力学毒性、剂量限制性的关节痛、见脑炎、吉兰 - 巴雷综合征以及重症肌无力样综合征等。

（二）PD-1/PD-Ll 抑制剂

近年来,PD-1/PD-Ll 抑制剂在临床试验中取得了超预期的疗效,使之成为了肿瘤免疫治疗中最闪亮的"明星"。目前已上市的 PD-1/PD-Ll 抑制剂有 Pembrolizumab（Keytruda） 和 Nivolumab（Opdivo）PD-1 通路的单克隆抗体药物也正在研发中。

1. Pembrolizumab　是一种高选择性人源化 IgG4-κ同型抗体,通过阻断 PD-1 与其配体 PD-L1、PD-L2 结合,促进肿瘤特异性效应 T 细胞发挥作用。Pembrolizumab 无细胞毒性,其稳态血液浓度可维持 2~3 周。

【临床应用】

（1）2014 年 9 月 4 日美国 FDA 批准第一个 PD-1/PD-Ll 抑制剂 Pembrolizumab（Keytruda）用于治疗复发难治性黑色素瘤患者。适应证的获批主要基于以下临床试验结果:一项纳入 52 例黑色素瘤患者的 I 期临床研究显示,使用 10mg/kg 每 2 周重复的剂量的患者总体有效率达到 52%。随后进行的 II 期临床研究纳入了 411 例黑色素瘤患者,结果显示 72% 的患者肿瘤有不同程度的缩小,10mg/kg 每 2 周重复组的疗效似乎更佳;中位 PFS 时间为 5.5 个月,且有效的患者疗效维持时间较长,随访至 22 个月时 88% 的患者疗效仍持续存在;中位 OS 时间未达到,1 年生存率为 69%,2 年生存率为 62%;安全性较好,无致死性治疗相关毒副反应。另一项纳入 173 例复发转移黑色素瘤患者的临床试验显示,随机接受推荐剂量 2mg/kg 或更高剂量 10mg/kg 治疗的患者中,2mg/kg 剂量组与 10mg/kg 剂量组的患者的总体缓解率相当(约 24%),缓解持续时间为 1.4~8.5 个月,得到缓解的大部分患者在此时间之后仍能保持持续缓解。

（2）2015年10月2日美国FDA批准Pembrolizumab（Keytruda）用于治疗肿瘤表达PD-L1的含铂化疗进展或者术后疾病进展的转移性非小细胞肺癌患者。Pembrolizumab推荐剂量为2mg/kg每3周重复。KEYNOTE-001的研究数据奠定了FDA批准上市的基础。KEYNOTE-001的Ⅰ期临床研究纳入了495例NSCLC患者，包括了未治疗和经治的患者，其病理类型包括鳞状细胞癌和非鳞状细胞癌。患者的客观缓解率为19.4%（未治疗组18%，经治组24.8%），并观察到了较持久的缓解时间。PD-L1表达阳性患者的PFS及OS均高于PD-L1表达阴性患者。

（3）Pembrolizumab在头颈部肿瘤中的应用目前仅限于临床试验阶段。一项名为Keynote-012（NCT01848834）的扩展队列研究评估了Pembrolizumab治疗进展期头颈部鳞癌的疗效和安全性。该扩展队列研究前期研究显示在PD-L1高表达的复发转移的头颈部鳞癌患者中，Pembrolizumab治疗（10mg/kg，每2周重复）的缓解率达到20%。在此基础上开展的此项扩展队列研究初步研究结果显示57%的患者出现肿瘤缩小，ORR达24.8%，31.3%的患者病情稳定。研究证实Pembrolizumab在大部分头颈部鳞癌患者中有效，且耐受性良好。另有两项正在进行的Ⅲ期研究将评估Pembrolizumab与标准化疗在复发性/转移性头颈部癌中疗效，随着这些研究数据的公布将为进展期头颈部肿瘤患者带来新的希望。

（4）目前有多个Pembrolizumab应用于晚期胃癌患者中的临床研究。一项名为Keynote-012的临床研究就Pembrolizumab治疗晚期胃癌的安全性和有效性进行了评估。该研究纳入了162例来自亚太（AP）和世界其他地区（ROW）的复发/转移的胃或胃食管结合部腺癌患者，其中65例患者（40%）肿瘤标本PD-L1+（PD-L1+定义为基质鲜明或癌细胞巢PD-L1染色≥

18

1%）。研究结果显示所有患者的 ORR 达 33%，经独立委员会复审后 ORR 为 22%；中位起效时间为 8 周（范围 7~16 周），中位疗效持续时间为 24 周（8+~33+ 周），PD-L1 的表达水平与 ORR 相关（单侧 P=0.10）。6 个月的无进展生存率为 24%，6 个月的总生存率为 69%。该研究显示在晚期胃癌中 Pembrolizumab 表现出了可观的抗肿瘤活性和可控的治疗相关毒副反应。这些研究为 Pembrolizumab 在胃癌中的进一步临床应用提供了有力证据。

【毒副反应】

Pembrolizumab 的毒副反应与剂量以及肿瘤类型有一定的关系。Pembrolizumab 最常见的不良反应有瘙痒、皮疹、咳嗽、恶心、腹泻、便秘、乏力、关节痛以及食欲下降。此外，Pembrolizumab 也可引发涉及肝、肺、结肠以及腺体的免疫介导的严重不良反应。Pembrolizumab 的毒副反应遵循一定的规律，皮疹和胃肠道反应在用药最初发生，而后多出现肝毒性或内分泌紊乱。

Pembrolizumab 治疗的患者中，剂量为每 2 周 10mg/kg 的患者与每 2 周 2mg/kg（FDA 批准剂量）以及每 3 周 10mg/kg 相比，3~4 级 AEs 发生率最高。一项近期的 Ⅱ 期临床研究显示，Pembrolizumab 的 3~4 级药物不良反应率为 12%，5% 的患者有严重的 AEs，3% 的患者因为药物相关 AEs 停止治疗，没有与药物相关的死亡病例报告。

Pembrolizumab 治疗 NSCLC 患者的研究显示：1~2 级 AEs 发生率 >5%。最常见的 AEs 为乏力（22%）、皮肤瘙痒（13%）、甲状腺功能减退症（9%）、皮疹（7%）、痤疮样皮炎（7%）、呼吸困难（7%）和腹泻（7%）。有 1 例集 3 种 3~4 级 AEs 于一身的病例，该患者出现了 4 级肌酸激酶增高、3 级心包积液和 3 级肺炎。

Pembrolizumab 治疗复发转移胃或胃食管界结合部癌患者的研究中，有 4 例患者发生了 3~5 级 AEs，表现为周围感觉神经病变、乏力、食欲下降、缺氧和肺炎(各 1 例),药物相关性死亡病例(缺氧)1 例。特异性的毒副反应主要包括轻度呼吸困难和肺炎等呼吸系统毒性,以及甲状腺功能减退症和输液反应。

2. PD-1 抑制剂 Nivolumab(Opdivo)　是一种实验性、全人源化 IgG4 PD-1 单克隆抗体,能够抑制 PD-1 与程序性死亡配体 1(PD-L1/B7-H1)和程序性死亡配体 2(PD-L2/B7-DC)的结合,激活 T 细胞恢复抗肿瘤免疫应答。

【临床应用】

(1) 2014 年 12 月 FDA 加速批准了 Nivolumab 用于不能手术切除或对其他药物无应答的晚期黑色素瘤患者。适应证的获批主要基于以下临床研究:一项共纳入 296 例黑色素瘤、非小细胞肺癌、前列腺癌、肾细胞癌和结直肠癌患者的 I 期临床试验中,所有患者接受 0.1~10.0mg/kg 每 2 周重复的不等剂量的 Nivolumab 治疗,在 236 例可评估的病例中,黑色素瘤患者(94 例)的反应率为 28%(26 例),反应持续时间多在 1 年以上。黑色素瘤患者中 3~4 级药物相关不良反应率为 14%。该试验初步证实了 Nivolumab 对黑色素瘤等实体瘤患者有效且作用持续时间较长。一项 III 期研究纳入 418 例患者,随机分为 Nivolumab 3mg/kg 每 2 周重复和达卡巴嗪 1000mg/m^2 每 3 周重复两组。观察 1 年后发现,Nivolumab 组较达卡巴嗪组减少 58% 死亡风险(HR=0.42,95% CI:0.34~0.56,$P<0.001$)。Nivolumab 组总生存率为 72.9%,达卡巴嗪组总生存率为 42.1%。此外,PD-1 抑制剂在 PFS 方面也显示出明显优势,Nivolumab 组中位至疾病进展时间(TTP)为 5.1 个月,而达卡巴嗪组仅为 2.2 个月(HR=0.43,95% CI:0.34~0.56,$P<0.001$)。Nivolumab 组客观缓解率为 40%,达卡巴嗪组为 13.9%(OR=4.06,$P<0.001$)。两组患者治疗相关不良反应相似(74.3% vs 75.6%),但 Nivolumab 组 3~4 级不良反应较少。

（2）2015年10月9日FDA批准了Nivolumab用于治疗后进展的转移性非小细胞肺癌患者。以下三项研究奠定FDA批准Nivolumab在NSCLC患者中的临床应用：一项代号为CheckMate-017（NCT01642004）的Ⅲ期临床研究对比了Nivolumab与多西他赛作为二线方案治疗晚期肺鳞癌的疗效。该研究中患者被随机分为Nivolumab组（n=135）和多西他赛组（n=137），主要研究终点为OS。该研究的中期分析显示Nivolumab能明显改善患者的总生存（9.2个月 vs 6个月，P=0.00025）。另一项证实Nivolumab治疗非小细胞肺鳞癌患者有效性的研究共纳入了117例患者，所有患者均为铂类联合化疗期间或化疗后发生疾病进展的非小细胞肺鳞癌患者。该研究显示患者的ORR达15%，且59%的患者缓解时间≥6个月。这一研究结果促使FDA在2015年3月4日批准Nivolumab用于铂类联合化疗期间或化疗后发生疾病进展的转移性非小细胞肺鳞癌。最后一项更为重要的研究显示，Nivolumab能延长非鳞非小细胞肺癌患者的生存。在这项纳入了582例晚期非鳞非小细胞肺癌患者的Ⅲ期临床试验（NCT01673867）中，患者被随机分为Nivolumab治疗组和多西他赛治疗组。研究显示Nivolumab组的缓解率高于多西他赛组（19.2% vs 12.4%），缓解时间明显延长（17.1个月 vs 5.6个月）；Nivolumab组与多西他赛组的MST分别为12.2个月和9.4个月，亚组发现显示PD-L1阳性的患者Nivolumab组患者的MST明显延长；Nivolumab组较多西他赛组死亡风险降低27%，其中PD-L1阳性Nivolumab治疗组的死亡风险下降41%~60%，而PD-L1阴性的患者中并未观察到，提示PD-L1阳性的患者从Nivolumab治疗中的可能获益较大。

（3）Nivolumab在肝癌中的应用：一项为晚期肝癌患者打开了希望之门的临床试验前期结果于2015年5月30日公布，这项代号为CA209-040的Ⅰ/Ⅱ期临床研究初步证实了Nivolumab治疗晚期肝细胞癌（HCC）

是安全有效的。该项研究纳入了 41 例晚期 HCC 患者，71% 的患者有肝外转移和（或）门静脉受侵，77% 的患者之前使用过索拉非尼。Nivolumab 0.1~10mg/kg 静脉注射给药，每两周 1 次，共两年。39 例可评估的患者中 2 例患者出现 CR（5%），8 例患者出现 PR（18%），18 例患者表现 SD（48%）；6 个月的总生存率为 72%，12 个月的总生存率达 62%。

（4）Nivolumab 在霍奇金淋巴瘤中的应用：一项正在进行的临床试验纳入 23 例复发难治性霍奇金淋巴瘤患者，这些患者每 2 周接受一次 Nivolumab 治疗（剂量为 3mg/kg）直至完全缓解或肿瘤进展或不可耐受的毒副反应。研究结果显示 87%（20 例）的患者发生客观缓解（17% 的患者达 CR 和 70% 的患者达 PR），3 例（13%）达 SD，24 周 PFS 为 86%。研究提示 Nivolumab 对复发难治性霍奇金淋巴瘤患者具有良好的活性。

【毒副反应】

Nivolumab 和 Pembrolizumab 毒副反应非常相似。与 Ipilimumab 相反，Nivolumab 的毒副反应与剂量无关，在 0.3mg/kg 至 10mg/kg 的剂量范围内毒副反应相似。在一项 Nivolumab 的临床研究中，34 例患者分别接受了 1mg/kg、3mg/kg、10mg/kg 的剂量治疗，其中有 2 例患者发生了 3~4 级 irAEs（结肠炎和视神经炎），34 例患者各级别的 irAEs 与剂量无关。在 281 例黑色素瘤、肾细胞癌、肺癌患者的研究中，Nivolumab 的剂量为 0.3mg/kg 至 10mg/kg，其中 5% 的患者发生 3~4 级 irAEs，所有患者的 irAEs 与剂量无关。

不同组织学类型的肿瘤患者使用 Nivolumab 产生的毒副反应不同。在接受 Nivolumab 治疗的霍奇金淋巴瘤患者中，23 例患者（22%）发生 3 级 AEs，最常见的为皮疹、血小板减少、乏力和发热。2 例患者发生了输液反应，特别是 Nivolumab 联合疫苗时较常见。在 Nivolumab 治疗的 NSCLC 患者中，7% 的患者发生 2~3 级的肺炎。

联合使用 Nivolumab 和 Ipilimumab 尽管反应率达 43%~53% 且持续时间较长,但 3~4 级 AEs 的发生率高达 62%。常见无症状的肝脏和胰腺功能异常,联合治疗导致的 3 级淀粉酶和脂肪酶升高恢复正常后仍可安全使用 Nivolumab。此外还可见迟发的第二个 irAEs,如在结肠炎发生数周后可出现肝功能异常,以及在胰腺酶升高后可发生肺炎。虽然 PD-1 抗体很少发生输液反应,但当含佐剂的肽疫苗加入到 Nivolumab 后,输液反应的发生率提高到 12%。

免疫检查点抑制剂的毒副反应变化多样且持久,控制其毒副反应的关键在于密切监测、高度警惕、早期诊断以及快速积极地使用皮质类固醇等免疫抑制剂治疗。

(杨　柳　杨　彬　胡　胜)

参 考 文 献

[1] Jonasch E,Haluska FG.Interferon in oncological practice: Review of interferon biology,clinical applications,and toxicities[J].Oncologist,2001,6(1):34-55.

[2] Greenberg DB,Jonasch E,Gadd MA,et al.Adjuvant therapy of melanoma with interferonalpha-2b is associated with mania and bipolar syndromes[J].Cancer,2000,89:356-362.

[3] Musselman DL,Lawson DH,Gumnick JF,et al.Paroxetine for the prevention of depression induced by high-dose interferon-alfa[J].N Engl J Med,2001,344:961-966.

[4] Jonasch E,Kumar UN,Linette GP,et al.Adjuvant high-dose interferon alfa-2b in patients with high-risk melanoma[J].Cancer J,2000,6(3):139-145.

[5] Kirkwood JM,Strawderman MH,Ernstoff MS,et al.Interferon alfa-2b adjuvant therapy of high-risk resected cutaneous

melanoma: The Eastern Cooperative Oncology Group Trial EST 1684[J].J Clin Oncol,1996,14:7-17.

[6] Brenard R.Practical management of patients treated with alpha interferon[J].Acta Gastroenterol Belg,1997,60:211-213.

[7] Dalekos GN,Christodoulou D,Kistis KG,et al.A prospective evaluation of dermatological sideeffects during alpha-interferon therapy for chronic viral hepatitis[J].Eur J Gastroenterol Hepatol,1998,10:933-939.

[8] Schwartz RN,Stover L,Dutcher J:Managing toxicities of high-dose interleukin-2[J].Oncology(Williston Park),2002,16: 11-20.

[9] Dutcher JP,Schwartzentruber DJ,Kaufman HL,et al.High dose interleukin-2(Aldesleukin):Expert consensus on best management practices[J].J Immunother Cancer(in press).

[10] Klempner MS,Noring R,Mier JW,et al.An acquired chemotactic defect in neutrophils from patients receiving interleukin-2 immunotherapy[J].N Engl J Med,1990,322: 959-965.

[11] Snydman DR,Sullivan B,Gill M,et al.Nosocomial sepsis associated with interleukin-2[J].Ann Intern Med,1990, 112:102-107.

[12] Weber JS,Kähler KC,Hauschild A.Management of immune-related adverse events and kinetics of response with Ipilimumab[J].J Clin Oncol,2012,30:2691-2697.

[13] Fecher LA,Agarwala SS,Hodi FS,et al.Ipilimumab and its toxicities:A multidisciplinary approach[J].Oncologist, 2013,18:733-743.

[14] Hodi FS,O'Day S,McDermott DF,et al.Improved survival with Ipilimumab in patients with metastatic melanoma[J].N Engl J Med,2010,363:711-723.

[15] Albarel F,Gaudy C,Castinetti F,et al.Longterm follow-up of Ipilimumab-induced hypophysitis,a common adverse event of the anti-CTLA-4 antibody in melanoma[J].Eur J

Endocrinol,2015,172:195-204.

[16] Faje AT,Sullivan R,Lawrence D,et al.Ipilimumab -induced hypophysitis:A detailed longitudinal analysis in a large cohort of patients with metastatic melanoma[J].J Clin Endocrinol Metab,2014,99:4078-4085.

[17] Robert C,Long GV,Brady B,et al.Nivolumab in previously untreated melanoma without BRAF mutation[J].N Engl J Med,2015,372:320-330.

[18] Hamid O,Robert C,Daud A,et al.Safety and tumor responses with lambrolizumab(anti-PD-1)in melanoma[J]. N Engl J Med,2013,369:134-144.

[19] Corsello SM,Barnabei A,Marchetti P,et al.Endocrine side effects induced by immune checkpoint inhibitors[J].J Clin Endocrinol Metab,2013,98:1361-1375.

[20] Berthod G,Lazor R,Letovanec I,et al.Pulmonary sarcoid-like granulomatosis induced by Ipilimumab[J].J Clin Oncol,2012,30:e156-e159.

[21] Barjaktarevic IZ,Qadir N,Suri A,et al.Organizing pneumonia as a side effect of Ipilimumabtreatment of melanoma[J].Chest,2013,143:858-861.

[22] Langer CJ.Emerging immunotherapies in the treatment of non-small cell lung cancer(NSCLC):The role of immune checkpoint inhibitors[J].Am J Clin Oncol.[Epub ahead of print on March 28,2014].

[23] Wolchok JD,Neyns B,Linette G,et al.Ipilimumab monotherapy in patients with pretreated advanced melanoma:A randomised,double-blind,multicentre,phase 2,dose -ranging study[J].Lancet Oncol,2010,11:155-164.

[24] O'Day SJ,Maio M,Chiarion-Sileni V,et al.Efficacy and safety of Ipilimumab monotherapy in patients with pretreated advanced melanoma:Amulticenter single-arm phase II study [J].Ann Oncol,2010,21:1712-1717.

[25] Herbst RS,Soria JC,Kowanetz M,et al.Predictive correlates

of response to the anti-PD-L1antibody MPDL3280A in cancer patients[J].Nature,2014,515:563-567.

[26] Powles T,Eder JP,Fine GD,et al.MPDL3280A(anti-PD-L1)treatment leads to clinicalactivity in metastatic bladder cancer[J].Nature,2014,515:558-562.

[27] Maude SL,Frey N,Shaw PA,et al.Chimeric antigen receptor T cells for sustained remissions in leukemia[J].N Engl J Med,2014,371:1507-1517.

[28] Grupp SA,Kalos M,Barrett D,et al.Chimeric antigen receptor-modified T cells for acute lymphoid leukemia[J].N Engl J Med,2013,368:1509-1518.

[29] Morgan RA,Yang JC,Kitano M,et al.Case report of a serious adverse event following the administration of T cells transduced with a chimeric antigen receptor recognizing ERBB2[J].Mol Ther,2010,18:843-851.

[30] Lamers CH,Sleijfer S,van Steenbergen S,et al.Treatment of metastatic renal cell carcinoma with CAIX CAR-engineered T cells:Clinical evaluation and management of on-target toxicity[J].Mol Ther,2013,21:904-912.

[31] Morgan RA,Chinnasamy N,Abate-Daga D,et al.Cancer regression and neurological toxicity following anti-MAGE-A3 TCR gene therapy[J].J Immunother,2013,36:133-151.

[32] Linette GP,Stadtmauer EA,Maus MV,et al.Cardiovascular toxicity and titin cross-reactivity of affinity-enhanced T cells in myeloma and melanoma[J].Blood,2013,122:863-871.

[33] Disis ML.Immunologic biomarkers as correlates of clinical response to cancer immunotherapy[J].Cancer Immunol Immunother,2011,60:433-442.

[34] Quaglino P,Marenco F,Osella-Abate S,et al.Vitiligo is an independent favourable prognostic factor in stage III and IV metastatic melanoma patients:Results from a single-institution hospital-based observational cohort study[J].Ann Oncol,2010,21:409-414.

[35] Rahma OE, Gammoh E, Simon RM, et al. Is the "3_3" dose-escalation phase I clinical trial design suitable for therapeutic cancer vaccine development? A recommendation for alternative design[J]. Clin Cancer Res, 2014, 20: 4758-4767.

[36] Kerkar SP, Restifo NP. Cellular constituents of immune escape within the tumor microenvironment[J]. Cancer Res, 2012, 72(13): 3125-3130.

[37] Coppin C, Porzsol TF, Awa A, et al. Immunotherapy for advanced renal cell cancer[J]. Cochrane Database Syst Rev, 2006, 25(1): 1420-1425.

[38] 吴艳红, 王慧茹, 邓振领, 等. 肿瘤生物免疫治疗研究进展[J]. 科技导报, 2014, 32(26): 27-36.

[39] Li S, Schmitz KR, Jeffrey PD, et al. Structural basis for inhibition of the epidermal growth factor receptor by cetuximab[J]. Cancer Cell, 2005, 7(4): 301-311.

[40] van Cutsem E, Kohne CH, Hitre E, et al. Cetuximab and chemotherapy as initial treatment for metastatic colorectal cancer[J]. N Engl J Med, 2009, 360(14): 1408-1417.

[41] Wing K, Onishi Y, Prieto-Martin P, et al. CTLA-4 control over Foxp3t regulatory T-cell function[J]. Science, 2008, 322: 271-275.

[42] Pardoll DM. The blockade of immune checkpoints in cancer immun-therapy[J]. Nat Rev Cancer, 2012, 12(4): 252-264.

[43] Korman AJ, Peggs KS, Allison JP. Checkpoint blockade in cancer immunotherapy[J]. Adv Immunol, 2006, 90: 297-339.

[44] 郭军. 2010 年黑色素瘤治疗新进展[J]. 中国处方药, 2010, 7: 43-44.

[45] Reck M, Bondarenko I, Luft A, et al. Ipilimumab in combination with paclitaxel and carboplatin as first-line therapy in extensive-disease-small-cell lung cancer: results from a randomized, double-blind, multicenter phase 2trial [J]. Ann Oncol, 2013, 24(1): 75-83.

[46] Latchman Y, Wood CR, Chernova T, et al.PD-L2 is a second ligand for PD-1 and inhibits T cell activation[J].Nat Immunol, 2001, 2(3):261-268.

[47] Yao S, Zhu Y, Chen L.Advances in targeting cell surface signal ling molecules for immune modulation[J].Nat Rev Drug Discov, 2013, 12(2):130-146.

[48] Pardoll DM.The blockade of immune checkpoints in cancer immunotherapy[J].Nat Rev Cancer, 2012, 12(4):252-264.

[49] Postow MA, Callahan MK, Wolchok JD.Immune checkpoint blockade in cancer therapy[J].J Clin Oncol, 2015.[Epub ahead of print].

[50] Patnaik A, Kang SP, Tolcher AW, et al.Phase I study of MK-3475(anti-PD-1 monoclonal antibody) in patients with advanced solid tumors[J].J Clin Oncol, 2012, 30(15 suppl):abstract 2512.

[51] Topalian SL, Hodi FS, Brahmer JR, et al.Safety, activity, and immune correlates of anti-PD-1 antibody in cancer[J].N Engl J Med, 2012, 366(26):2443-2454.

[52] Vedi A, Ziegler DS.Antibody therapy for pediatric leukemia [J].Frontiersin Oncology, 2014, 4:82.

[53] Sarnaik AA, Weber JS.Recent advances using anti-ctla-4 for the treatment of melanoma[J].Cancer J, 2009, 15(3):169-173.

[54] Junttila MR, de Sauvage FJ.Influence of tumour micro-environment the terogeneity on therapeutic response[J].Nature, 2013, 501(7467):346-354.

[55] Francisco LM, Salinas VH, Brown KE, et al.PD-L1 regulates the development, maintenance, and function of induced regulatory T cells[J].J Exp Med, 2009, 206:3015-3029.

[56] Kalos M, June CH.Adoptive t cell transfer for cancer immune-therapy in the era of synthetic biology[J].Immunity, 2013, 39(1):49-60.

[57] Dubsky P, Ueno H, Piqueras B, et al.Human dendritic cell

18

subsets for vaccination[J].J Clin Immunol,2005,25:551-572.

[58] Barrett DM,Singh N,Porter DL,et al.Chimeric antigen receptor therapy for cancer[J].Ann Rev Med,2014,65:333-347.

[59] Turtle CJ.CHimeric antigen receptor modified T cell therapy for B cell malignancies[J].Int J Hematol,2014,99:132-140.

[60] Davila ML,Bouhassira DC,Park JH,et al.Chimeric antigen receptors for the adoptive T cell therapy of hematologic malignancies[J].Int J Hematol,2014,99:361-371.

[61] XU XJ,Tang YM.Cytokine release syndrome in cancer immunotherapy with chimeric antigen receptor engineered T cells[J].Cancer Lett,2014,343:172-178.

[62] Maher J.Clinical immunotherapy of B-cell malignancy using CD19-targeted CAR T-cells[J].Curr Gene Ther,2014,14:35-43.

[63] Gill S,Tasian SK,Ruella M,et al.Preclinical targeting of human acute myeloid leukemia and myeloablation using chimeric antigen receptor-modified T cells[J].Blood,2014,123:2343-2354.

[64] Choi BD,Suryadevara CM,Gedeon PC,et al.Intracerebraldelivery of a third generation EGFRvⅢ-specific chimeric antigen receptor is efficacious against human glioma[J].J Clin Neurosci,2014,21(1):189-190.

[65] Xu XJ,Tang YM.Cytokine release syndrome in cancer immunotherapy with chimeric antigen receptor engineered T cells[J].Cancer Lett,2014,343:172-178.

[66] Atherton MJ,Lichty BD.Evolution of oncolytic viruses:Novel strategies for cancer treatment[J].Immunotherapy,2013,5(11):1191-1206.

[67] Anguille S,Smits EL,Lion E,et al.Clinical use of dendritic cells for cancer therapy[J].Lancet Oncol,2014,15(7):e257-e267.

[68] Atherton MJ,Lichty BD.Evolution of oncolytic viruses:Novel strategies for cancer treatment[J].Immunotherapy,2013,5 (11):1191-1206.

第19节 肿瘤免疫治疗药物的毒副反应及处理

近年来肿瘤免疫治疗药物取得了长足发展,因其疗效明显作用持久已成为抗肿瘤治疗中最具潜力的药物之一。随着肿瘤免疫治疗药物逐步进入临床,其毒副反应也逐渐显现出来,尤其是一些免疫相关毒副反应(irAEs)需引起我们的足够重视。

一、一般症状

肿瘤免疫治疗药物所致的一般症状较轻,大多为1~2级毒副反应,不需特殊处理大多能自行缓解。

【发生机制】

肿瘤免疫治疗药物所致的一般症状可能与自身免疫反应和 T 细胞介导的免疫反应有关。

【临床表现】

肿瘤免疫治疗药物所致的一般症状多表现为寒战、发热、疲乏、嗜睡以及流感样症状,大多症状较轻,但可持续存在直至治疗结束后的一段时间。

【处理措施】

一般症状大多经对症治疗后可缓解。较重的一般症状通过使用非类固醇类抗炎药可明显改善症状,预防性使用抗组胺和(或)皮质类固醇类药物可减少一般症状的发生。严重的一般症状经对症治疗后仍无缓解的需要减量或暂停使用肿瘤免疫治疗药物。免疫检查点抑制剂所致的一般症状持续时间较长,因此建议患者在治疗开始直至治疗结束后 6 个月内,每 6~12 周定期监测全血细胞计数、肝功能、甲状腺功能以及代谢水平,并根据患者的个体不同以及出现的毒副反应状况,

19

需适时增加随访监测的频率。

二、皮肤毒性

肿瘤免疫治疗药物所致的皮肤毒性较常见,大多表现为皮肤瘙痒和皮疹,但偶尔也可见白癜风、银屑病的发生。轻度的皮肤毒副反应不需减药或停药,而重度的皮肤反应则需立即停药,并需皮肤科专科医师协助治疗。

【发生机制】

肿瘤免疫治疗药物所致的皮肤毒性可能由于免疫药物本身及其降解代谢产物具有完全抗原作用,从而激发了体内的免疫反应所致,或由于免疫药物通过与体内大分子载体结合成为完全抗原后激发的自身免疫反应所致。导致皮肤毒性的免疫反应较为复杂,可发生Ⅰ~Ⅳ型变态反应,既可以某一型变态反应为主,也可由于多型变态反应促发。

免疫检查点抑制剂所致的皮肤毒性大多由于淋巴细胞浸润至皮肤所致。嵌合抗原受体(CAR)修饰T细胞治疗所致的皮肤毒性主要由于CAR-T细胞在抗肿瘤的同时伴随着免疫效应细胞对皮肤组织的攻击,即出现了一系列T细胞治疗相关的皮肤免疫反应。高剂量的IL-2可致血小板减少、凝血功能异常,进而导致皮下出血表现为皮肤瘀点瘀斑。肿瘤疫苗可激发Ⅰ型超敏反应,诱导产生细胞毒性T细胞;也可促进Ⅱ型超敏反应,诱导产生Ⅱ型辅助T细胞促进抗体产生;或促进B细胞分化成熟为可产生抗体的浆细胞,大多数黑色素瘤疫苗直接针对黑色素细胞分化抗原,使得黑色素瘤疫苗治疗的患者可能发生白癜风。IFN治疗的患者因发生T细胞介导的自身免疫反应,致使大量T淋巴细胞浸润至皮肤真皮层,并且活化的T淋巴细胞释放出大量细胞因子如IL-1、IL-6、INF-r等可能导致了银屑病的发生。

【临床表现】

肿瘤免疫治疗药物的皮肤毒性发生率高,出现较早,多表现为皮肤瘙痒、瘀点、瘀斑、斑丘疹、痤疮样皮炎,也可出现白癜风、银屑病等少见皮肤病。大多数皮肤反应多为 1~2 级但可持续较长时间。

免疫检查点抑制剂出现最早最常见的毒副反应事件(AEs)为皮肤相关毒性。PD-1 抑制剂 Nivolumab(opdivo)和 Pembrolizumab(keytruda)的皮疹在用药最初发生。易普利姆玛(Ipilimumab,yervoy)联合卡铂和紫杉醇治疗的患者中皮肤毒性较常见。Pembrolizumab治疗 NSCLC 患者的研究显示最常见的 AEs 包括皮肤瘙痒(13%)、皮疹(7%)、痤疮样皮炎(7%)。在接受 Nivolumab 治疗的霍奇金淋巴瘤患者中,23 例患者(22%)发生 3 级 AEs,最常见的为皮疹。最近报道的一项 I 期临床试验显示 PD-L1 抑制剂 BMS-936559 的AEs 多为 1~2 级,其中包括皮疹。在抗黑色素瘤分化抗原 -1(MART-1)的 CAR 修饰 T 细胞治疗的临床试验中,斑丘疹较常见。而 IL-2 治疗的肿瘤患者则多见瘀斑、瘀点等皮下出血的皮肤毒副反应。

肿瘤免疫治疗药物所致的白癜风、银屑病较少见,但在干扰素(IFN)治疗的患者中可观察到白癜风、银屑病的发生,特别是存在自身免疫性疾病的患者中,IFN治疗之后普遍出现白癜风、银屑病加重的情况,这类患者应慎用 IFN。而 IL-2 所致的白癜风在停药后有可能发生恶化,需引起临床工作者的足够重视。黑色素瘤疫苗治疗的患者中也有白癜风发生的病例,且与疗效较好相关。

【处理措施】

肿瘤免疫治疗药物所致的轻度皮肤毒性经停药及外用药治疗后多可缓解,重度皮肤毒副反应以及一些少见皮肤病如白癜风、银屑病则需要皮肤科专科医师协助治疗,治疗包括全身使用皮质类固醇激素治疗、免疫抑制剂治疗以及皮肤外用药物等综合治疗,必要时需辅助光疗法治疗。

三、胃肠道毒性

【发生机制】

肿瘤免疫治疗药物及其代谢产物作用于胃肠道可致常见的药物相关胃肠道反应。一些严重的胃肠道毒性如溃疡性结肠炎大多考虑由于肿瘤免疫治疗药物激发的自身免疫反应所致,该反应导致大量的 CD4 辅助 T 细胞的细胞因子产生,并致使正常组织内的 CD8 T 细胞大量迁移聚集至结肠组织,促发大量淋巴细胞浸润至结肠,并在大量的细胞因子如 TNF、IL-1、IL-6 等共同作用下导致了免疫相关的结肠炎发生。以结直肠癌的癌胚抗原为靶点的过继细胞治疗的 3 例患者都发生了严重的可能危及生命的结肠炎,提示 CAR-T 细胞治疗在抗肿瘤的同时伴随着免疫效应细胞对正常结肠组织的攻击,尤其是当肿瘤相关抗原在正常结肠组织也有表达时。

【临床表现】

肿瘤免疫治疗药物所致的胃肠道毒性多表现为厌食、恶心、呕吐和腹泻,临床上也可见溃疡性结肠炎和小肠炎的发生,以腹痛、腹泻、黏液便和血便为主要表现。严重的结肠炎和小肠炎可致肠梗阻甚至肠穿孔。

肿瘤疫苗的消化道毒副反应较轻,罕见腹泻。高达 1/3 的患者在使用 IFN 后发生腹泻,2/3 的患者有恶心厌食,并可出现体重明显减轻,但呕吐罕见。IL-2 所致的胃肠道反应也很常见,多表现为短暂的恶心、呕吐、厌食和腹泻。过继细胞治疗所致的腹泻罕见,但在以癌胚抗原(CEA)为靶点的 T 细胞治疗中观察到结肠炎的发生。Ipilimumab 所致的胃肠道毒性常见,多为腹泻和溃疡性结肠炎。Ipilimumab 联合粒细胞巨噬细胞集落刺激因子治疗的患者,3~5 级 AEs 的发生率下降(45% vs 58%,$P=0.04$),并且胃肠道毒性更小,这与之前的小鼠研究结果一致。Pembrolizumab 最常见的胃肠道毒性有恶心、腹泻、便秘以及食欲下降。Pembrolizumab

治疗 NSCLC 患者的研究显示最常见的 AEs 中腹泻达 7%。Pembrolizumab 治疗复发转移胃或胃食管界结合部癌患者的研究中,有 4 例患者发生了 3~5 级的食欲下降。联合使用免疫检查点抑制剂 Nivolumab 和 Ipilimumab 的临床试验中,3~4 级 AEs 的发生率高达 62%,常见腹泻、溃疡性结肠炎和胰酶升高,但联合治疗导致的 3 级淀粉酶、脂肪酶升高,恢复正常后仍可安全使用 Nivolumab。PD-L1 抑制剂的胃肠道毒性极低,罕见腹泻和溃疡性结肠炎。

　　免疫检查点抑制剂在 1~3 次给药后多发生结肠炎,且大多数的结肠炎发生于 24 周内,极少数情况下可在 24 周后发生。Ipilimumab 治疗的患者中,3~4 级结肠炎的发生率为 6%~14%。结肠炎通常发生于治疗后的第 4~6 周,并多在 6 周内恢复,但恢复时间也可能延长,且存在结肠穿孔和梗阻的风险。在 Ipilimumab 的维持治疗中,可见第 47 个月发生的结肠炎。Ipilimumab 治疗的患者中也出现了不累及结肠的小肠炎,严重的可出现小肠梗阻。PD-1/PD-L1 抑制剂所致的 3~4 级溃疡性结肠炎的发生率不到 1%,结肠炎的发生与 Ipilimumab 类似,通常在给药后 4~6 周发生,多于 6 周内恢复,也可能延期恢复并且存在结肠梗阻和穿孔的风险。Pembrolizumab 治疗的患者溃疡性结肠炎的发生不常见。在一项 Nivolumab 的临床研究中,34 例患者分别接受了 1mg/kg、3mg/kg、10mg/kg 的剂量治疗,其中有 2 例患者发生了 3~4 级结肠炎,各级别结肠炎的发生与剂量无关。PD-1 抑制剂治疗的患者也可发生小肠炎症和小肠梗阻的情况。

　　【处理措施】
　　肿瘤免疫治疗药物所致的恶心和呕吐反应较轻,仅予以止吐药治疗后大多可缓解。厌食可适当予以醋酸甲地孕酮改善食欲,但体重减轻仍可能发生。大多数肿瘤免疫治疗药物所致的腹泻可通过非处方止泻药缓解。但 3 级及其以上的肠炎或长时间的 2 级胃肠道毒性,除了上述常规对症处理外,还可能需要通过口服泼尼松并逐渐减量来有效控制上述毒副反应事件。严重结肠炎则需要高剂量糖皮质激素治疗,3天高剂量的糖皮质激素不能控制或糖皮质激素减量后复发的结肠炎患者应使用英夫利昔单抗(Infliximab)治疗。对于近期患有或正患有任何类型炎性肠病的患者应慎用Ipilimumab。虽然局部或全身应用皮质类固醇药物可有效控制T细胞受体(TCR)过继细胞治疗所致的结肠炎,但难以接受的胃肠道反应还是限制了这类T细胞疗法的发展。

四、肝毒性

【发生机制】

肿瘤免疫治疗药物本身及其代谢产物可通过直接作用或通过免疫机制造成肝脏的损害和病变。细胞因子可通过参与自身免疫反应作用于肝脏导致肝损伤。IL-2本身是一种淋巴因子,可使T细胞、自然杀伤细胞和淋巴因子活化的杀伤细胞增殖活化,并浸润至正常肝脏组织造成肝损伤。抗碳酸酐酶-IX(Carbonic anhydrase-IX,CA-IX)的CAR-T细胞治疗患者可出现肝损伤,主要由于CA-IX在正常肝脏细胞上有低水平表达,而超激活的T细胞具有识别正常细胞上弱表达抗原的强大能力。因此,靶向在肿瘤中过表达而在正常组织中低表达的未突变抗原的T细胞治疗,将在患者正常组织中产生严重的靶内肿瘤外毒性。免疫检查点抑制剂激发的自身免疫反应可导致大量淋巴细胞浸润至肝脏,最终导致免疫介导的肝损伤发生。

【临床表现】

肿瘤免疫治疗药物所致的肝毒性可表现为无症状的转氨酶升高,或严重的暴发性肝炎。肝毒性多有一定的潜伏期(2~24周)。早期症状可为发热、厌油,随后可出现肝区不适、腹胀、食欲减退、恶心和乏力等症状,还可出现皮肤瘙痒、黄疸等胆汁淤积症状。实验室检查肝功能以血清转氨酶、血清胆红素、碱性磷酸酶升高为本病特点。

肿瘤疫苗罕见肝毒性。IFN 所致的肝毒性常见。在治疗高风险黑色素瘤患者的早期临床试验中，有两例因 IFN 的肝毒性死亡的病例报道，这需要引起我们的足够重视。IL-2 的肝毒性也很常见，多表现为转氨酶升高、胆汁瘀积和高胆红素血症等。过继细胞治疗所致的肝毒性罕见，但特异性靶向 CA-IX 的 CAR-T 细胞治疗的患者中可观察到肝损伤的病例，常见转氨酶升高。

免疫检查点抑制剂所致的肝毒性出现较晚，且多见于用药后的第 12~24 周。药物性肝炎的发生率约为 1%~2%，且恢复的时间可能较长。Ipilimumab 所致的药物性肝炎多见于 3~4 次给药后，Ipilimumab 联合达卡巴嗪所致的肝毒性较常见，联合维罗非尼（Vemurafenib）可产生严重的肝肾毒性，限制了这种组合的临床应用。PD-1 抑制剂 Nivolumab 和 Pembrolizumab 的肝毒性大多出现较晚，而 Pembrolizumab 可致严重的肝毒性。联合使用 Nivolumab 和 Ipilimumab 时，3~4 级的肝功能异常发生率高达 62%，常见无症状的转氨酶升高。此外 Ipilimumab 联合其他免疫检查点抑制剂还可出现迟发的第二个免疫治疗相关毒副反应，如在结肠炎发生数周后可出现肝功能异常。PD-L1 抑制剂罕见肝毒性，BMS-936559 的 I 期临床试验显示 BMS-936559 可见 1~2 级的肝功能异常。

【处理措施】

肿瘤免疫治疗药物治疗期间可激活肝炎病毒，故在确诊药物性肝毒性之前需排除病毒性肝炎的可能性。肿瘤免疫治疗药物所致的 1~2 级肝损伤大多不需停药，常规护肝、降酶、退黄治疗后轻度肝损伤多可恢复。3 级及其以上的肝毒性需暂停给药，待肝功能损伤降至 1 级后方可重新减量使用，一旦出现重度肝损伤则需永久停药。由于肿瘤免疫治疗所致的重度肝损伤持续时间较长,3~4级肝功能异常患者需较长时间治疗,同时需要高剂量的皮质醇甚至霉酚酸治疗。

IFN 治疗的患者出现 3 级肝毒性(AST/ALT 比值大于正常值上限的 5 倍)应暂停给药,直到转氨酶水平降至 1 级后方可重新使用,剂量需减少 33%~50%。IL-2 所致的肝毒性在暂停或停止用药后大多可控制。CAR-T 细胞治疗所致的肝损伤常规护肝治疗大多可缓解,一旦出现危及生命的肝损伤标准干预措施包括使用大剂量糖皮质激素和阿仑单抗(抗 CD52 抗体)来抑制或杀死淋巴细胞,但有可能会抵消所有抗肿瘤效应。

免疫检查点抑制剂所致的药物性肝损伤恢复的时间可能较长。因此 3~4 级肝功能异常的患者需较长时间治疗,并且需要高剂量的皮质醇甚至霉酚酸治疗。因此建议患者在治疗期间以及治疗后 6 个月内每 6~12 周定期监测肝功能。虽然 Ipilimumab 临床试验排除了既往有病毒性肝炎的患者,但最近的研究结果表明,Ipilimumab 可以安全用于这些患者。尽管如此,对于近期患有或正患有病毒性肝炎的患者,Ipilimumab 治疗时应格外谨慎。

五、内分泌系统毒性

【发生机制】

肿瘤免疫治疗药物所致的甲状腺炎病因不明,可能由于肿瘤免疫药物激发了机体免疫调节反应,导致 T 淋巴细胞对 B 淋巴细胞形成的自身抗体不能发挥正常抑制作用,进而促使产生大量的甲状腺抗体,抗原-抗体复合物形成后沉积于甲状腺细胞基底膜上,激活了杀伤细胞造成自体甲状腺组织损伤。

肿瘤免疫治疗药物所致的垂体炎发病机制尚不清楚,多数研究者认为肿瘤免疫治疗药物激发了自身免疫反应,促使淋巴细胞浸润至垂体引起垂体组织破坏,另外可能由于肿瘤免疫治疗药物与垂体具有相同的抗原,引起了机体交叉反应所致。

肿瘤免疫治疗药物所致的肾上腺功能不全病因也不完全清楚,多数学者认为与肿瘤免疫治疗药物促发机体产生的自身免疫反应有关。自身免疫反应损伤了肾上腺皮质,引起的双侧肾上腺不能分泌正常激素从而引发了一系列的症状。

【临床表现】

肿瘤免疫治疗药物所致的内分泌疾病出现较晚,持续时间长,临床上以甲状腺炎、脑垂体炎以及肾上腺功能不全多见。

细胞因子药物以及肿瘤浸润淋巴细胞(TILs)治疗可致甲状腺炎,且多与临床获益相关。IFN 治疗的患者中有 10%~15% 的患者发生了甲亢或甲减。甲亢之后通常出现长时间的甲减。IL-2 所致的甲状腺炎,通常与获益相关,甲状腺功能低下恢复较慢,可能需要 6~10 个月的时间。免疫检查点抑制剂所致的内分泌功能紊乱出现较晚,多见于用药后的第 12~24 周,甲状腺炎最常见。

肿瘤免疫治疗药物所致的甲状腺炎多为缓慢起病,病程长,甲状腺可呈弥漫性增大,质地硬韧,多无痛或轻压痛,表面光滑有结节,偶有咽部不适,可继发甲状腺功能减退症,表现为面色苍白、表情呆滞、头发稀疏和皮肤粗糙等代谢减低症状;也可继发甲状腺功能亢进,表现为怕热、多汗、食欲亢进和体重下降等甲亢高代谢症状,严重的可有血管杂音、浸润性突眼和胫前黏液性水肿。实验室检查可见甲状腺功能异常。超声显示甲状腺弥漫性或局灶性低回声。甲状腺摄碘率下降。甲状腺穿刺活检呈现弥漫性或局灶性淋巴细胞浸润对本病有诊断价值。

免疫检查点抑制剂可致垂体炎,临床上常出现垂体功能低下,表现为乏力、嗜睡、肥胖、毛发脱落、阳痿和闭经等症状。若病变侵犯至下丘脑,则可出现尿崩症。

免疫检查点抑制剂也可致肾上腺皮质功能不全,

临床上表现为疲乏无力、食欲减退、恶心呕吐、腹泻、消瘦以及低血压等症状。严重的肾上腺皮质功能不全如果氯化钠摄入不足或治疗不及时可引起肾上腺危象，出现全身发绀、皮肤发冷、脉弱率快、血压下降和呼吸困难等危急情况。实验室检查呈现自身免疫性疾病的特点，如血沉加快，抗垂体抗体阳性。合并慢性淋巴细胞甲状腺炎的患者，抗甲状腺球蛋白抗体和过氧化物酶抗体可阳性。血 CD4 淋巴细胞 CD8 淋巴细胞比值升高。内分泌功能检查显示出腺垂体功能减退及相应的靶腺功能减退的特点，但催乳素、促甲状腺素以及生长激素水平可升高。CT 和 MRI 对诊断有重要的意义，主要表现为垂体增大或垂体占位（可伴鞍上扩展）、垂体柄增粗、空鞍和垂体囊性病变。少数患者垂体 CT 和 MRI 检查可无异常发现。

【处理措施】

目前甲状腺炎的治疗主要从对症处理和针对甲状腺功能异常处理两方面进行：症状较轻的患者不需要特殊处理，仅使用非甾体类抗炎药即可缓解，一般服药2 周左右。对于全身症状较重、持续高热、疼痛明显的患者可酌情使用糖皮质激素，首选泼尼松 20~40mg/d，24 小时症状可缓解，1~2 周后开始减量。疗程 1~2 个月，部分患者减停药困难或复发，但再次治疗仍然有效。出现甲状腺功能减低且症状明显的患者需补充甲状腺激素制剂，左甲状腺素片好于甲状腺片，从小量开始，逐渐加量，直到腺体缩小，TSH 降至正常。当发生永久性甲减时则需甲状腺激素终身替代治疗。对于甲状腺功能亢进的患者不需要抗甲状腺药物和 [131]I 治疗，常规使用 β 受体阻滞剂即可控制症状。

垂体炎治疗的目的是调整机体免疫功能，抑制疾病的发展，治疗腺垂体功能低下。必要时需使用大剂量肾上腺皮质激素治疗，根据激素水平适当补充甲状腺素、肾上腺皮质激素以及性腺激素，尿崩症患者可给予去氨加压素（DDAVP）治疗。

慢性肾上腺皮质功能不全确诊后需终身使用皮质激素治疗，以氢化可的松（皮质醇）为首选药物。应激状况下如感染、手术、创伤时，皮质功能不全患者如果增加药量不及时，可发生肾上腺危象。一般感染时应加原药量的 1~2 倍，严重感染或需手术时，则应增加原药量的 3 倍。应激状态一旦消除应立即减量维持治疗。如同时合并甲状腺和肾上腺皮质功能不全时，只用甲状腺素治疗可发生急性肾上腺皮质功能不全，应同时予以甲状腺素与氢化可的松治疗，或先予以氢化可的松治疗。若肾上腺皮质功能不全与神经垂体功能减低同时存在，在未治疗前可不出现尿崩症状，而应用氢化可的松治疗后可出现尿崩症。临床上一旦出现急性肾上腺皮质功能不全和肾上腺危象需立即停用肿瘤免疫治疗药物，快速补液纠正水及电解质紊乱，同时需应用氢化可的松治疗，并监测血中肾素活性以防止盐皮质激素使用过量产生高血压、心脏扩大和水肿等毒副反应。病情平稳后可转入慢性期的治疗。

存在自身免疫性疾病如甲状腺炎、垂体炎、肾上腺功能不全的患者，在 IFN 治疗之后普遍出现上述疾病加重的情况，这类患者应慎用 IFN。免疫检查点抑制剂所致的甲状腺功能异常通常能自行恢复，但糖皮质激素和性腺轴功能异常则可能永久存在，因此需长期随访监测。免疫检查点抑制剂所致的内分泌功能紊乱如肾上腺功能低下行皮质醇激素替代治疗时，考虑到 IL-2 可致循环血压下降，其后续是否进行 IL-2 治疗时需谨慎权衡，包括行过继免疫细胞治疗（IL-2 为过继免疫细胞治疗的组成部分）。免疫检查点抑制剂治疗的患者中发生内分泌病的比例较高，因此建议患者在治疗期间以及治疗后 6 个月内每 6~12 周定期监测甲状腺功能和代谢水平。如果患者出现疲劳以及其他一些非特异性症状时应检查促肾上腺皮质激素和皮质醇水平，男性患者还应检测睾酮。并且根据患者的个体状况以及出现的毒副反应情况适时增加随访监测的频率。

六、免疫相关的其他毒性

这些毒副反应的发生机制基本相似,肿瘤免疫治疗药物主要通过调动机体免疫系统来杀灭肿瘤细胞,但同时有可能引起自身免疫反应而促发一系列毒副反应。大多数肿瘤免疫治疗药物的 AEs 源自发生在正常组织中的超激活的 T 细胞反应,该反应导致大量 CD4 辅助 T 细胞的细胞因子产生,或导致正常组织内的 CD8 T 细胞大量迁移聚集。这种发生在正常组织中的 T 细胞免疫反应没有组织特异性,有可能表现为 T 细胞的弥漫性扩增,产生与正常组织的交叉反应,从而打破了免疫耐受。细胞因子疗法可能产生的是弥漫性非特异性 T 细胞反应,而肿瘤疫苗、免疫检查点抑制剂和过继免疫细胞疗法似乎能激活更多特异性的 T 细胞,这些 T 细胞直接作用于正常组织后可造成特定器官的损害。

临床试验中肿瘤疫苗的毒副反应较轻,可能由于肿瘤疫苗中的肿瘤相关抗原在肿瘤细胞中呈显著高表达,而在正常细胞中呈低表达或不表达。将靶向正常组织的受体蛋白经逆转录病毒导入自体外周血淋巴细胞(PBL)后,可出现 T 细胞治疗相关的自身免疫反应。正常组织中,被攻击的受体蛋白的表达水平、分布以及这些组织的重要性,将决定这种针对正常组织的免疫攻击后果。CAR 修饰 T 细胞治疗所致的毒性大多由于免疫效应细胞对正常组织的攻击,尤其是当肿瘤相关抗原在正常组织也有表达时。在使用抗 MART-1 的 CAR-T 细胞治疗黑色素瘤的临床试验中,因 CAR-T 细胞针对黑色素细胞来源的蛋白质,会导致皮肤、眼和内耳毒性(含黑色素细胞的所有组织),严重者甚至出现多器官功能衰竭而死亡。黑色素瘤 TIL 治疗的患者中只偶尔可见显著的自身免疫反应,并不清楚 TIL 识别的是何种抗原。当受体改造的 T 细胞获得新的未知的特异性分子后,可发生另外一种毒性,即非天然 TCR 对不同抗原表位可发生交叉反应,被认为是导致了个别病例主要毒副反应的原因。

（一）神经精神毒性

【临床表现】

IFN 所致的神经精神症状不常见,一旦发生则非常严重。多达 10% 的患者会发生思维混乱,小于 1% 的患者发生精神错乱。多达 45% 的患者发生抑郁,自杀少见。IL-2 所致的神经毒性可表现为轻微的嗜睡、烦躁或发作性的精神病,大多数神经毒性在 IL-2 最后一次给药后 24 小时达到最高峰,并且在停药后仍会恶化或持续一段时间。抗黑色素瘤相关抗原基因 A3（MAGE-A3）的鼠源性 TCR 治疗的患者中,有 2 例患者遭受了不可逆的中枢神经系统损伤。免疫检查点抑制剂罕见神经病变,Ipilimumab 和 PD-1/PD-L1 抗体所致的神经毒性罕见,有报道可见脑炎、吉兰 - 巴雷综合征以及重症肌无力样综合征的发生。脑炎临床上以高热、头痛、呕吐、昏迷、惊厥等症状为其特征,大多有脑膜刺激征和脑脊液成分的改变。吉兰 - 巴雷综合征发病前常有上呼吸道或消化道感染前驱症状如发热、腹泻等,感觉障碍常为首发症状,以主观感觉障碍为主,多从四肢末端的麻木、针刺感开始。查体可有手套、袜套样感觉阻碍和(或)三叉神经支配区的感觉减退。运动障碍主要表现为四肢对称性下运动神经元性瘫痪,且常自下肢开始,逐渐波及双上肢,也可从一侧到另一侧。颈肌瘫痪者可表现为不能抬头,呼吸肌麻痹（20%~30%）者表现为胸闷、气短、语音低沉、咳嗽无力,严重者可因呼吸衰竭而致死亡。约半数患者可出现脑神经损害,以舌咽、迷走和一侧或两侧面神经的周围性瘫痪多见,其次是动眼、滑车、展神经。初期或恢复期患者常汗多,部分患者可出现血压不稳、心动过速等心血管功能障碍。重症肌无力样综合征最常见的症状是眼睑无力(上睑下垂),眼肌乏力,进而引起复视以及活

19

动后肌肉疲劳。说话和吞咽困难也较常见。新斯的明试验有助于诊断。

【处理措施】

INF 所致的抑郁症预防性使用抗抑郁药可能会减少抑郁症发生风险，但有严重抑郁症病史的患者禁止使用干扰素。在 INF 使用期间需密切监测患者，一旦出现抑郁症症状时就应立即开始使用抗抑郁药物。IL-2 所致的神经毒性多在最后一次给药后 24 小时达到高峰，并在停药后仍会恶化或持续一段时间，提示临床工作者需力争在早期识别并在治疗期间及治疗后保持警惕。

肿瘤免疫治疗药物所致的中枢神经系统损伤或脑炎主要以对症治疗为主，包括糖皮质激素、脱水利尿、物理降温等支持治疗。免疫检查点抑制剂所致的吉兰 - 巴雷综合征在急性期则需脱水及改善微循环治疗，重症患者需要大剂量短程甲泼尼龙冲击治疗，并辅以神经营养代谢药如大剂量 B 族维生素、甲钴胺（弥可保，500μg）等治疗。对病情严重或有呼吸肌麻痹、肺部并发症者，可早期使用大剂量人体免疫球蛋白、血浆置换疗法来调节免疫功能。重症患者还需进行心、肺功能监护。恢复期患者可继续使用 B 族维生素及促神经功能恢复药物治疗，并酌情选用理疗、针灸和按摩等康复措施。重症肌无力样综合征的治疗以抗胆碱酯酶类药物和免疫抑制剂治疗为主，后者需根据免疫功能情况适当选择泼尼松、环磷酰胺、硫唑嘌呤等免疫抑制剂。胸腺切除适用于药物疗效欠佳伴有胸腺肿大和危象发作的患者，对于单纯眼型患者疗效差，但对于胸腺瘤患者则应尽早手术。对不宜手术的年老体弱或恶性胸腺瘤患者也可考虑行胸腺放射治疗。必要时可考虑血浆置换疗法，也可试用丙种球蛋白治疗。

（二）心血管毒性

【临床表现】

IL-2 可引起血管通透性增加导致体液潴留，进而可致低血压和肾前性氮质血症等毒副反应。IL-2 所致的心肌炎很少见,最常发生于第一周期治疗的第 6 天,多表现为心肌酶升高,通常数天内能自行缓解且无后遗症。几乎所有 IL-2 所致的毒副反应在暂停或停止用药后可控制,但心肌炎在 IL-2 停药后仍会恶化或持续一段时间。肿瘤疫苗的毒副反应通常较轻。最新的回顾性研究显示,在各种肿瘤疫苗临床试验中,其 AEs 与佐剂的使用有关。有 3 个肿瘤疫苗的临床试验中出现了剂量限制性毒性,其中 2 个试验使用的是减毒细菌载体(李斯特菌和脑膜炎奈瑟氏菌),在这 2 项研究中,低血压为剂量限制性毒性,大多可缓解。抗黑色素瘤相关抗原基因 A3(MAGE-A3)的鼠源性 TCR 治疗的患者中,有 2 例患者发生了致命的心脏毒性。Pembrolizumab 治疗 NSCLC 患者的研究显示有 1 例患者发生了 4 级的肌酸激酶升高和 3 级的心包积液。

【处理措施】

IL-2 所致的低血压大多为剂量限制性毒副反应,不必在重症监护室内密切观察治疗,仅需升压治疗后即可缓解。因受体激动剂治疗可诱发房性心律失常,因此接受升压药治疗的患者应进行心电监测。IL-2 所致的心肌炎在停药后仍会恶化或持续一段时间,并可导致可逆性的心功能不全和室性异位心律,因此应密切心电监测直至患者的心肌酶降至正常,并且对后续的 IL-2 治疗保持谨慎。研究发现 IL-2 可能由于释放一氧化氮(NO)、IL-1、TNF-α、IFN-γ 等细胞因子而产生相应的毒副反应。已有研究者进行了多种减少 IL-2 毒副反应的临床试验,到目前为止,没有一种 IL-2 的毒副反应阻滞剂能在不影响 IL-2 抗肿瘤活性的情况下减低毒性,因此没有得到广泛应用。当 T 细胞治疗引起危及生命的心脏毒性时使用大剂量糖皮质激素和阿仑单抗或可缓解症状,但致命的毒副反应还是限制了这类针对肿瘤抗原的 T 细胞疗法的发展。Pembrolizumab

所致的心脏毒性经对症治疗以及皮质类固醇激素治疗后大多能缓解，但仍需警惕严重的心脏毒性并密切监测这些致死性的心脏毒性直至其完全缓解控制。

（三）肺毒性

【临床表现】

IL-2 因引起血管通透性增加可致胸腔积液、肺水肿（偶见）等 AEs。靶向 ERBB2 的 CAR 细胞治疗时，如果关键部位表达靶抗原则可能引发致命的毒副反应，表现为急性肺水肿、缺氧和肺损伤。免疫检查点抑制剂所致的肺炎罕见但可危及生命。Ipilimumab 所致的症状性肺炎发生率约为 1%，PD-1 抑制剂在黑色素瘤患者中 2~3 级肺炎的发生率为 1%~2%，在非小细胞肺癌患者中为 7%，且在非小细胞肺癌患者中有两例死于 PD-1 抑制剂治疗相关肺炎的报道，提示预先存在的肺损伤可能会加重此种毒副反应。Pembrolizumab 治疗 NSCLC 患者的研究显示有 1 例患者出现了 3 级肺炎，在复发转移胃或胃食管界结合部癌患者中有一例因肺炎合并重度缺氧死亡的病例。肿瘤免疫治疗药物所致的症状性肺炎临床上多表现为发热、痰多、胸痛、咯血、胸闷、气促等症状，X 线可表现为弥漫浸润的炎性改变，支气管镜活检或刷片镜下可见弥漫性淋巴细胞浸润。

【处理措施】

IL-2 所致的肺毒性较重时需停药并住院对症治疗，并由经验丰富的医疗团队进行心肺功能和血流动力学监测。当 T 细胞治疗引起危及生命的肺毒性时，标准的干预措施包括使用大剂量糖皮质激素和阿仑单抗（抗 CD52 抗体）治疗，但有可能会抵消所有抗肿瘤效应。免疫检查点抑制剂所致的无症状性肺炎不需要特殊治疗，停药后即能缓解。症状性肺炎经大剂量糖皮质激素治疗后症状大多可缓解，但恢复的时间可能较长，CT 扫描通常在临床痊愈之后才表现为正常。Pembrolizumab 所致的特异性或非特异性毒副反应，经对症治疗以及皮质类固醇激素治疗后大多能缓解，但仍需警惕肺炎等呼吸系统严重毒副反应,并需长期密切监测这些致死性的毒副反应直至其完全缓解控制。

(四)细胞因子释放综合征(CRS)

【临床表现】

在 T 细胞回输后不久的一些患者身上可以观察到一种叫细胞因子释放综合征(cytokine release syndrome,CRS)的毒副反应。这种综合征的临床表现类似败血症,常伴有发热、少尿、低血压、心动过速以及血管渗漏等临床症状,严重时可出现多器官功能衰竭。CRS 在使用高剂量 IL-2 的患者中也可出现。所以当 T 细胞回输治疗联合全身 IL-2 治疗时,CRS 出现较早且有可能由于 IL-2 直接造成。在无全身使用 IL-2 的情况下,这些症状可能会延缓出现,多在 T 细胞回输后 5~7 天出现。最近一项研究显示:靶向 CD19 CAR-T 细胞治疗的白血病患者中,所有患者都发生了不同程度的 CRS,其中 27% 的为重度 CRS。

【处理措施】

CAR 细胞治疗所致的 CRS 经非类固醇类抗炎药及对症治疗后大多能完全缓解,但需较长时间恢复,即使出现昏迷、呼吸衰竭以及严重的肾功能不全的患者常规治疗也大多能完全缓解,重度 CRS 需要升压治疗。在一项抗 CD19 CAR-T 细胞治疗 B 细胞淋巴瘤患者的临床试验中,发现 IL-6 是 CRS 毒性的调节因子,对出现 CRS 早期症状的患者使用 IL-6 受体阻滞剂托珠单抗可明显获益。当 T 细胞治疗引起危及生命的毒副反应(无论是细胞因子释放或自身免疫),标准的干预措施包括使用大剂量糖皮质激素和阿仑单抗(抗 CD52 抗体)治疗,但有可能会抵消所有抗肿瘤效应。一直以来研究者试图将自杀基因整合到移植 T 细胞中来减少过继细胞疗法的脱靶效应,但尚不清楚这种基因能否及时启动并有效阻止对正常组织器官的损伤。T 细胞治疗引起的危及生命的毒副反应限制了这类针对肿瘤抗原的 T 细胞疗法的发展,最终毒副反应轻疗效较好的过继细胞治疗将应用于临床。但是,到目前为止还无法达到这一目的,过继细胞治疗仍需不断发展的新技术支持来克服其严重的毒副反应。

(五)血液学毒性

【临床表现】

高达 10%IFN 治疗的患者可出现血小板和白细胞减少,但血栓性血小板减少性紫癜和溶血性贫血则罕见。高剂量的 IL-2 可致贫血、血小板减少及凝血功能异常,也可见中性粒细胞趋化障碍的发生,并可导致置管感染的风险增加。过继细胞治疗前实施以损耗自身正常淋巴细胞为目的的预处理化疗可致 7~10 天的白细胞和血小板下降,大多情况下血细胞可自行恢复。虽然在造血功能恢复前严重的毒副反应事件罕见且可控,但患者有合并败血症和出血的风险。在涉及淋巴细胞损耗的过继细胞治疗中,脓毒血症是主要死因,占治疗相关死亡率的 1%~2%。在难治性淋巴瘤或白血病的 CAR 治疗中,抗 CD19 的 CAR-T 细胞在抗外周血 CD19$^+$ 淋巴瘤细胞的同时,也可导致正常成熟的 B 细胞减少,但正常 B 细胞减少的毒副反应尚可接受。免疫检查点抑制剂所致的血液学毒性罕见。Ipilimumab 罕见骨髓抑制,临床上可见血小板减少。PD-1/PD-L1 抑制剂罕见免疫相关的血液学毒性,自身免疫性血小板减少和白细胞减少以及贫血罕见。

【处理措施】

肿瘤免疫治疗药物所致的血小板和白细胞减少通过暂停或减量用药后可得到有效控制,一旦出现罕见的血栓性血小板减少性紫癜和溶血性贫血,则需永久停药,必要时需糖皮质激素及免疫抑制剂治疗。高剂量的 IL-2 所致的中性粒细胞趋化障碍导致的置管感染,预防性使用抗生素可大大降低感染的发生率。CAR-T 细胞治疗所致 B 细胞计数低下的患者可发生任何感染,静脉注射免疫球蛋白 G 可预防感染的发生。在涉及淋巴细胞损耗的过继细胞治疗时,防止脓毒血症及出血显得尤为重要。

（六）结缔组织和风湿性疾病

【临床表现】

IFN 所致的结节病虽然罕见，但在黑色素瘤或淋巴瘤患者中可造成误诊，表现为类似皮下转移的皮肤损害，或类似正电子发射断层扫描中浓聚的肿大纵隔淋巴结。IFN 治疗的患者可观察到系统性红斑狼疮、类风湿关节炎、风湿性多肌痛的发生，存在自身免疫性疾病的患者，在 IFN 治疗之后普遍出现上述疾病加重的情况。Ipilimumab 罕见剂量限制性的关节痛，但可见于 Nivolumab 和 Pembrolizumab 治疗的患者。

【处理措施】

结节病虽然罕见，但在黑色素瘤或淋巴瘤患者中易造成误诊，因此在 IFN 治疗期间，对新发的肿大纵隔淋巴结应进行进一步的诊断评估，而不仅仅考虑疾病进展。有类风湿关节炎、风湿性多肌痛等自身免疫性疾病的患者应慎用 IFN。Ipilimumab 所致的剂量限制性的关节痛必要时需要注射或口服皮质类固醇才能得以缓解。免疫检查点抑制剂所致的关节痛经对症治疗以及皮质类固醇激素治疗后大多能缓解，严重的关节痛需要减少免疫检查点抑制剂的剂量或停药，必要时可考虑物理治疗。

预防和控制肿瘤免疫治疗药物毒副反应的关键在于早期诊断、高度警惕、良好的医患沟通以及快速积极地使用糖皮质激素和其他免疫抑制剂，更重要的是需要临床工作者采用新的治疗策略并强化对肿瘤免疫治疗药物毒副反应的认知。然而，到目前为止没有可用于预测免疫治疗药物毒性的有效生物标志物，这将是未来值得积极探索的领域。

附表 6-1 提供了本文讨论的各肿瘤免疫治疗药物毒副反应概况。

（杨　柳　钟　易　胡　胜　聂艳丽）

表 6-1　免疫治疗的毒性

免疫治疗类型	一般症状	皮肤毒性	消化道毒性	肝毒性	内分泌异常	其他毒性
疫苗	发热、寒战	斑丘疹、白癜风	罕见腹泻	罕见	无	局部反应、肌痛、罕见血压
细胞因子:IFN	嗜睡、发热、寒战、罕见流感样症状	斑丘疹	恶心、腹泻、罕见呕吐	高转氨酶、常见	甲状腺炎、通常与获益相关	充血性心衰、贫血血小板和白细胞减少、抑郁
细胞因子:IL-2	发热、寒战和嗜睡	瘀点和瘀斑	短暂恶心、呕吐和腹泻	高转氨酶和胆红素、常见	甲状腺炎、通常与获益相关	肺水肿、低血压、氮质血症、心肌炎、异常精神状态
细胞治疗:TIL	发热、寒战和乏力	斑丘疹	腹泻罕见	高转氨酶、罕见	甲状腺炎、通常与获益相关	长期淋巴细胞减少、巨细胞病毒感染
细胞治疗:CAR	发热、寒战和嗜睡	斑丘疹	腹泻罕见	特异性识别 CA-IX 的 CAR-T 细胞可致转氨酶升高	无	细胞因子释放综合征、心动过速、低血压、少尿、B 细胞发育不全、肺水肿
细胞治疗:TCR	发热、寒战和嗜睡	斑丘疹、白癜风	CEA TCR 肠炎	转氨酶升高、罕见	无	抗黑色素瘤相关抗原基因 A3 TCR 可致脑病、心肌炎

19

续表

免疫治疗类型	一般症状	皮肤毒性	消化道毒性	肝毒性	内分泌异常	其他毒性
检查点蛋白抑制剂:CTLA-4	发热,寒战和嗜睡	斑丘疹	腹泻和溃疡结肠炎	转氨酶升高	垂体炎,甲状腺炎,肾上腺功能不全	神经病变,肾炎,吉兰-巴雷综合征,重症肌无力,结节病和血小板减少,均罕见
检查点蛋白抑制剂:PD-1	发热,寒战和嗜睡	斑丘疹	腹泻和溃疡结肠炎,不常见	转氨酶升高,常见	垂体炎,甲状腺炎更常见,肾上腺功能不全	肺炎不常见,神经病变,吉兰-巴雷综合征,肾炎,均罕见,重症肌无力,罕见
检查点蛋白抑制剂:PD-L1	发热,寒战和嗜睡	斑丘疹	腹泻和溃疡结肠炎,罕见	转氨酶升高,罕见	垂体炎,甲状腺炎更常见,肾上腺功能不全	肺炎和贫血罕见
检查点蛋白抑制剂联合	发热,寒战和嗜睡	斑丘疹	腹泻和溃疡结肠炎,胰酶升高,常见	转氨酶升高,常见	垂体炎,甲状腺炎更常见,肾上腺功能不全	肺炎常见,神经病变,吉兰-巴雷综合征,重症肌无力,肾炎,均罕见

注:CA-IX,carbonic anhydrase-IX;CAR,chimeric antigen receptor,嵌合抗原受体;CEA,carcinoembryonic antigen,癌胚抗原;TCR,T-cell receptor,T 细胞受体;TILs,tumor infiltrating lymphocytes,肿瘤浸润淋巴细胞

参 考 文 献

[1] Brenard R.Practical management of patients treated with alpha interferon[J].Acta Gastroenterol Belg,1997,60(3): 211-213.

[2] Dalekos GN,Christodoulou D,Kistis KG,et al.A prospective evaluation of dermato logical sideeffects during alpha-interferon therapy for chronic viral hepatitis[J].Eur J Gastroenterol Hepatol,1998,10(11):933-939.

[3] Schwartz RN,Stover L,Dutcher J.Managing toxicities of high-dose interleukin-2[J].Oncology(Williston Park),2002,16(11 Suppl 13):11-20.

[4] Dutcher JP,Schwartzentruber DJ,Kaufman HL,et al.High dose interleukin-2(Aldesleukin):Expert consensus on best management practices[J].J Immunother Cancer(in press).

[5] Corsello SM,Barnabei A,Marchetti P,et al.Endocrine side effects induced by immune checkpoint inhibitors[J].J Clin Endocrinol Metab,2013,98(4):1361-1375.

[6] Kirkwood JM,Strawderman MH,Ernstoff MS,et al.Interferon alfa-2b adjuvant therapy of high-risk resected cutaneous melanoma:The Eastern Cooperative Oncology Group Trial EST 1684[J].J Clin Oncol,1996,14(1):7-17.

[7] Robert C,Long GV,Brady B,et al.Nivolumab in previously untreated melanoma without BRAF mutation[J].N Engl J Med,2015,372(4):320-330.

[8] Lamers CH,Sleijfer S,van Steenbergen S,et al.Treatment of metastatic renal cell carcinoma with CAIX CAR-engineered T cells:Clinical evaluation and management of on-target toxicity [J].Mol Ther,2013,21(4):904-912.

[9] Faje AT,Sullivan R,Lawrence D,et al.Ipilimumab-induced hypophysitis:A detailed longitudinal analysis in a large cohort of patients with metastatic melanoma[J].J Clin Endocrinol

Metab,2014,99(11):4078-4085.

[10] Grupp SA,Kalos M,Barrett D,et al.Chimeric antigen receptor-modified T cells for acute lymphoid leukemia[J].N Engl J Med,2013,368(16):1509-1518.

[11] Morgan RA,Chinnasamy N,Abate-Daga D,et al.Cancer regression and neurological toxicity following anti-MAGE-A3 TCR gene therapy[J].J Immunother,2013,36(2):133-151.

[12] Klempner MS,Noring R,Mier JW,et al.An acquired chemotactic defect in neutrophils from patients receiving interleukin-2 immunotherapy[J].N Engl J Med,1990,322(14):959-965.

[13] Rahma OE,Gammoh E,Simon RM,et al.Is the "3+3" dose-escalation phase I clinical trial design suitable for therapeutic cancer vaccine development? A recommendation for alternative design[J].Clin Cancer Res,2014,20(18):4758-4767.

[14] Linette GP,Stadtmauer EA,Maus MV,et al.Cardiovascular toxicity and titin cross-reactivity of affinity-enhanced T cells in myeloma and melanoma[J].Blood,2013,122(6):863-871.

[15] Snydman DR,Sullivan B,Gill M,et al.Nosocomial sepsis associated with interleukin-2[J].Ann Intern Med,1990,112(2):102-107.

[16] O'Day SJ,Maio M,Chiarion-Sileni V,et al.Efficacy and safety of ipilimumab mono therapy in patients with pretreated advanced melanoma:Amulticenter single-arm phase Ⅱ study[J].Ann Oncol,2010,21(8):1712-1717.

[17] Barjaktarevic IZ,Qadir N,Suri A,et al.Organizing pneumonia as a side effect of ipilimumabtreatment of melanoma[J].Chest,2013,143(3):858-861.

[18] Berthod G,Lazor R,Letovanec I,et al.Pulmonary sarcoid-like granulomatosis induced by ipilimumab[J].J Clin

Oncol,2012,30(17):e156-e159.

[19] Maude SL,Frey N,Shaw PA,et al.Chimeric antigen receptor T cells for sustained remissions in leukemia[J].N Engl J Med,2014,371(16):1507-1517.

[20] Grupp SA,Kalos M,Barrett D,et al.Chimeric antigen receptor-modified T cells for acute lymphoid leukemia[J].N Engl J Med,2013,368(16):1509-1518.